心电图诊断解读

第 2 版

卢喜烈　卢亦伟 ◎ 编著

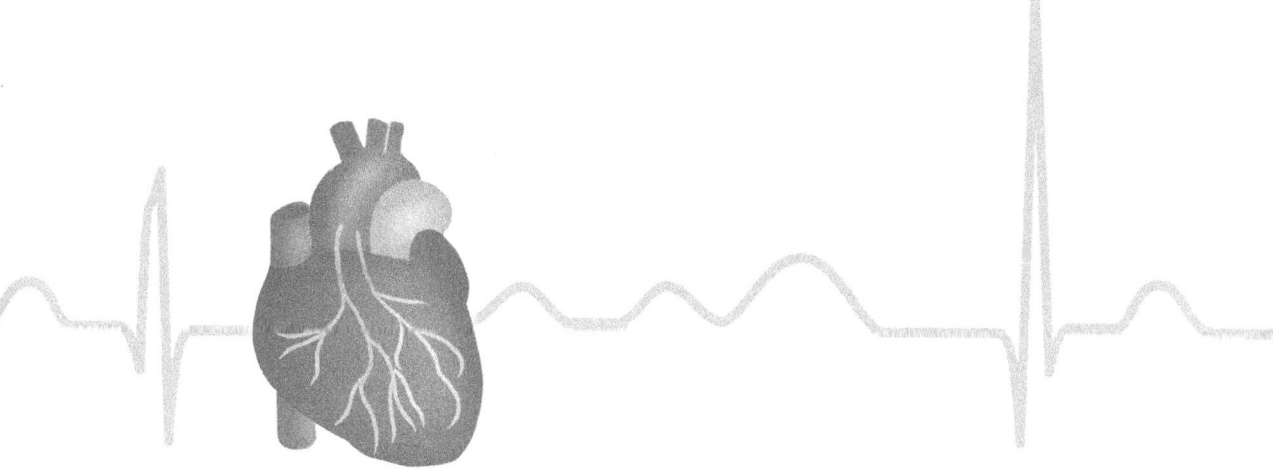

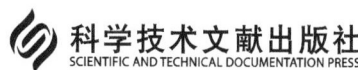

科学技术文献出版社
SCIENTIFIC AND TECHNICAL DOCUMENTATION PRESS

图书在版编目（CIP）数据

心电图诊断解读 / 卢喜烈等编著. —2版. —北京：科学技术文献出版社，2012.1（2024.8重印）
ISBN 978-7-5023-7036-7

Ⅰ.①心… Ⅱ.①卢… Ⅲ.①心电图—诊断 Ⅳ.① R540.4

中国版本图书馆 CIP 数据核字（2011）第 198831 号

心电图诊断解读（第2版）

策划编辑：刘新荣	责任编辑：刘新荣	责任校对：张吲哚	责任出版：张志平

出 版 者　科学技术文献出版社
地　　　址　北京市复兴路15号　邮编 100038
编 务 部　(010) 58882938，58882087（传真）
发 行 部　(010) 58882868，58882874（传真）
邮 购 部　(010) 58882873
官 方 网 址　www.stdp.com.cn
发 行 者　科学技术文献出版社发行　全国各地新华书店经销
印 刷 者　北京虎彩文化传播有限公司
版　　　次　2012年1月第2版　2024年8月第11次印刷
开　　　本　787×1092　1/16
字　　　数　604千
印　　　张　26.25
书　　　号　ISBN 978-7-5023-7036-7
定　　　价　58.00元

版权所有　违法必究

购买本社图书，凡字迹不清、缺页、倒页、脱页者，本社发行部负责调换

第2版 前言

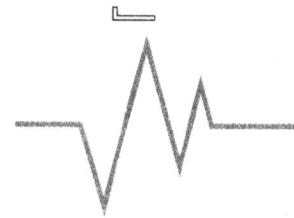

《心电图诊断解读》自2000年由科学技术文献出版社出版以来，先后修订加印过3次，深受广大读者欢迎。很多同仁来信或致电，希望《心电图诊断解读》一书能够再版。

《心电图诊断解读》在2003年修订加印时，规范了相关的名词术语，并对书中内容进行了校正，使之更具可读性和指导性。

此次再版，作者根据近年来的临床和授课经验对该书又做了进一步的增删和修改，删除了慢性冠状动脉供血不足、二级梯运动试验等内容，增添了不适当的窦性心动过速、窦性心率震荡、短QT间期等心电图新进展。

《心电图诊断解读》（第2版）收集了400余例各种类型的心电图病例，每一例均有定义、机制、诊断和临床意义，并附有相关的心电图，图文并茂，是心电图医师、临床医师、社区医师、进修生和研究生理想的参考书。

由于作者的理论水平所限，书中的缺憾之处在所难免，在此恳请同仁提出批评指正。

卢喜烈　卢亦伟
2011年于北京

第1版 前言

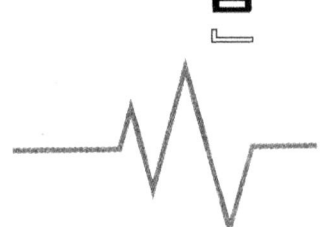

心电图的临床应用已有百年，它的临床价值显得越来越重要。12导联同步心电图早已成为医院、门诊部、诊所的一项基本的常规检查手段。在医院，特别是大型综合性医院的内科，入院病人首先要做心电图检查，然后再做内科处理。在外科也是先做心电图，而后才能制定手术方案。心脏内外科对心电图的依赖性更大，重症病人需要连续心电图监护。与其他高精尖的医学检查手段相比，心电图具有无创、可重复、快速、准确等优点。心电图对心肌缺血、心肌梗死、心律失常的诊断快速而又准确。心导管检查过程中需要心电图监测，冠状动脉造影术、PTCA术也时刻需要心电图监视，没有心电图标测，射频消融心律失常就不可能成功。

现代心电图学包括常规心电图，12导联同步心电图，运动心电图，动态心电图，心率变异性、监护心电图，临床心脏电生理检查等。目前心电图正朝着多学科的方向迅速发展，这就要求医师、心电图工作者不断地学习，提高心电图的理论水平，丰富心电图的临床经验。为了帮助初学者尽快掌握心电图专业技能，具有独立完成心电图日常工作的能力，特编写了这本《心电图诊断解读》。本书共分17章，比较全面而又系统地介绍了心电图的理论、各种疾病所引起的心电图改变，以及对心律失常的诊断技巧等。书中展示了近400份常见的各种类型的心电图，适合医师、心电图工作者、护士，在校的心电技师系学员，以及自学者阅读。

由于作者理论水平和经验有限，错误和不足之处在所难免，希望读者指正。

卢喜烈
2000年于北京
中国人民解放军总医院

目录 CONTENTS

第 1 章　心电图基础 (1)

　　1-1　心电图的临床应用 (1)
　　1-2　心电图诊断内容 (2)
　　1-3　心电图组成 (3)
　　1-4　常规 12 导联心电图 (4)
　　1-5　P、QRS、ST、T、U 集中识图 (6)
　　1-6　心脏传导系统 (7)
　　1-7　膜电位的测量与膜电位的组成 (7)
　　1-8　窦房结细胞动作电位变化产生机制 (8)
　　1-9　心室肌细胞动作电位产生机制 (9)
　　1-10　动作电位与心电图的关系 (9)
　　1-11　心电图的产生机制——两次投影概念 (10)
　　1-12　心电图机 (11)
　　1-13　心电图记录纸与增益 (11)
　　1-14　心电图的导联体系 (12)
　　1-15　心电图描记术 (15)
　　1-16　心率的测量 (17)
　　1-17　心电图各波间期和振幅的测量 (20)
　　1-18　多导同步心电图各波间期的测量 (23)
　　1-19　测量心电轴 (24)
　　1-20　电轴正常 (31)
　　1-21　电轴左偏 (32)
　　1-22　电轴右偏 (33)
　　1-23　逆钟向转位 (34)
　　1-24　顺钟向转位 (36)
　　1-25　正常心电图 (38)

第 2 章　心电图各波段及间期异常 (40)

　　2-1　P 波异常 (41)
　　2-2　P-R 间期延长 (43)

2-3　异常 Q 波 …………………………………………………………… (44)
2-4　QRS 振幅增大 ……………………………………………………… (45)
2-5　QRS 时限延长 ……………………………………………………… (46)
2-6　Lambda 波 …………………………………………………………… (47)
2-7　Niagara 瀑布样 T 波 ………………………………………………… (48)
2-8　J 波 …………………………………………………………………… (49)
2-9　同源性心室分离 ……………………………………………………… (51)
2-10　ST 段压低 …………………………………………………………… (52)
2-11　ST 段抬高 …………………………………………………………… (53)
2-12　T 波改变 ……………………………………………………………… (54)
2-13　T 波高耸 ……………………………………………………………… (55)
2-14　巨 T 倒置 …………………………………………………………… (56)
2-15　Q-T 间期缩短 ……………………………………………………… (58)
2-16　Q-T 间期延长 ……………………………………………………… (59)
2-17　早期复极 ……………………………………………………………… (60)
2-18　U 波异常 ……………………………………………………………… (63)
2-19　QRS 电交替 ………………………………………………………… (65)
2-20　肢导 QRS 低电压 …………………………………………………… (66)
2-21　胸导 QRS 低电压 …………………………………………………… (66)
2-22　12 导 QRS 低电压 …………………………………………………… (67)

第 3 章　心房肥大与心室肥大 ……………………………………………… (69)

3-1　右房肥大 ……………………………………………………………… (71)
3-2　左房肥大 ……………………………………………………………… (74)
3-3　双侧心房肥大 ………………………………………………………… (76)
3-4　左室肥大——Ⅱ、Ⅲ、aVF 导联 R 波电压增高 …………………… (78)
3-5　左室电压高 …………………………………………………………… (79)
3-6　左室肥大合并不完全性左束支阻滞 ………………………………… (80)
3-7　左室肥大——V_5、V_6 导联 R 波增高 ……………………………… (81)
3-8　左室肥大——Ⅰ、aVL 导联高电压 ………………………………… (82)
3-9　右室肥大 ……………………………………………………………… (83)
3-10　qR 型右室肥大 ……………………………………………………… (84)
3-11　右室肥大合并右束支阻滞 …………………………………………… (85)
3-12　双侧心室肥大 ………………………………………………………… (86)

第 4 章　冠心病 ……………………………………………………………… (89)

4-1　急性心肌缺血 ………………………………………………………… (90)
4-2　变异型心绞痛 ………………………………………………………… (94)
4-3　无症状心肌缺血 ……………………………………………………… (96)
4-4　X 综合征 ……………………………………………………………… (97)
4-5　急性心肌梗死 ………………………………………………………… (99)

4-6	心肌梗死心电图分期	(104)
4-7	心肌梗死超急性损伤期	(105)
4-8	急性心肌梗死溶栓后再通	(107)
4-9	前间壁心肌梗死	(108)
4-10	前壁心肌梗死	(111)
4-11	高侧壁心肌梗死	(112)
4-12	广泛前壁心肌梗死	(113)
4-13	下壁心肌梗死	(116)
4-14	右室心肌梗死	(117)
4-15	后壁心肌梗死	(118)
4-16	急性前壁心肌梗死伴下壁导联 ST 段改变	(121)
4-17	下壁心肌梗死伴胸壁导联 ST 改变	(122)
4-18	心肌梗死合并左束支阻滞	(124)
4-19	心肌梗死合并分支阻滞	(125)
4-20	心肌梗死合并右束支阻滞	(126)
4-21	心肌梗死后室壁瘤	(127)
4-22	多巴酚丁胺试验	(128)
4-23	平板运动试验	(129)
4-24	潘生丁试验	(133)
4-25	心得安试验	(134)

第5章 先天性心脏病 (136)

5-1	右位心	(136)
5-2	房间隔缺损	(138)
5-3	室间隔缺损	(141)
5-4	动脉导管未闭	(142)
5-5	三尖瓣下移	(144)
5-6	肺动脉瓣狭窄	(145)
5-7	主动脉瓣狭窄	(146)
5-8	主动脉瓣关闭不全	(147)
5-9	法洛四联症	(149)
5-10	完全性大动脉转位	(150)

第6章 各系统疾病 (153)

6-1	高血压	(153)
6-2	风心病	(154)
6-3	慢性肺心病	(156)
6-4	急性肺心病	(157)
6-5	扩张性心肌病	(158)
6-6	肥厚性心肌病	(160)
6-7	缺血性心肌病	(162)

6-8　克山病 …… (163)
6-9　心肌炎 …… (164)
6-10　急性心包炎 …… (165)
6-11　缩窄性心包炎 …… (166)
6-12　甲亢与心电图异常 …… (167)
6-13　脑血管疾病 …… (168)
6-14　Brugada 波 …… (169)
6-15　Brugada 综合征 …… (171)
6-16　病窦综合征 …… (172)
6-17　迷走神经张力增高引起窦房结恢复时间延长 …… (174)
6-18　左室假腱索 …… (175)

第 7 章　药物影响与电解质紊乱 …… (176)
7-1　洋地黄影响的心电图改变 …… (176)
7-2　洋地黄中毒致室性早搏二联律 …… (178)
7-3　高钾血症 …… (179)
7-4　低钾血症 …… (180)
7-5　低钙血症 …… (182)

第 8 章　心律失常 …… (183)
8-1　心律失常分类 …… (183)
8-2　心律失常的分析方法 …… (185)
8-3　梯形图的应用 …… (186)
8-4　动态心电图 …… (188)

第 9 章　窦性心律失常 …… (190)
9-1　正常窦性心律 …… (192)
9-2　窦性停搏 …… (193)
9-3　窦性心动过缓 …… (194)
9-4　窦性心律不齐 …… (194)
9-5　窦性心动过速 …… (196)
9-6　不适当窦性心动过速 …… (197)
9-7　窦性早搏 …… (198)
9-8　窦房交界性早搏 …… (198)
9-9　窦房结内游走性心律 …… (200)
9-10　窦-房游走心律 …… (201)
9-11　窦房结折返性心动过速 …… (202)
9-12　室相性窦性心律不齐 …… (202)
9-13　窦性心率震荡 …… (203)

第 10 章　房性心律失常 (205)

- 10-1　过缓的房性逸搏 (208)
- 10-2　房性心动过缓 (208)
- 10-3　房性心律 (209)
- 10-4　加速的房性逸搏 (211)
- 10-5　加速的房性心律 (211)
- 10-6　房性早搏 (212)
- 10-7　房性早搏定位诊断 (214)
- 10-8　房性早搏伴时相性室内差异传导 (215)
- 10-9　房性早搏未下传 (217)
- 10-10　插入性房性早搏 (218)
- 10-11　房性早搏引起非时相性心房内差异传导 (219)
- 10-12　房性早搏伴特超代偿间歇 (220)
- 10-13　房性早搏显示预激波 (220)
- 10-14　房性早搏波形正常化 (221)
- 10-15　房性早搏伴左右束支蝉联现象 (222)
- 10-16　房性心动过速 (223)
- 10-17　多源房性心动过速 (225)
- 10-18　心房扑动（典型） (227)
- 10-19　心房扑动（非典型） (228)
- 10-20　心房扑动伴室性早搏 (230)
- 10-21　不纯性心房扑动 (231)
- 10-22　心房颤动 (232)
- 10-23　心房颤动伴室性早搏 (233)
- 10-24　心房颤动伴时相性室内差异传导 (235)
- 10-25　不纯性心房颤动 (236)
- 10-26　心房颤动伴极速型心室率 (237)
- 10-27　心房颤动伴左束支阻滞 (238)
- 10-28　心房颤动伴右束支阻滞 (239)
- 10-29　心房颤动伴快速型心室率 (240)
- 10-30　普通型心房颤动 (241)
- 10-31　心房颤动合并心室长间歇 (243)
- 10-32　阵发性心房颤动 (244)
- 10-33　心房扑动—心房颤动 (246)
- 10-34　心房颤动伴束支的蝉联现象 (247)
- 10-35　心房颤动伴缓慢型心室率 (248)
- 10-36　心房颤动合并二度房室阻滞 (249)
- 10-37　心房颤动伴完全性（三度）房室传导阻滞 (250)
- 10-38　细波型心房颤动 (252)
- 10-39　粗波型心房颤动 (253)

10-40　短阵心房扑动 …………………………………………………………………（255）

第11章　交界性心律失常 …………………………………………………………………（256）

　　11-1　过缓的交界性逸搏 ……………………………………………………………（258）
　　11-2　交界性心动过缓 ………………………………………………………………（259）
　　11-3　交界性逸搏 ……………………………………………………………………（259）
　　11-4　交界性心律 ……………………………………………………………………（261）
　　11-5　加速的交界性逸搏 ……………………………………………………………（262）
　　11-6　加速的交界性心律 ……………………………………………………………（262）
　　11-7　交界性早搏 ……………………………………………………………………（265）
　　11-8　房室结折返性心动过速 ………………………………………………………（267）
　　11-9　自律性交界性心动过速 ………………………………………………………（270）
　　11-10　阵发性室上性心动过速 ………………………………………………………（271）
　　11-11　双重性交界性心动过速 ………………………………………………………（272）
　　11-12　房室传导性心动过速 …………………………………………………………（272）

第12章　室性心律失常 ……………………………………………………………………（274）

　　12-1　阻滞型心室停搏 ………………………………………………………………（277）
　　12-2　全心停搏 ………………………………………………………………………（278）
　　12-3　室性逸搏 ………………………………………………………………………（278）
　　12-4　室性逸搏心律 …………………………………………………………………（279）
　　12-5　加速的室性逸搏 ………………………………………………………………（280）
　　12-6　加速的室性心律 ………………………………………………………………（281）
　　12-7　室性早搏 ………………………………………………………………………（282）
　　12-8　室性早搏定位诊断 ……………………………………………………………（284）
　　12-9　右室流出道早搏 ………………………………………………………………（285）
　　12-10　左前分支性早搏 ………………………………………………………………（286）
　　12-11　左室后上部早搏 ………………………………………………………………（288）
　　12-12　左室流入道早搏 ………………………………………………………………（289）
　　12-13　室性早搏伴延期的代偿间歇 …………………………………………………（290）
　　12-14　室性早搏引起窦房结恢复时间延长 …………………………………………（291）
　　12-15　洋地黄过量引起室性早搏二联律 ……………………………………………（292）
　　12-16　成对单形室性早搏 ……………………………………………………………（293）
　　12-17　成对多形室性早搏 ……………………………………………………………（294）
　　12-18　成对多源室性早搏 ……………………………………………………………（294）
　　12-19　室性早搏二联律 ………………………………………………………………（295）
　　12-20　隐匿性室性早搏二联律 ………………………………………………………（296）
　　12-21　心房颤动伴室性早搏二联律 …………………………………………………（297）
　　12-22　室性早搏三联律 ………………………………………………………………（298）
　　12-23　隐匿性室性早搏三联律 ………………………………………………………（299）
　　12-24　插入性室性早搏 ………………………………………………………………（300）

12-25 室性早搏掩盖右束支阻滞 …………………………………… (301)
12-26 R-on-P 现象室性早搏诱发室性心动过速 …………………… (302)
12-27 R-on-T 现象室性早搏与心室颤动 …………………………… (303)
12-28 室性早搏终止束支阻滞 ………………………………………… (304)
12-29 具有危险性的急性缺血性室性早搏 …………………………… (305)
12-30 单形性室性心动过速 …………………………………………… (307)
12-31 特发性室性心动过速 …………………………………………… (311)
12-32 多源性室性心动过速 …………………………………………… (313)
12-33 多形性室性心动过速 …………………………………………… (314)
12-34 扭转型室性心动过速 …………………………………………… (315)
12-35 双向性心动过速 ………………………………………………… (316)
12-36 并行心律性室性心动过速 ……………………………………… (317)
12-37 心室扑动 ………………………………………………………… (318)
12-38 心室颤动 ………………………………………………………… (319)
12-39 心室脱节 ………………………………………………………… (320)
12-40 宽 QRS 心动过速鉴别诊断流程图 …………………………… (321)

第 13 章 传导阻滞 …………………………………………………… (323)

13-1 窦房阻滞 ………………………………………………………… (325)
13-2 心房内阻滞 ……………………………………………………… (326)
13-3 心房脱节 ………………………………………………………… (327)
13-4 一度房室阻滞 …………………………………………………… (328)
13-5 二度Ⅰ型房室阻滞 ……………………………………………… (330)
13-6 二度Ⅱ型房室阻滞 ……………………………………………… (333)
13-7 2∶1 房室阻滞 …………………………………………………… (333)
13-8 高度房室阻滞 …………………………………………………… (334)
13-9 三度房室阻滞 …………………………………………………… (335)
13-10 完全性右束支阻滞 ……………………………………………… (337)
13-11 不完全性右束支阻滞 …………………………………………… (338)
13-12 完全性左束支阻滞 ……………………………………………… (339)
13-13 左束支阻滞合并电轴左偏 ……………………………………… (343)
13-14 不完全性左束支阻滞 …………………………………………… (344)
13-15 中隔支阻滞 ……………………………………………………… (346)
13-16 左前分支阻滞 …………………………………………………… (347)
13-17 左后分支阻滞 …………………………………………………… (348)
13-18 阵发性双束支阻滞 ……………………………………………… (349)
13-19 交替性左、右束支阻滞 ………………………………………… (350)
13-20 右束支阻滞加左前分支阻滞 …………………………………… (351)
13-21 右束支阻滞加左后分支阻滞 …………………………………… (353)
13-22 三支阻滞 ………………………………………………………… (355)
13-23 非特异性心室内传导障碍 ……………………………………… (355)

13-24	窦-室传导节律	(356)
13-25	3相左束支阻滞	(357)
13-26	4相左束支阻滞	(358)
13-27	3相与4相右束支阻滞	(359)
13-28	3相左右束支阻滞	(360)
13-29	交替性束支阻滞	(361)

第14章 干扰与脱节 (363)

第15章 预激综合征 (369)

15-1	心室预激波	(369)
15-2	心室预激波,旁路在右侧	(371)
15-3	心室预激波,旁路在左侧	(372)
15-4	心室预激波,旁路在左后	(373)
15-5	短P-R间期	(374)
15-6	交替性预激波	(375)
15-7	Mahaim预激综合征	(376)
15-8	前传型房室折返性心动过速	(378)
15-9	逆传型房室折返性心动过速	(380)

第16章 起搏心电图 (382)

16-1	心房起搏心电图	(382)
16-2	右室心尖部起搏心电图	(384)
16-3	心房感知心室起搏心电图	(385)
16-4	心室起搏心律伴逆行心房传导	(387)
16-5	房-室顺序起搏心电图	(388)
16-6	起搏器致反复搏动	(389)
16-7	心室起搏伴发慢-快型房室结内折返性心动过速	(390)

第17章 其他心电图现象 (392)

17-1	交界性并行心律	(392)
17-2	室性并行心律	(394)
17-3	加速的室性并行心律	(395)
17-4	隐匿传导	(396)
17-5	韦登斯基现象	(398)
17-6	房室结双径路传导现象	(399)
17-7	心电机械分离	(401)
17-8	反复搏动	(401)
17-9	超常期传导	(404)
17-10	裂隙现象	(406)

第1章 心电图基础

本章内容包括心电图的临床应用,心电图诊断内容,心电图的组成,常规12导联心电图,P、Q RS、ST、T、U集中识图,心脏传导系统,膜电位的测量与膜电位的组成,窦房结细胞膜电位变化产生机制,心室肌细胞膜电位产生机制,动作电位与心电图的关系,心电图的产生机制——两次投影概念,心电图机,导联体系,心电图记术,心率的测量,各波间期的测量,心电轴的测量及分类,心脏的钟向转位与正常心电图。

本章重点内容:
1. 理解心电图是怎样产生的,P、QRS、ST、T、U的产生机制和意义。
2. 学会测量心率、心电轴及ST段移位的测量方法。
3. 学会看正常心电图,牢记心电图各项正常值。只有认识正常心电图,才能逐步由浅入深地认识各种异常心电图。

1-1 心电图的临床应用

在无创伤性检查技术手段中,应用范围最广、最具有临床应用价值的仍然是心电图。心电图的应用有:
1. 健康查体与体查。
2. 外科住院病人术前常规心电图。
3. 内科住院病人常规心电图。
4. 妇科病人常规心电图。
5. 儿科病人常规心电图。
6. 心血管系统疾病患者定期或不定期复查心电图。
7. 冠心病患者经常复查心电图,了解心肌供血情况、对心肌梗死进行定位诊断,动态观察心肌缺血、损伤、坏死范围和程度的变化情况。PCI术、冠状动脉架桥术前、术后了解治疗效果。
8. 捕捉并诊断心律失常。
9. 患者胸痛时检查心电图,了解胸痛的原因。
10. 晕厥的患者检查心电图(特别是动态心电图)具有重要价值。晕厥发作时有心律失常,为心源性晕厥。
11. 患者置入起搏器以后定期复查心电图,了解起搏器的功能。
12. 神经系统疾病,检查心电图,了解神经系统疾病对心电图变化。
13. 内分泌系统疾病对心电图的影响。
14. 肾病对心电图的影响。
15. 肌病对心电图的影响。

16. 介入治疗对心电图的影响。
17. 药物试验对心电图的影响。
18. 各种重症监护病房,更是离不开心电图检查。

1-2　心电图诊断内容

一、诊断原则

心电图应结合临床、多次心电图比较,进行诊断。

①结合临床资料(包括一般检查、化验、超声心动图、心血管造影等)做出直接诊断,如急性心肌缺血、急性心肌梗死等。②根据心电图特征直接作出诊断,如束支阻滞、心房颤动等。③缺少临床资料,有心电图非特异性改变,只做图像诊断,如 ST-T 改变。

二、诊断内容

1. 正常心电图
(1)窦性心律,心电图正常。
(2)窦性心律不齐,心电图正常。
(3)运动试验阴性。
(4)药物试验结果心电图正常。
2. 正常范围心电图
(1)窦性心动过速。
(2)窦性心动过缓。
(3)窦房结内游走性心律。
(4)早期复极。
(5)局限性右束支阻滞。
(6)QRS 电轴轻度右偏或轻度左偏。
(7)QRS 低电压(肢导)。
(8)轻度顺钟向转位及轻度逆钟向转位。
(9)偶发单形房性早搏、交界性早搏及室性早搏(每分钟早搏<6 次)。
(10)ST 呈上斜下降≤0.05 mV。
3. 可疑心电图
心电图改变介于正常范围与异常心电图之间。
(1)心电图可疑 P 波。
(2)心电图可疑 Q 波、QS 波、QRS 波。
(3)心电图可疑 ST 段抬高或 ST 段压低。
(4)心电图可疑 T 波。

(5)心电图可疑 ST-T。

(6)心电图可疑高、低钾血症,高、低钙血症。

(7)心电图可疑洋地黄过量。

(8)心电图可疑心肌梗死等。

(9)运动试验可疑阳性。

4.异常心电图

(1)左、右心房肥大,双侧心房肥大。

(2)左、右心室肥大,双侧心室肥大。

(3)急性心肌缺血。

(4)急性心肌梗死。

(5)异常 P 波。

(6)异常 Q 波、QS 波、QRS 波、R 波。

(7)异常 ST 段(包括 ST 抬高、压低、延长或缩短)。

(8)异常 T 波(包括 T 波低平、平坦、双向或倒置)。

(9)Q-T 间期延长或 Q-T 间期缩短。

(10)U 波增高或倒置。

(11)显著窦性心动过缓。

(12)停搏。

(13)窦房阻滞(二度、三度)。

(14)房内阻滞。

(15)房室阻滞(一度、二度、三度)。

(16)束支阻滞、分支阻滞。

(17)室内阻滞。

(18)逸搏心律。

(19)频发单源早搏、多形早搏、多源早搏。

(20)心动过速。

(21)扑动与颤动。

(22)3 相阻滞与 4 相阻滞。

(23)意外传导。

(24)并行心律。

(25)预激综合征。

(26)右位心等。

1-3 心电图组成

一份典型心电图由重复出现的下列各波、段和间期组成(图 1-3)。

1.P 波:代表左、右心房电活动。窦房结发放的激动最先引起心房除极,心电图上最先出现的就是 P 波。

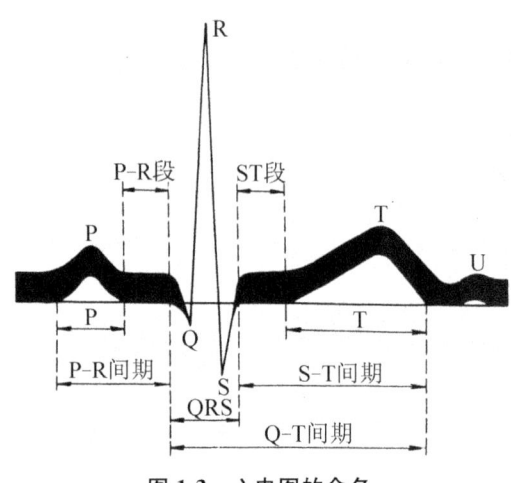

图 1-3 心电图的命名

2. QRS 波群:代表室间隔与左、右心室的电活动。由三个紧密相连的波构成,时间不超过 110 ms。第一个负向波命名 Q 波,Q 波之后的正向波,命名 R 波,R 波之后的负向波,命名为 S 波,合称 QRS 波群。

3. T 波:代表心室电活动。

4. U 波:发生机制仍未完全阐明。主要学说:①U 波代表心室 M 细胞的复极电位。②U 波是普肯野纤维复极波。③U 波是部分心室肌复极化延迟的结果。

5. P-R 间期:自 P 波起点至 QRS 波群起点的一段时限,代表心房开始除极至心室开始除极的时限。正常 P-R 间期 0.12～0.20 s。

6. P-R 段:自 P 波终点至 QRS 波群开始的一段时限。

7. ST 段:自 QRS 终点至 T 波起点之间的一段时限。

8. Q-T 间期:自 QRS 起点至 T 波终点的一段时限。

1-4 常规 12 导联心电图

一份完整的心电图,包括 Ⅰ、Ⅱ、Ⅲ、aVR、aVL、aVF、V_1、V_2、V_3、V_4、V_5、V_6 共 12 个导联,一个都不能少。这是国际标准。必要时还要加做其他导联(图 1-4)。

每一个导联记录时间不应少于 3 s;12 导同步描记心电图时间不少于 10 s。有心律失常者,记录较长时间的心电图,以满足分析心律失常的需要。

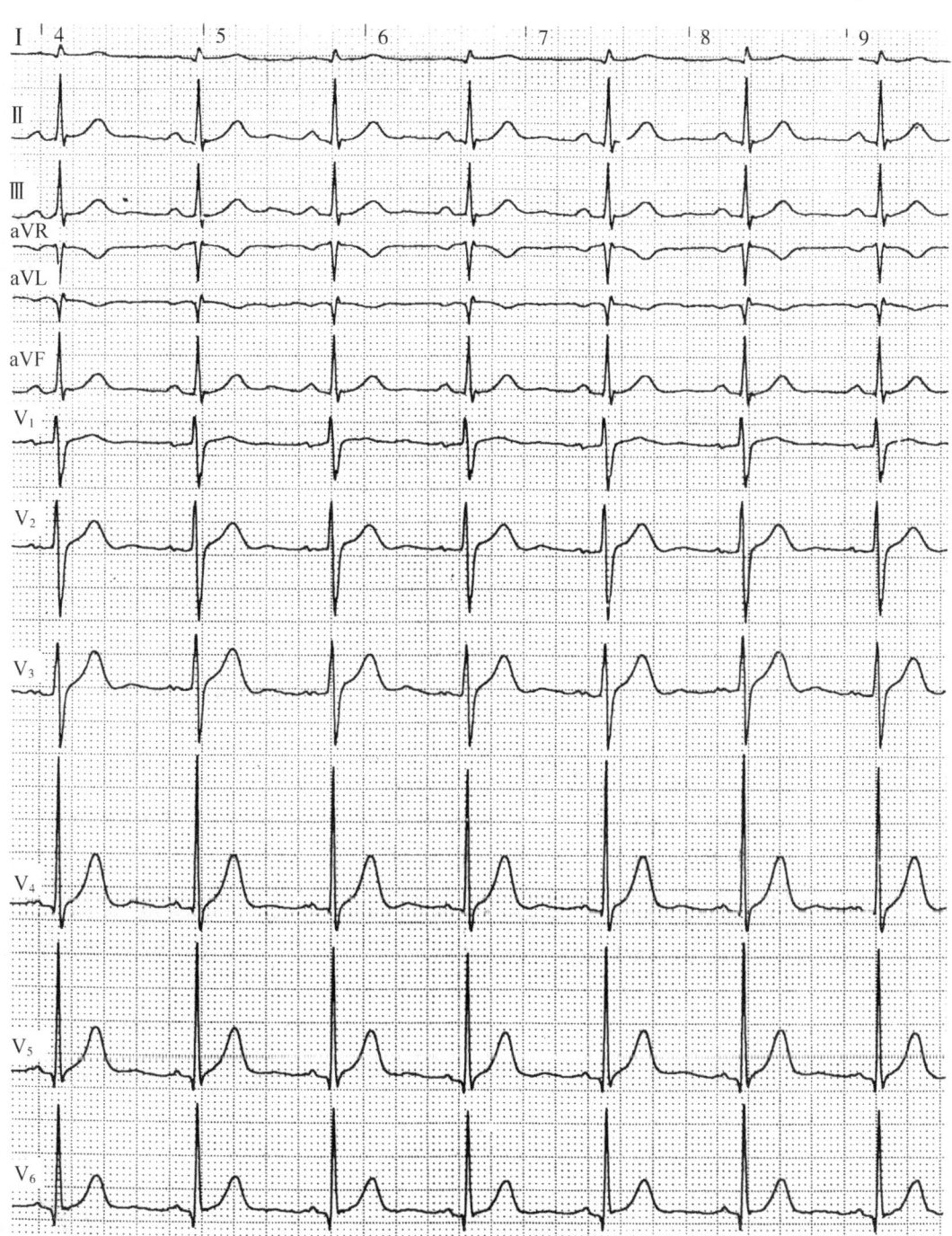

图 1-4　12 导同步心电图
25 mm/s，10 mm/mV

这是一份描记的 12 导同步心电图，导联排列顺序自上而下依次是 Ⅰ、Ⅱ、Ⅲ、aVR、aVL、aVF、V_1、V_2、V_3、V_4、V_5、V_6。可以在同一个心搏上观察 12 导联的心电图变化情况。患者男性，74 岁。白内障术前查心电图，测量的各项心电数据均正常，是一份正常心电图。

1-5 P、QRS、ST、T、U 集中识图

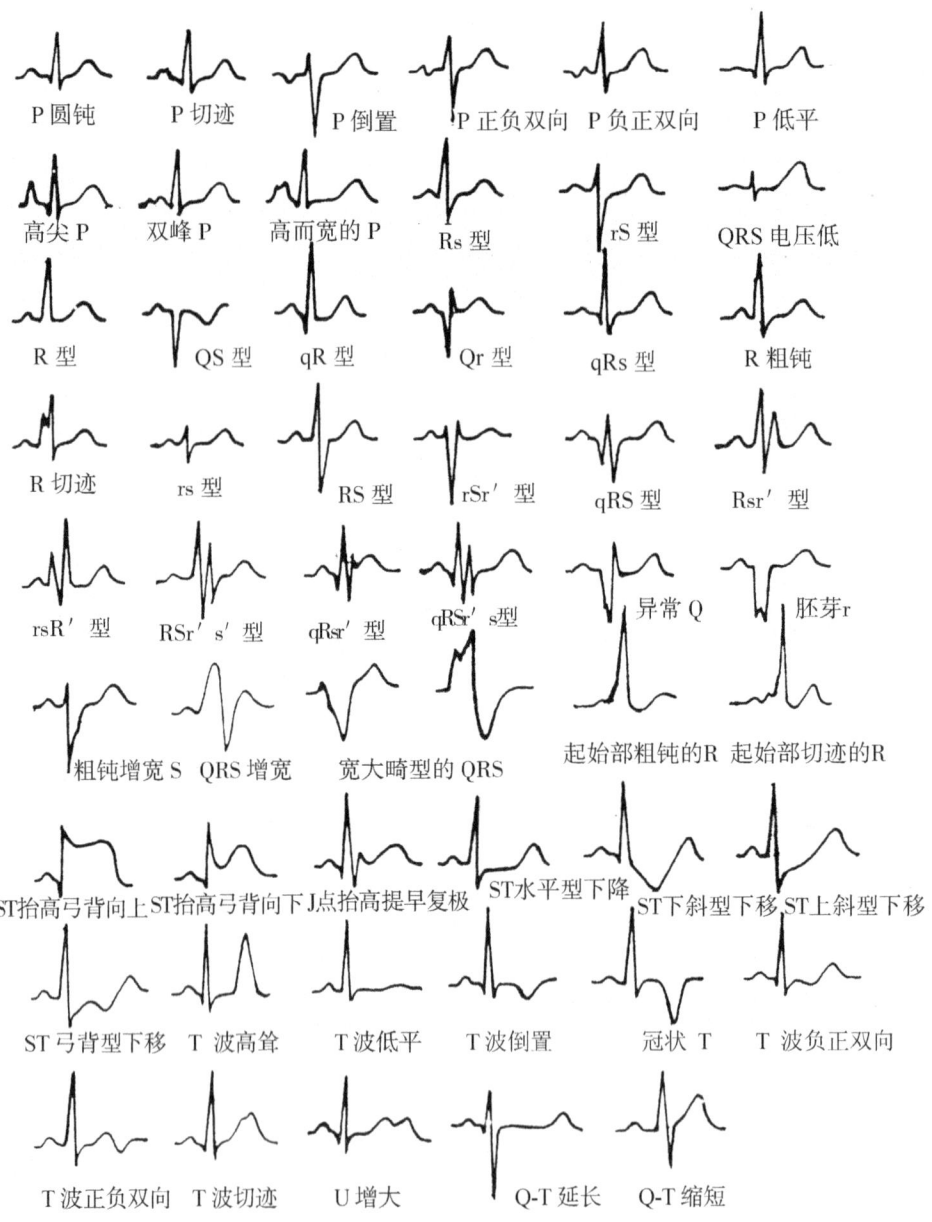

图 1-5 P、QRS、ST、T、U 集中识图

1-6　心脏传导系统

心脏传导系统包括窦房结，结间束，房室结，希氏束，左、右束支及其分支和普肯野细胞（图1-6）。

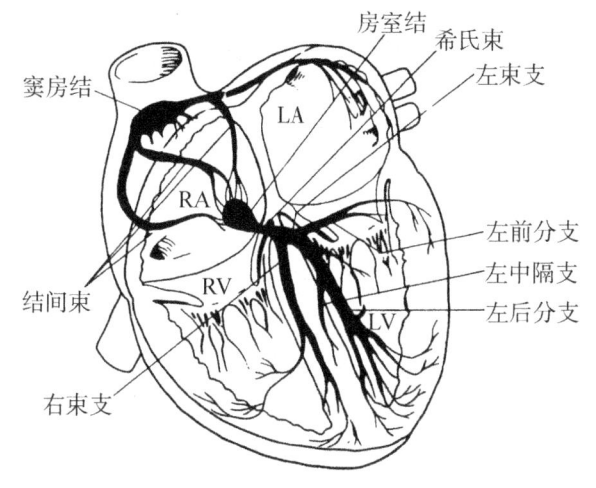

图1-6　心脏传导系统
RA:右房　RV:右室　LA:左房　LV:左室

1. 窦房结：位于上腔静脉入口处与右房交界处的界沟，呈椭圆形结构，两端尖而中央宽，分头、体、尾三部分，长15 mm，宽5 mm，厚1.5～2 mm。生理情况下，窦房结发放激动，控制着心脏的生理活动。

2. 结间束：前、中、后三条结间束均起自窦房结，终止于房室结。窦性激动沿这三条结间束下传至房室结。前结间束向左行走分成两束：一束进入房室结顶部；另一束进入左房，称为上房间束，此束受损可引起心房内阻滞。

3. 房室结：位于房间隔右侧后下方心内膜下1 mm深处，呈脾状，长约6 mm，宽3 mm，厚约2 mm。

房室结属于慢反应电位，激动在房室结内传导缓慢，房室阻滞的病变部位多在房室结。

4. 希氏束：呈圆柱状，长15～20 mm，直径2～3 mm。
5. 束支及其分支：①右束支细长，易发生阻滞。②左束支主干短而宽，血供丰富。下行15 mm，后分三组纤维：分别称为左前分支、左后分支和中隔支。左前分支又细又长，易发生阻滞。

窦房结发放的激动沿传导系统下传心房与心室，先后引起心房和心室的舒缩活动，完成心脏的射血功能。在体表心电图上和心内电图上可以确定心脏激动起源部位，激动传导情况。了解心脏传导系统的解剖和电生理特点，对分析心电图非常重要。

1-7　膜电位的测量与膜电位的组成

一、膜电位的测量方法

将微电极置于细胞膜内外两点，细胞在激动过程中通过心电生理记录仪，可以记录到电位变化曲线，称为膜电位（图1-7-1）。

记录心脏传导系统中不同部位的细胞和心房肌细胞与心室肌细胞，可以得到互不相同形态的膜电位（图1-7-2）。

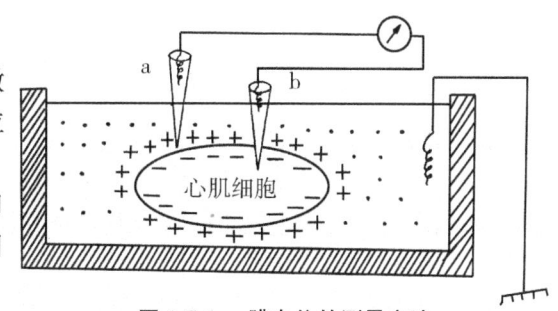

图1-7-1　膜电位的测量方法

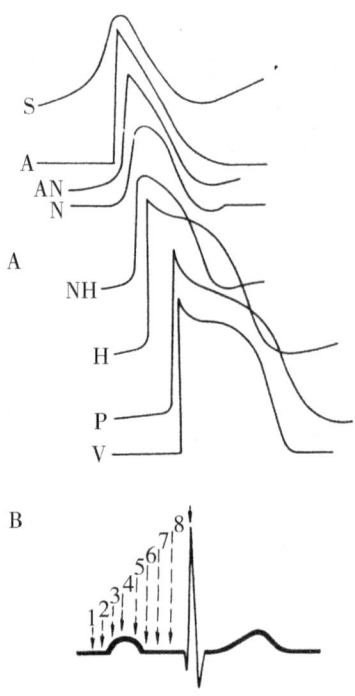

图 1-7-2　心脏传导系统不同部位及普通心肌细胞的膜电位

1 及 S. 窦房结　2 及 A. 心房肌　3 及 AN. 房-结区
4 及 N. 结区　5 及 NH. 结-束区　6 及 H. 希氏束
7 束支　8 及 P. 浦氏纤维　V. 心室肌　1～8 等数字
指两条虚线之间的时间
A. 不同部位动作电位的特点
B. 心脏不同部位兴奋时在心电图上的大致时限

二、膜电位的组成

窦房结、房室结属于慢反应电位,4 相称为舒张电位,0 相除极过程,1、2、3 相为复极过程。
心房肌、心室肌细胞属于快反应电位,4 相是静止的,称为静息电位。0 相为除极过程,1、2、3 相为复极过程。

1-8　窦房结细胞动作电位变化产生机制

窦房结细胞在无外来刺激的情况下,能自动地、有节律地产生动作电位(图 1-8)。
窦房结细胞 4 相自动除极化,是自律性形成的基础。4 相上升速度加快,到达阈电位时间缩短,心动周期变短,心率加快;反之,4 相上升速度减慢,到达阈电位时间延长,心动周期变长,心率减慢。此外,阈电位水平和最大舒张期膜电位水平的变化对心律也有一定影响。

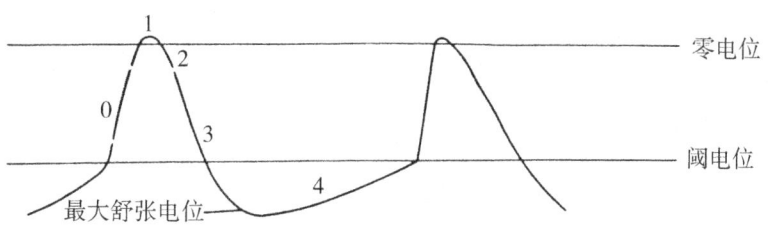

图1-8 窦房结动作电位

1-9 心室肌细胞动作电位产生机制

心室肌细胞膜电位由静息电位和动作电位组成：

1. **静息电位** 是各种离子逆浓度差而进行运转，钾从细胞膜内逸出至细胞膜外，使细胞膜外电位高于细胞膜内电位。如膜外电位为0，则膜内为－90 mV。虽有电位差，但无电流活动，形成静息电位4相。

2. **动作电位** 心室肌细胞受外来刺激以后，迅速产生一个动作电位。

0相——除极化过程，是钠离子进入细胞膜内形成的电位，钠内流短暂迅速，0相振幅时间短，波幅高达130 mV左右。

1相——早期迅速复极期，由I_{to}等离子流引起。

2相——缓慢复极期，慢钙内流。

3相——终末迅速复极期，是快钾外向电流所致（图1-9）。

心肌缺血、损伤、坏死、炎症、药物影响等可改变离子通道的特性和功能，从而影响动作电位及心电图上QRS-ST-T波形及QT间期的变化。

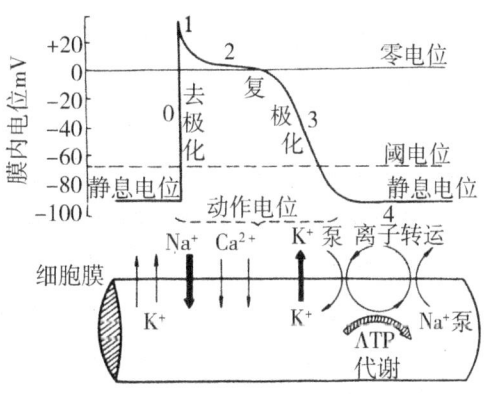

图1-9 心室肌细胞动作电位

1-10 动作电位与心电图的关系

用特殊的方法记录到的单个心肌细胞的动作电位与体表心电图的记录方法不同，获得的心电波形、波幅也不同。例如单个心肌细胞的动作电位振幅高达130 mV左右，而心电图波幅一般不超过2.5 mV。但是两者还是有一定联系的（图1-10，表1-10）。例如低钙血症时，动作电位2相延长，心电图上ST段也延长等。

表 1-10　动作电位与心电图的关系

心肌细胞内电位变化图		心电图
0 相	相当于	R 波
1 相	相当于	J 点
2 相	相当于	ST 段
3 相	相当于	T 波
4 相	相当于	T-R 段
0 至 3 相	相当于	Q-T 间期

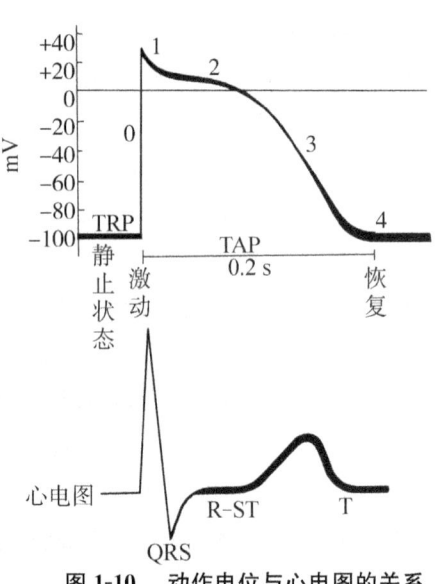

图 1-10　动作电位与心电图的关系

1-11　心电图的产生机制——两次投影概念

心电图的产生可以用心向量观念作解释。

心脏在激动过程中产生无数个瞬间变化着的心电向量,将其尖端用线连接起来,形成了立体的 P-QRS-T 环。立体的 P-QRS-T 环是不能直接记录到的,需要经过两次投影才能形成心电图。以 QRS 环为例说明两次投影概念:将一个立体的 QRS 环经过第一次投影在额面、横面和侧面上,形成常用的平面心向量图,这就是第一次投影。第二次投影是将额面 QRS 环投影到额面肢体导联轴上,形成了六个肢导联心电图;再把横面心向量图投影到胸导联轴上,形成了胸壁 $V_1 \sim V_6$ 导联心电图,这就是心电图的产生机制——心向量两次投影概念(图 1-11)。P 与 T 环经过上述两次投影,产生了心电图上的 P 波与 T 波。

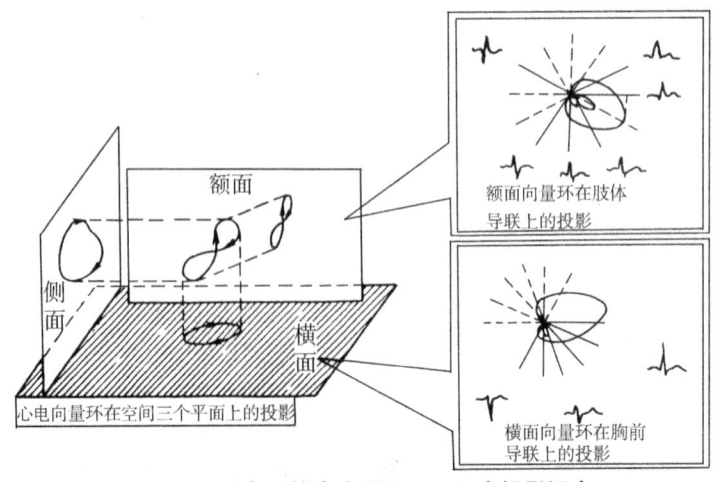

图 1-11　心电图的产生原理——两次投影概念

1-12　心电图机

一台单导热笔式心电图机价格不足万元,便于携带外出会诊,但缺点很多。

一台12导同步数字心电图机价格十余万元,具有自动诊断功能,可12导同步记录分析心律失常。缺点是热敏纸记录的心电图资料,不便于长期保存(图1-12)。

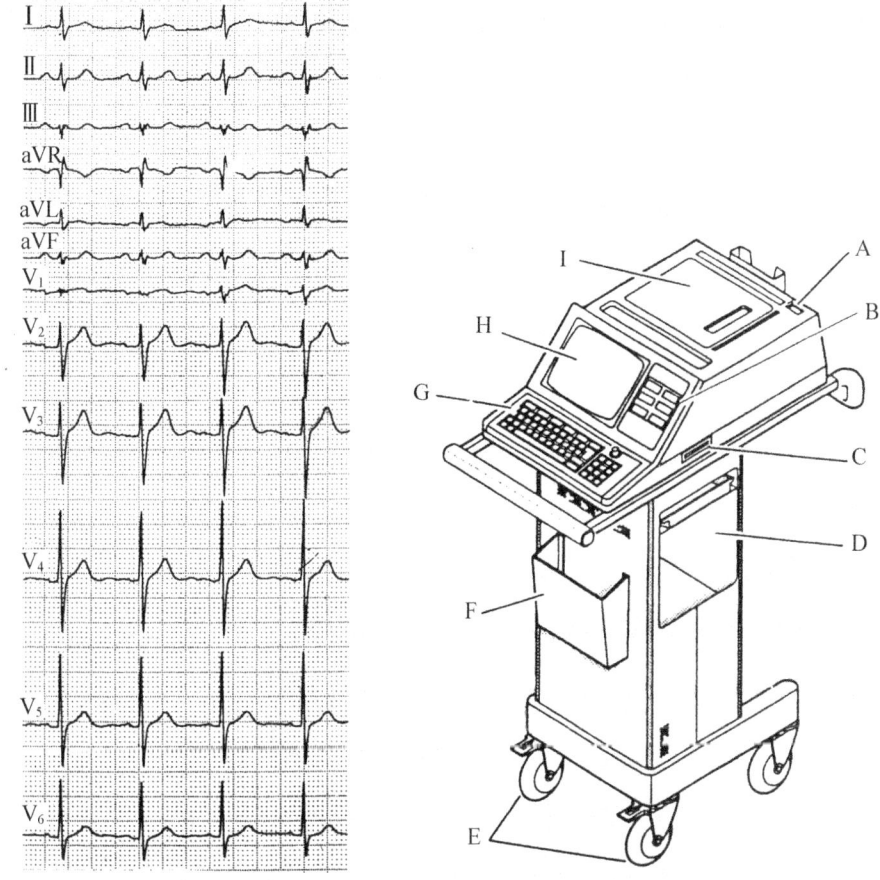

图1-12　12导同步心电图机
A. 记录纸开关　B. 操作键　C. 存盘　D与F. 口袋　E. 车轮
G. 键盘　H. 显示屏　L. 面版左边为记录的12导同步心电图

一台微机式12导心电图机价格5万余元,激光打印的心电图资料,便于永久保存。网络12导心电图是将心电图存入服务器中,可供随时调用。

1-13　心电图记录纸与增益

一、心电图纸

心电图记录纸有热敏式的和激光打印的,但都是特制的相同格式。分为大格与小格,每一个大格内有 5 个小格。纵坐标代表时间,每小格代表 0.04 s(40 ms),每大格代表 0.20 s(200 ms)。横坐标代表电压(振幅),每小格代表 0.1 mV(1 mm),每大格代表 0.5 mV(5 mm)。测量心电图的各波段间期、心率和心电轴等,均以此为参考标准(图 1-13-1)。

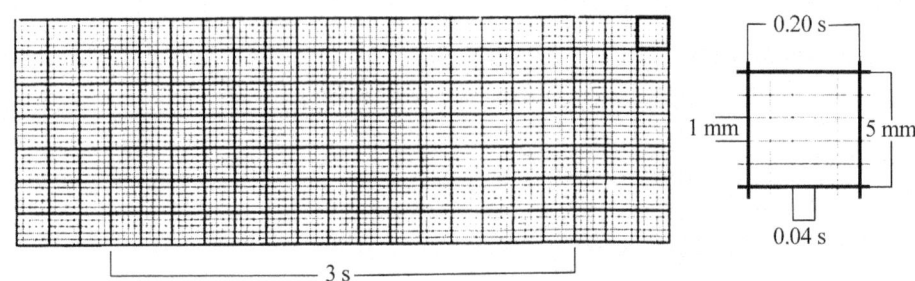

图 1-13-1　心电图记录纸上的含义

二、增益

外加 1 mV 定准电压,描笔向上摆动 10 mm(图 1-13-2)。如电压过高,可调整增益至 5 mm/mV。

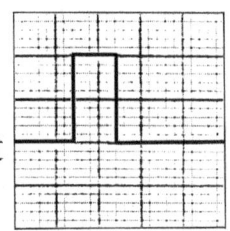

图 1-13-2　增益
1 mV＝10 mm

1-14　心电图的导联体系

心电图的导联体系种类很多,这里介绍的是国际上通用的常规 12 导联心电图。

一、标准导联

标准导联由 Einthoven 创建于 1903 年。
Ⅰ导联:左上肢连接于心电图机正极,右上肢接负极,组成Ⅰ导联。
Ⅱ导联:左下肢接正极,右上肢接负极,组成Ⅱ导联。
Ⅲ导联:左下肢接正极,左上肢接负极,组成Ⅲ导联(图 1-14-1)。

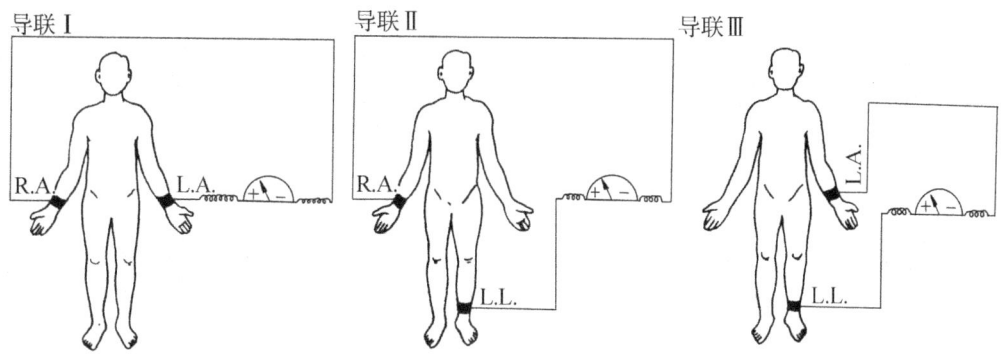

图 1-14-1 标准导联的连线方式

二、加压单极肢体导联

加压单极肢体导联是 Goldberger 在 Wilson 提出的单极导联的基础上改进的。

aVR 导联　探查电极置于右手腕内侧,中心电站与左手腕和左下肢相连。

aVL 导联　探查电极置于左手腕内侧,中心电站与右手腕和左下肢相连。

aVF 导联　探查电极置于左下肢,中心电站与左、右手腕相连(图 1-14-2)。

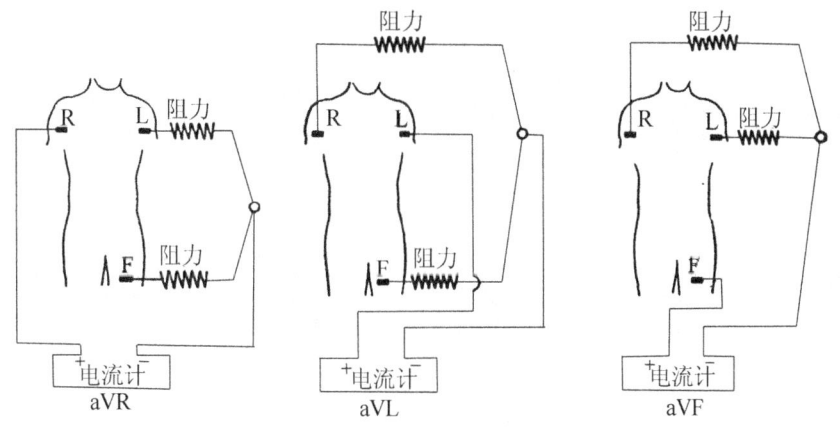

图 1-14-2 加压单极肢体导联的连线方式

标准导联Ⅰ、Ⅱ、Ⅲ与加压单极肢体导联同位于一个额面上,组成了一个六轴系统,每个导联相差 30°。将额向量图投影在六轴系统上,形成了额面六个肢体导联心电图(图 1-14-3)。

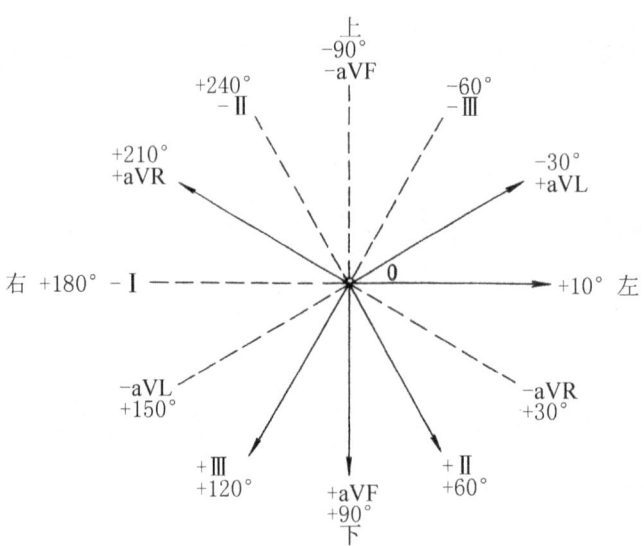

图 1-14-3　额面六轴系统

三、胸壁导联

探查电极置于胸壁特定部位：

V_1 导联　胸骨右缘第 4 肋间。

V_2 导联　胸骨左缘第 4 肋间。

V_3 导联　$V_2 \sim V_4$ 连线中点。

V_4 导联　左锁骨中线第 5 肋间。

V_5 导联　左腋前线与 V_4 同一水平。

V_6 导联　左腋中线与 V_4 同一水平。

必要时加做以下导联。

$V'_1 \sim V'_6$ 导联　$V_1 \sim V_6$ 导联上一肋间。

$V_{1'} \sim V_{6'}$ 导联　$V_1 \sim V_6$ 导联下一肋间。

V_7 导联　左腋后线，与 $V_4 \sim V_6$ 同一水平。

V_8 导联　左肩胛线，与 $V_4 \sim V_7$ 同一水平。

V_9 导联　后正中线，与 $V_4 \sim V_8$ 同一水平。

V_3R 导联　V_3 导联对应部位。

V_4R 导联　V_4 导联对应部位。

V_5R 导联　V_5 导联对应部位。

V_6R 导联　V_6 导联的对应部位（图 1-14-4）。

胸导联处于一个横面上，反映了横面心电向量的变化（图 1-14-5）。

常规 12 导联心电图的组成顺序是Ⅰ、Ⅱ、Ⅲ、aVR、aVL、aVF、V_1、V_2、V_3、V_4、V_5、V_6。

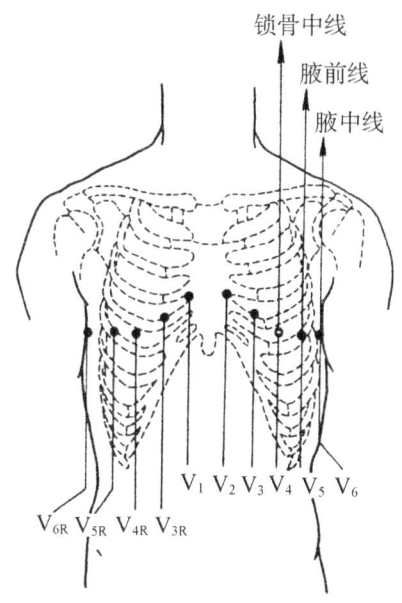

图 1-14-4 胸导联电极位置

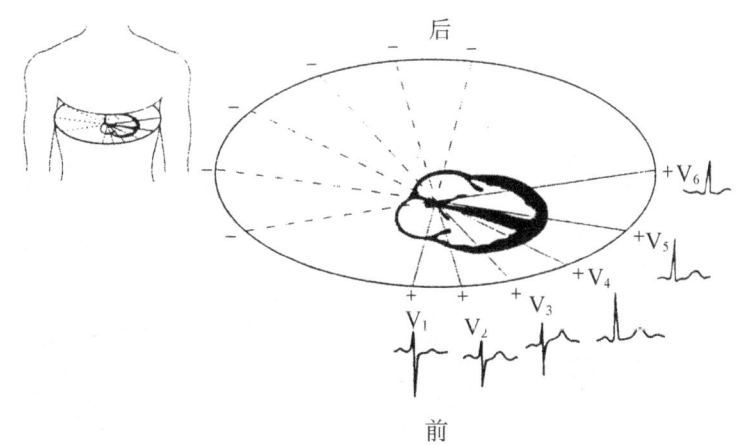

图 1-14-5 横面心向量变化

1-15 心电图描记术

描记静息状态下常规 12 导联心电图，必要时加做附加导联。

描记导联是 Ⅰ、Ⅱ、Ⅲ、aVR、aVL、aVF、V_1、V_2、V_3、V_4、V_5、V_6 共 12 个导联。急性心肌梗死，加做 V_3R、V_4R、V_5R、V_6R、V_7、V_8 及 V_9 导联。胸部电极安放要准确。

描记出来的 12 导联心电图应当是一份合格的心电图，不应当有干扰、伪差、基线漂移等；否则，重新描记心电图，直到记录出一份波形清晰、基线平稳的心电图（图 1-15）。

心电图机常规记录速度是 25 mm/s，增益为 10 mm/mV。电压过高时，应调整增益为 5 mm/mV 或 2.5 mm/mV。

受检者不能自我控制而又不配合时，应先服镇静剂，待安静后再描记心电图。

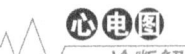

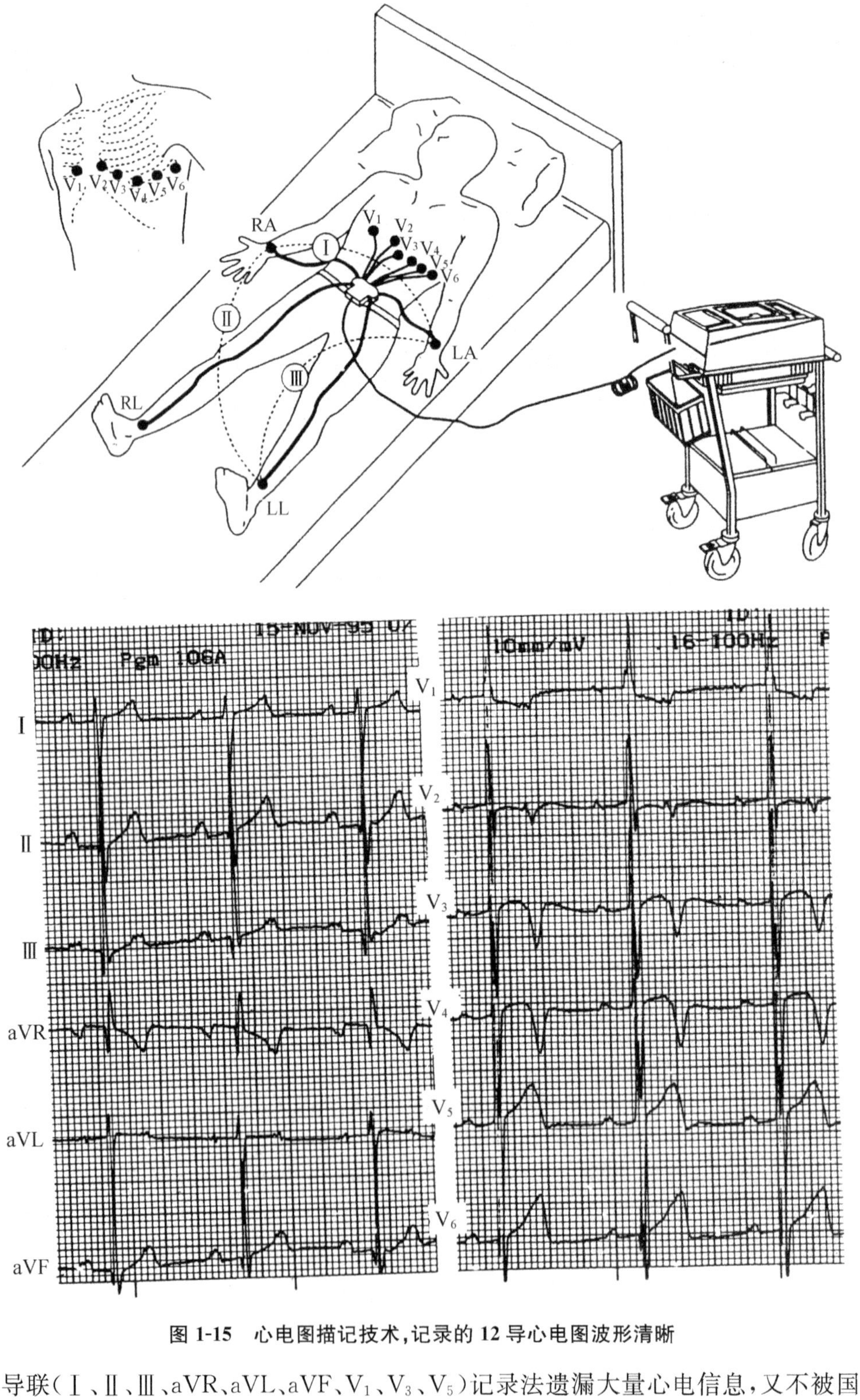

图 1-15 心电图描记技术,记录的 12 导心电图波形清晰

9 导联(Ⅰ、Ⅱ、Ⅲ、aVR、aVL、aVF、V_1、V_3、V_5)记录法遗漏大量心电信息,又不被国际上所承认,应废除。

1-16 心率的测量

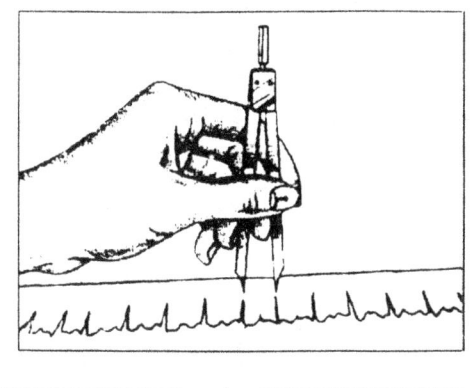

图 1-16-1 室上性心动过速的心率的测量

正常人心率 60～100 次/min,是怎样测量出来的呢？方法很简单。如果 P-R 间期是固定的,测量 P-P 间期或 R-R 间期均可,一般测量 R-R 间期即可,方法有两种:①测量 R-R 间期是多少秒,从表 1-16-1 中查出对应的数字就是心率次/min。②用分规测量 R-R 间期中的小格数,从表 1-16-2 中查出对应的数字就是心率。例如一份规则的室上性心动过速的 R-R 间距的小格数是 10,对应的数字是心率 150 次/min(图 1-16-1、图 1-16-2)。

表 1-16-1 R-R 间期推算心率表

R-R(s)	心率(次/min)	R-R(s)	心率(次/min)	R-R(s)	心率(次/min)	R-R(s)	心率(次/min)
0.13	461	0.40	150	0.67	90	1.20	50
0.14	428	0.41	146	0.68	88	1.24	48
0.15	400	0.42	143	0.69	87	1.28	47
0.16	375	0.43	139	0.70	86	1.30	46
0.17	353	0.44	136	0.71	85	1.32	45
0.18	333	0.45	133	0.72	83	1.36	44
0.19	316	0.46	130	0.73	82	1.40	43
0.20	300	0.47	128	0.74	81	1.44	42
0.21	286	0.48	125	0.75	80	1.48	41
0.22	273	0.49	122	0.76	79	1.50	40
0.23	261	0.50	120	0.77	78	1.52	39
0.24	250	0.51	118	0.78	77	1.56	38
0.25	240	0.52	115	0.80	75	1.60	38
0.26	230	0.53	113	0.82	73	1.64	37
0.27	222	0.54	111	0.84	71	1.68	36
0.28	214	0.55	109	0.86	70	1.72	35
0.29	207	0.56	107	0.88	68	1.76	34
0.30	200	0.57	105	0.90	60	1.80	33
0.31	193	0.58	103	0.92	65	1.84	33
0.32	187	0.59	102	0.94	64	1.87	32
0.33	182	0.60	100	0.96	63	1.93	31
0.34	176	0.61	98	0.98	61	2.00	30
0.35	171	0.62	97	1.00	60	2.07	29
0.36	167	0.63	95	1.04	58	2.14	28
0.37	162	0.64	94	1.08	56	2.22	27
0.38	158	0.65	92	1.12	54	2.30	26
0.39	154	0.66	91	1.16	52	2.40	25

表 1-16-2　R-R 间隔的格数推算心率表

格　数	心率(次/min)	格　数	心率(次/min)	格　数	心率(次/min)	格　数	心率(次/min)
3.0	500	13.5	111	24.0	62	37.5	40
3.5	428	14.0	107	24.5	61	38.0	39
4.0	375	14.5	103	25.0	60	39.0	38
4.5	333	15.0	100	25.5	59	40.0	37
5.0	300	15.5	96	26.0	58	41.5	36
5.5	274	16.0	94	26.5	56	43.0	35
6.0	250	16.5	91	27.0	55	44.0	34
6.5	230	17.0	88	27.5	54	44.5	33
7.0	214	17.5	86	28.5	53	47.0	32
7.5	200	18.0	83	29.0	52	48.5	31
8.0	188	18.5	81	29.5	51	50.0	30
8.5	176	19.0	79	30.0	50	53.5	28
9.0	167	19.5	77	30.5	49	57.5	26
9.5	158	20.0	75	31.5	48	62.5	24
10.0	150	20.5	73	32.0	47	67.5	22
10.5	143	21.0	71	32.5	46	75.0	20
11.0	136	21.5	70	33.0	45	100	15
11.5	130	22.0	68	34.0	44	125	12
12.0	125	22.5	67	35.0	43	150	10
12.5	120	23.0	65	36.0	42	—	—
13.0	115	23.5	64	37.0	41	—	—

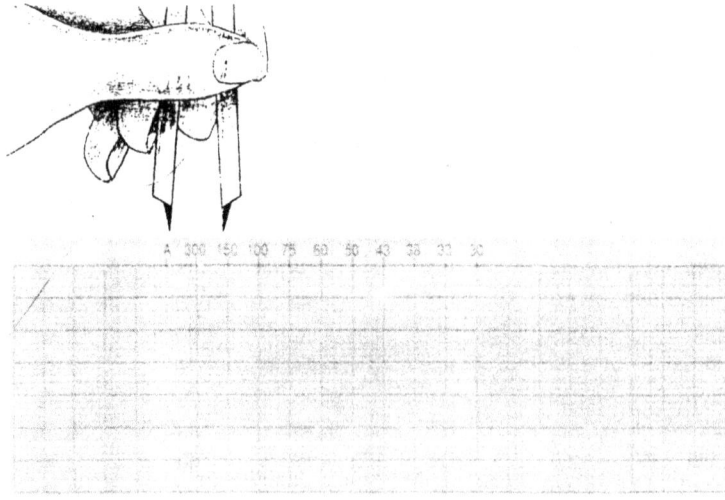

图 1-16-2　测得的 R-R 之间的小格数是 10,对应的数字就是心率 150 次/min

如有房室传导阻滞,要分别计算出心房率和心室率,注明从最大到最小的房室传导比例。

如有心率不齐,要测量多个 P-P 或 R-R 间期,求其平均值,即为每分钟心率次数。

现代化的心电图机能精确地预告心率、各波间期和心电轴(图 1-16-3)。

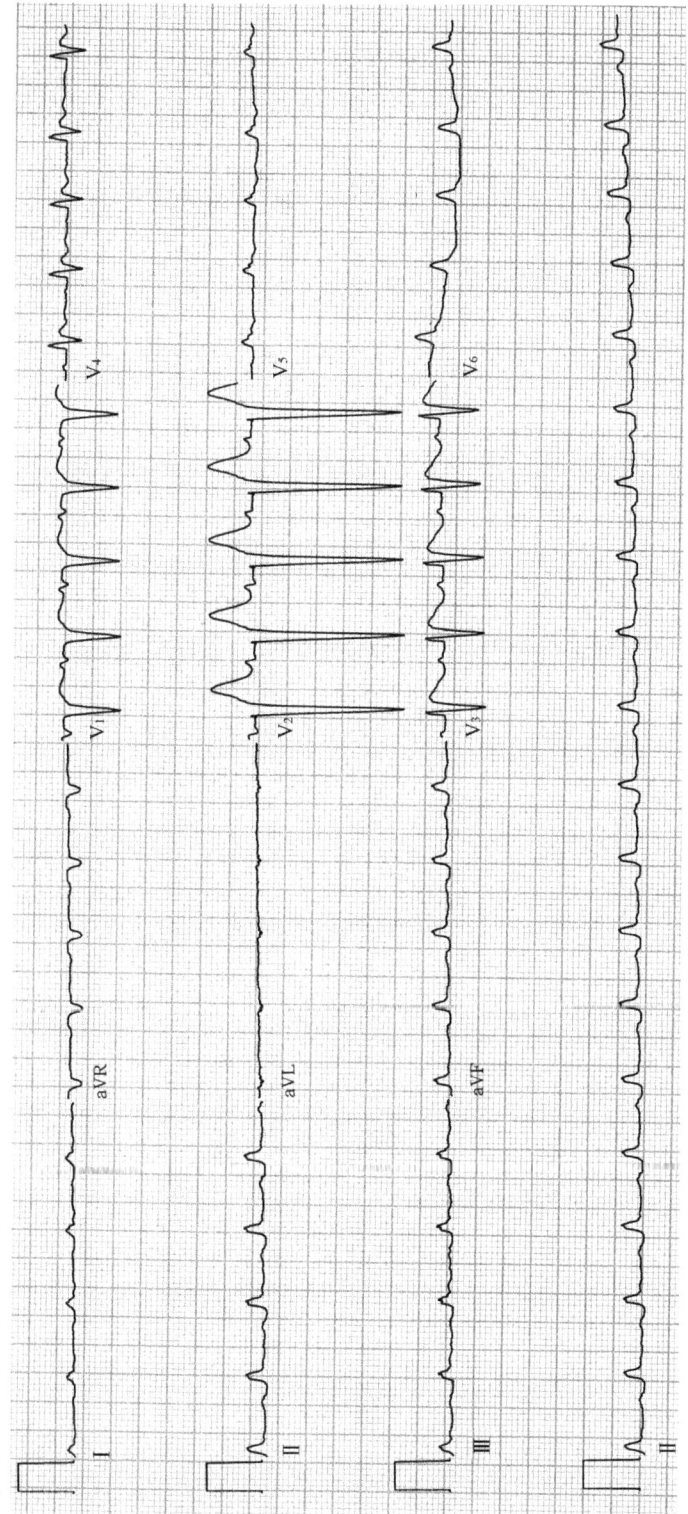

图1-16-3 12导同步心电图机描记出来的心电图显示有心率、各波间期和心电轴

患者男性，68岁。肺心病心电图

1-17 心电图各波间期和振幅的测量

一、各波间期的测量

1. P 波时限　自 P 波起点测量至 P 波终点的时限(图 1-17-1、图 1-17-2),以 s 或 ms 表示之(下同)。

2. P-R 间期　自 P 波起点测量至 Q 波或 R 波起点(图 1-17-3)。

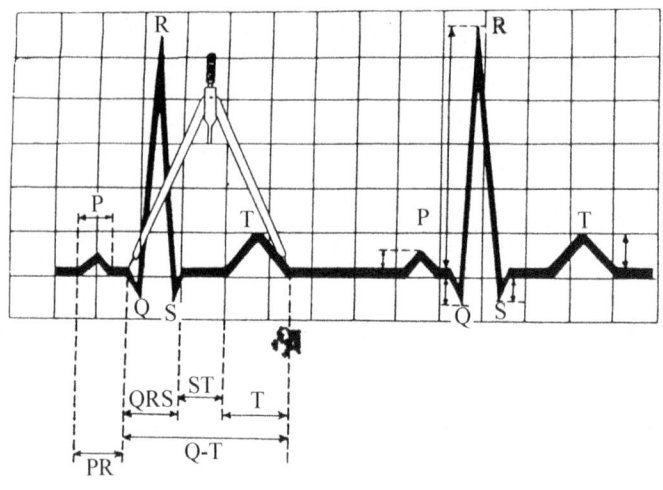

图 1-17-1　各波间期和振幅的测量

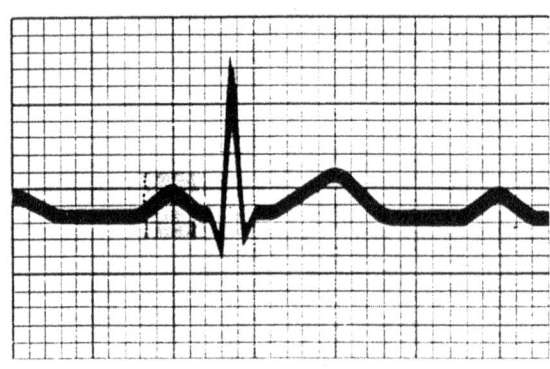

图 1-17-2　P 波时限的测量

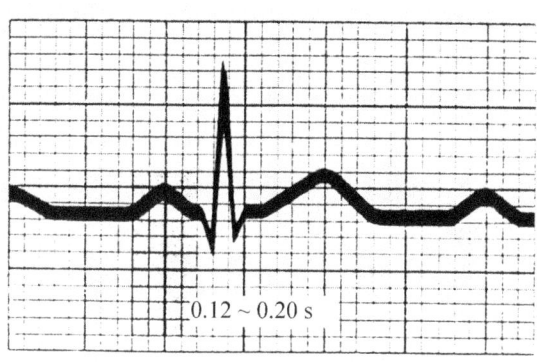

图 1-17-3　P-R 间期测量

3. QRS 时限测量　自 QRS 起点测量到 QRS 终点(图 1-17-4)。

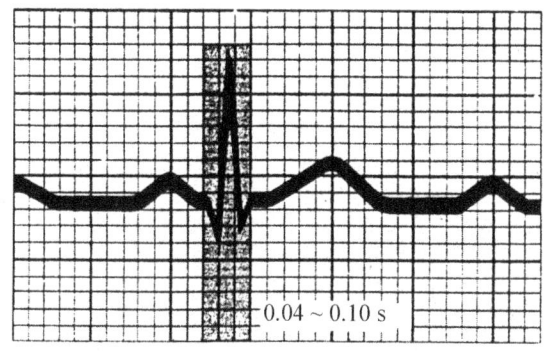

图 1-17-4　QRS 时限测量

4. Q-T 间期测量　自 QRS 起点测量至 T 波终点(图 1-17-5)。单通道、3 导与 6 导同步描记心电图时,建议测量 V_2 或 V_3 导联。

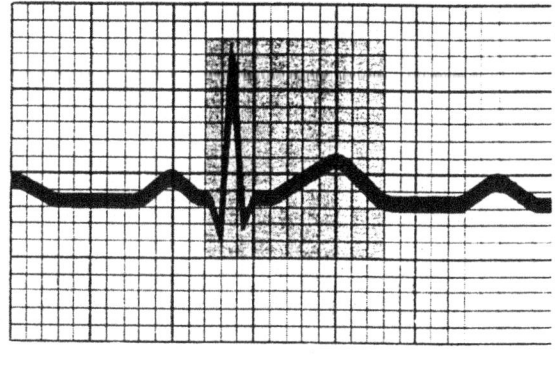

图 1-17-5　Q-T 间期测量

5. T 波时限测量　自 T 波起点测量至 T 波终点(图 1-17-6)。

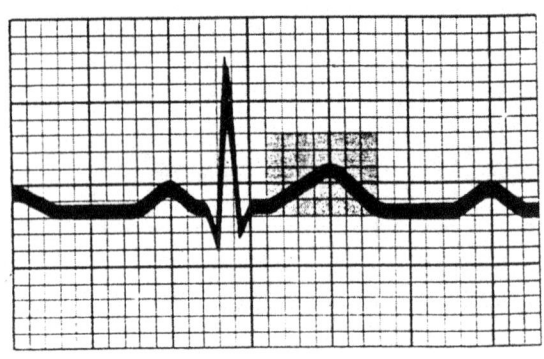

图 1-17-6　T 波时限测量

6. U 波时限测量　自 U 波起点测量至 U 波终点(图 1-17-7)。

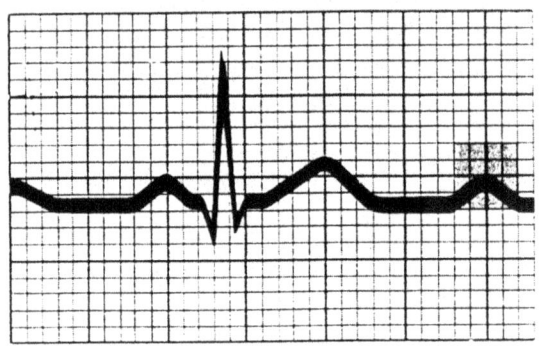

图 1-17-7　U 波时限测量

二、各波振幅测量

1. 正向波的测量　从基线上缘垂直地测量至波顶。
2. 负向波的测量　从基线下缘垂直地测量至波谷。
测量振幅以 mV 或 mm 表示之(1 mm＝0.1 mV)。

1-18 多导同步心电图各波间期的测量

12导同步心电图机能精确地测量出心电图各波间期。

多导心电图同步记录,测量各波间期的方法就与单导联心电图不同了。例如 P-R 间期、Q-T 间期就不在同一个导联上(图 1-18-1)。所测得的时间或间期要比单导联心电图精确。

室壁激动时间(VAT)的测量方法,自 QRS 起点垂直测量至 R 波顶点的一段时限(图 1-18-2)。正常人 V_1 的 VAT<30 ms(男)或 35 ms(女)。V_1 的 VAT 延长见于右室肥大、右束支阻滞等。正常人 V_5 的 VAT<40 ms,延长时见于左束支阻滞、预激综合征等。

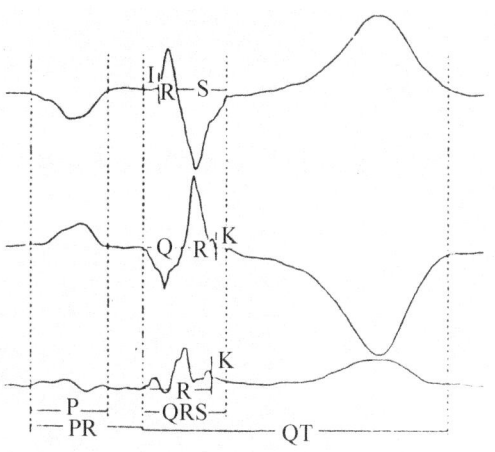

图 1-18-1 多导同步心电图 P、P-R、QRS、Q-T 时限,以及特定导联 Q、R、S 时限的测量方法

图中 I 和 K 分别为特定导联 QRS 波群前及后的等电位段
注意:测量特定导联的 Q、R、S 波时限应排除等电位段

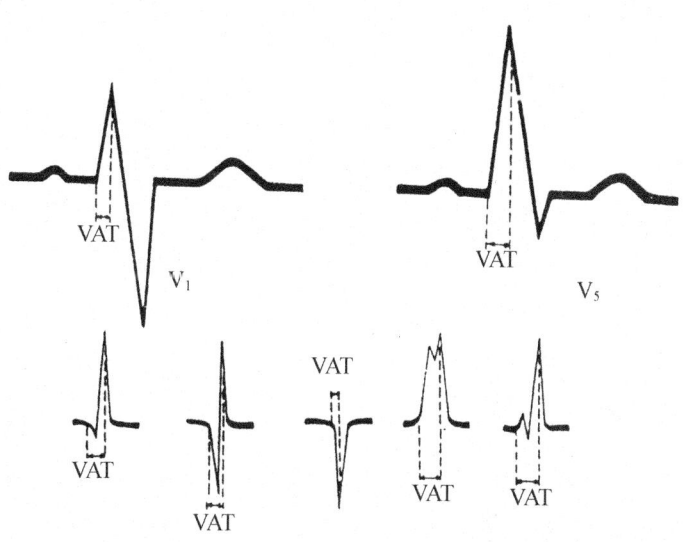

图 1-18-2 VAT 的测量方法

1-19　测量心电轴

临床上测量 P、R、T 电轴的方法有以下三种：

一、目测法

1.用 Ⅰ 与 Ⅲ 导联目测心电轴　观察 Ⅰ 与 Ⅲ 导联 QRS 主波方向，目测 QRS 电轴：

电轴正常（不偏）：Ⅰ 与 Ⅲ 主波均向上。

电轴右偏：Ⅰ 下，Ⅲ 上。

电轴左偏：Ⅰ 上，Ⅲ 下。

电轴不确定：Ⅰ 下，Ⅲ 下（图 1-19-1）。

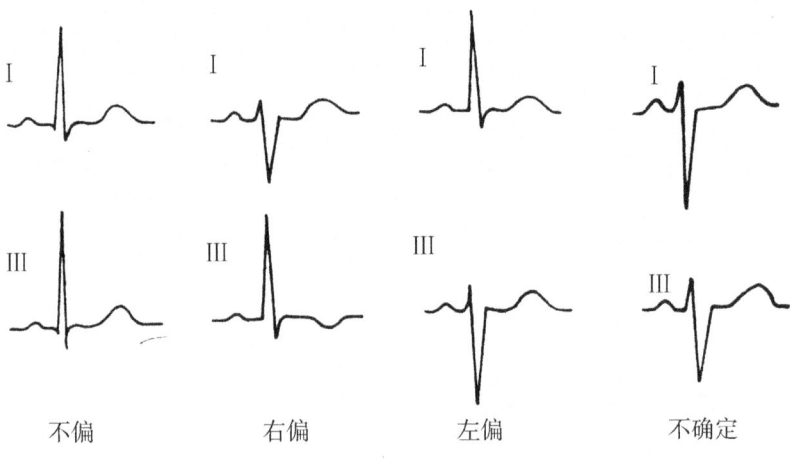

图 1-19-1　目测心电轴

2.观察六轴系统最大 QRS 电压　在六轴系统上，QRS 电轴平行于哪一个导联轴，该导联 QRS 振幅最大。

　　aVL 导联 R 波最高，电轴接近于 −30°。

　　Ⅰ 导联 R 波最高，电轴接近于 0°。

　　aVR 导联 S 波最深，电轴接近于 +30°。

　　Ⅱ 导联 R 波最高，电轴接近于 +60°。

　　aVF 导联 R 波最高，电轴接近于 +90°。

　　Ⅲ 导联 R 波最高，电轴接近于 +120°。

用目测法测量心电轴方法简单，但不精确。

二、振幅法

1. 用Ⅰ与Ⅲ导联测量心电图 先测定Ⅰ和Ⅲ导联QRS波振幅的代数和,即分别测出Ⅰ和Ⅲ导联各正向波(正值)及负向波(负值)的代数和,再在该相应导联轴的正侧或负侧找到该值,各做一条垂线,其交点与中心0点的连线与横轴的夹角所指示的度数即为电轴偏移的具体度数(图1-19-2)。

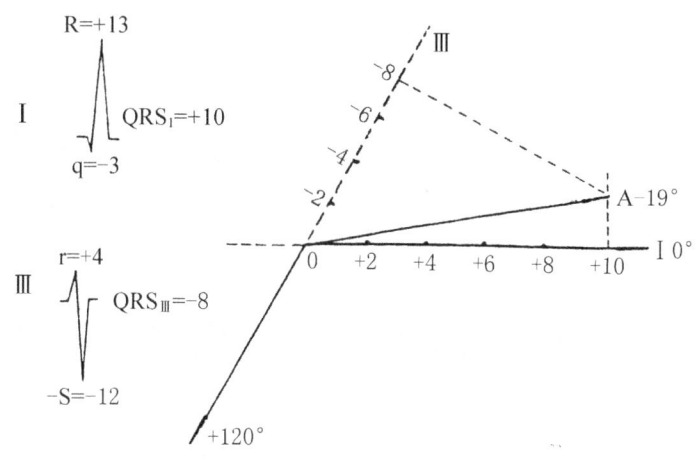

图1-19-2 用Ⅰ与Ⅲ导联测量心电轴
Ⅰ呈qR型,q=-3,R=+13,13-3=10
Ⅲ呈rS型,r=+4,S=-12,4-12=-8,
测得QRS电轴为-19°

求出Ⅰ与Ⅲ的QRS代数和后,可从表1-19-1~表1-19-4中查找心电轴。

2. 用Ⅰ与aVF导联测量心电轴 方法同1。aVF导联的电压应×1.15后再测量(表1-19-5)。

表 1-19-1　心电轴计算表（电轴正常）

主波向上的 R_1 或 QRS_1 数值（+），以 mm 计	主波向上的 R_3 或 QRS_3 数值（+），以 mm 计																			
	1	2	3	4	5	6	7	8	9	10	11	12	13	14	15	16	17	18	19	20
1	+60	+70	+75	+78	+81	+82	+83	+84	+85	+85	+86	+86	+86	+86	+87	+87	+87	+87	+87	+87
2	+50	+60	+67	+71	+74	+76	+78	+79	+80	+81	+82	+82	+83	+83	+84	+84	+84	+85	+85	+85
3	+43	+54	+60	+65	+68	+71	+73	+75	+76	+77	+78	+79	+80	+81	+81	+82	+82	+82	+83	+83
4	+41	+50	+56	+60	+64	+67	+69	+71	+73	+74	+75	+76	+77	+78	+78	+79	+80	+80	+80	+80
5	+39	+46	+52	+57	+60	+63	+66	+68	+69	+71	+72	+73	+74	+75	+76	+77	+77	+78	+79	+79
6	+37	+44	+49	+53	+57	+60	+63	+65	+67	+68	+70	+71	+72	+73	+74	+75	+76	+76	+77	+77
7	+36	+42	+47	+51	+55	+57	+60	+62	+64	+66	+67	+69	+70	+71	+72	+73	+74	+75	+75	+76
8	+35	+41	+45	+49	+53	+55	+58	+60	+62	+64	+66	+67	+68	+69	+70	+71	+72	+73	+73	+73
9	+35	+40	+44	+47	+51	+53	+56	+58	+60	+62	+63	+65	+66	+67	+68	+69	+70	+71	+71	+72
10	+34	+39	+43	+46	+49	+52	+55	+57	+59	+60	+62	+63	+65	+66	+67	+68	+69	+70	+70	+71
11	+34	+38	+42	+45	+48	+50	+52	+55	+57	+59	+60	+62	+63	+64	+65	+66	+67	+68	+69	+70
12	+34	+38	+41	+44	+47	+49	+52	+53	+55	+57	+59	+60	+62	+63	+64	+65	+66	+67	+68	+68
13	+34	+38	+40	+43	+46	+48	+50	+52	+54	+56	+57	+59	+60	+61	+63	+64	+65	+65	+67	+67
14	+33	+37	+40	+42	+45	+47	+49	+51	+53	+54	+56	+58	+59	+60	+61	+62	+63	+64	—	—
15	+33	+36	+39	+41	+43	+46	+48	+50	+52	+53	+55	+56	+59	+59	+60	+61	+63	—	—	—
16	+33	+36	+38	+41	+43	+45	+47	+49	+51	+52	+54	+55	+56	−58	+60	+61	—	—	—	—
17	+33	+35	+38	+40	+43	+45	+47	+48	+50	+51	+53	+54	+57	−58	—	—	—	—	—	—
18	+32	+35	+38	+40	+42	+44	+46	+47	+49	+50	+52	+54	—	—	—	—	—	—	—	—
19	+32	+35	+37	+39	+42	+43	+45	+47	—	—	—	—	—	—	—	—	—	—	—	—
20	+32	+35	+37	+39	+41	+43	—	—	—	—	—	—	—	—	—	—	—	—	—	—

注：若 QRS 或 R 数值超过 20 mm，将 Ⅰ、Ⅲ 导联峰波高度各缩小 1 倍后再去查表

表 1-19-2　心电轴计算表（电轴不确定）

主波向下的 R_1 或 QRS_1 数值(−)，以 mm 计	主波向下的 R_3 或 QRS_3 数值(−)，以 mm 计 心 电 轴 角 度																			
	1	2	3	4	5	6	7	8	9	10	11	12	13	14	15	16	17	18	19	20
1		−109	−104	−101	−99	−97	−96	−95	−95	−94	−94	−94	−93	−93	−93	−93	−93	−92	−92	−92
2		+240	−113	−109	−106	−104	−102	−101	−100	−99	−98	−97	−97	−96	−96	−95	−95	−95	−95	−94
3		+233	+240	−115	−111	−109	−107	−105	−104	−100	−101	−100	−99	−99	−98	−98	−98	−97	−97	−97
4		+229	+235	+240	−116	−113	−111	−109	−107	−104	−102	−101	−100	−99	−99	−98	−99	−100	−99	−99
5		+226	+232	+236	+240	−117	−114	−112	−110	−107	−105	−104	−103	−102	−101	−101	−102	−100	−101	−101
6		+224	+229	+233	+237	+240	−117	−114	−112	−110	−107	−106	−105	−104	−103	−103	−102	−103	−102
7		+222	+227	+231	+234	+237	+240	−117	−115	−113	−110	−109	−108	−107	−106	−105	−104	−104	−105	−104
8		+221	+225	+229	+232	+235	+237	+240	−117	−116	−113	−112	−111	−110	−108	−107	−106	−105	−105	−106
9		+220	+224	+227	+230	+233	+236	+237	+240	−116	−114	−113	−112	−110	−108	−107	−106	−107
10		+219	+222	+226	+229	+231	+234	+236	+238	+240	−118	−116	−115	−113	−111	−110	−109	−109	−107	−109
11		+218	+221	+225	+227	+230	+232	+234	+236	+238	+240	−118	−117	−115	−113	−112	−110	−110
12		+217	+221	+224	+226	+229	+231	+233	+235	+237	+238	+240	−118	−117	−115	−114	−113	−112	−111	−111
13		+217	+220	+223	+225	+228	+230	+232	+234	+235	+237	+238	+240	−118	−117	−115	−114	−114	−113	−113
14		+216	+219	+222	+224	+227	+229	+231	+233	+234	+236	+237	+238	+240	−118	−117	−116	−114	−114
15		+216	+219	+221	+224	+226	+228	+230	+232	+233	+235	+236	+237	+238	+240	−118	−117	−116	−115	−115
16		+215	+218	+221	+223	+225	+227	+229	+231	+232	+234	+235	+236	+237	+238	+240	−118	−117	−116	−116
17		+215	+218	+220	+222	+224	+226	+228	+230	+231	+233	+234	+235	+236	+237	+238	+240	−118	−117	−117
18	+212	+215	+217	+220	+222	+224	+226	+227	+229	+230	+232	+233	+234	+235	+236	+237	+239	+240	−119	−118
19	+212	+215	+217	+219	+222	+223	+225	+226	+228	+230	+231	+232	+234	+235	+236	+237	+238	+239	+240	−119
20	+212	+214	+217	+219	+221	+222	+224	+225	+226	+229	+230	+231	+233	+234	+235	+236	+237	+238	+239	+240

表 1-19-3　心电轴计算表（电轴右偏）

主波向下的 S_1 或 QRS_1 数值（−），以 mm 计	主波向上的 R_3 或 QRS_3 数值（+），以 mm 计　心电轴角度																			
	1	2	3	4	5	6	7	8	9	10	11	12	13	14	15	16	17	18	19	20
1	+150	+120	+110	+105	+102	+99	+98	+97	+96	+95	+95	+94	+94	+94	+93	+93	+93	+93	+93	+92
2	+180	+150	+130	+120	+112	+109	+106	+102	+101	+100	+99	+99	+98	+97	+97	+97	+96	+96	+95	+95
3	−170	+168	+150	+135	+127	+120	+116	+112	+109	+107	+105	+104	+102	+102	+101	+100	+99	+99	+98	+98
4	−164	−179	+163	+150	+139	+131	+124	+120	+115	+113	+110	+109	+107	+106	+105	+104	+103	+102	+101	+101
5	−161	−175	+173	+161	+150	+140	+134	+128	+124	+119	+117	+114	+112	+110	+109	+108	+107	+106	+105	+104
6	−158	−170	+180	+168	+158	+150	+142	+136	+129	+125	+122	+120	+117	+115	+113	+112	+110	+109	+108	+107
7	−158	−167	−175	+175	+166	+157	+150	+143	+138	+133	+129	+125	+122	+120	+117	+116	+114	+113	+112	+110
8	−157	−164	−172	+180	+170	+164	+156	+150	+143	+138	+134	+131	+127	+124	+122	+120	+118	+116	+115	+113
9	−156	−162	−169	−177	+176	+169	+161	+155	+150	+145	+140	+136	+132	+129	+126	+124	+122	+120	+118	+117
10	−155	−161	−168	−174	+180	+173	+167	+160	+155	+150	+145	+141	+137	+134	+131	+128	+126	+124	+122	+120
11	−155	−160	−165	−172	−177	+177	+171	+165	+160	+155	+150	+145	+141	+139	+135	+132	+130	+127	+125	+123
12	−154	−160	−164	−169	−175	+180	+174	+169	+164	+159	+154	+150	+146	+142	+139	+136	+133	+131	+128	+127
13	−154	−160	−163	−168	−173	−178	+177	+172	+167	+163	+158	+154	+150	+146	+143	+140	+137	+134	+132	+130
14	−154	−158	−162	−167	−171	−175	+180	+175	+170	+168	+161	+158	+154	+150	+146	+143	+140	+138	+135	+133
15	−153	−157	−161	−165	−169	−174	−178	+178	+173	+169	+164	+161	+157	+153	+150	+146	+144	+141	+138	+136
16	−153	−157	−161	−164	−168	−172	−175	+180	+175	+172	+168	+164	+160	+156	+153	+150	+147	+144	+142	+139
17	−153	−156	−159	−163	−166	−169	−173	−178	+178	+176	+170	+166	+163	+159	+156	+153	+150	+147	+144	+142
18	−153	−156	−159	−162	−166	−169	−173	−177	+180	+178	+172	+169	+166	+162	+159	+156	+153	+150	+147	+145
19	−153	−156	−159	−162	−165	−168	−171	−175	−178	+180	+175	+171	+168	+165	+162	+158	+156	+153	+150	+147
20	−153	−155	−158	−160	−164	−167	−170	−176	−177	−178	+176	+173	+170	+167	+164	+161	+158	+155	+152	+150

表 1-19-4 心电轴计算表（电轴左偏）

主波向上的 R_1 或 QRS_1 数值（+），以 mm 计	主波向下的 S_3 或 QRS_3 数值（-），以 mm 计 心电轴角度																			
	1	2	3	4	5	6	7	8	9	10	11	12	13	14	15	16	17	18	19	20
1	-30	-57	-70	-73	-78	-82	-83	-84	-85	-86	-86	-86	-86	-86	-87	-87	-87	-87	-87	-88
2	+5	-30	-47	-60	-65	-70	-73	-77	-78	-79	-81	-82	-82	-83	-83	-84	-84	-85	-85	-85
3	+10	-8	-30	-41	-51	-60	-63	-67	-70	-72	-74	-77	-77	-78	-79	-79	-80	-81	-81	-81
4	+20	+8	-13	-30	-38	-47	-54	-60	-63	-66	-69	-71	-73	-74	-75	-75	-77	-78	-78	-79
5	+20	+7	-5	-18	-30	-38	-45	-51	-56	-60	-62	-65	-67	-69	-71	-72	-74	-74	-75	-75
6	+22	+11	+2	-10	-19	-30	-36	-43	-49	-53	-57	-62	-62	-68	-68	-68	-70	-71	-72	-73
7	+23	+15	+5	-4	-13	-23	-30	-36	-42	-46	-51	-54	-57	-60	-62	-64	-66	-68	-69	-70
8	+24	+16	+10	+1	-7	-16	-22	-30	-35	-40	-45	-49	-52	-55	-58	-60	-62	-64	-65	-67
9	+24	+18	+11	+6	-3	-10	-17	-24	-30	-34	-39	-44	-47	-50	-53	-56	-58	-60	-61	-63
10	+25	+19	+13	+7	+1	-7	-13	-19	-24	-30	-35	-39	-42	-45	-49	-51	-54	-56	-58	-60
11	+25	+20	+15	+10	+4	-3	-9	-14	-20	-25	-30	-34	-38	-41	-44	-47	-50	-53	-54	-57
12	+26	+21	+16	+11	+6	-0	-5	-11	-16	-21	-25	-30	-34	-37	-41	-43	-46	-49	-51	-53
13	+26	+22	+17	+12	+8	+3	-2	-7	-12	-17	-22	-26	-30	-33	-37	-40	-43	-45	-48	-50
14	+27	+22	+18	+14	+10	+5	+1	-5	-9	-14	-18	-22	-26	-30	-33	-37	-39	-42	-44	-47
15	+27	+23	+20	+15	+12	+7	+3	-3	-7	-11	-15	-19	-23	-26	-30	-33	-36	-39	-42	-44
16	+27	+24	+20	+16	+13	+8	+4	0	-3	-8	-12	-16	-19	-23	-26	-30	-33	-36	-39	-41
17	+27	+24	+21	+17	+15	+10	+6	+2	+2	-5	-9	-12	-17	-20	-24	-27	-30	-33	-36	-38
18	+27	+24	+21	+18	+15	+11	+8	+3	+2	-4	-7	-11	-14	-18	-20	-24	-27	-30	-33	-35
19	+27	+25	+21	+18	+15	+12	+9	+5	+2	-2	-5	-9	-12	-15	-18	-22	-25	-27	-30	-32
20	+27	+25	+22	+19	+17	+13	+10	+6	+3	0	-3	-7	-11	-13	-16	-19	-22	-25	-27	-30

表 1-19-5　以 I, aVF 导联 QRS 波群测量心电轴

I aVF	-10	-9	-8	-7	-6	-5	-4	-3	-2	-1	0	+1	+2	+3	+4	+5	+6	+7	+8	+9	+10
-10	-135	-132	-129	-125	-121	-117	-112	-106	-101	-96	-90	-84	-79	-73	-68	-63	-59	-55	-51	-48	-45
-9	-138	-135	-132	-128	-124	-119	-114	-108	-103	-96	-90	-84	-77	-72	-66	-61	-56	-52	-48	-45	-42
-8	-141	-138	-135	-131	-127	-122	-116	-111	-104	-97	-90	-83	-76	-69	-63	-58	-53	-49	-45	-42	-39
-7	-145	-142	-139	-135	-131	-126	-120	-113	-106	-98	-90	-82	-74	-67	-60	-54	-49	-45	-41	-38	-35
-6	-149	-146	-143	-139	-135	-130	-124	-117	-108	-99	-90	-81	-72	-63	-56	-50	-45	-41	-37	-34	-31
-5	-153	-151	-148	-144	-140	-135	-128	-121	-112	-101	-90	-79	-68	-59	-51	-45	-40	-36	-32	-29	-27
-4	-158	-156	-153	-150	-146	-141	-135	-126	-116	-104	-90	-76	-63	-53	-45	-39	-34	-30	-27	-24	-22
-3	-163	-162	-159	-157	-153	-149	-143	-135	-124	-108	-90	-72	-56	-45	-37	-31	-27	-23	-21	-18	-17
-2	-169	-167	-166	-164	-162	-158	-153	-146	-135	-117	-90	-64	-45	-34	-27	-22	-18	-16	-14	-13	-11
-1	-174	-174	-173	-172	-171	-168	-166	-161	-153	-135	-90	-45	-27	-18	-14	-11	-9	-8	-7	-6	-6
0	+180	+180	+180	+180	+180	+180	+180	+180	+180	+180		0	0	0	0	0	0	0	0	0	0
+1	+174	+174	+173	+172	+171	+168	+166	+161	+153	+135	+90	+45	+27	+18	+14	+11	+9	+8	+7	+6	+6
+2	+169	+167	+166	+164	+162	+158	+153	+146	+135	+117	+90	+64	+45	+34	+27	+22	+18	+16	+14	+13	+11
+3	+163	+162	+159	+157	+153	+149	+143	+135	+124	+108	+90	+72	+56	+45	+37	+31	+27	+23	+21	+18	+17
+4	+158	+156	+153	+150	+146	+141	+135	+126	+116	+104	+90	+76	+63	+53	+45	+39	+34	+30	+27	+24	+22
+5	+153	+151	+148	+144	+140	+135	+128	+121	+112	+101	+90	+79	+68	+59	+51	+45	+40	+36	+32	+29	+27
+6	+149	+146	+143	+139	+135	+130	+124	+117	+108	+99	+90	+81	+72	+63	+56	+50	+45	+41	+37	+34	+31
+7	+145	+142	+139	+135	+131	+126	+120	+113	+106	+98	+90	+82	+74	+67	+60	+54	+49	+45	+41	+38	+35
+8	+141	+138	+135	+131	+127	+122	+116	+111	+10	+97	+90	+83	+76	+69	+63	+58	+53	+49	+45	+42	+39
+9	+138	+135	+132	+128	+124	+119	+114	+108	+10 1	+96	+90	+84	+77	+72	+66	+61	+56	+52	+48	+45	+42
+10	+135	+132	+129	+125	+121	+117	+112	+106	+10 1	+96	+90	+84	+79	+73	+68	+63	+59	+55	+51	+48	+45

引自凌资才等. 心电学杂志, 1998; 7(4): 267

三、面积法

测量QRS净面积,求出QRS电轴。带有自动诊断系统的12导联同步心电图机都能根据面积法,快速精确地测量出P、R、T心电轴(图1-19-3)。

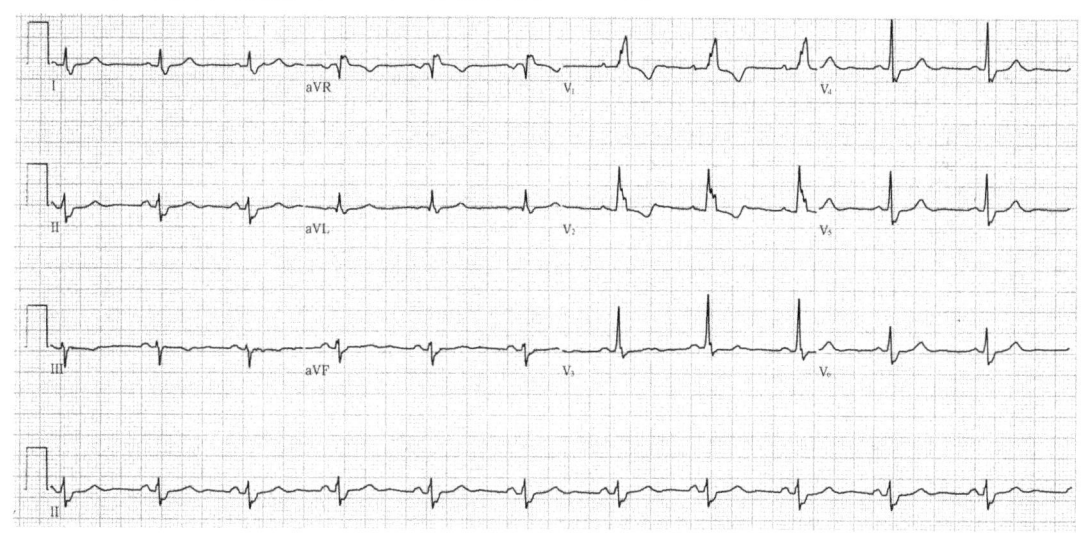

图1-19-3 12导同步心电图机,计算机根据面积法精确地测量出P、R、T电轴
女性,53岁。冠心病,用面积法测量出来的P、R、T电轴分别是68°、-46°及18°

1-20 电轴正常

【定义】 额面QRS电轴在-30°~+90°之间者,称为电轴正常。

【发生机制】 额面QRS综合向量(即QRS电轴)指向左下方,在-30°~+90°范围内,大多在+60°左右,几乎平行于Ⅱ导联轴正侧,Ⅱ导联R波最高。

【诊断】 额面QRS电轴-30°~+90°。

【临床意义】 在健康人群中,大多数QRS电轴在正常范围内。但很多器质性心脏病患者的QRS电轴也常是正常的。因此,电轴正常并不能排除心脏疾病(图1-20)。

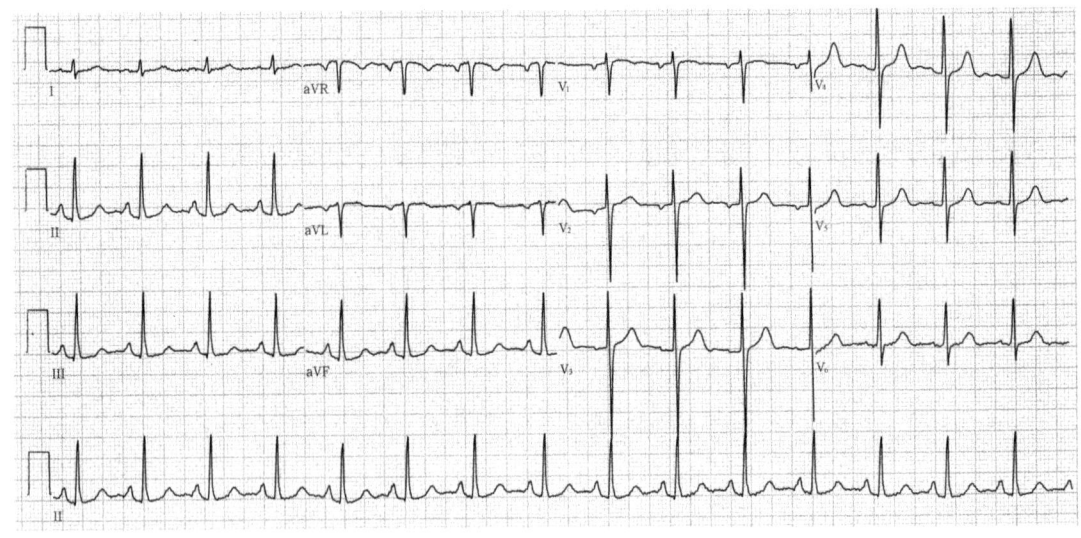

图 1-20　QRS 电轴正常

【资料】　男性,57 岁。高血压。

【心电图特征】　①窦性 P 波,心率 91 次/min。②P 波增大。③P-R- T 电轴 83°、87°、70°。④ST-T 正常。

【心电图诊断】　1.窦性心律;2.P 波增大。

1-21　电轴左偏

【定义】　一般将额面 QRS 电轴在-30°～-90°,称为电轴左偏。

【发生机制】　引起额面 QRS 电轴左偏的产生机制:①左前分支阻滞。②左室肥大 。③部分左束支阻滞。

【诊断】

1. 额面 QRS 电轴-30°～-44°,为电轴左偏。
2. 额面 QRS 电轴-45°～-90°,为显著左偏。

【临床意义】　轻度电轴左偏见于正常人。中度电轴左偏见于左室肥大,左束支阻滞、预激综合征、下壁心肌梗死等。重度电轴左偏见于左前分支阻滞等(图 1-21)。

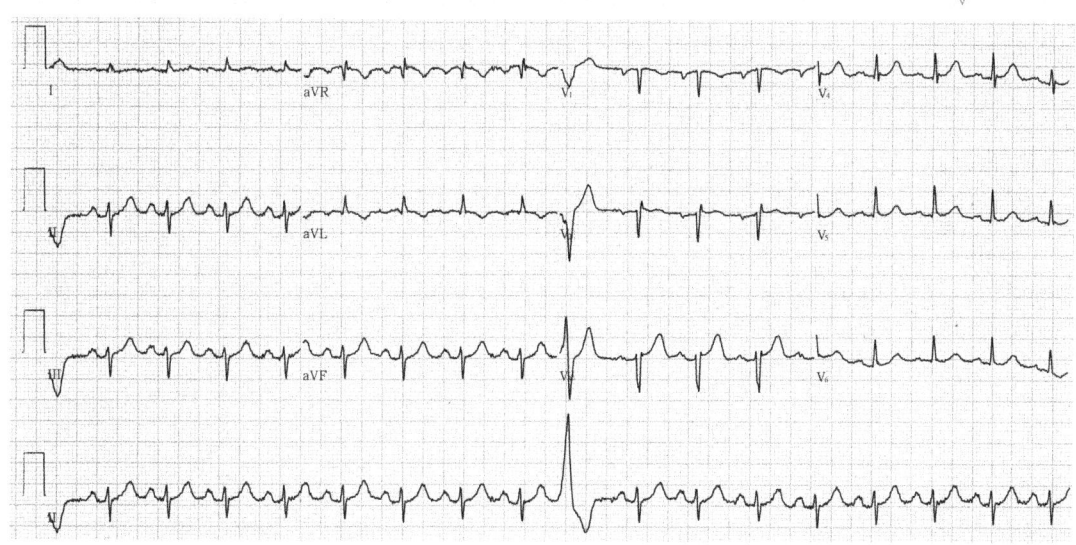

图 1-21 电轴显著左偏

【资料】 男性,74 岁。冠心病,肺心病。

【心电图特征】 ①窦性心动过速,心率 104 次/min。②额面 QRS 电轴 −49°,为显著电轴左偏,很可能是左前分支阻滞。③V_1~V_3 导联 r 波递增不良。④室性早搏。

【心电图诊断】 1.窦性心动过速;2.显著电轴左偏;3.V_1~V_3 导联 r 波递增不良。4.室性早搏。

1-22 电轴右偏

【定义】 一般将额面 QRS 电轴在 90°~180°,称为电轴右偏。

【发生机制】 引起电轴右偏的机制:①右室肥大,②左后分支阻滞,③预激综合征,④高侧壁心肌梗死等。

【诊断】

额面 QRS 电轴 90°~180°,为电轴右偏。

【临床意义】 正常人偶有电轴轻度右偏,重度电轴右偏几乎全部见于器质性心脏病(图 1-22)。

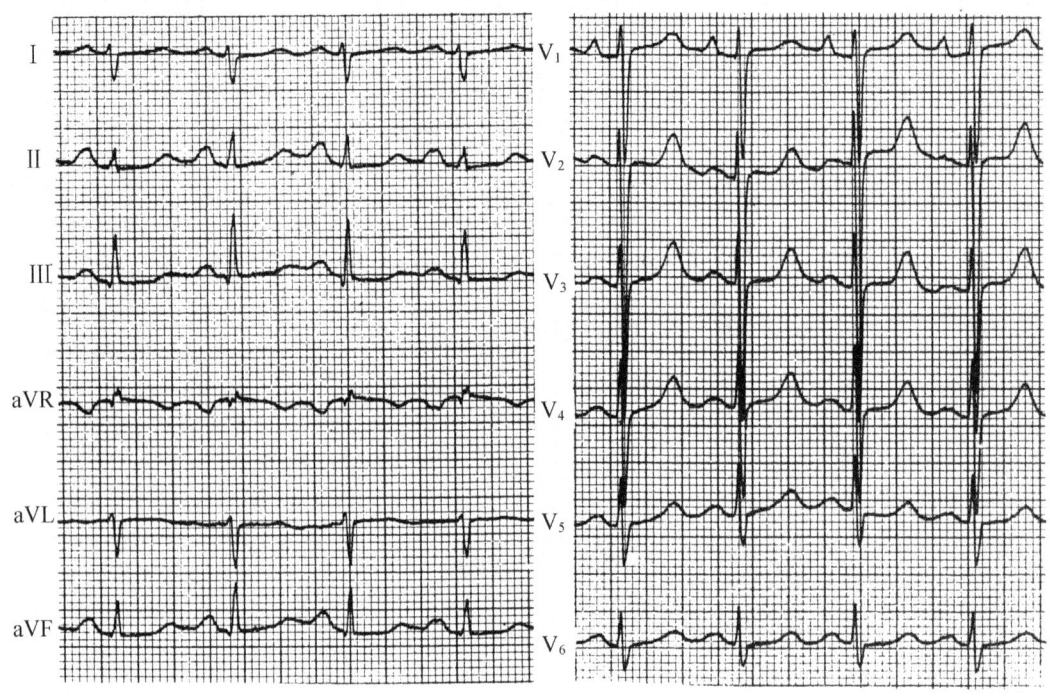

图 1-22 电轴右偏

【资料】 女性,49 岁。多发性大动脉炎、双房扩大、右室肥大。

【心电图特征】 ①窦性 P 波时限 130 ms,P 波电压不高,显示出左房扩大。② P、R、T 电轴分别是+66°、+117°及+58°,$V_1 \sim V_6$ 导联呈顺钟向转位图形,结合临床诊断右室肥大。

【心电图诊断】 1. 窦性心律;2. 左房扩大;3. 电轴右偏;4. 右室肥大。

1-23 逆钟向转位

【定义】 心脏沿其长轴作逆时钟向转动,引起胸导联 QRS 波形改变。

【发生机制】 单极概念认为 V_1、V_2 导联面对右室,记录出 rS 波。V_3 面对室间隔描出 RS 波,R/S=1。V_5、V_6 导联面对左室壁记录出 qRs、qR 或 Rs 波。心脏沿长轴作逆钟向转位 (自心尖向上观),V_3 波形转至 V_1,V_5 波形转至 V_3。严重的逆钟向转位,V_5、V_6 图形转至 V_1,V_1 图形转至 V_5、V_6。

【诊断】

1. 轻度逆钟向转位:V_3 图形转至 V_2,V_2 呈 RS 型,V_5、V_6 仍呈 qR 型。
2. 中度逆钟向转位:V_3 图形转至 V_1,V_1 呈 RS 型,$V_4 \sim V_6$ 呈 qR 型。
3. 重度逆钟向转位:V_5、V_6 图形转至 V_3R、V_1,V_1 呈 qR,R、Rs 型;V_1 图形转至 V_5 呈 rS 型(图 1-23-1、图 1-23-2)。

【临床意义】 逆钟向转位见于左室肥大及心脏变异等。

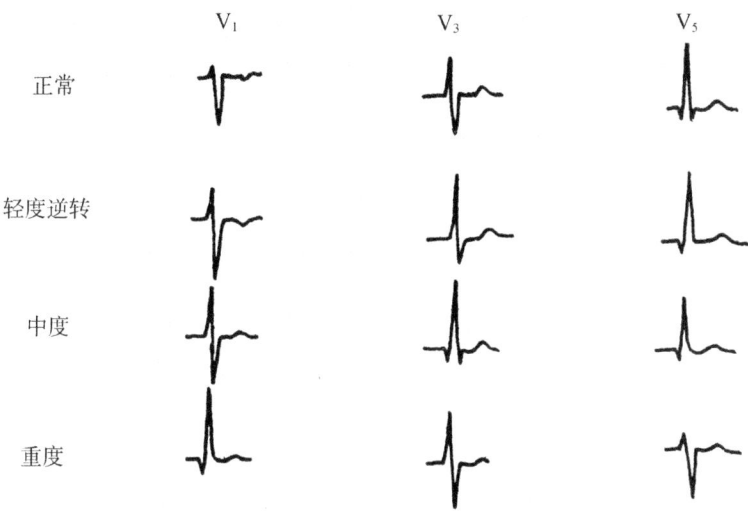

图 1-23-1 逆钟向转位示意图

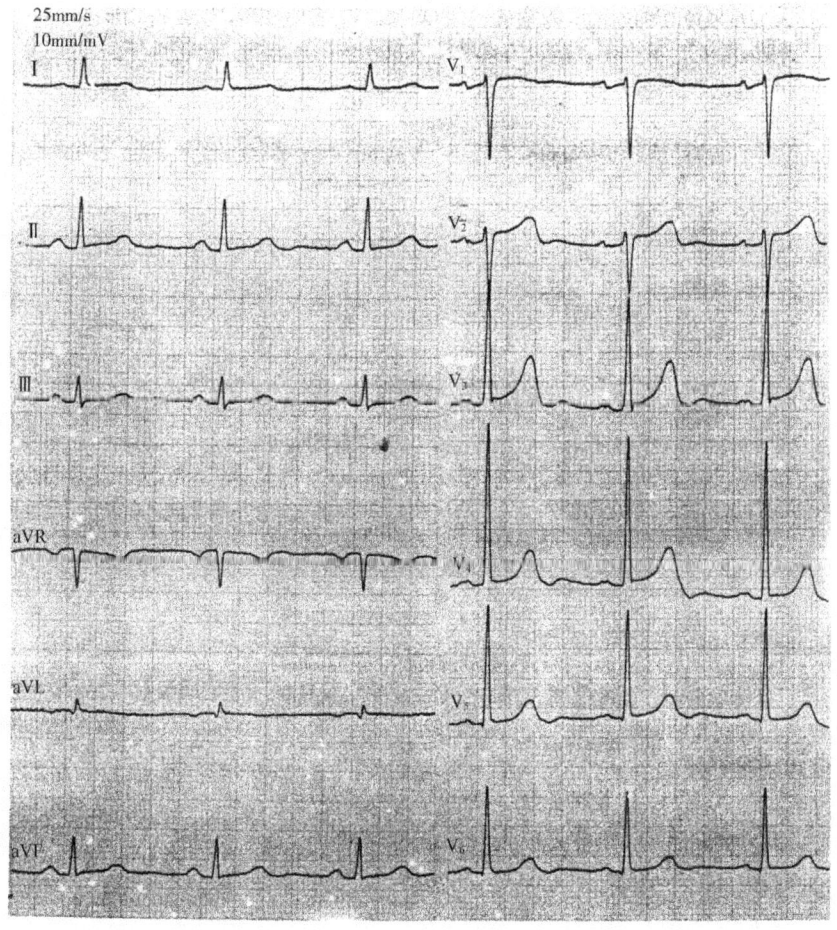

图 1-23-2 逆钟向转位心电图

【资料】 男性,73 岁。冠心病。

【心电图特征】 窦性心律,心率 60 次/min。P-R 间期 170 ms,QRS 时限 80 ms,Q-T 间期 430 ms。V_3 呈 Rs 型,V_4 图形已转至 V_3,V_4 呈 R 型,V_5、V_6 呈 qR 型,为轻度 逆钟向转位。ST-T 正常。

【心电图诊断】 1. 窦性心律;2. 轻度逆钟向转位。

1-24　顺钟向转位

【定义】 心脏沿其长轴作顺钟向转动,引起胸导 QRS 波群形态改变。

【发生机制】 心脏沿其长轴作顺钟向转动,右室波形向左延伸。即 V_1~V_6 导联 r 波减小,S 波逐渐加深。

【诊断】

1. 轻度顺钟向转位:V_1 图形转至 V_3,V_3 呈 rS 型(图 1-24-1、图 1-24-2)。
2. 中度顺钟向转位:V_1 图形转自 V_3,V_3 呈 rS 型,V_5、V_6 呈 Rs 或 RS 型。
3. 重度顺钟向转位:V_1~V_6 均呈 rS 或 QS 型。V_1 呈 V_5 图形,V_5 呈 V_1 图形。

【临床意义】 顺钟向转位见于右室肥大、左前分支阻滞、$S_I S_{II} S_{III}$ 综合征等。

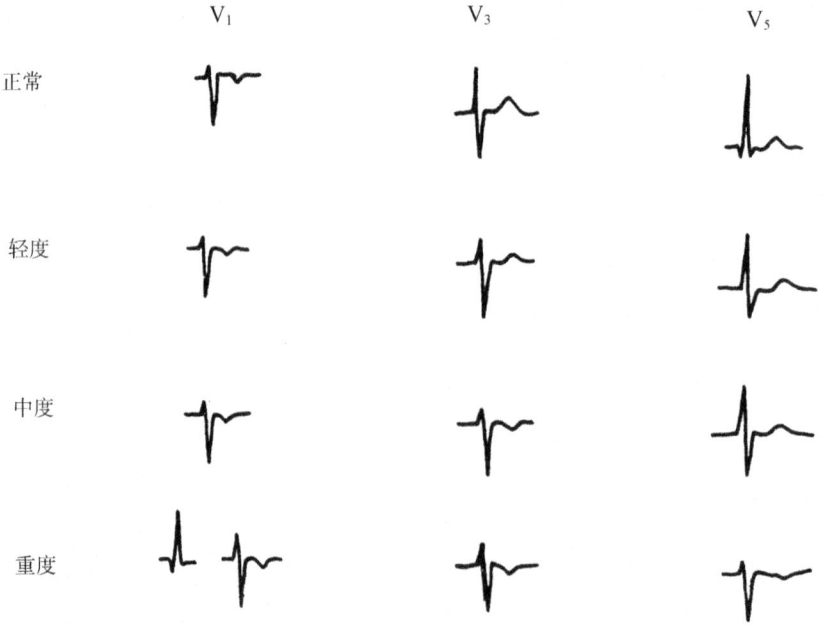

图 1-24-1　顺钟向转位示意图

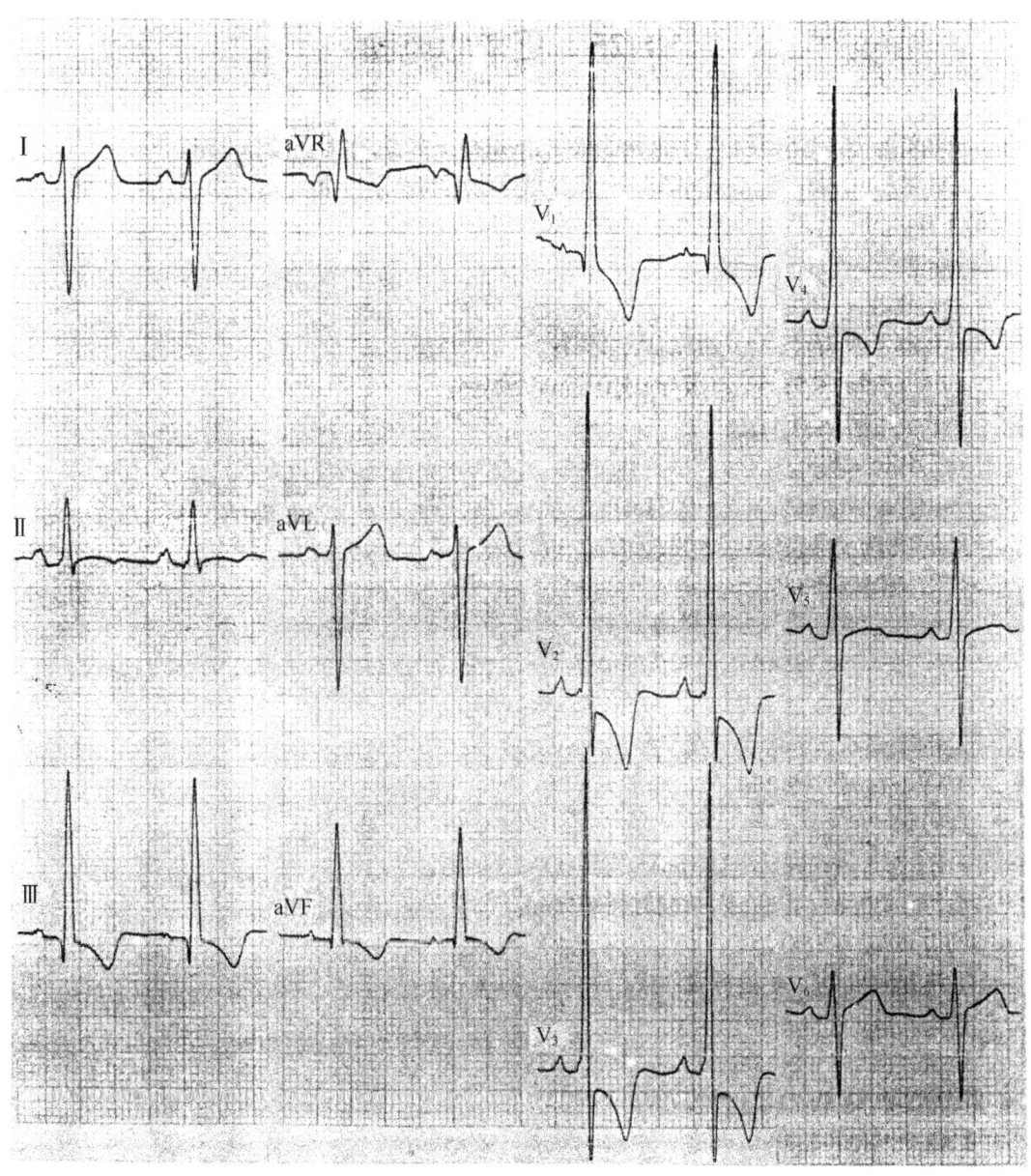

图 1-24-2　右室肥大、顺钟向转位

【资料】　男性,23 岁。先心病、肺动脉瓣狭窄。

【心电图特征】　窦性心律,心率 82 次/min。V_2、V_3 导联 P 波高尖振幅 0.25 mV,为右房扩大。额面 QRS 电轴+122°,V_1 呈 qR 型,而 V_6 呈 rS 型,为右室收缩期负荷增重伴重度顺钟向转位图形。

【心电图诊断】　1. 窦性心律;2. 右房扩大;3. 重度右室肥大;4. 顺钟向转位。

1-25　正常心电图

【定义】 P、QRS、ST、T、U 波和各波段、间期都正常者,称为正常心电图。

【发生机制】 心脏结构、心壁厚度及心腔容量等均正常者,产生的心电波形、振幅、间期及方向又都正常。

【诊断】

1. P 波

(1) P 波方向:P_{I,II,V_5,V_6}直立,P_{aVR}倒置。

(2) P 波振幅:＜0.25 mV(肢导)或 0.2 mV(胸导)。

(3) P 波时限:＜110 ms。

2. P-R 间期

(1) 成人 P-R 间期:120～209 ms。

(2) 儿童按心率换算 P-R 间期正常。

3. QRS 波群

(1) Q 波:＜40 ms,＜后继 R 的 1/4。

(2) R 波:I＜1.5 mV,II＜2.5 mV,III＜1.5 mV,aVR＜0.5 mV,aVL＜1.2 mV,V_1＜1.0 mV,V_5 或 V_6＜2.5 mV。

(3) S 波:III＜1.5 mV,V_1 或 V_2＜3.0 mV。

(4) QRS 时限:＜110 ms。

4. ST 段

(1) ST 段抬高:标肢导＜1.0 mV,胸导联＜2.0 mV。

(2) ST 段下降:＜1.0 mV,持续时间＜1 min。

5. T 波

T 波方向与 QRS 主波方向一致。

6. U 波

U 波方向与 T 波一致。

7. Q-T/Q-Tc/Q-Td

(1) Q-T 间期:340～460 ms。

(2) Q-Tc:(400±40) ms。

(3) Q-Td:＜50 ms(图 1-25)。

【临床意义】 健康人总是正常心电图。但不少严重心脏病患者也是正常心电图。不可根据这一条排除心脏病。

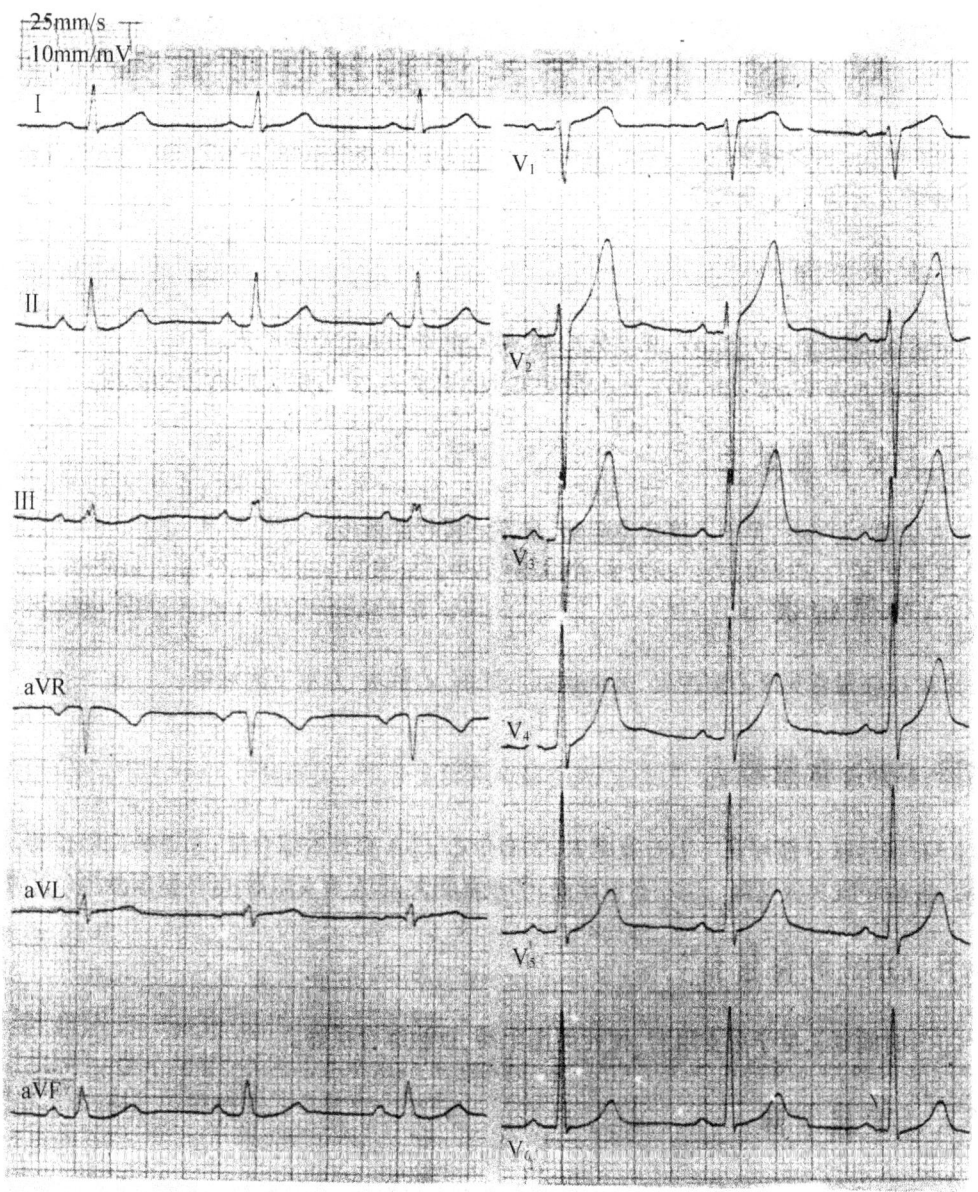

图 1-25 窦性心律,正常心电图

【资料】 男性,63 岁。查体未见异常。

【心电图特征】 窦性频率64 次/min。P-R＝0.156 s,QRS＝时限 80 ms,Q-T 间期 390 ms,P、R、T 电轴 63°、53°、45°。QRS-ST-T 正常。

【心电图诊断】 1. 窦性心律；2. 心电图正常。

第 2 章　心电图各波段及间期异常

本章重点内容如下：

1. P 波异常

(1) P 波电压增高≥0.25 mV，见于先心病、肺心病等引起的右房扩大。

(2) P 波时限延长≥110 ms，见于风心病、高血压等引起的左房扩大；冠心病引起的心房内阻滞。

2. P-R 间期延长

P-R 间期＞210 ms，见于一度房室阻滞。

3. 异常 Q 波

异常 Q 波最常见于心肌梗死，其他病因心肌病、心肌炎、左束支阻滞、心室预激波等。

4. QRS 振幅增大

(1) 右胸导联 R 波增高　①右室肥大；②右位心；③A 型预激综合征；④逆钟向转位等。

(2) 左胸导联 R 波增高　①左室电压高；②左室肥大；③左束支阻滞；④B 型预激综合征等。

5. QRS 时限延长

QRS 时限延长见于束支阻滞、心室肌传导障碍、预激综合征等。

6. ST 段下降

ST 段下降：①心内膜下心肌梗死；②心内膜下心肌损伤；③肥厚型心肌病；④心室肥大；⑤高血压；⑥心肌桥；⑦甲状腺机能亢进；⑧自主神经功能紊乱等。

7. ST 段抬高

ST 抬高：①急性心肌梗死；②变异型心绞痛；③早期复极；④心包炎等。

8. T 波改变

T 波低平、双向或倒置：①心肌缺血；②束支阻滞；③心室肥大；④预激综合征；⑤心肌炎；⑥心肌病；⑦自主神经功能紊乱。

9. 高耸 T 波

高耸 T 波见于：①心肌梗死超急性损伤期；②高钾血症；③二尖瓣型 T 波；④迷走神经张力增高等。

10. 巨 T 倒置

巨大 T 波倒置见于：①心肌梗死演变过程；②低钾血症；③先天性房室传导阻滞；④脑血

管意外等。

11. Q-T 间期延长

Q-T 间期延长见于：①急性心肌梗死演变过程；②低钾血症与低钙血症；③完全性房室传导阻滞；④脑出血；⑤Q-T 间期延长综合征等。

12. 低电压

QRS 低电压见于大面积心肌梗死、心肌广泛纤维化、心包积液、胸腔积水、全身水肿、肺气肿等。

2-1　P 波异常

【定义】　指 P 波电压、时限及方向异常。

【发生机制】　①心房肥大，电动力增大，P 波增高。②传导阻滞，P 波增宽。③起搏点所在心房部位不同，引起不同形态的 P′ 波。

【诊断】

1. P 波电压增高：肢导 P≥0.25 mV，胸导 P≥0.20 mV。
2. P 波时限延长：P≥0.11 s。
3. P′ 波形态改变：P′ 波起自右房，Ⅱ、Ⅲ、aVF 的 P′ 波直立。P′ 波起自左房，Ⅰ、aVL 导联倒置。

【临床意义】

1. P 波增大：见于心房肥大。
2. P 波低电压见于异位心律、高钾血症、甲状腺机能减退等。
3. P′ 波形态改变：①房性节律；②交界性节律。
4. P 波时限延长：见于①左房肥大；②不全性房内阻滞(图 2-1)。

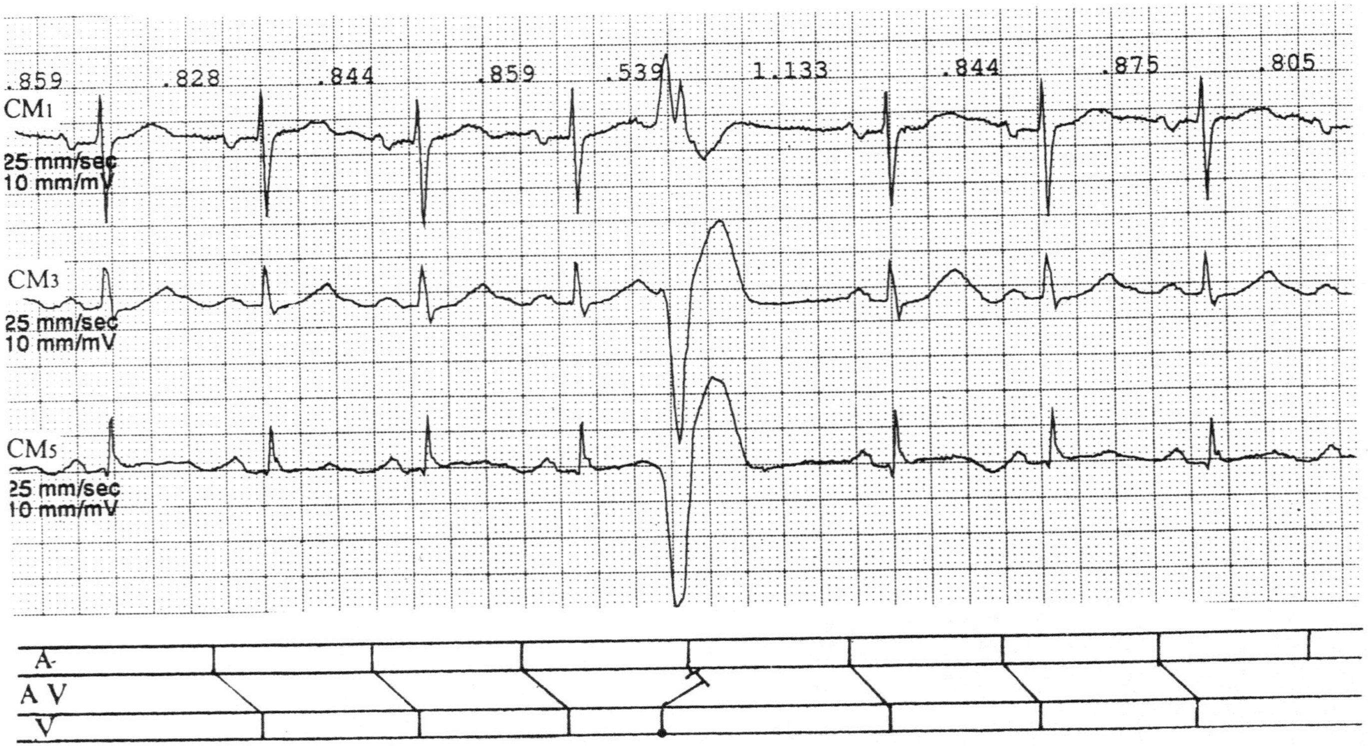

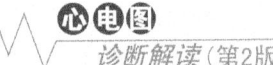

图 2-1 P波时限延长，不全性房内阻滞

【资料】 男性，65岁，冠心病。
【心电图特征】 ①窦性P波，P=140 ms，为不全性房内阻滞。②第5个QRS提早出现，QRS时间宽达0.19 s，为特宽型室性早搏。③P-R=220 ms，一度房室阻滞。
【心电图诊断】 1.窦性心律；2.不全性房内阻滞；3.一度房室阻滞；4.室性早搏。

2-2 P-R 间期延长

【定义】 正常 P-R 间期在 120～209 ms(表 2-1)。

表 2-1 正常 P-R 间期的最高限度表(s)

年龄	心率(次/min)				
	70 岁以下	71～90	91～110	111～130	130 以上
成年人(高大)	0.21	0.20	0.19	0.18	0.17
成年人(瘦小)	0.20	0.19	0.18	0.17	0.16
14～17 岁	0.19	0.18	0.17	0.16	0.15
7～13 岁	0.18	0.17	0.16	0.15	0.14
1½～6 岁	0.17	0.165	0.155	0.145	0.135
0～1½ 岁	0.16	0.15	0.145	0.135	0.125

P-R 间期超过表 2-1 中的正常值高限,称为 P-R 间期延长。

【发生机制】 ①房室传导系统相对不应期延长,激动落入相对不应期,P-R 间期延长。②室上性激动沿慢径路下传心室。

【诊断】 P-R 间期大于 0.21 s。

【临床意义】 P-R 间期延长见于房室传导系统不应期病理性延长、迷走神经张力增高、房室结双径路等(图 2-2)。

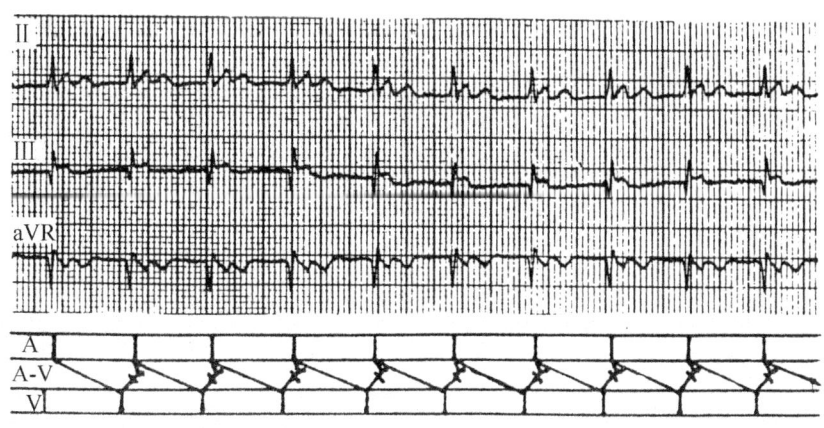

图 2-2 房室结慢径路前传,P-R 间期延长

【资料】 患者男性,23 岁。临床诊断:高血压。

【心电图特征】 窦性心率 110 次/min。P-R 间期 490 ms,梯形图示窦性激动循房室结慢径路下传心室,房室结快径路内发生连续的隐匿性传导及干扰,即快径路内蝉联现象。

【心电图诊断】 1. 窦性心律;2. 房室结双径路——慢径路前向传导伴快径路内蝉联现象。

2-3 异常 Q 波

【定义】 正常 Q 波时间≤0.03 s,振幅<1/4R 波。当 Q 波时间≥40 ms,振幅 >1/4R 或在不应该出现 q 波的导联上出现了 q 波,称为异常 Q 波。

【发生机制】 异常 Q 波代表起始 QRS 向量异常,引起异常 Q 波的机制有心室肥大、室间隔除极异常、心肌坏死、纤维化、变性等。

【诊断】 具备下列任何一项者,诊断异常 Q 波:①Q 波时间≥40 ms,振幅> 1/4R 波。②在不应该出现 Q 或 q 波的导联上,出现了 Q 或 q 波。如 V_1、V_2 导联不应出现 q 波,若呈 qrS 型,视为异常 q 波。又如 V_1、V_2、V_5、V_6 无 q 波,V_3、V_4 导联出现了 q 波,也属于异常 q 波。

【临床意义】 异常 Q 波见于心肌梗死、左室肥大、心房肥大、左束支阻滞、心肌病、心脏外伤、心肌淀粉样变性等(图 2-3)。

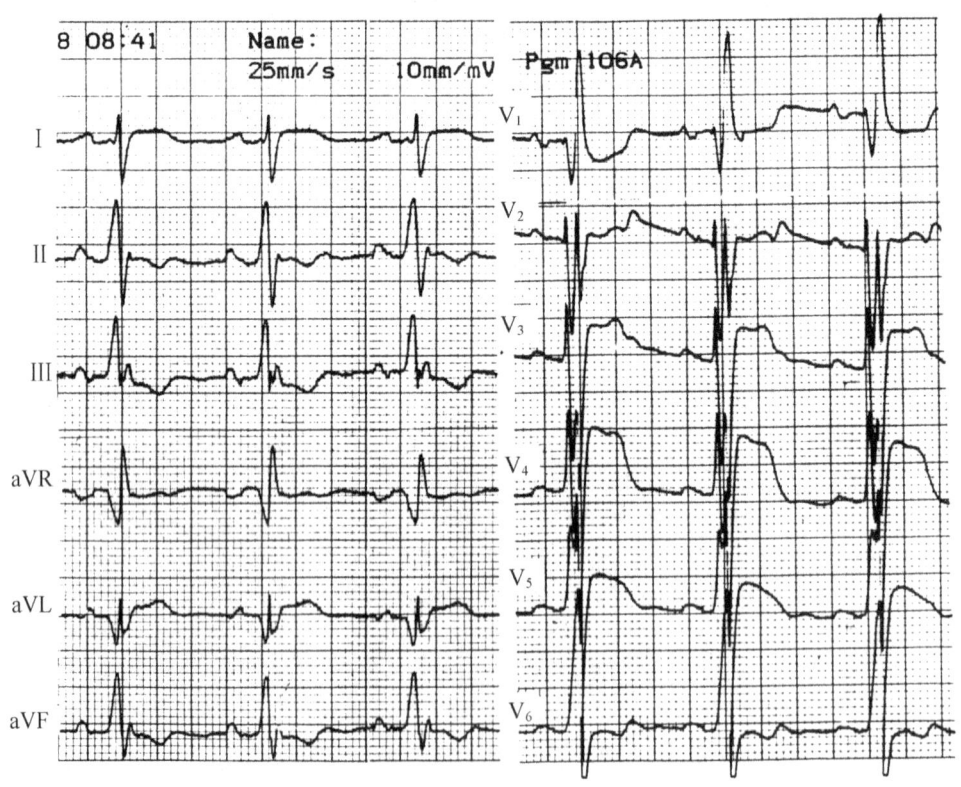

图 2-3 异常 Q 波,扩张型心肌病

【资料】 男性,63 岁。扩张型心肌病。

【心电图特征】 ①窦性心律,心率 69 次/min。②QRS 时限 0.172 s,V_1 呈 r sR′型,完全

性右束支阻滞。③V_3～V_5 导联 ST 段抬高,为前壁心肌受损。④aVL 导联 Q 波 60 ms,V_2 导联 r 波之前有 q 波,异常 q 波。QRS 电轴＋109°。

【心电图诊断】 1. 窦性心律;2. 异常 Q 波;3. 完全性右束支阻滞;4. ST 改变。

2-4 QRS 振幅增大

【定义】 在任何一个导联上 R 波或 S 波振幅超过正常值。

【发生机制】 ①心室壁增厚或心腔扩大。②束支阻滞。③胸壁较薄。④左侧肺切除等。

【诊断】 具有下列一项或任何一项异常者,诊断 QRS 振幅增大。

①R_I≥1.5 mV。②R_{II}＞2.5 mV。③R_{III}＞1.5 mV。④R_{aVR}≥0.5 mV。⑤R_{aVL}＞1.2 mV。⑥R_{aVF}≥2.0 mV。⑦R_{V_1}≥1.0 mV。⑧$R_{V_5 或 V_6}$≥2.5 mV。⑨$R+S_{V_3}$≥6.0 mV。⑩S_{V_1} 或 S_{V_2}≥3.0 mV。

【临床意义】 QRS 振幅增大见于 ①心室肥大:右室肥大,右胸导联 R 波增高;左室肥大,左室面导联 R 波增高。②束支阻滞:右束支阻滞,V_1 或 V_2 的 R 波增高;左束支阻滞,V_1 或 V_2 的 S 波增深。③后壁心肌梗死,V_1 或 V_2 的 R 波增高。④瘦长型体质,心脏离胸壁之间的距离缩短,左室电压明显增高(图 2-4)。

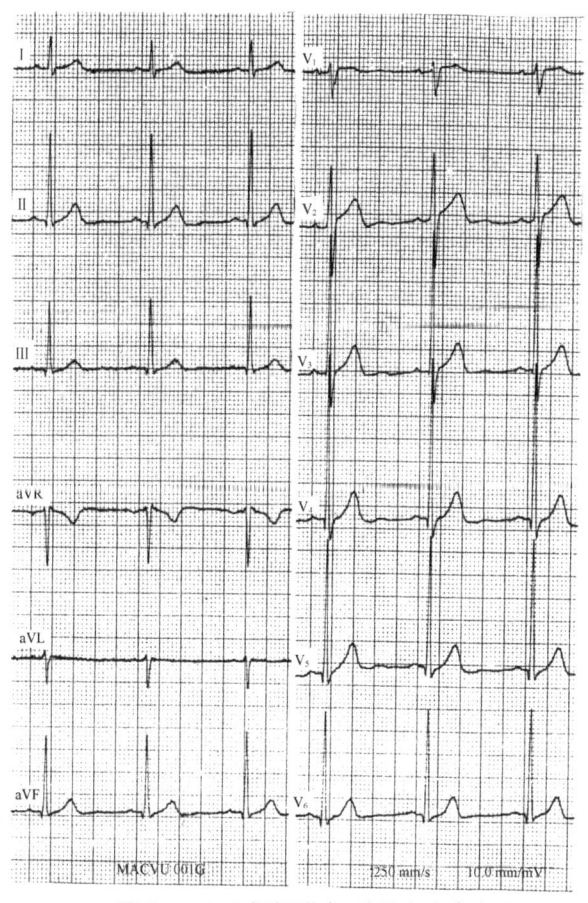

图 2-4 QRS 振幅增大,单纯左室高电压

【资料】 男性,57 岁。健康查体未见异常。
【心电图特征】 ①窦性心律,心率 63 次/min。②$R_{V_5}=2.9$ mV。
【心电图诊断】 1. 窦性心律;2. 左室电压高(与胸壁较薄有关,超声心动图正常)。

2-5　QRS 时限延长

【定义】 QRS 时限超过正常。
【发生机制】 束支或普肯野细胞及心室肌传导速度减慢,引起心室除极时间延长。
【诊断】 QRS 时限≥110 ms。≥180 ms 者见于重症患者。
【临床意义】 QRS 时限延长见于:①左或右束支阻滞;②不定型室内阻滞;③梗死周围阻滞;④预激综合征;⑤心室起搏心律等(图 2-5)。

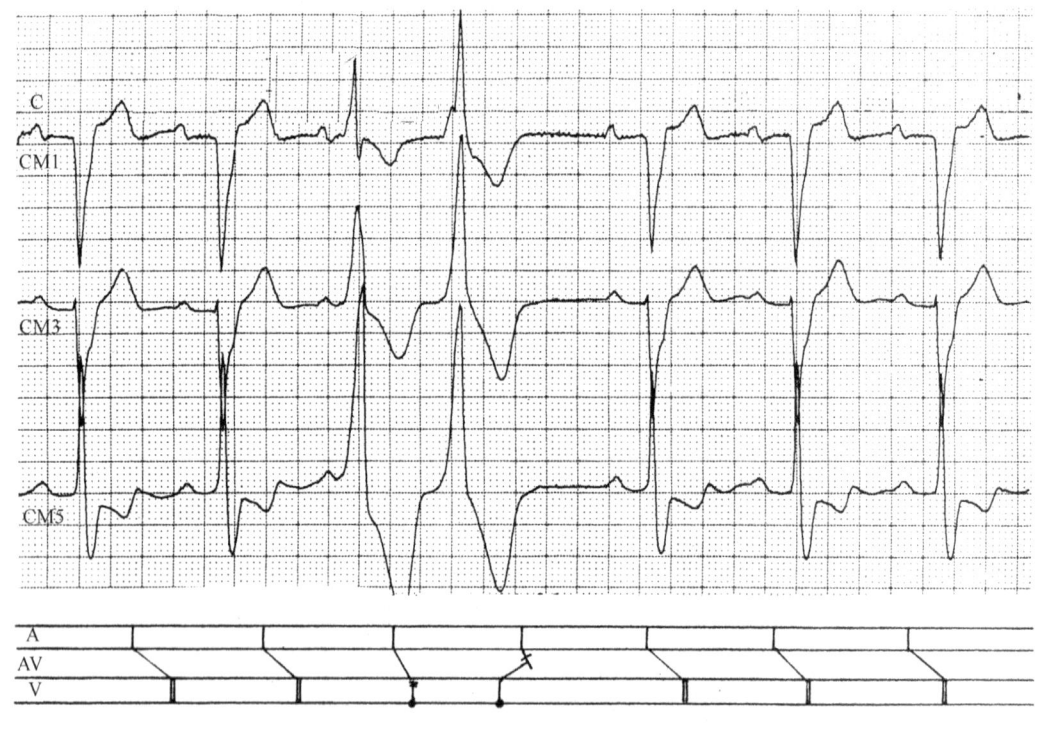

图 2-5　QRS 时限延长,不定型室内阻滞

【资料】 男性,78 岁。冠心病,心力衰竭、全心扩大。
【心电图特征】 ①窦性心律,心率 66 次/min。②P-R=260 ms。③QRS 时限 160 ms,QRS 波形不像左束支阻滞,也不像右束支阻滞图形,不定型室内阻滞。④成对出现的宽大畸形的 QRS 波群是室性早搏。第 1 个室性早搏之前有窦性 P 波,波形与第 2 个室性早搏不同,是一个室性融合波。
【心电图诊断】 1. 窦性心律;2. 一度房室阻滞;3. 非特异性心室内阻滞;4. 成对室性早搏;5. 室性融合波。

2-6 Lambda 波

【定义】 QRS 上升支的终末部及降支均有切迹,并与下斜型的 ST 段抬高及倒置的 T 波组合在一起,十分类似希腊字母 λ(Lambda)形态,称为 λ(Lambda)波。

过去部分病例曾被认为不典型 Brugada 综合征,但无论心电图表现及临床特征,但是分子生物学的检查结果都表明其有明确的不同于 Brugada 综合征的独立特征,因而 λ 波已被做为一个独立的识别猝死高危者的心电图标志。

【发生机制】 基因发生突变时,可引起 Ⅱ、Ⅲ、aVF 导联 ST 段的抬高和明显的 J 波,因此,Lambda(λ)波的形成可能与 SCN5A 基因突变有关。

【诊断】

1. Lambda(λ)波 表现为下壁导联 ST 段下斜型抬高;近似于非缺血性"单细胞动作电位样"改变或呈 QRS-ST 的复合波,这种特殊形态的复合波由 ST 段的缓慢下降,以及其后的 T 波倒置组成。

2. 形态特别的 QRS-ST 复合波 QRS 上升支的终末部及降支均有切迹,与下斜型的 ST 段抬高及倒置的 T 波组合在一起,类似希腊字母 λ(Lambda)形态,并因此得名(图 2-6)。

3. 左胸前导联存在镜像性改变 表现为 ST 段水平型压低,服用硝酸甘油对上述心电图改变无影响。

4. 可出现恶性室性心律失常 短阵心室颤动及心脏骤停。

上述心电图特征性改变仅出现在下壁导联,而右胸导联无 Brugada 综合征的心电图表现。

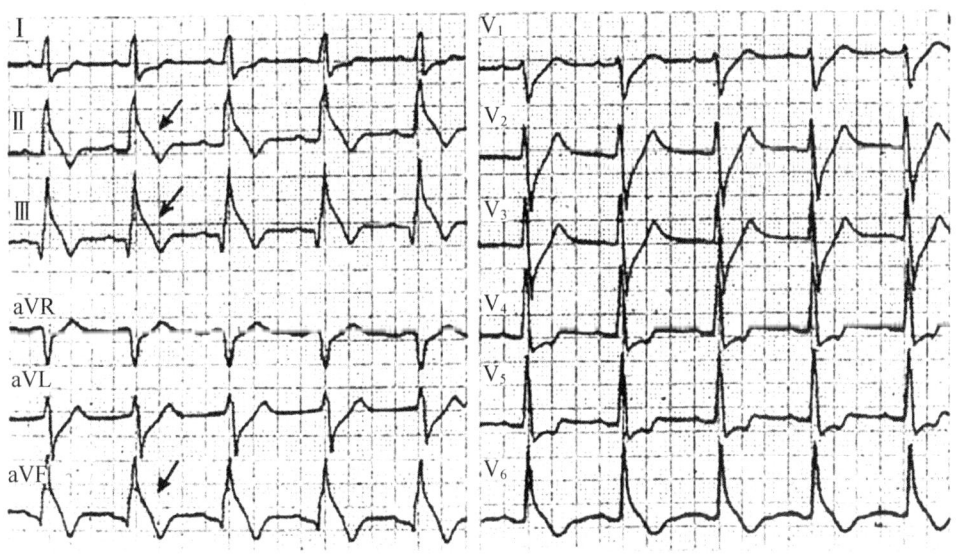

图 2-6 Lambda 波
Ⅱ、Ⅲ、aVF、V₆ 导联出现 Lambda 波

【临床意义】 心电图 Lambda(λ)波见于年轻男性患者,有晕厥史或猝死的家族史。猝死常突然发生在夜间,死于原发性心电疾病。各种相关检查证实不伴有器质性心脏病。

2-7　Niagara 瀑布样 T 波

【定义】 2001 年 Hurst 将出现在脑血管意外患者、形态特异的一种巨大倒置的 T 波,命名为 Niagara 瀑布样 T 波(Niagara falls T wave)。由于这种特殊形态的 T 波酷似美国与加拿大边界上最大的 Niagara 瀑布而得名。

【发生机制】 Niagara 瀑布样 T 波的发生机制可能与交感神经的过度兴奋有关。

1. 动物实验证实切断左或右侧交感星状神经或给予强刺激时,可引起巨大倒置的 T 波,刺激停止一段时间后,巨大倒置 T 波又逐渐恢复直立 T 波。

2. 临床资料表明,交感神经过多兴奋的多种情况可引起巨大倒置的 T 波。各种脑血管疾病,均可出现持续数日的巨大倒置 T 波。

当体内发生了儿茶酚胺风暴时,交感神经的强烈而广泛的刺激能引起心肌细胞的直接损伤,并可引起心外膜冠状动脉的痉挛,引发广泛普遍的心外膜缺血,同时引起心电图这种特殊形态的巨大倒置的 T 波。

3. 脑血管意外伴有心电图巨大倒置 T 波的患者,死后尸检未能发现有明显的心肌损伤。这种 T 波的变化可能类似于心肌缺血后的心肌顿挫现象,心肌顿挫现象消失以后,可以不遗留器质性的心肌损伤,同时 T 波变为直立。

4. 急腹症患者:部分胃溃疡患者进行迷走神经干切除术后,可出现 Niagara 瀑布样 T 波改变包括巨大倒置的 T 波,Q-Tc 间期明显延长等。这些心电图改变是自主神经中枢兴奋后,产生儿茶酚胺大量释放入血的结果。

【诊断】

1. 巨大 T 波倒置　倒置 T 波振幅多＞1.0 mV,部分可达 2.0 mV 以上。常出现在胸导联,也可出现在肢体导联。在 aVR、V_1、Ⅲ等导联可能存在宽而直立的 T 波(图 2-7)。

2. T 波的演变　Niagara 瀑布样 T 波的演变迅速,可持续数日后,自行消失。

3. T 波宽大畸形　异常宽大 T 波的形成与 T 波前支和 ST 段融合有关,与 T 波后支和倒置 U 波融合有关。T 波的开口及顶部都增宽,T 波最低点常呈钝圆形。

4. 不伴有 ST 段的移位。

5. 不出现病理性 Q 波。

6. Q-Tc 间期延长。

7. U 波幅度常＞0.15 mV。

8. 常伴有快速性室性心律失常。

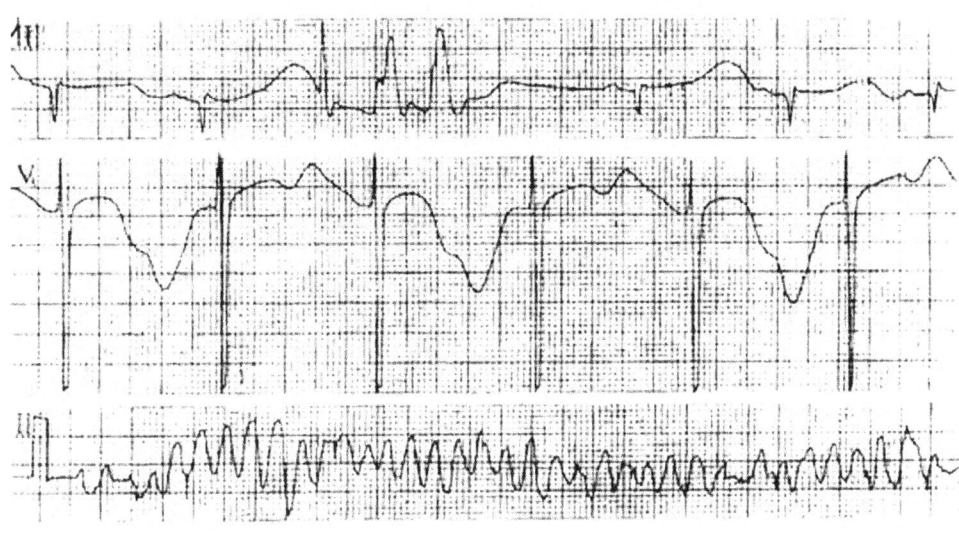

图 2-7 Niagara 瀑布样 T 波

巨大倒置 T、U 波电交替,心室颤动

【临床意义】 各种颅脑病变(脑出血、蛛网膜下腔出血、脑血栓形成)、脑梗死、脑肿瘤、脑损伤等,心电图均可能出现 Niagara 瀑布样 T 波。

发生交感神经过度兴奋的其他疾病,包括各种急腹症、神经外科手术后、心动过速后、肺动脉栓塞等都可能出现 Niagara 瀑布样 T 波。

完全性房室阻滞或束支阻滞的患者发生恶性室性心律失常时,常引起急性脑出血及阿斯综合征,发作后常出现 Niagara 瀑布样 T 波。

2-8 J 波

【定义】 心电图 J 点从基线明显偏移后,形成一定的幅度,持续一定的时间,并呈圆顶状或驼峰形态时,称为 J 波。

J 波又称 Oshorn 波,近年来 Oshorn 波的名称应用逐渐增多。

【发生机制】 心外膜细胞和 M 细胞动作电位的尖峰圆顶形和 1、2 相之间的切迹变得更明显,与心电图 J 波一致。

高钙血症出现 J 波可能是心内膜下心肌动作电位 2 相时程较心外膜下心肌显著缩短所致。

中枢神经及外周神经系统病变可引起 J 波。神经系统病变引起 J 波的机制不清楚。有学者认为交感神经系统功能障碍是引起神经源性 J 波的原因。

原因不明的 J 波,称为特发性 J 波。特发性 J 波病人发生室性快速心律失常的原因尚不清楚。可能是由于自主神经平衡失调,引起心室各部心肌细胞电生理特性改变,产生激动返诱发心律失常。也有人认为,可能与遗传因素或自主神经系统异常有关(图 2-8-1)。

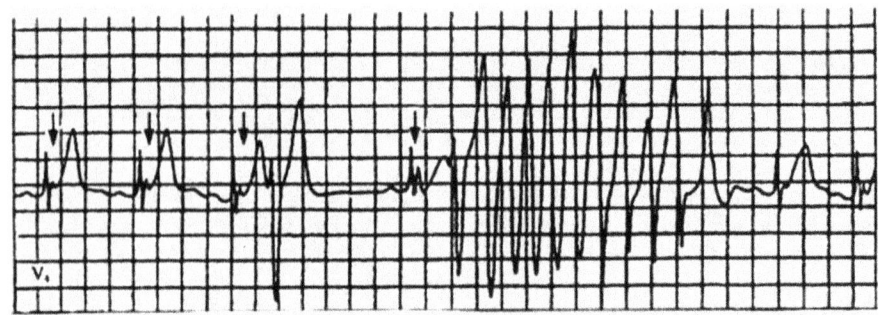

图 2-8-1　J 波伴发多形性室性心动过速

病人有特发性室颤史。各导联 J 波明显,长心动周期的 J 波更明显,易诱发多形性室性心动过速

【诊断】　心电图 J 波表现如下:

1. J 波起始于 R 波降支部分,成尖峰-圆顶状。
2. J 波形态呈多样化,不同的机制可产生不同的 J 波形态。
3. J 波呈频率依赖性,心率慢时 J 波明显;心率快时,J 波可以消失。
4. J 波幅度变异较大,高时可达数毫伏(图 2-8-2)。
5. J 波常见于 Ⅱ、V_3~V_6 导联。
6. V_1、aVR 导联 J 波多为负向,其余导联多呈正向波。V_1 导联为正向 J 波时,又像局限性右束支阻滞图形。
7. 低温情况下 J 波发生率高,体温在 30℃ 以上 J 波较小,体温在 30℃ 以下 J 波明显增大。

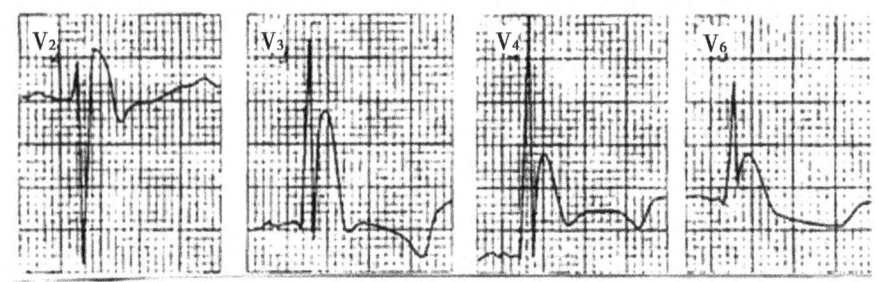

图 2-8-2　巨大 J 波

V_3~V_6 导联出现巨大 J 波,V_3 导联 J 波振幅高达 1.3 mV,J 波时限 0.16 s

【临床意义】　低温引起的 J 波常有其他心电图改变,如窦性心动过缓、QRS 时限延长、T 波宽大、Q-T 间期延长、快速心律失常、房室传导阻滞及室内束支传导阻滞等。

心电图上 J 波与心律失常的关系应当引起重视。高血钙与神经系统疾病引起的 J 波,一般不伴有快速心律失常。

特发性 J 波伴发有致命性快速型室性心律失常,主要是多形性室性心动过速及心室颤动。特发性 J 波病人发生室性快速心律失常的原因尚不清楚,可能是由于自主神经平衡失调,引起心室各部心肌细胞电生理特性改变,产生激动折返诱发心律失常。

2-9 同源性心室分离

【定义】 室上性激动下传一部分心室肌完毕以后,另一部分心室肌才开始除极,产生的 QRS 波群分离的现象,称为同源性心室分离。

【发生机制】 一部分心室肌出现了延迟除极,是产生同源性心室分离的原因。窦性、房性或交界性激动经房室传导系统下传,最先引起一侧心室肌除极,产生第 1 个 QRS 波群;另一侧心室肌较晚除极,产生第 2 个 QRS 波群。因心室肌复极速度较慢,第 1 与第 2 个 QRS 波群的复极波重叠在一起,只有一个 T 波。

【诊断】 在室上性心律中,QRS 波群分离出两部分:第 1 个 QRS 波群有最先除极的心室肌产生;第 2 个 QRS 波群由最后除极的心室肌产生;两个 QRS 之间有短暂的一等电位段。QRS 波群振幅的大小,与心室肌除极的面积多少有关。QRS 波群的时限代表整个心室除极的总时间。QRS 波群时限越宽,心室除极的时限越长(图 2-9)。

【临床意义】 同源性心室分离见于严重的弥漫性心脏病变患者,如大面积心肌梗死、心肌病、束支传导阻滞或心室内传导阻滞患者。

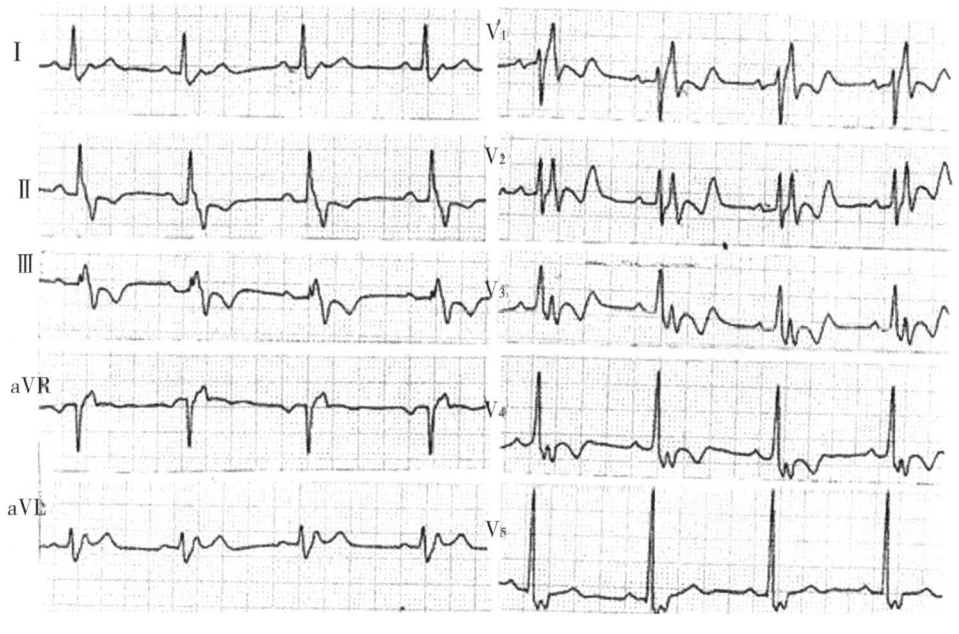

图 2-9 同源性心室分离

女性,63 岁,扩张性心肌病。窦性心律,心率 62bpm,V_2 导联 QRS 波群波分裂成为两部分均呈 RS 波形,T 波负正双向

2-10 ST 段压低

【定义】 ST 段压低≥0.10 mV。

【机制】 ST 段压低的产生机制有：①心内膜下心肌损伤。②心室肌复极异常。③心室肥大。④药物影响与电解质紊乱等。

【诊断】 ①相邻的两个以上导联 ST 段呈水平型或下斜型压低≥0.10 mV。② ST 段呈上斜型压低≥0.20 mV。

【临床意义】 ST 段压低见于：①急性心肌缺血。②非 ST 段抬高的急性心肌梗死。③肥厚性心肌病。④左室肥大。⑤左束支阻滞。⑥心肌炎。⑦脑血管疾病。⑧高血压病。⑨药物影响。⑩电解质紊乱等(图 2-10)。

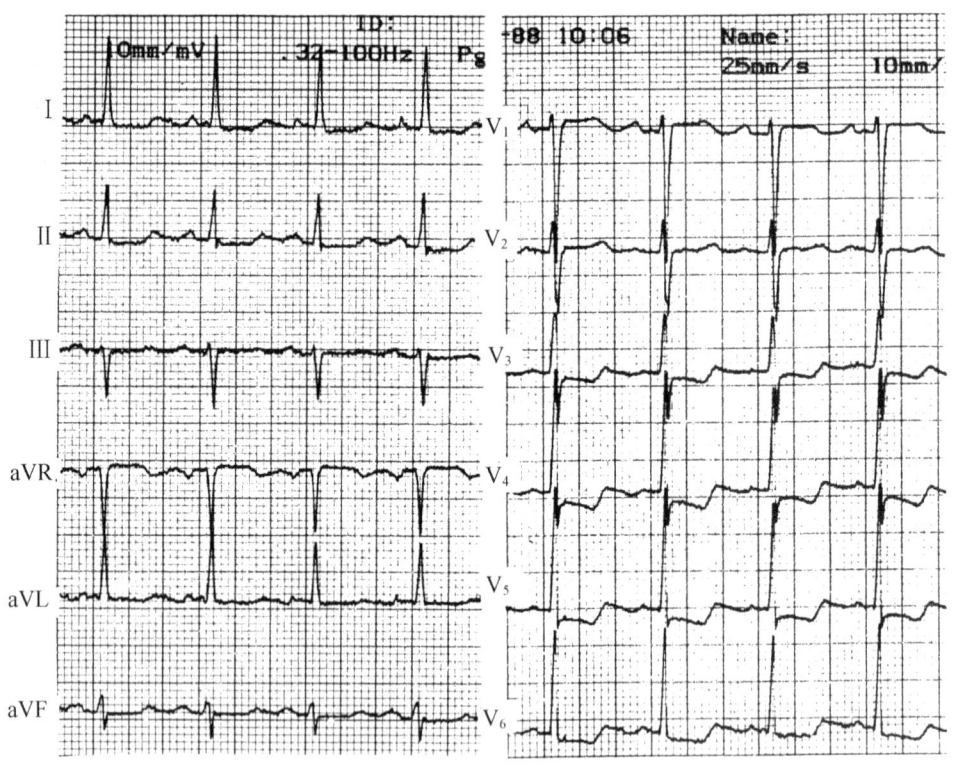

图 2-10 ST 段压低，多支病变

【资料】 女性,70 岁。冠心病、糖尿病、左前降支和旋支弥漫性狭窄。

【心电图特征】 ①窦性心律,心率 99 次/min。②V_3～V_6 导联 ST 段呈下斜型压低 0.05～0.125 mV。

【心电图诊断】 1. 窦性心律；2. 前壁 ST 段压低。

2-11 ST段抬高

【定义】 肢导ST段抬高≥0.10mV,胸导ST段抬高≥0.20mV。

【发生机制】 ST段抬高的产生机制有:①心肌损伤。②左室肥大。③左束支阻滞。④早期复极等。

ST段抬高的形态呈平台型、弓背型、单相曲线型等(图2-11-1)。

【诊断】 ①Ⅰ、aVL或Ⅱ、Ⅲ、aVF,V$_4$～V$_6$导联ST段抬高≥0.10mV;②V$_2$～V$_3$导联ST段抬高≥0.20mV。

【临床意义】 ST段抬高见于:①变异型心绞痛。②心肌梗死超急性损伤期。③急性心肌梗死演变过程。④早期复极。⑤左室肥大。⑥左束支阻滞。⑦急性心包炎等(图2-11-2)。

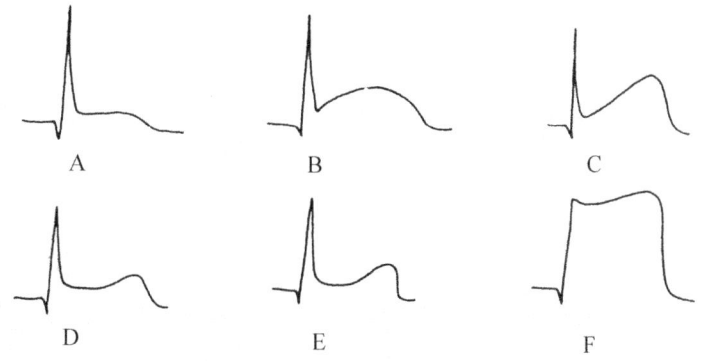

图2-11-1 ST段抬高的形态

A.平台型 B.弓背状型 C.凸面向上型 D.凹面向下型 E.正常形态型 F.单向曲线型

【资料】 男性,54岁。冠心病、变异型心绞痛、前降支病变。

【心电图特征】 图A:记录于心绞痛发作时,Ⅰ、aVL、V$_2$～V$_6$导联ST段呈损伤型抬高。图B:记录于心绞痛症状缓解以后,ST段复位。

【心电图诊断】 1.窦性心律;2.变异型心绞痛发作时ST段呈损伤型抬高。

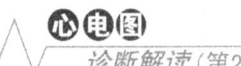

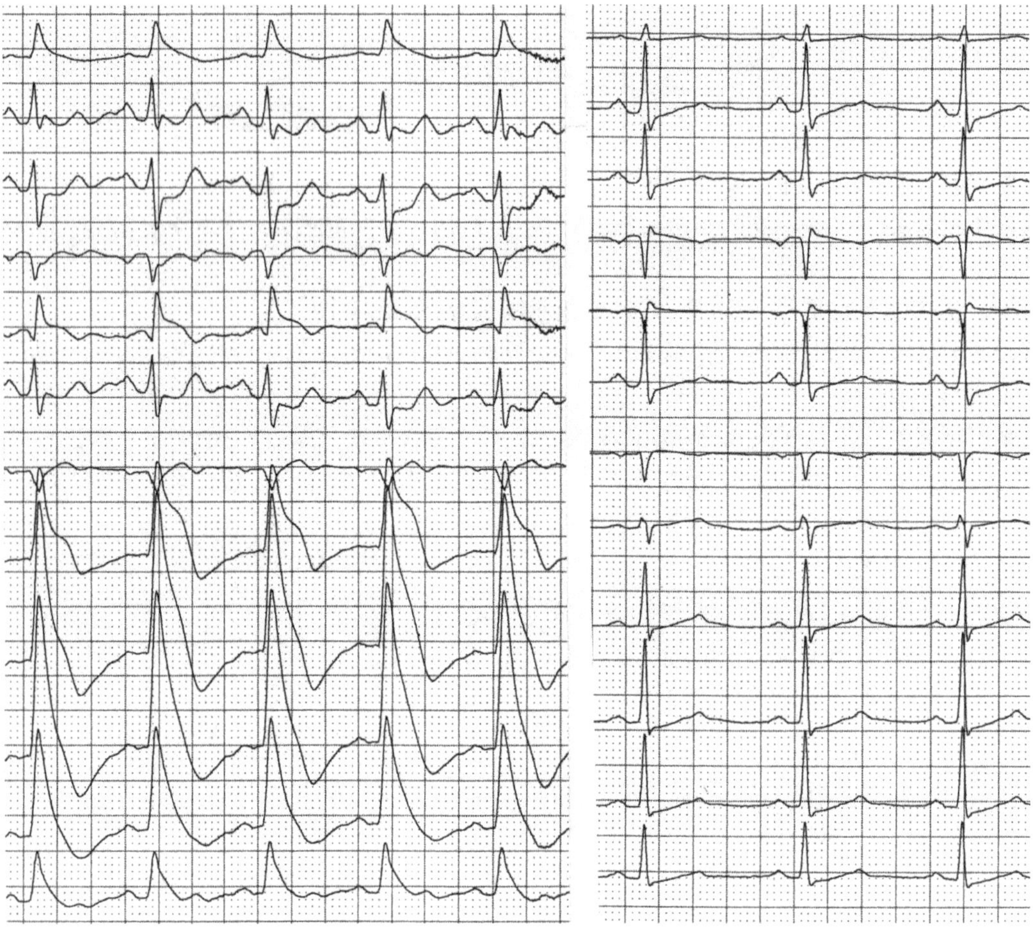

图 2-11-2 ST 段抬高,变异型心绞痛

2-12　T 波改变

【定义】　指 T 波低平、双向或倒置。

【机制】　引起 T 波改变的机制有:①原发性 T 波改变。②继发性 T 波改变。③ 电张调整性 T 波改变等。

【诊断】　以 R 波占优势的导联 T 波低平、双向或倒置。

【临床意义】

1. 原发性 T 波改变　见于心肌缺血、肥大、炎症等(图 2-12)。
2. 继发性 T 波改变　见于心室肥大、束支阻滞、早期复极等。
3. 电张调整性 T 波改变　见于阵发性束支阻滞、预激综合征、心室起搏心律等。

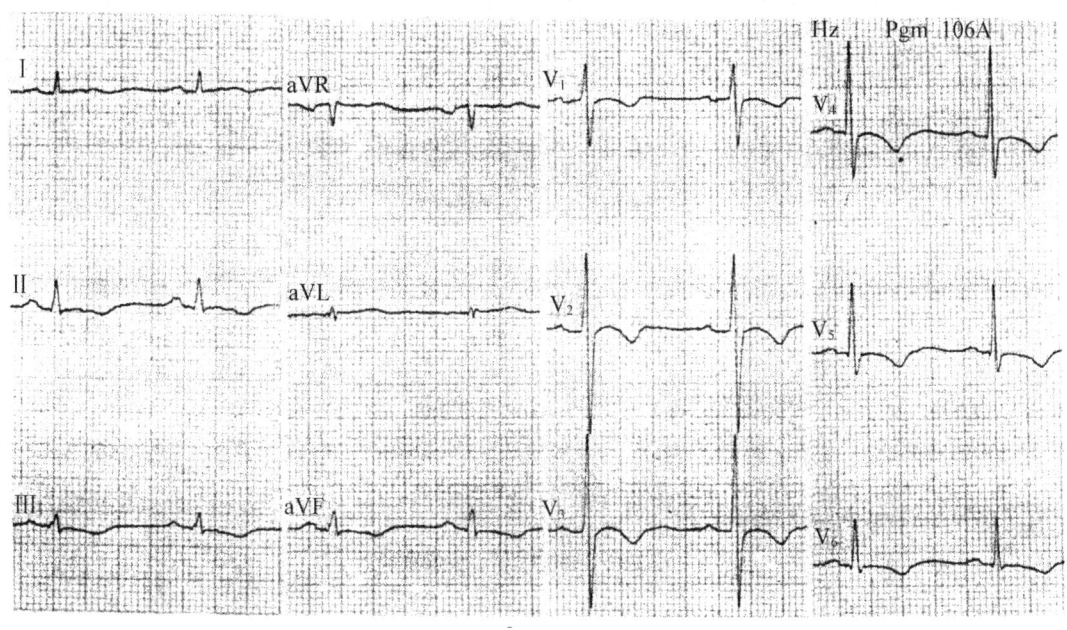

图 2-12 T 波倒置

【资料】 女性,64 岁。冠心病:三支病变。右冠状动脉近段狭窄 86%,左前降支中段狭窄 90%,旋支狭窄 80%。

【心电图特征】 ①窦性心律,心率 66 次/min。②标肢导 QRS 低电压。③Ⅱ、Ⅲ、aVF、$V_1 \sim V_6$ 导联 T 波倒置。Q-T 间期:0.40 s。

【心电图诊断】 1. 窦性心律;2. QRS 低电压;3. T 波倒置。

2-13 T 波高耸

【定义】 T 波明显增高。

【发生机制】 T 波增高的发生机制有:①心内膜下心肌缺血。②高钾血症。③二尖瓣病变。④复极异常。

【诊断】 T 波异常增高变尖,胸导联 $V_2 \sim V_5$ 的 T 波振幅可高达 1.5 mV 以上。

【临床意义】 T 波高耸见于:①心肌梗死超急性损伤期。②高钾血症。③风心病、二尖瓣型 T 波。④早期复极等(图 2-13)。

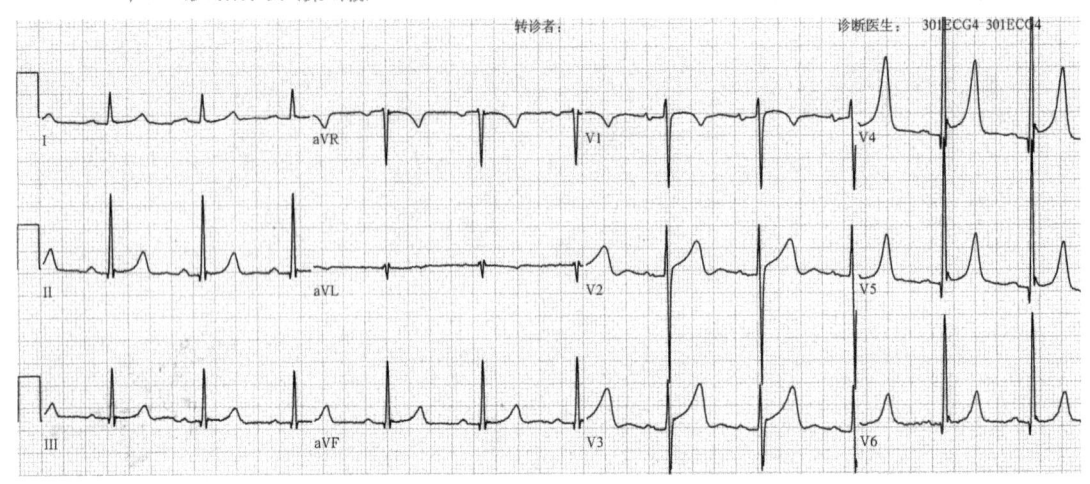

图 2-13　高耸 T 波，二尖瓣狭窄

【资料】　男性，29 岁。高血压、二尖瓣狭窄。

【心电图特征】　①窦性心律。②V_4～V_6 导联 T 波 0.9～2.1 mV。③ST 段自 J 点处抬高。

【心电图诊断】　①窦性心律；②左室高电压；③ST 抬高；④T 波高耸。

2-14　巨 T 倒置

【定义】　巨 T 倒置是指心电图上出现的倒置 T 波又宽又深，同时伴有 Q-T 间期延长。

【发生机制】　一般认为巨 T 倒置是严重的心肌细胞缺血、炎症或代谢紊乱等。病因去除以后，T 波转为正常。

【诊断】　①T 波倒置增宽、增深，见于 V_2～V_4 导联。②Q-T 间期延长。③U 波增大。④室性早搏、室性心动过速等（图 2-14）。

【临床意义】　引起巨大倒置 T 波的病因有：非 ST 段抬高的急性心肌梗死、Q 波型心肌梗死演变过程、严重电解质紊乱、脑血管疾病等。

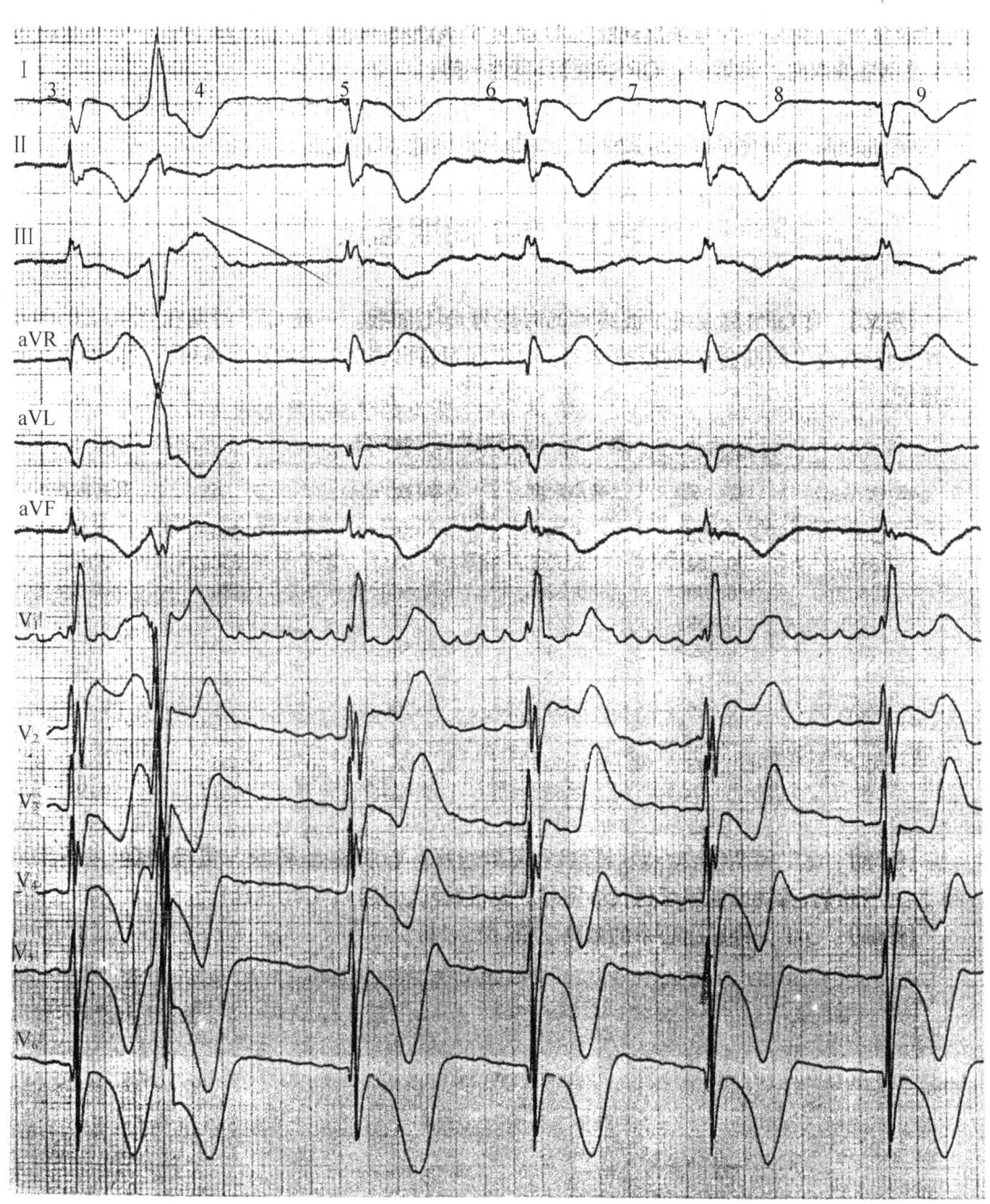

图 2-14 巨 T 倒置

【资料】 男性,47岁。先心病、房间隔缺损、风心病、二尖瓣狭窄机械瓣置换术后 2 天,低钾血症(1.8 mmol/L)。

【心电图特征】 ①P 波消失,代之以心房颤动波。②R-R 匀齐,QRS 呈右束支阻滞图形,心室率 48 次/min,交界性逸搏心律。③Ⅰ呈 qrS 型,aVL 呈 QS 型,V_6 呈 qRS 型,均为异常 Q 波。④V_1~V_5 导联出现巨大 U 波与 T 波连在一起,Ⅰ、Ⅱ、aVF、V_3~V_6 导联巨大 TU 波倒置或双向。⑤第 2 个 QRS 波群是室性早搏。

【心电图诊断】 1.心房颤动；2.异常Q波；3.三度房室阻滞；4.交界性逸搏心律伴完全性右束支阻滞；5.室性早搏；6.低钾血症引起巨大倒置TU波。

2-15　Q-T间期缩短

【定义】 Q-T间期短小于320 ms者，称为Q-T间期缩短。

【发生机制】 Q-T间期主要由动作电位2相和动作电位3相组成，因此，凡是能引起动作电位2相和动作电位3相缩短的因素，都可引起Q-T间期缩短。

【诊断】

1.心动过速　各种原因的心动过速均可引起心脏心搏周期缩短，从而引起Q-T间期缩短。

2.急性心肌梗死　急性心肌损伤和心肌梗死超急性损伤期Q-T间期明显缩短，比正常组的死亡率高出2.4倍，因此，急性心肌梗死伴短Q-T间期者预后不良（图2-15-1）。

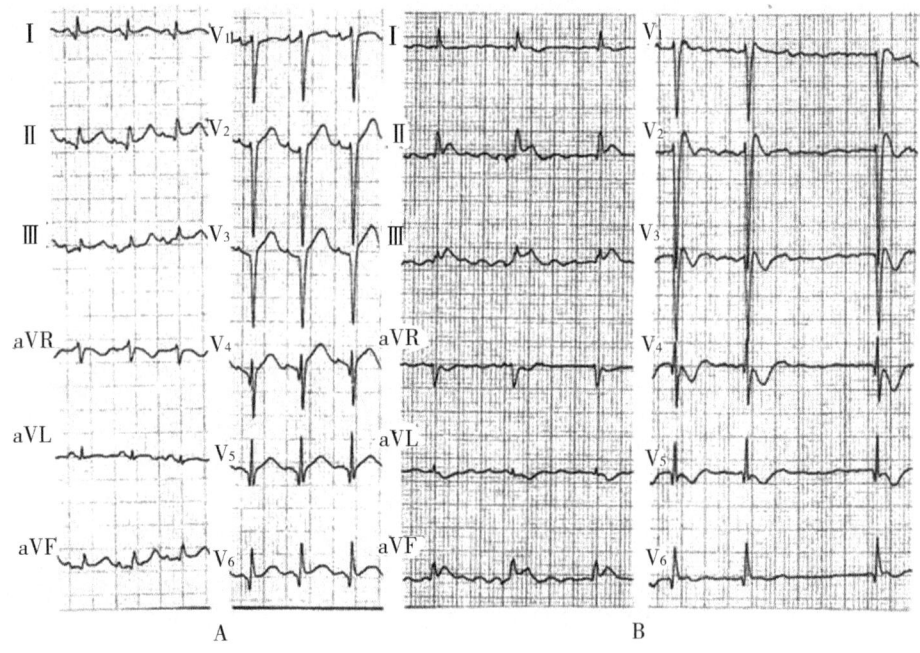

图 2-15-1　继发性短 Q-T 间期

女性，65岁，急性心肌梗死。图A：窦性心动过速，139次/min，V_2导联r波递增不良，V_3呈QS波，V_4、V_5出现异常Q波，V_2～V_5导联ST段抬高急性前壁心肌梗死。图B：心房颤动，ST段消失，Q-T间期0.28 s，V_3～V_5导联T波倒置

3.洋地黄影响　治疗剂量的洋地黄有加速心肌复极的作用，引起鱼钩状ST-T改变，Q-T间期缩短。

4.高钙血症　血钙升高，心电图ST段缩短，Q-T间期缩短。

5.心电机械分离　心电图改变，持续几分钟至数十分钟，QRS时限正常或显著延长，ST

消失,Q-T 明显缩短。无心脏的机械运动,见于临终前心电图改变(图 2-15-2)。

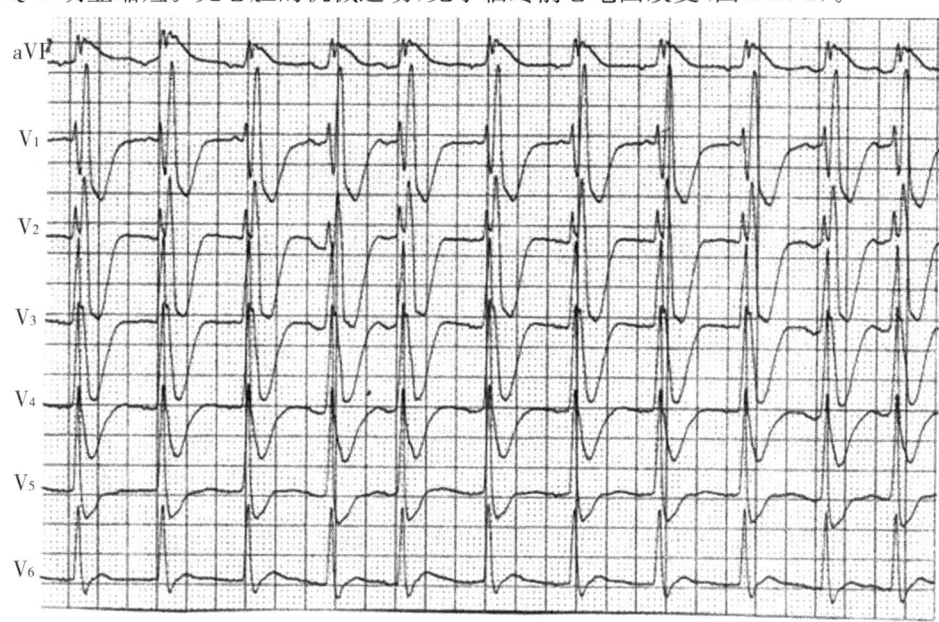

图 2-15-2　Q-T 间期缩短

男性,88 岁。P'-R 间期 0.12 s,心率 110 次/min,QRS 时限 0.11 s,右束支阻滞,ST 段消失,Q-T 间期 0.30 s

【临床意义】　Q-T 间期缩短不像 Q-T 间期延长容易引起重视,任何原因引起的心室除极特别是复极过程的缩短,都可引起 Q-T 间期缩短。应针对病因积极进行治疗。

2-16　Q-T 间期延长

【定义】　自 QRS 起点到 T 波终点的时间为 Q-T 间期。一般 Q-T 间期(400±40) ms。心率变化时,Q-T 间期会有变化(表 2-16)。Q-T 间期超出表 2-2 中的正常高限时,称为 Q-T 间期延长。

表 2-16　Q-T 间期的正常参考值

心率(次/min)	正　常	最高限度	心率(次/min)	正　常	最高限度
120	0.276	0.32	60	0.390	0.43
109	0.289	0.33	57	0.40	0.44
100	0.302	0.34	56	0.409	0.45
92	0.314	0.35	52	0.418	0.46
86	0.326	0.37	50	0.427	0.47
80	0.337	0.38	48	0.437	0.47
75	0.348	0.39	46	0.445	0.47
70	0.359	0.40	43	0.461	0.57

【发生机制】　Q-T 间期代表心室肌除极和复极过程。心肌缺血、除极与复极延缓、电解

质紊乱、脑血管疾病、药物影响等可延长心室肌的复极时间,引起 Q-T 间期延长。

【诊断】 Q-T 间期超出心率的最高上限(图 2-16)。

【临床意义】 Q-T 间期延长很常见。见于冠心病、心肌梗死演变过程、心肌病、脑出血、三度房室阻滞症、低钙血症、乙胺碘呋酮影响等。

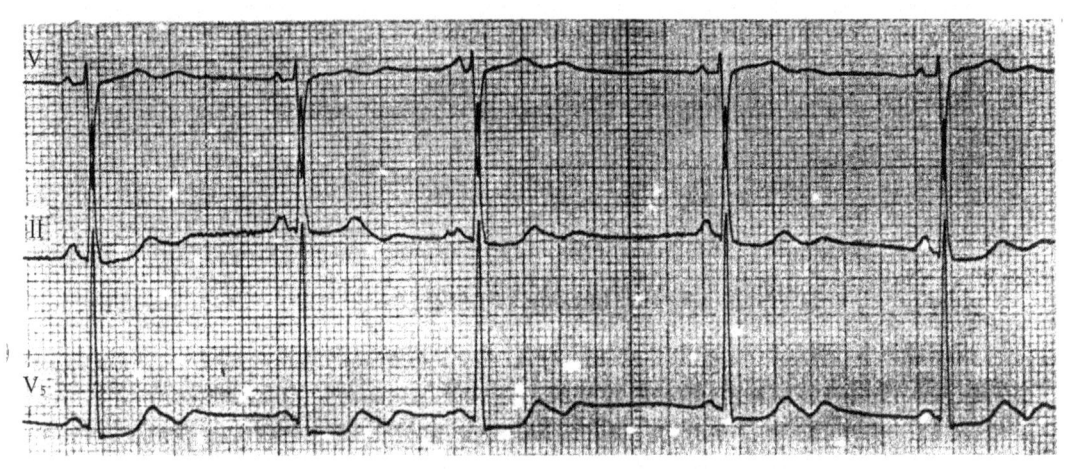

图 2-16　Q-T 间期延长,胺碘酮影响

【资料】 男性,65 岁。心律失常,长期服用胺碘酮。

【心电图特征】 ①窦性心动过缓,心率 50 次/min。②第 3 个心搏 P′波形态与窦 P 不同,联律间期 1.0 s,为房性逸搏。③V₅ 导联 ST 段下降 0.10 mV。④Q-T 间期 0.49 s。有明显 U 波。

【心电图诊断】 1. 窦性心动过缓;2. 房性逸搏;3. ST 压低;4. Q-T 间期延长。

2-17　早期复极

【定义】 心室除极尚未结束,部分心室肌便开始复极,QRS 环体未闭合引起的特征性 ST-T 改变,称为早期复极;伴发恶性心律失常和猝死者,称为早期复极综合征。

【发生机制】 早期复极的产生机制有以下几种解释:

1. 与部分心室肌过早复极有关　早期复极者心室除极尚未结束,部分心室肌便开始复极,QRS 环体未闭合,投影在相应的 Ⅱ、Ⅲ、aVF、V₁～V₆ 导联上,出现 J 波、ST 段抬高及 T 波高大。

2. 迷走神经张力增高　可使早期复极的心电图特征更加典型。尤其是午休及夜间睡眠时,窦性心律减慢常呈窦性心动过缓,ST 段抬高更加明显。运动或体力应激时,迷走神经张力下降,交感神经活动占优势,心率加快,ST 段可有不同程度回降,甚至使早期复极图形特征消失。

3. 离子流的区域性差异　心外膜动作电位与内膜动作电位 2 相和 3 相跨膜电压梯度增

大,出现较明显的 J 波和 ST 段抬高。

4. 其他因素　自主神经张力改变、过度运动等也与早期复极变异相关。早期复极发生率在一般运动员为 10%,而在耐力型训练运动员中可高达 100%。

【鉴别诊断】　早期复极的特征与某些器质性心脏病引起的心电图改变相类似,可能被误诊为急性心肌梗死,在鉴别诊断方面一系列心电图对比分析显得特别重要。

1. 急性心包炎　急性心包炎患者炎症波及窦房结引起窦性心动过速,心外膜炎症出现 ST 段普遍抬高,有大量心包积液时,出现 QRS 低电压。结合临床其他资料,一般不难做出诊断及鉴别诊断。

2. 变异型心绞痛　变异型心绞痛发作时,QRS 时限增宽,ST 段立即呈损伤型抬高≥0.20 mV,服用硝酸甘油症状缓解,ST-T 立即恢复原状。而早期复极即使胸痛发作时或症状好转以后,ST-T 仍无改变。

早期复极合并变异型心绞痛:①心电图有早期复极的特征性改变,胸痛发作时,扩冠药物效果显著。单纯早期复极伴有胸痛,扩冠药物无效。②胸痛发作或加重时,ST 段进一步抬高,QRS 时限增宽,伴发室性心律失常,症状缓解以后,ST 段迅速复原。QRS 时限变窄,室性心律失常消失。③持续 ST 段抬高可发展成为急性心肌梗死。

3. 心肌梗死超急性损伤期　心肌梗死超急性损伤期图形特征:①QRS 时限延长,QRS 振幅改变;②损伤型 ST 段抬高通常达 0.5 mV 以上;③T 波高耸,两肢对称,波顶变尖,基底部变窄,能定位诊断。与早期复极的鉴别要点是:观察数小时,仍无 QRS-ST-T 改变者,则应考虑早期复极。

4. 左室舒张期负荷增重　主动脉瓣关闭不全等可引起左室舒张期负荷增重,心电图图形特征:①左胸壁导联 q 波增深,R 波增高,S 波减小或消失;②左胸壁导壁导联 ST 段斜型抬高伴 T 波直立。

【诊断】

1. 典型早期复极的心电图特征

(1)出现 J 波　J 波在 $V_2 \sim V_5$ 或 Ⅱ、Ⅲ、aVF 导联最为明显,有时 V_1、V_2 导联呈现 r′波形,类似右束支传导阻滞前改变。$V_4 \sim V_6$ 导联 S 波振幅明显减小或消失,J 点抬高。

(2)ST 段斜型抬高　ST 段自 J 波处抬高 0.10~0.60 mV,以 $V_2 \sim V_5$、Ⅱ、Ⅲ、aVF 导联 ST 段抬高最为明显,凹面向上,部分早期复极酷似急性心肌梗死图形。

(3)T 波高耸　ST 段抬高的导联 T 波高耸,两肢不对称,以 $V_2 \sim V_5$ 导联最为典型。

(4)上述心电图改变持续多年不变,运动、过度换气及心率加快后,ST 段暂回至基线(图 2-17)。

(5)基本心律　多为窦性心动过缓、正常窦性心律,少数为心房颤动等。

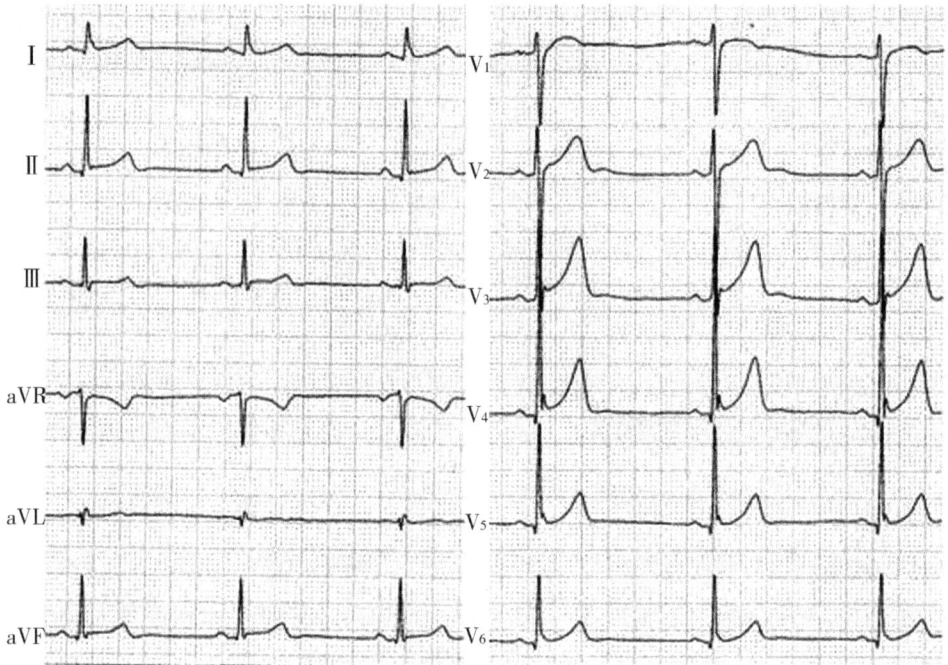

图 2-17 窦性心动过缓、早期复极

男性,45 岁。窦性心动过缓,心率 47 次/min,Q-T 间期 0.44 s,$V_3 \sim V_5$ 导联出现 J 波,ST 段抬高 0.10~0.20 mV,T 波增高

早期复极患者发生急性心肌缺血时,ST 段可暂时回至基线,症状缓解后又恢复原状。变异型心绞痛发作时,ST 段可进一步抬高,T 波振幅进一步增大。同时 QRS 时限延长,部分患者伴可出现 ST-T 电交替、发室性早搏及阵发性室性心动过速等。

2. 变异型早期复极

(1)T 波改变 T 波改变出现在 $V_3 \sim V_5$ 导联,倒置 T 波双肢不对称。口服心得安、氯化钾或运动后 T 波可转为直立。

(2)其他心电图改变 ①P-R 间期缩短,常<120 ms。②ST 段升高的导联中可见 P 波呈双峰型,P 波时限多为 110 ms。③Q-T 间期延长。

有人主张把早期复极分为以下三型:

Ⅰ型:早期复极特征性心电图改变出现在 $V_1 \sim V_3$ 导联,一般不伴有器质性心脏病,属于良性改变。

Ⅱ型:早期复极心电图改变出现在 $V_4 \sim V_6$ 导联,常伴有器质性心血管病。

Ⅲ型:早期复极的图形改变见于 Ⅱ、Ⅲ、aVF 及 $V_1 \sim V_6$ 导联。可合并或不全并器质性心脏病。

【心电图诊断】 早期复极的心电图诊断要点:①出现 J 波;②ST 段自 J 波处呈上斜型抬高;③T 波高耸,双肢不对称;④上述心电图改变持续多年不变,但运动或过度换气可使 ST 段暂时回至基线。

【临床意义】 早期复极男性多于女性,多见于男性青年及成年人。亚洲发生率为 2.6%,非洲国家高达 9.1%。早期复极者虽有胸闷、胸痛等症状,但多数不伴有器质性心脏损害的证据。

少数早期复极变异与心脏疾患等相关。①早期复极与猝死。发生不明原因猝死的患者，此前的心电图呈现早期复极改变。②早期复极变异与恶性室心律失常。反复发生心室颤动，心电图有明显的J波和ST段抬高。③早期复极变异与心肌病。持续性ST段抬高可能是肥厚型心肌病一个新的心电图表现。④早期复极变异与Brugada综合征。早期复极变异可能与变异型Brugada综合征相关，此类患者常有恶性室性心律失常发作。

2-18　U波异常

【定义】　指U波振幅增大或U波倒置。

【发生机制】　发生机制尚未完全阐明。U波增大与低钾等因素有关。U波倒置与心肌缺血、左室受损有关。

【诊断】

1. U波增大　U波高于T波。
2. U波倒置　Ⅰ、Ⅱ、aVF、$V_1 \sim V_6$导联U波倒置。

【临床意义】　U波明显增大见于低钾血症、胺碘酮药物影响等。U波倒置见于冠心病、高血压等(图2-18)。

【资料】　女性,40岁。肾小管性酸中毒,血钾2.6 mmol/L。

【心电图特征】　图A:窦性心律,心率83次/min。$V_2 \sim V_6$导联T波倒置。除aVL导联以外,U波增大,符合低钾血症心电图特征。图B:血钾恢复正常以后,心电图T波恢复正常,U波消失。

【心电图诊断】　1. 窦性心律；2. 低钾血症(补钾后恢复正常)。

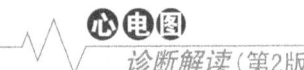

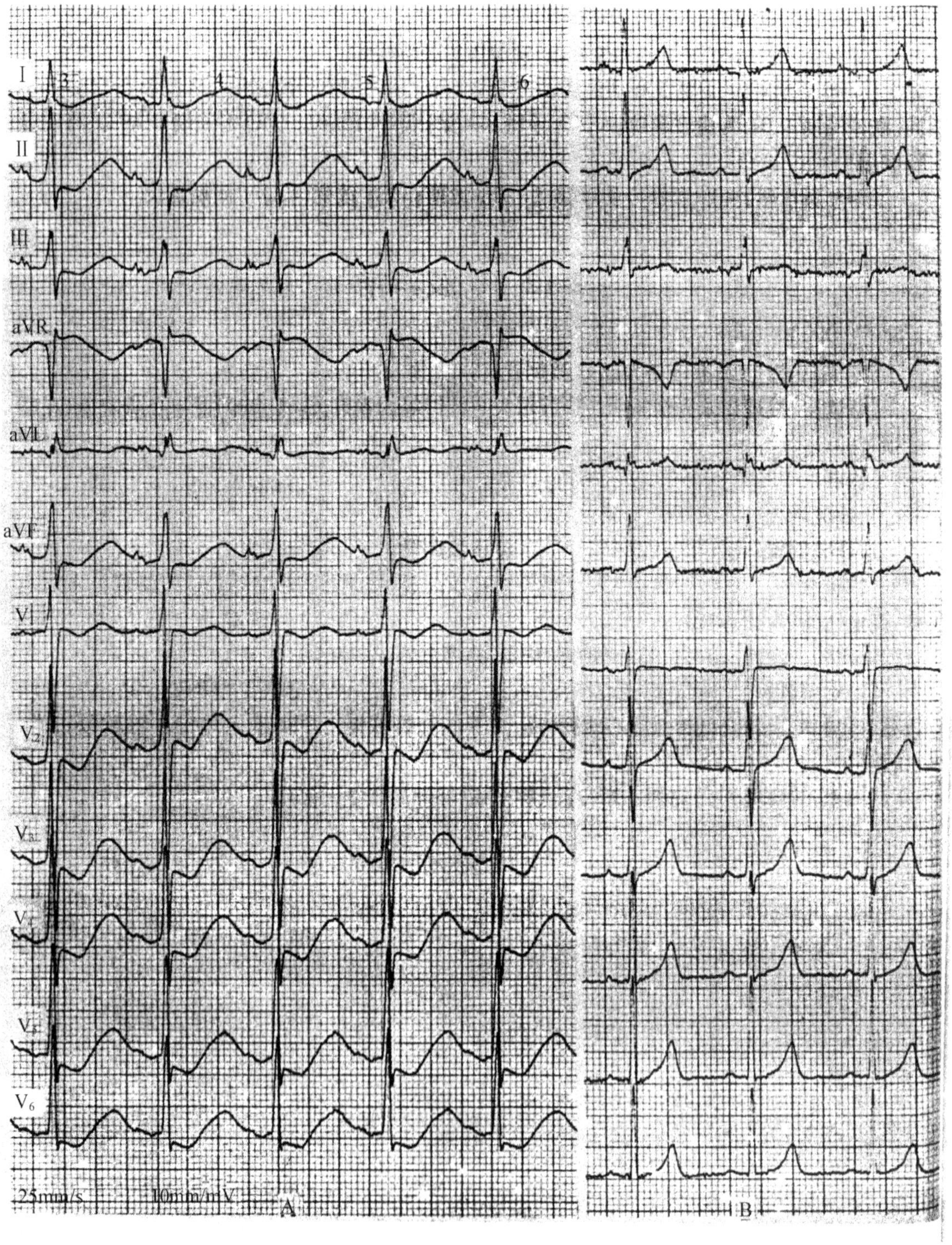

图 2-18 U 波增大，低钾血症

2-19 QRS 电交替

【定义】 QRS 振幅大小发生交替性改变。

【发生机制】 原因尚未完全阐明：①心室除极程序发生交替性改变。②QRS 电交替与束支及其分支传导障碍交替性改变有关。③QRS 电交替与心肌缺血、损伤、坏死有关。④心包炎时 QRS 电交替与心脏在心包腔内周期性运动有关。

【诊断】
1. 基本节律是窦性、房性或交界性。
2. QRS 振幅大小发生交替性变化。
3. 可同时伴有 ST 段和 T 波电交替。
QRS 电交替现象持续时间短暂。

【临床意义】 QRS 电交替见于缺血性心脏病、心包积液等（图 2-19）。

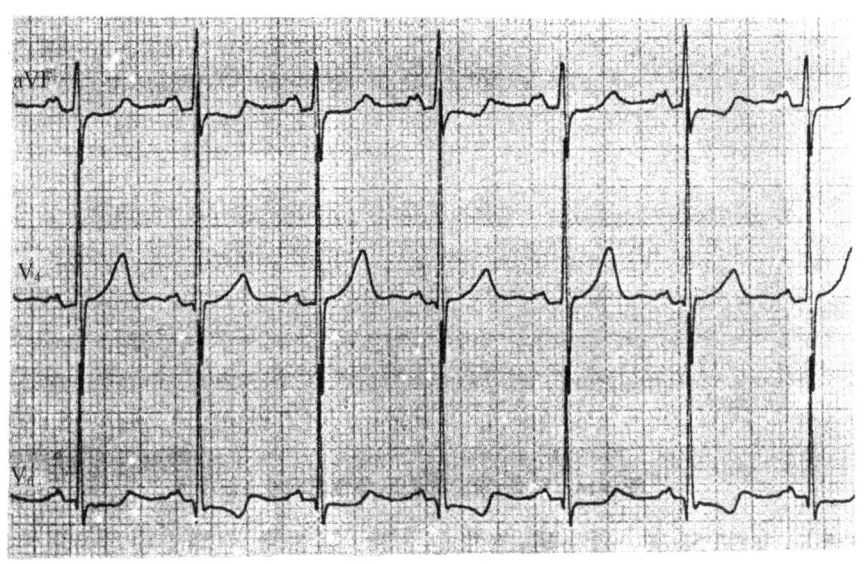

图 2-19 QRS-ST-T 电交替

【资料】 男性，54 岁。冠心病、多支病变。

【心电图特征】 附图取自活动平板运动试验结束 5 分钟时。窦性心律，心率 87 次/min。QRS 振幅大小发生交替性改变。aVF、V_6 导联 ST 下降程度轻重交替，V_4 导联 T 波振幅大小交替。

【心电图诊断】 1. 窦性心律；2. QRS-ST-T 电交替。

2-20 肢导 QRS 低电压

【定义】 标肢导 R+S<0.50 mV 者,称为肢导 QRS 低电压。

【发生机制】 心室肌细胞参与除极的数目减少,电流短路导致 QRS 低电压。见于:①大面积心肌梗死;②心肌纤维化;③心肌炎;④心肌病;⑤肺心病、肺气肿;⑥气胸;⑦心包炎;⑧肥胖等。

【诊断】 6 个标肢导联 R+S 电压均<0.50 mV。

【临床意义】 心肌梗死伴有标肢导 QRS 低电压者病死率高。偶见于正常人,可能是 QRS 电轴垂直于额面(图 2-20)。

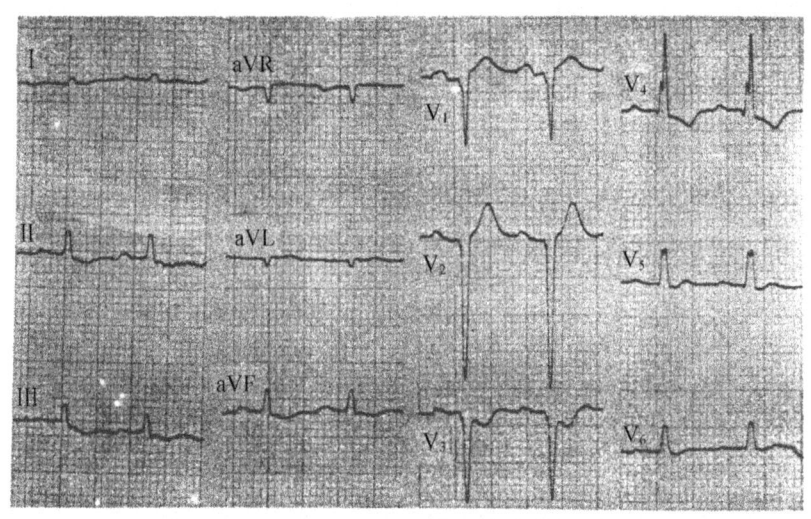

图 2-20 肢导 QRS 低电压、急性前间壁心肌梗死

【资料】 女性,51 岁。冠心病、急性心肌梗死第 3 天,前降支中段局限性狭窄 98%。LVEF=32%。

【心电图特征】 ①窦性心率 125 次/min。②标肢导 R+S<0.50 mV。③$V_1 \sim V_3$ 呈坏死型 QS 型,V_1、V_2 导联 ST 段抬高伴 T 波直立。V_3、V_4 导联 ST 段呈下斜型下降 0.10 mV 伴 T 波倒置。

【心电图诊断】 1. 窦性心动过速;2. 肢导 QRS 低电压;3. 前间壁心肌梗死心电图。

2-21 胸导 QRS 低电压

【定义】 胸壁 $V_1 \sim V_6$ 导联 R+S<1.0 mV 者,称为胸导 QRS 低电压。而肢体导联 QRS 电压不低。

【发生机制】 ①心肌坏死,参与除极的心肌数目减少,QRS 电压减小。②大量胸水、腹水。③大量心包积液造成电流短路。④肺气肿、气胸。⑤甲状腺机能减退等。

【诊断】 $V_1 \sim V_6$ 导联 R+S<1.0 mV。

【临床意义】 属于异常心电图,临床上需要查明病因,针对病因进行治疗(图 2-21)。

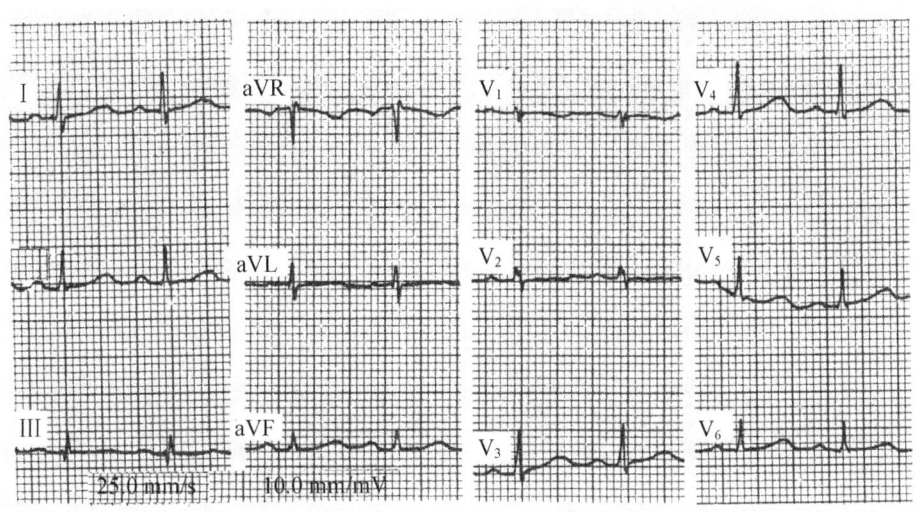

图 2-21 胸导 QRS 低电压

【资料】 男性,67 岁。肝癌晚期全身转移癌,大量胸水及腹水。

【心电图特征】 ①P Ⅰ、Ⅱ、$V_3 \sim V_6$ 直立,P_{aVR} 倒置,窦性 P 波,心率 104 次/min。②$V_1 \sim V_6$ 导联 R+S<1.0 mV,V_4 导联 R+S=0.75 mV。③ST-T 正常。

【心电图诊断】 1. 窦性心动过速;2. 胸导 QRS 低电压。

【讨论】 不少教科书中把 QRS 低电压列为正常范围心电图。大多数低电压是有病因可查的。只有少数 QRS 低电压患者,在排除各种原因以后,才可能考虑是单纯 QRS 低电压。

2-22 12 导 QRS 低电压

【定义】 常规 12 导联 QRS 电压低于正常标准。

【发生机制】 ①大面积心肌梗死。②心肌纤维化。③全身水肿。④甲状腺机能低下。⑤各种疾病晚期。⑥肺气肿、肺心病等。

【诊断】 同时具有:①肢导 R+S<0.50 mV;②胸导 R+S<1.0 mV(图 2-16)。

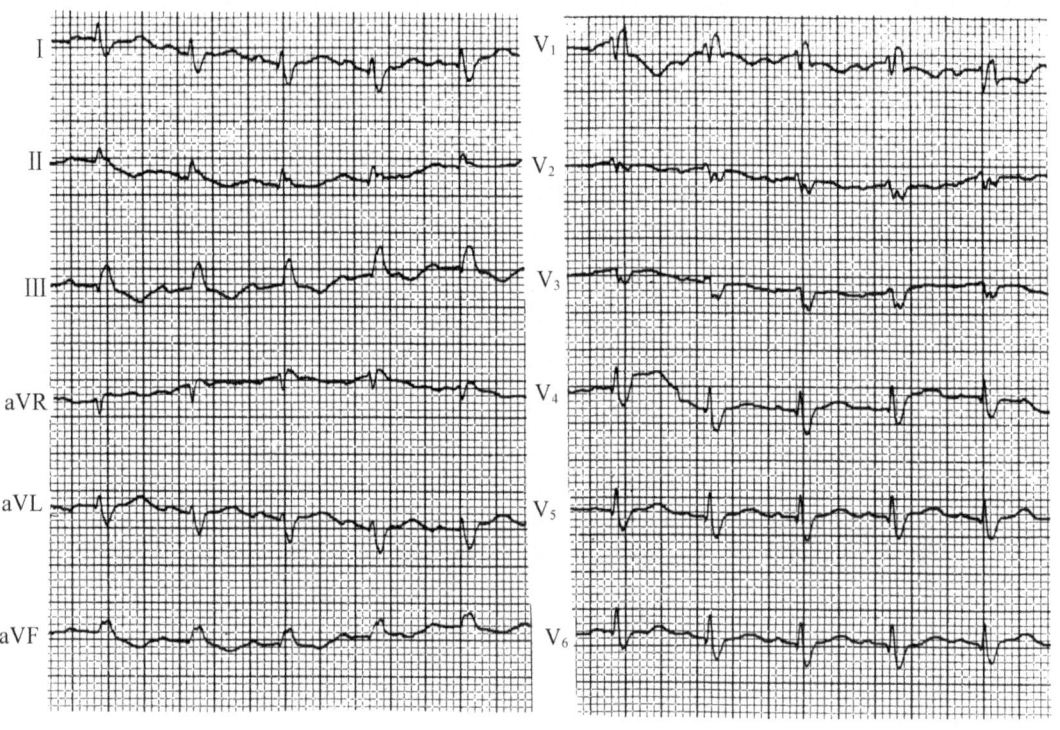

图 2-22 12 导 QRS 低电压

【资料】 女性,99 岁。慢性支气管炎、肺气肿、肺心病。

【心电图特征】 ①窦性频率 116 次/min。②QRS 时限 118 ms,终末部分宽钝,V_1 呈 rsR′型,诊断不完全性右束支阻滞。③QRS 低电压:标肢导 R+S<0.50mV,V_1~V_6 导联 R+S<1.0 mV。

【心电图诊断】 1. 窦性心动过速;2. 不完全性右束支阻滞;3. 12 导 QRS 低电压。

第3章 心房肥大与心室肥大

一、心房肥大

心房肥大包括右房肥大、左房肥大与双侧心房肥大。

1. 右房肥大

右房肥大的心电图诊断依据

(1) P 波振幅增大：①标肢导 P≥0.25 mV；②胸导 P≥0.20 mV；③P 波时限正常（<0.11 s）。

(2) 心电图常有右室肥大的图像：①电轴右偏；②V_1、V_2 导联 R 波高大；③顺钟向转位。

(3) 有引起右房肥大的病因，如先心病心房间隔缺损、三尖瓣下移等。后天性心脏病有肺原性心脏病等。

2. 左房肥大

左房扩大的心电图诊断依据

(1) P 波时限增宽≥110 ms。

(2) P 波双峰间距≥40 ms，以 Ⅰ、Ⅱ、aVF、V_4~V_5 导联较明显。

(3) 有引起左房肥大的病因，如风心病二尖瓣狭窄等。

(4) 常有房性早搏、房性心动过速、阵发性心房扑动及心房颤动等。

X 线心脏像、超声心动图显示左房肥大。

在下列情况下左房肥大的心电图特征被掩盖：①高钾血症；②心房停搏；③发生了房性心动过速、心房扑动及心房颤动等。

左房肥大的鉴别诊断

左房肥大与不全性房内阻滞的鉴别列表 3-1。

表 3-1 左房肥大与不全性房内阻滞的鉴别

鉴别要点	左房肥大	不全性房内阻滞
病因	风心病、高血压病等	冠心病、糖尿病等
P 波时限(s)	≥110 ms	≥110 ms
P 波双峰时间(s)	≥40ms	≥40ms
右室肥大	风心病者可有	无
心脏超声	左房肥大	左房无扩大

3. 双侧心房肥大

双侧心房肥大的诊断依据：

(1) P 波时限≥110 ms，P 波振幅≥0.25 mV。
(2) 有引起双侧心房肥大的病因，如巨大心房间隔缺损、扩张型心脏病等。
超声心动图及 X 线心脏像都有双侧心房肥大。

二、心室电压高

1. 左室电压高

诊断依据是：①V_5 或 V_6 导联 R＞2.5 mV，或 V_1、V_2 的 S 波≥3.0 mV。②无继发性 ST-T 改变。③无引起左室肥大的病因。④心脏超声左室正常。

引起左室电压高的原因：①青少年及胸壁较薄的人群，心脏与胸壁之间的距离较短，左室电压增高。②左侧肺切除。③右侧气胸，心脏挤向左侧。④运动员心脏。⑤预激综合征。⑥左束支阻滞等。

2. 右室电压高

诊断依据是：①右胸导联 V_1 或 V_3R 的 R 波＞1.0 mV 或呈 Rs 型。②无电轴右偏。③无右室肥大的病因。④心脏超声右室正常。

引起右室电压高的原因：①逆钟向转位。②QRS 向前向量增大。③右束支阻滞。④后壁心肌梗死。⑤A 型预激综合征等。

三、心室扩大

1. 左室扩大

诊断依据：①左室电压增高：V_5 或 V_6 的 R＞2.5 mV，V_1 或 V_2 的 S＞3.0 mV，R_I＞1.5 mV，R_{II}＞2.5 mV，R_{aVL}＞1.2 mV。②超声心动图显示左室腔扩大而左室壁厚度正常或室壁变薄。

引起左室扩大的病因有扩张型心肌病、心肌梗死、室壁瘤、心力衰竭等。

2. 右室扩大

诊断依据：①V_1 导联 R 波增大。②电轴右偏。③顺钟向转位。④心脏超声右室扩大。

右室扩大见于扩张型心肌病等。

3. 双侧心室扩大

诊断依据：①双侧心室电压增大。②心脏超声双侧心室腔扩大，而左、右心室壁不增厚。

引起双侧心室扩大的病因有扩张型心肌病、全心衰竭等。

四、心室肥大

心室肥大指心室壁肥大，重量增加。包括左室肥大、右室肥大及双侧心室肥大。

1. 左室肥大

临床上有引起左室肥大的病因，如高血压、肥大型心肌病、主动脉瓣病变、动脉导管未闭等。超声心动图显示有左室肥大。

(1) 收缩期负荷增重型

1)左室面导联高电压。
2)电轴 0°～-30°。
3)$VAT_{V_5}>0.45$ s。
4)继发性 ST-T 改变 以 R 波增大的左室面导联上 ST 段下降 0.05～0.15 mV,T 波低平、双向或倒置。
此型左室肥大见于高血压病、肥大梗阻型心肌病、主动脉瓣狭窄等。
(2)舒张期负荷增重型
1)V_5、V_6 导联 R 波振幅增大。
2)左室电压增高的导联上 q 波增深。
3)V_5、V_6 导联 ST 段上斜型抬高,T 波直立。
此型见于主动脉瓣关闭不全、动脉导管未闭等。
下列情况下左室肥大的图形消失:①引起左室肥大的病因去除以后,左室肥大消退。②合并左束支阻滞及右束支阻滞。③合并预激综合征。④大量胸水,心包积液。⑤穿壁性心肌梗死等。

2.右室肥大
临床上有引起右室肥大的病因,心脏超声检查显示右室肥大,心电图分型如下:
(1)收缩期负荷增重型
1)V_1 或 V_2 导联呈 R、qR、Rs 型。
2)V_1 或 V_2 导联 ST 段下降,T 波倒置。
3)电轴右偏。
4)顺钟向转位图像。
此型见于先心病法洛四联症、肺动脉瓣狭窄等。多发展到中度至重度右室肥大。先心病根治术中切除肥大的右室肌,心电图上右室肥大的图形可以消失。
(2)舒张期负荷增重型
1)V_1、V_2 呈 rsR′型,表现为右束支阻滞图形。
2)电轴右偏。
此型见于心房间隔缺损等。房间隔修补术以后,右室舒张期负荷增重图形减轻甚至消失。

3.双侧心室肥大
有引起双侧心室肥大的病因。X 线心脏像、超声心动图等检查显示有双侧心室肥大。
(1)左、右心室肥大的向量相互抵消,显示一份正常或大致正常心电图。
(2)显示一侧心室肥大图形,另一侧心室肥大图像被掩盖。
(3)显示出双侧心室肥大。

3-1 右房肥大

【定义】 右房肥大指右房容量增加。
【发生机制】 右心房除极比左房早,左房除极时,右房除极基本结束。右房肥大,右房除极向量增大,P 波电压增大,心房除极时间没有延长,P 波时限正常(图 3-1-1、图 3-1-2)。

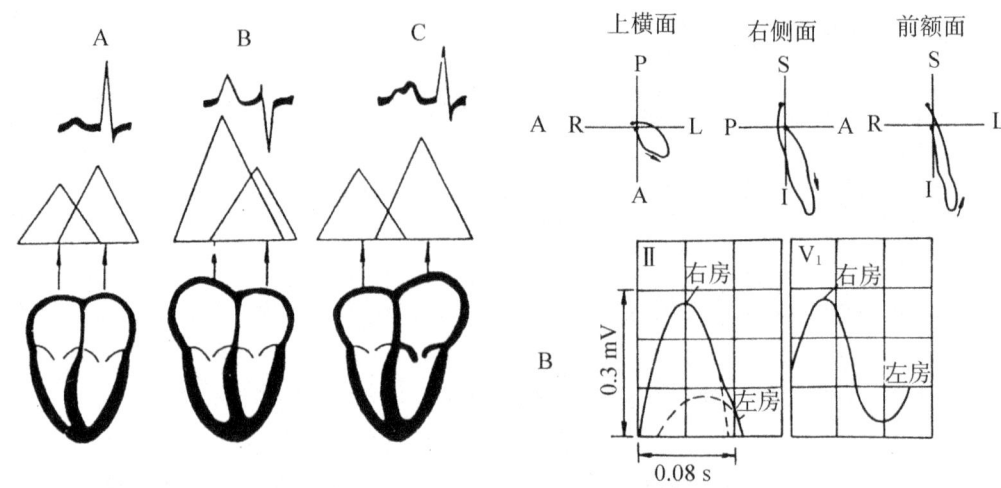

图 3-1-1 心房肥大与 P 波形态的关系
A. 正常　B. 右房肥大　C. 左房肥大

图 3-1-2 右房肥大示意图
A. P 向量环改变,额面 P 环向下偏左
B. 心电图 P 波振幅增大,P 波时限仍正常

【诊断】 ①肢导 P 波电压≥0.25 mV;②胸导 P 波电压≥0.20 mV;③有致右房肥大的病因。

【临床意义】 右房肥大在先心病中相当多见,如房间隔缺损、肺动脉瓣狭窄、三尖瓣下移、法洛四联症等,又可见于慢性肺心病等(图 3-1-3)。

【资料】 女性,14 岁。先心病、房间隔缺损。三尖瓣前叶裂。

【心电图特征】 窦性 P 波,Ⅰ、Ⅱ、aVL、aVF、V_2～V_6 直立,aVR 倒置,V_1 正负双向。V_2 导联 P=0.40 mV,为右房扩大。心率 115 次/min。P-R 间期 140 ms,QRS 时限 104 ms,QRS 电轴+92°,V_1 呈 qR 型。V_2 的 R=3.5 mV,为右室肥大。V_5、V_6 导联 ST 下降 0.05～0.10 mV 伴 T 波倒置,为原发性 T 波改变。

【心电图诊断】 1. 窦性心动过速;2. 右房肥大;3. 右室肥大;4. T 波改变。

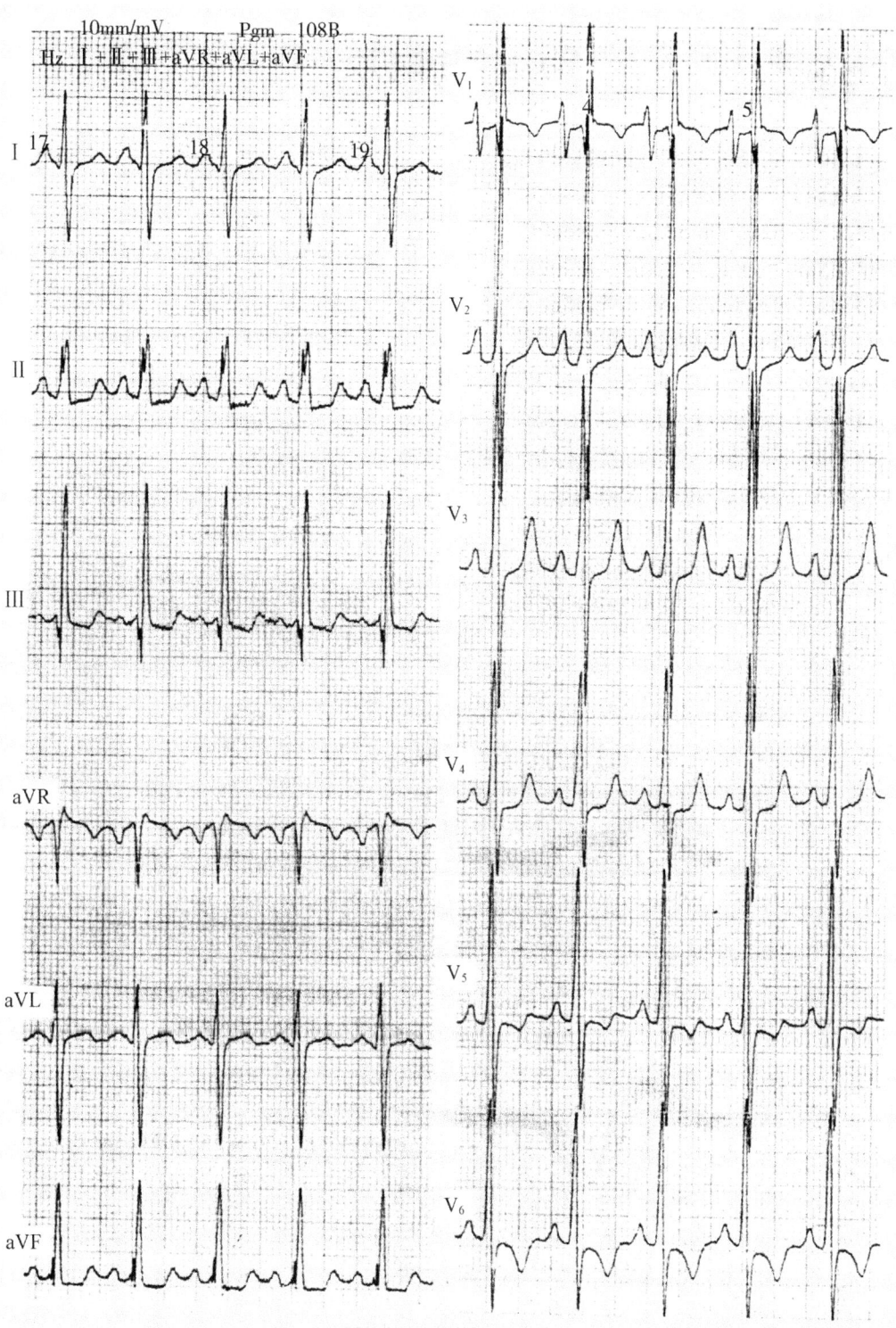

图 3-1-3　右房肥大心电图改变

3-2 左房肥大

【定义】 左房肥大指左房容量增大。

【发生机制】 右房除极产生P波的前半部分，P波的后半部分代表左房除极的电位变化。左房肥大以后，心房除极时间延长，P环向后方，V_1导联出现正负双向P波，Ptf_{V_1}负值增大（图3-2-1、图3-2-2）。

【诊断】 ①P波时限≥110 ms。②P波双峰间距≥40 ms。③Ptf_{V_1}超出—0.04 mm·s。④有致左房扩大的病因。

【临床意义】 显著左房扩大，易发生房性快速心律失常，如频发多源房性早搏，房性心动过速、心房扑动或心房颤动（图3-2-3）。

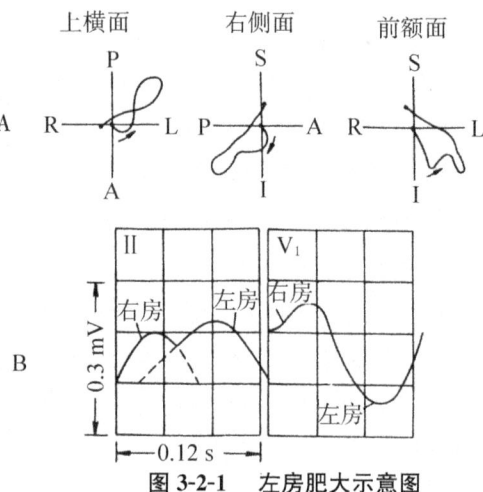

图 3-2-1 左房肥大示意图

A. 左房扩大的P环改变 B. 左房肥大的心电图改变

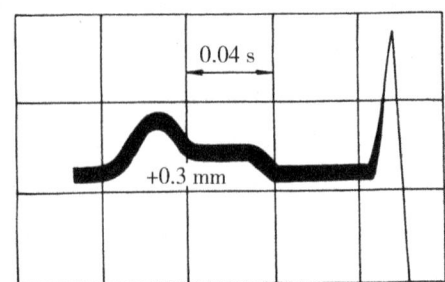

$0.04\ s \times (+0.3\ mm) = +0.012\ mm·s$

V_1P波终末电势=V_1P波终末部分时间×V_1P波终末部分振幅

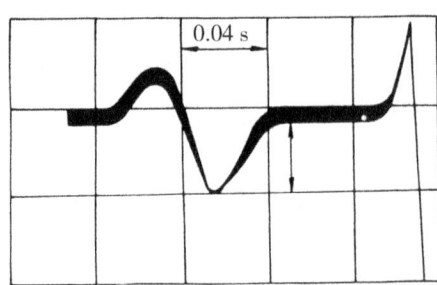

$0.04\ s \times (-0.8\ mm) = -0.032\ mm·s$

图 3-2-2 V_1导联 Ptf 的测量方法

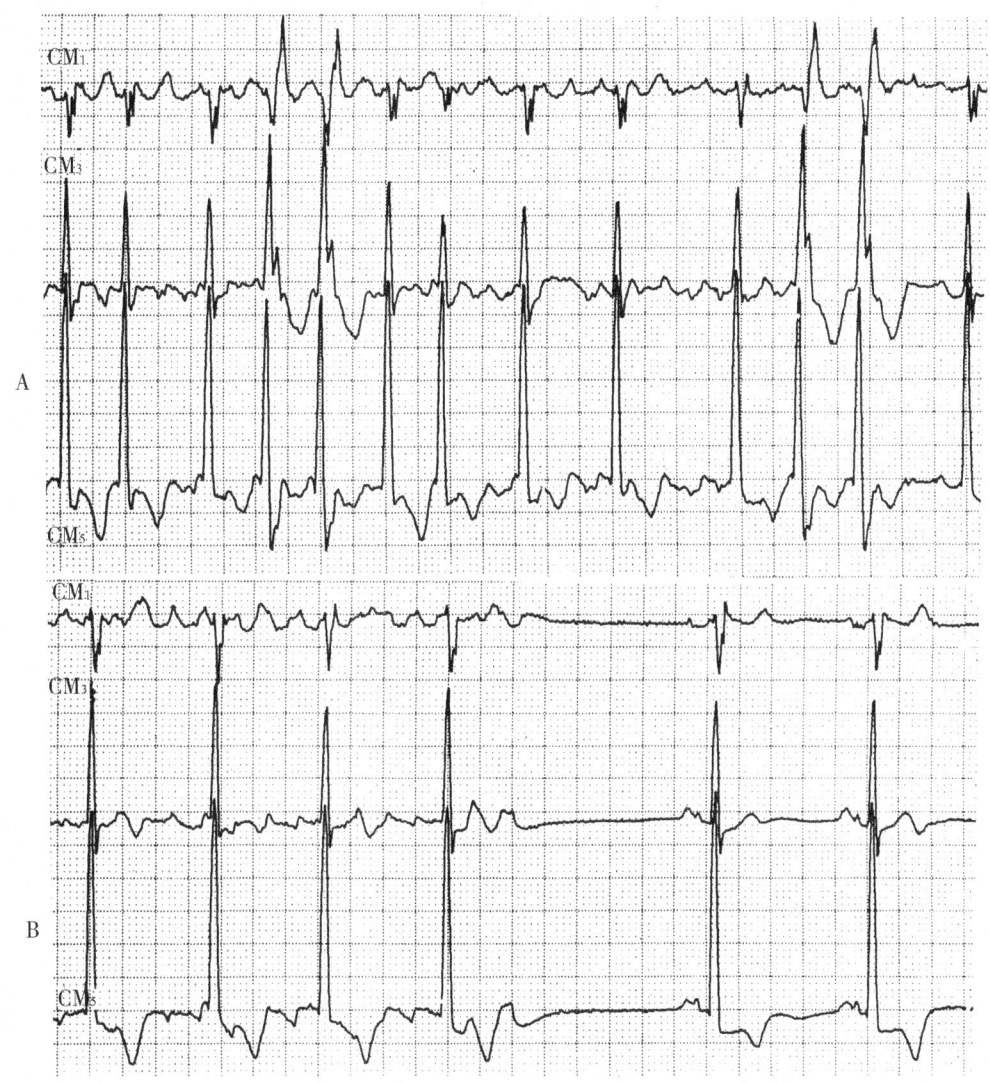

图 3-2-3　左房肥大心电图改变

【资料】　男性,63 岁。风心病、二尖瓣狭窄合并关闭不全。高血压。

【心电图特征】　图 A 与图 B 非连续记录。图 A:P 波消失,代之以 f 波,R-R 间期不规则,呈右束支阻滞的 QRS 波群时间 0.13 s,无类代偿间歇,考虑时相性室内差异传导。图 B:心房颤动自行终止,恢复窦性心律。P 波时限 0.14 s,双峰间距 0.06 s。CM_5 导联 R 波电压 3.40 mV,ST 段水平下降 0.30 mV,T 波倒置。

【心电图诊断】　1. 窦性心律;2. 左房肥大;3. 左室肥大;4. 阵发性心房颤动。

3-3 双侧心房肥大

【定义】 左、右心房扩张导致双侧心房容量增加。

【发生机制】 左、右心房肥大,心房除极向量增大,除极时限延长(图 3-3-1)。

【诊断】 ①P 波振幅增大,$P_{II、III、aVF}\geqslant 0.25$ mV。②P 波时限≥110 ms。③有引起双侧心房肥大的病因。

【临床意义】 见于严重的先心病、联合瓣膜病、扩张型心肌病等(图 3-3-2)。

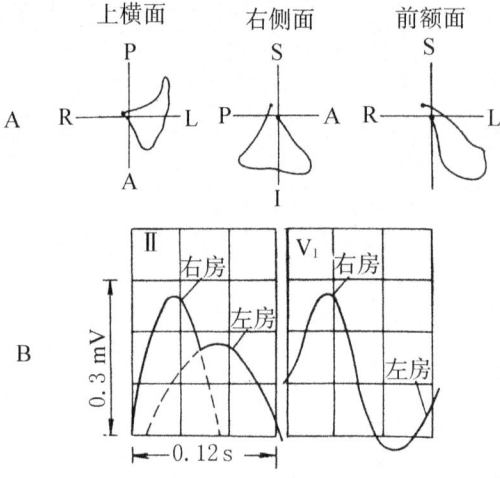

图 3-3-1 双侧心房肥大示意图
A. 双侧心房肥大的 P 环改变 B. 双侧心房肥大的 P 波改变

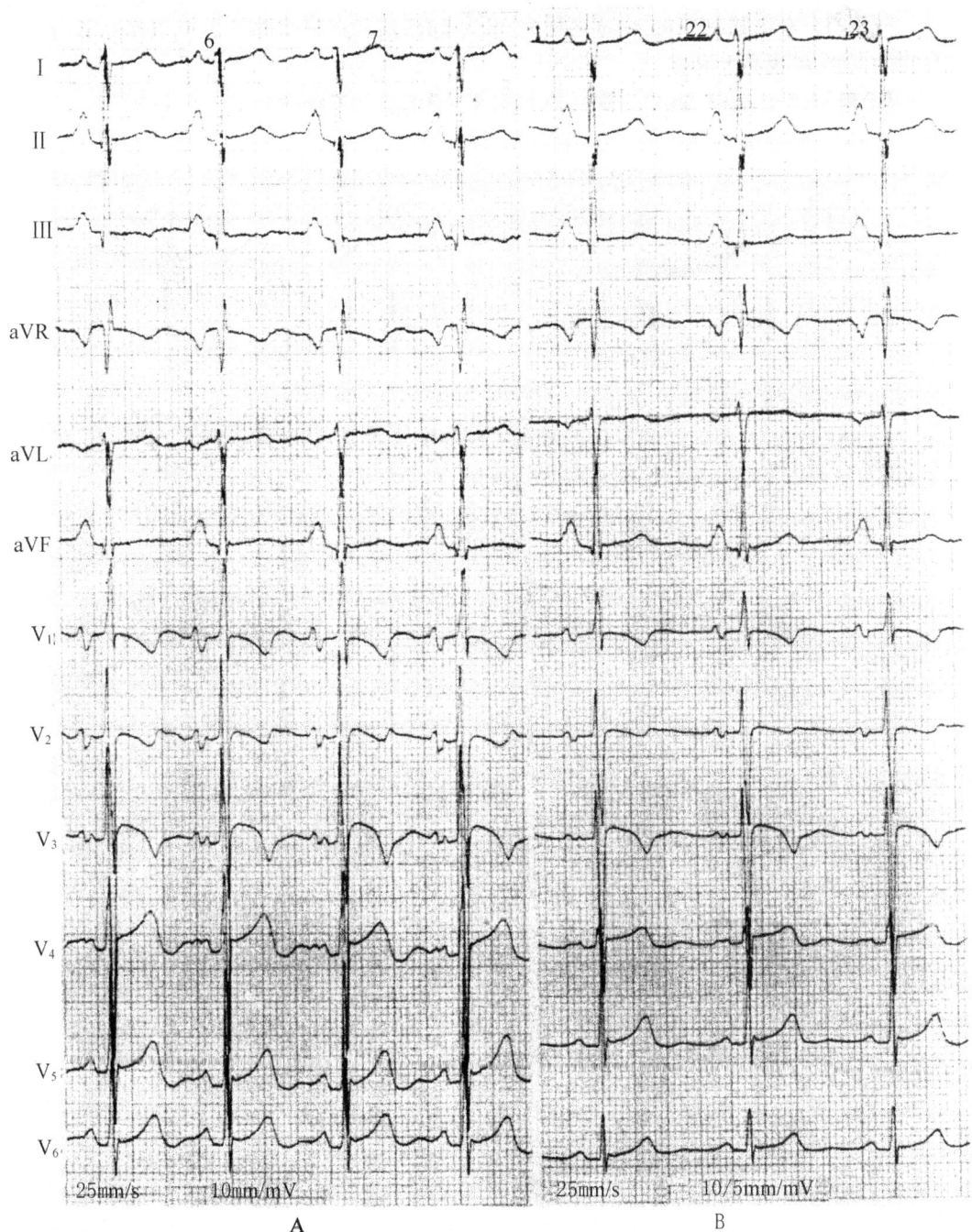

图 3-3-2　双侧心房肥大心电图改变
A. 10 mm/mV　　B. $V_1 \sim V_6$ 5 mm/mV

【资料】　男性,20 岁。风心病、联合瓣膜病、全心扩大。

【心电图特征】　图 A:增益 10 mm/mV,图 B:$V_1 \sim V_6$ 导联增益 5 mm/mV。P_{II}=0.325 mV,P=0.12 s,双峰时间 0.05 s,双侧心房肥大。QRS 电轴+105°,V_1 呈 R_S 型,右室肥大。

【心电图诊断】　1. 窦性心律；2. 双侧心房肥大；3. 右室肥大。

3-4　左室肥大——Ⅱ、Ⅲ、aVF 导联 R 波电压增高

【定义】　左室肥大包括左室壁增厚与左室腔扩大。

【发生机制】　左室肥大，QRS 向量环增大，最大 QRS 向量在额面指向下方，投影在 Ⅱ、Ⅲ、aVF 导联轴正侧，出现高大 R 波。

【诊断】　①$R_Ⅱ$＞2.5 mV。②$R_Ⅲ$＞1.5 mV。③R_{aVF}＞2.0 mV。

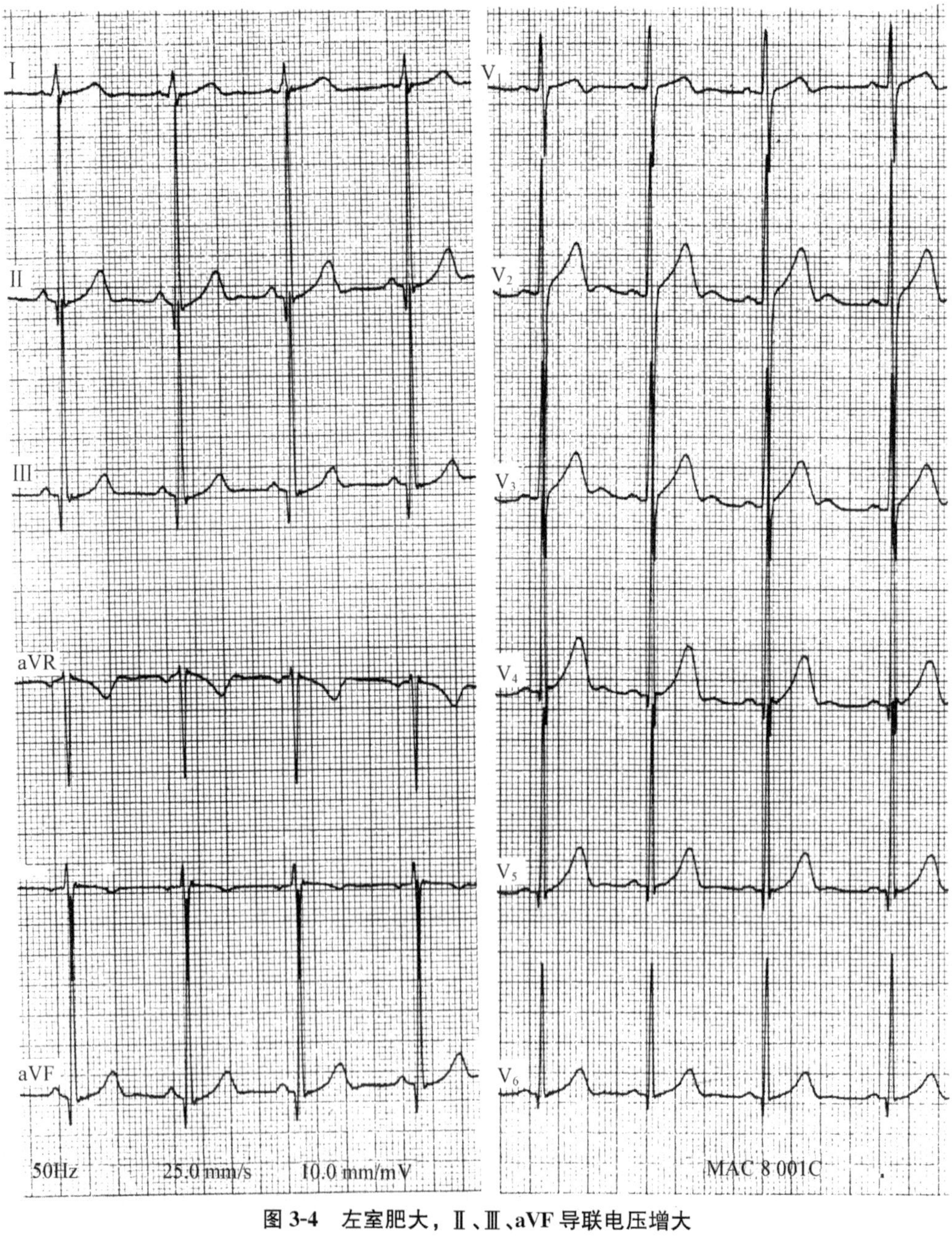

图 3-4　左室肥大，Ⅱ、Ⅲ、aVF 导联电压增大

【临床意义】 下壁导联 R 波增高对诊断左室肥大的敏感性较胸导联低,但特异性很高。见于高血压、心肌病、先心病等引起的左室肥大(图 3-4)。

【资料】 男性,22 岁。高血压 11 年。超声心动图显示左室壁厚约 15 mm。

【心电图特征】 ①窦性心律,心率 61 次/min。②下壁导联 R 波电压增高:R_{II}=3.40 mV,R_{III}=3.3 mV,R_{aVF}=3.35 mV。R_{V_5}=3.0 mV。③ST-T 正常。

【心电图诊断】 1. 窦性心律;2. 左室肥大—下壁导联高电压。

3-5 左室电压高

【定义】 左室面导联(Ⅰ、Ⅱ、Ⅲ、aVL、aVF、V_5、V_6)R 波电压超过正常值。

【发生机制】 ①左室肥大。②左室扩大。③偏瘦体型。④胸壁较薄,心脏与胸壁之间的距离变短,电压增高。

【诊断】 具备下列任何一项者,即可诊断左室电压高:①R_I>1.5 mV,R_{aVL}>1.2 mV。②R_{II}>2.5 mV,R_{III}>1.5 mV,R_{aVF}>2.0 mV。③R_{V_5}>2.5 mV 或 R_{V_6}>2.5 mV。

【临床意义】 心电图上发现左室电压高,应结合临床病因、超声心动图检查结果判断其临床意义。一般说来,左室电压高是左室肥大的心电图特征之一。但在非器质性心脏病,特别是青少年,又是正常现象(图 3-5)。

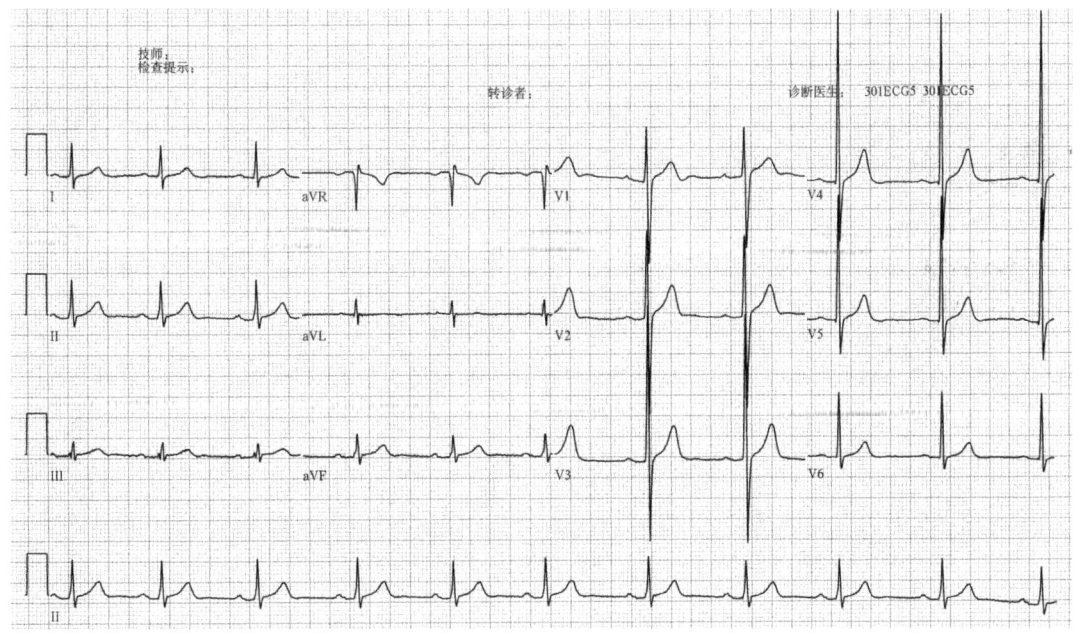

图 3-5 左室电压高

【资料】 男性,36 岁。高血压。

【心电图特征】 ①窦性心率 62 次/min。②R_{V_5}=3.0 mV,ST-T 正常。

【心电图诊断】 1. 窦性心律;2. 左室电压高。

【讨论】 心电图上仅有左室面导联 R 波电压一项增大,而无 ST-T 改变者,可诊断为左室电压高。

3-6 左室肥大合并不完全性左束支阻滞

【定义】 左室肥大与不完全性左束支阻滞并存。

【发生机制】 左室肥大牵拉左束支,可使左束支传导延缓,发生不完全性左束支阻滞。

【诊断】 ①左室面导联电压≥2.5 mV。②Ⅰ、V_5、V_6 呈单向 R 波。③QRS 时限 0.10~0.11 s。

【临床意义】 见于高血压病、心力衰竭、陈旧性心肌梗死、慢性肾功能不全等(图 3-6)。

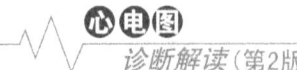

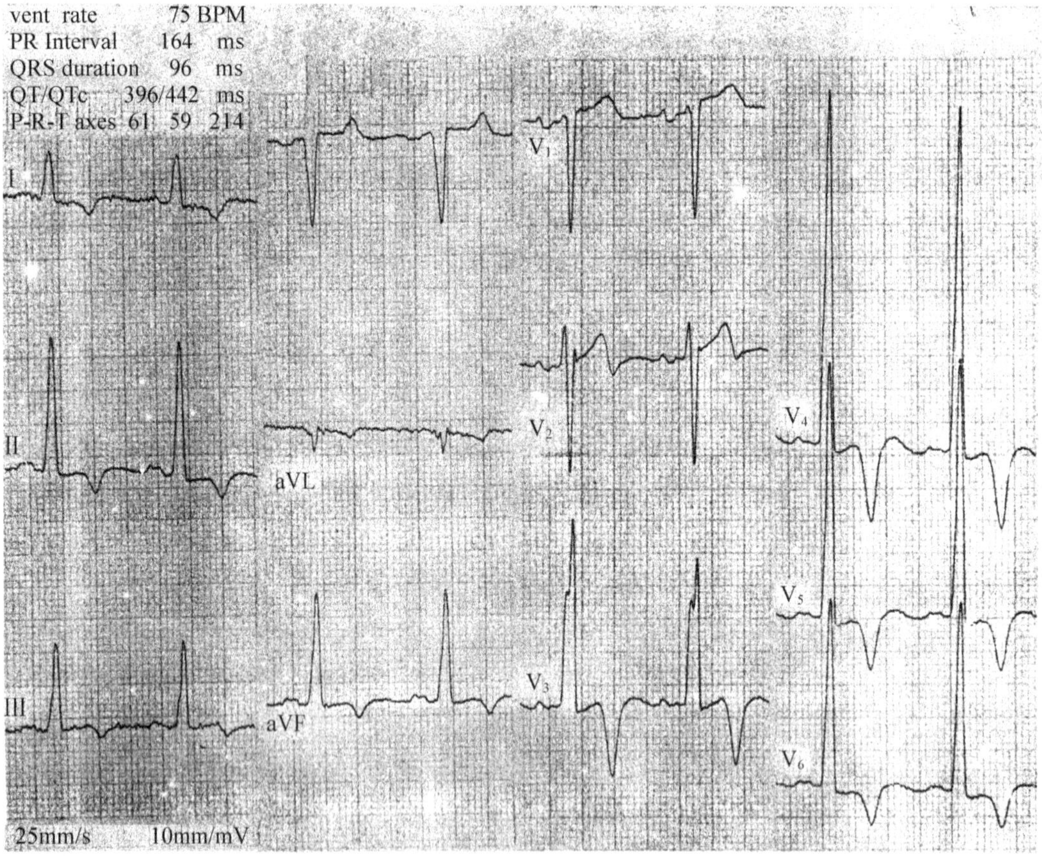

图 3-6 左室肥厚大并不完全性左束支阻滞

【资料】 男性,61 岁。高血压、室间隔肥大(14 mm)、左房肥大、冠心病、不稳定型心绞痛。

【心电图特征】 ①窦性 P 波,心率 75 次/min。②P-R 间期 164 ms。③左室电压增大:$R_{V_4}=5.30$ mV,$R_{V_5}=3.9$ mV,$R_{V_6}=2.8$ mV。④V_3~V_6 导联呈单向 R 波,既无 q 波,又无 s 波,为不完全性左束支阻滞。⑤Ⅰ、Ⅱ、Ⅲ、aVF、V_3~V_6 导联 T 波倒置,呈冠状 T 波。

【心电图诊断】 1. 窦性心律；2. 左室肥大合并不完全性左束支阻滞。

3-7　左室肥大——V_5、V_6 导联 R 波增高

【定义】 左室肥大指左室壁增厚或扩大。

【发生机制】 左室肥大，QRS 向量环增大，最大 QRS 向量指向左后方，投影在 V_5、V_6 导联轴正侧，出现异高大 R 波。

【诊断】 ①$R_{V_5}>2.5$ mV 或 $R_{V_6}>2.5$ mV。②V_5、V_6 导联 ST 段压低、T 波低平、双向或倒置（图 3-7）。

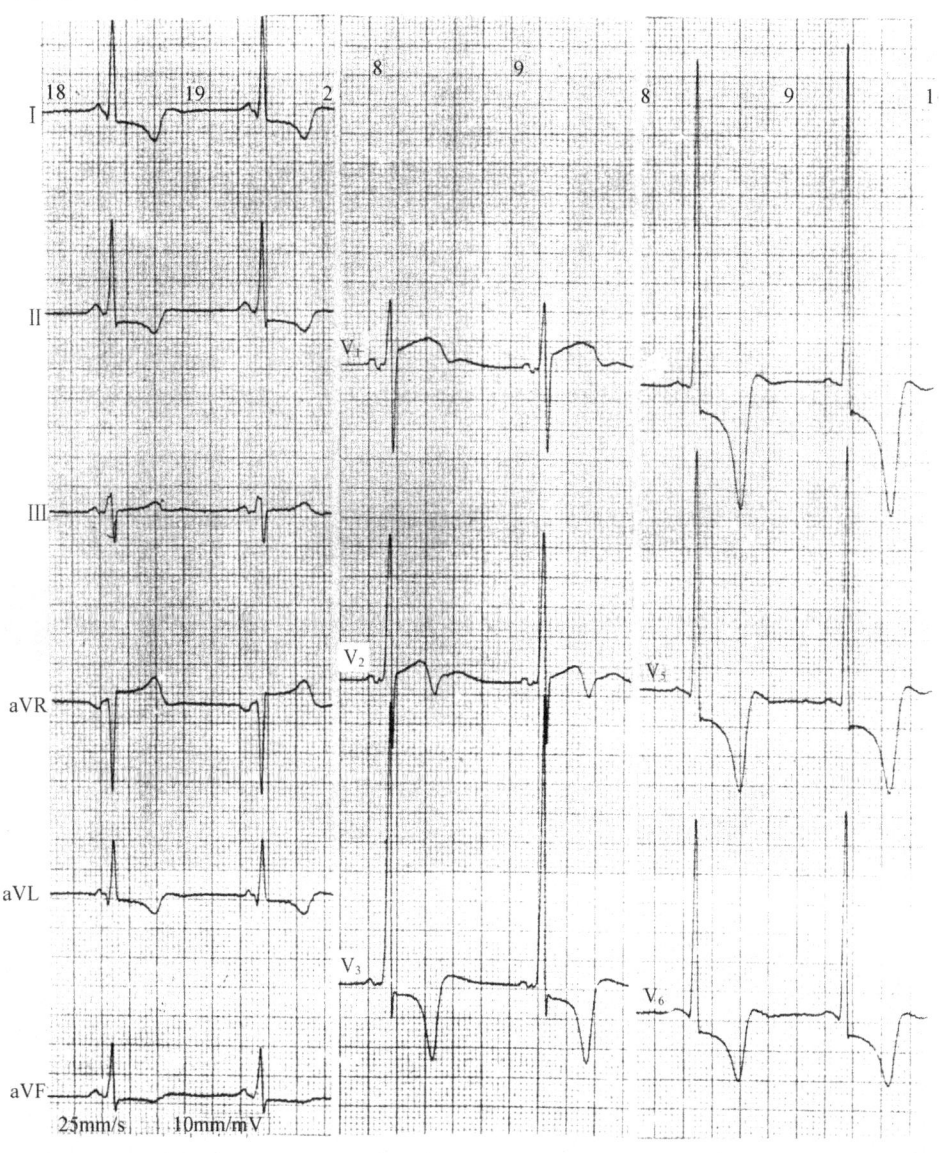

图 3-7　左室肥大，V_5、V_6 导联 R 波增大

【临床意义】 引起左室肥大的常见病因有高血压病、心肌病、主动脉瓣病变及先心病等。

【资料】 男性,54 岁。发现高血压 19 年,平时血压 160~180/90~115 mmHg。超声心动图显示左室厚约 18 mm,室间隔 14 mm。

【心电图特征】 ①$P_{I、II、V_4～V_6}$ 直立,为窦性,心率 54 次/min。②$R_{V_4}=5.70$ mV,$R_{V_5}=4.3$ mV,$R_{V_6}=3.45$ mV。③I、II、aVL、aVF、$V_3～V_6$ 导联 ST 段呈下斜型下降 0.10~0.50 mV 伴 T 波倒置。ST-T 改变的机制:既有左室肥大引起的继发性因素,又有心肌缺血的因素。Q-T=0.44 s。$T_{V_4～V_6}$ 倒置。

【心电图诊断】 1. 窦性心动过缓;2. 左室肥大——V_5、V_6 电压增高(左室收缩期负荷增重型);3. U 波倒置。

3-8　左室肥大——I、aVL 导联高电压

【定义】 左室厚度超过正常或左室腔扩大。

【发生机制】 左室肥大,QRS 环增大,最大向量指向左上方,投影在 I、aVL 导联出现增高 R 波。

【诊断】 ①$R_I>1.5$ mV。②$R_{aVL}>1.2$ mV。

【临床意义】 I、aVL 导联电压增高对诊断左室肥大的敏感性不高,而特异性很高。见于高血压病、肥厚型心肌病、心内膜弹力纤维增生症等引起的左室肥大(图 3-8)。

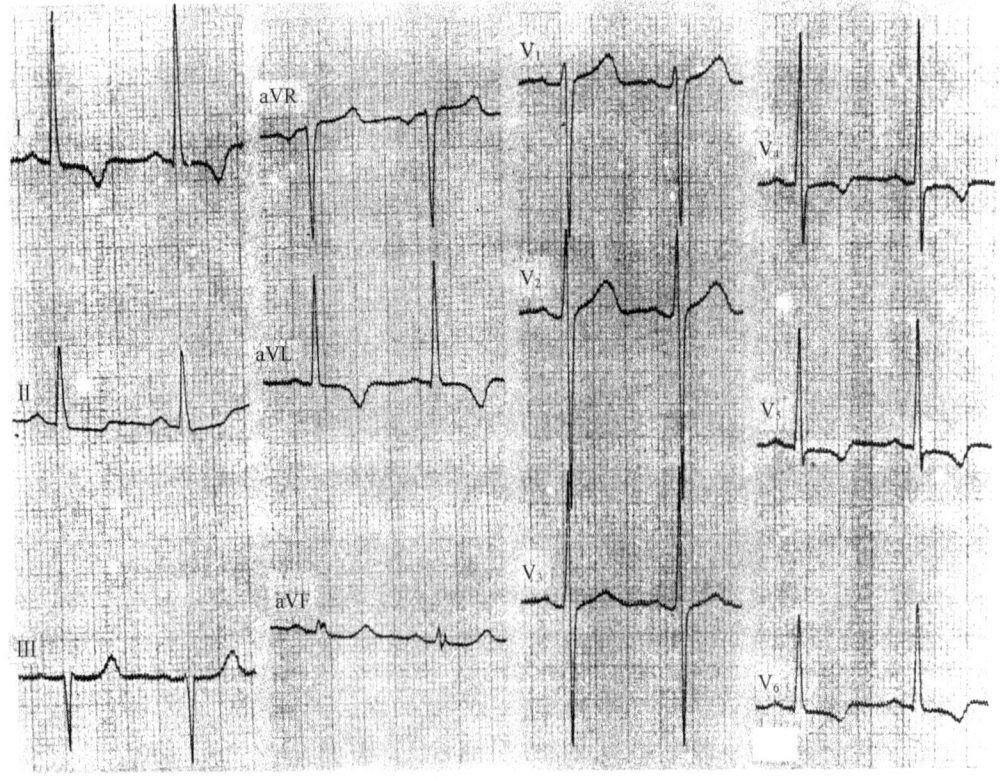

图 3-8　左室肥大,I、aVL 导联电压增大

【资料】 男性,42岁。心内膜弹力纤维增生症。左室壁厚约14.5 mm。

【心电图特征】 ①窦性心律,心率81次/min。P-R间期160 ms,Q-T间期380 ms。②左室高侧壁电压增大:$R_I=2.2$ mV,$R_{aVL}=1.8$ mV。③$ST_{I、aVL、V_4~V_6}$水平型下降0.025～0.075 mV伴T波倒置。

【心电图诊断】 1.窦性心律;2.左室肥大——I、aVL导联R波电压增大。

3-9 右室肥大

【定义】 右室肥大指右室扩大与肥大。

【发生机制】 轻度右室肥大不足以抵消左室的向量,只有中度或重度右室肥大的向量足能抵消左室的向量,才表现出右室肥大。

右室肥大,额面向量环向下向右,电轴右偏。胸导联最大QRS向量向右向前,右胸导联QRS振幅增大(图3-9-1)。

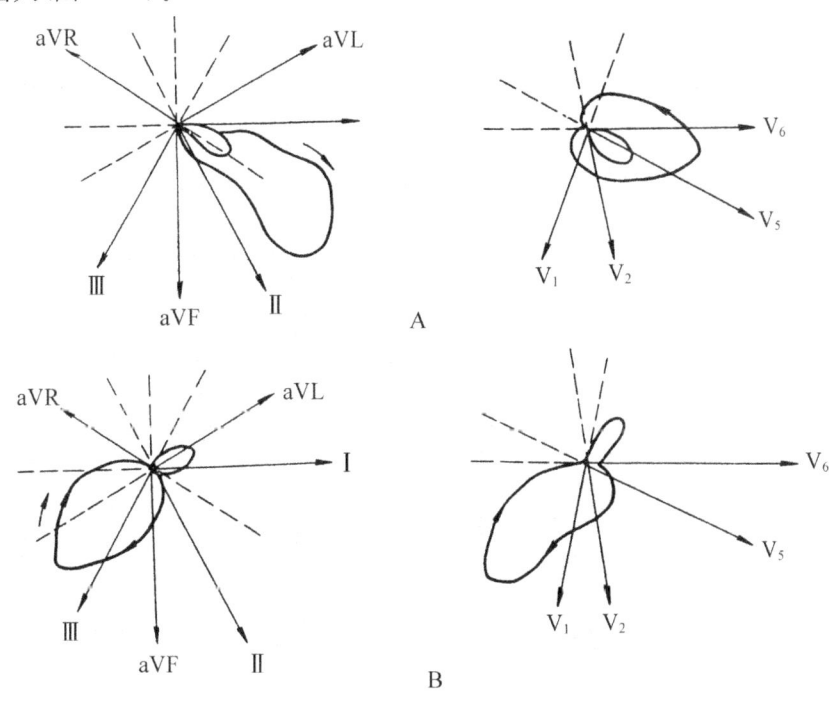

图3-9-1 右室肥大心向量示意图
A.正常心向量图:额面QRS环位于左下,横面在左方
B.右室肥大心向量图:额面位于右下,横面位于右前

【诊断】 ①QRS电轴右偏≥+110°。②V_1、V_2呈R_S、R、rsR'、qR或qRs型,V_5、V_6的S波增深。③$R_{aVR}≥0.50$ mV。④常合并有心房肥大。

【临床意义】 先心病多有右室肥大,肺气肿、肺心病、风心病二尖瓣狭窄等也常有右室肥大(图3-9-2)。

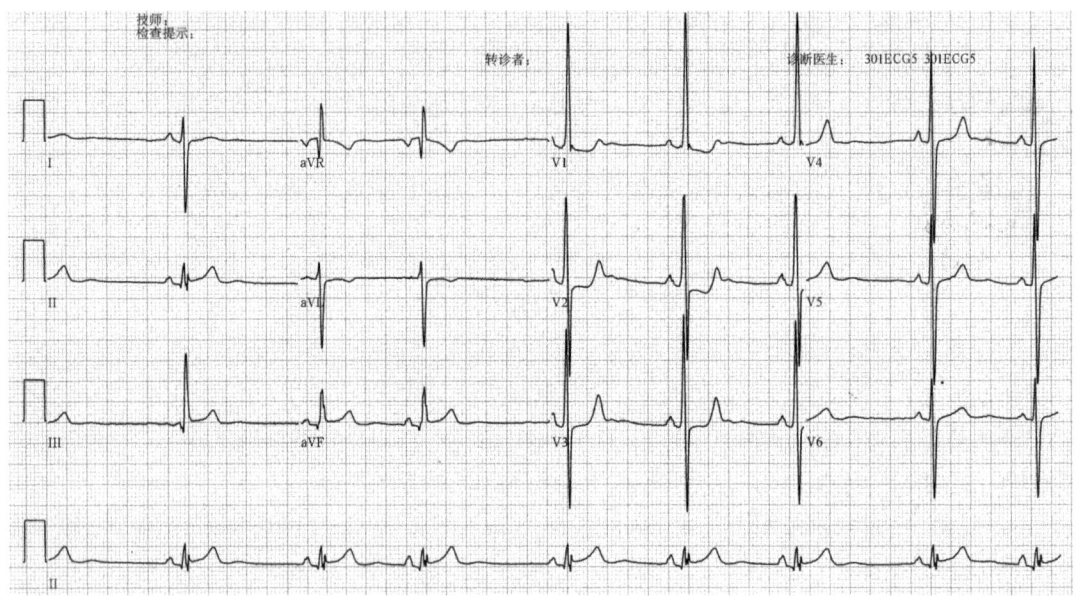

图 3-9-2 右室肥大心电图改变

【资料】 男性,20 岁。先心病、法洛四联症。

【心电图特征】 窦性心律,心率 50 次/min。QRS 电轴 134°,V_1 导联 R=3.1 mV。V_1~V_3 导联 ST 下降 0.05~0.15 mV。

【心电图诊断】 1. 窦性心动过缓;2. 右室肥大。

3-10 qR 型右室肥大

【定义】 qR 型右室肥大指 V_1 呈 qR 型,R 波电压异常增大,是重度右室肥大的表现。

【发生机制】 qR 型右室肥大的产生机制:①重度顺钟向转位学说;重度右室肥大,V_5、V_6 图形转至 V_1、V_2,而 V_1、V_2 导联波形转至 V_5、V_6。②室间隔除极异常学说,认为右室肥大以后,心室间隔除极一开始就指向左或左后,V_1 出现起始 q 向量。由于右室肥大,最大 QRS 向量指向右前,V_1 导联继 q 波之后出现高大 R 波,呈 qR 型。

【诊断】 ①V_1 呈 qR 型,R>1.0 mV。②QRS 电轴右偏。③V_1~V_6 导联 R 波逐渐减小,V_2~V_6 导联 S 波逐渐增深。④QRS 时限<110 ms,合并束支阻滞以后,QRS 时间≥110 ms。

【临床意义】 见于重度右室肥大,肺动脉高压(图 3-10)。

【资料】 男性,32 岁。先心病、右室双出口。

【心电图特征】 ①窦性心律,心率 66 次/min。②右房扩大,$P_{II,III,aVR,aVL,V_2~V_6}$=0.20~0.425 mV。③右室肥大,$V_1$ 呈 qR 型,R_{V_1}=4.50 mV,QRS 时限 160 ms,QRS 电轴 125°,终末部分宽钝,为右室肥大合并完全性右束支阻滞。

【心电图诊断】 1. 窦性心律;2. 右房扩大;3. 右室肥大;4. 完全性右束支阻滞。

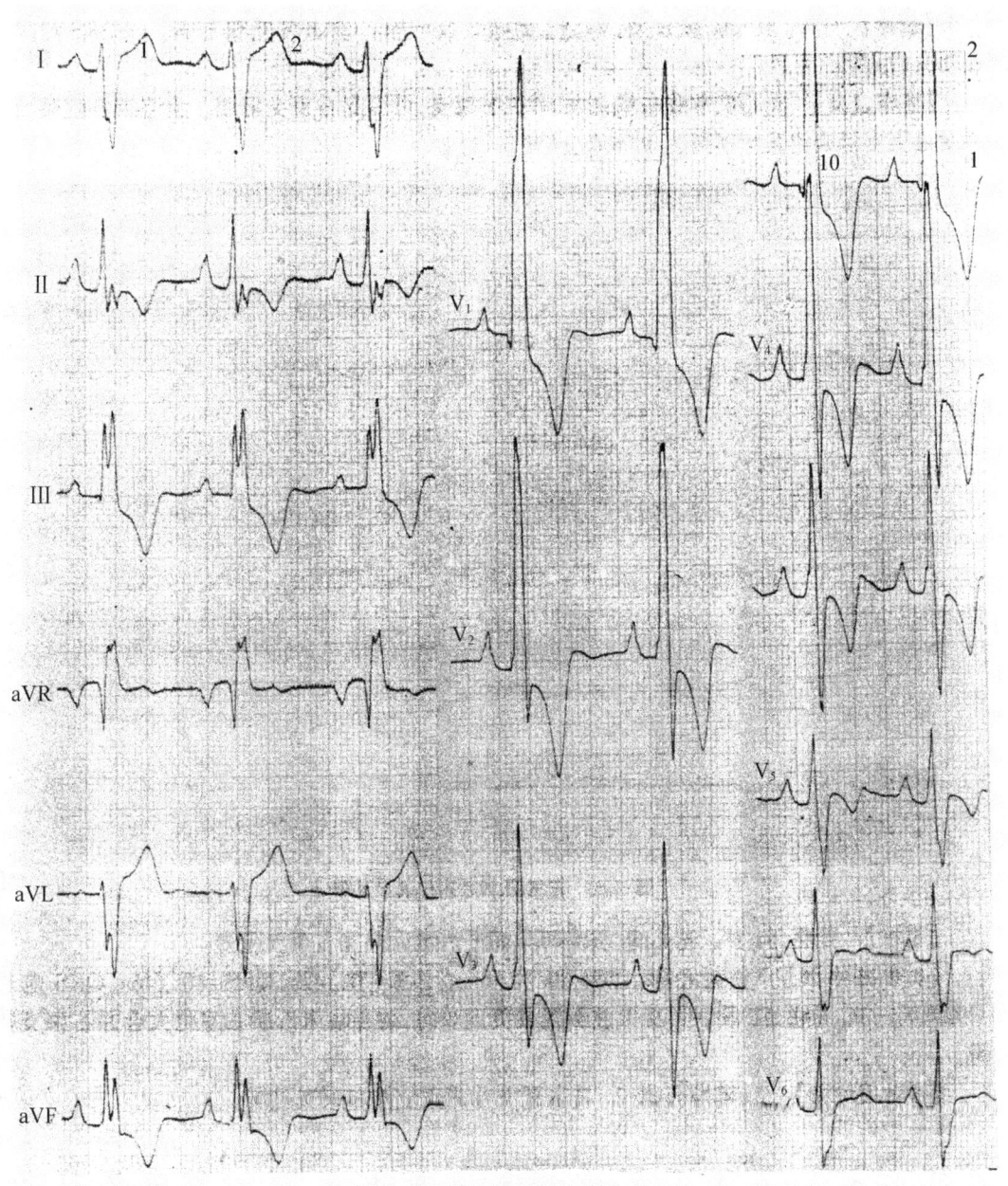

图 3-10 qR 型右室肥大

3-11 右室肥大合并右束支阻滞

【定义】 右室肥大与右束支阻滞同时并存。

【发生机制】 右室肥大时,QRS 最大向量向右向前,右束支阻滞时,QRS 终末向量向右向前,两者的心电图特征都能显示出来。

【诊断】 ①V_1呈rsR'或R型,V_5、V_6导联S波增深。②QRS电轴右偏。③QRS时限延长≥0.11 s。

【临床意义】 先心病常致右室肥大,牵拉右束支,可引起右束支阻滞。法洛四联症根治术并发右束支阻滞的发生率高达90%以上(图3-11)。

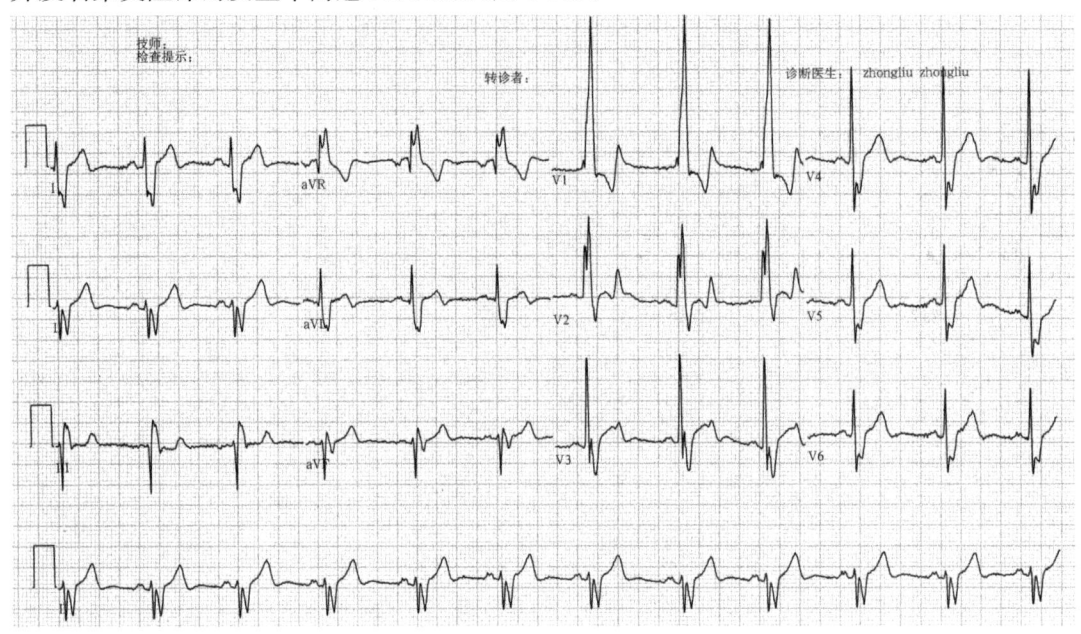

图3-11 右室肥大合并右束支阻滞

【资料】 男性,22岁。先心病、法洛四联症根治术后3周。

【心电图特征】 窦性心律,心率68次/min。P-R间期152 ms,QRS时限156 ms,QRS电轴257°,V_1~V_2导联ST段下降,T波负正双向,结合临床诊断右室肥大合并右束支阻滞。

【心电图诊断】 1. 窦性心律;2. 右室肥大合并完全性右束支阻滞。

3-12 双侧心室肥大

【定义】 双侧心室肥大指左、右心室的重量增大。

【发生机制】 双侧心室肥大,右室除极向量向右增大,右胸导联出现高大R波。左室除极向量向左后增大,左胸导联R波增大。部分双侧心室肥大的向量相互抵消,双侧心室肥大的图形被掩盖。部分显示出一侧心室肥大的特征(图3-12-1)。

【诊断】

1. 显示出双侧心室肥大。

2. 心电图上有右室肥大合并下列一项以上者:①电轴左偏。②V_5、V_6的R波增大;V_3的R+S≥6.0 mV。

3. 心电图上有左室肥大合并下列一项以上者:①电轴右偏。②V_1的R/S>1.0。③R_{aVR}>0.5 mV。④V_5~V_6的S波增深。⑤Ⅱ、Ⅲ、aVF导联高电压,$R_Ⅲ$>$R_Ⅱ$。

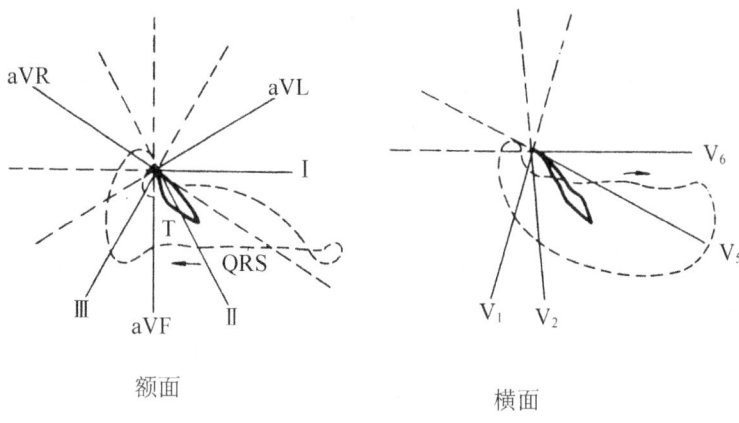

图 3-12-1 双侧心室肥大向量图

额面:QRS 环略大,指向左下方,大部呈顺钟向运行,T 环增大
横面:QRS 初始向量呈逆钟向运行,但迅速转为顺钟向,T 环偏前

4. 双侧心室肥大,正常范围心电图。

【临床意义】 临床上见于动脉导管未闭、风心病联合瓣膜病、巨大房间隔缺损及室间隔缺损等(图3-12-2)。

【资料】 女性,15 岁。先心病、室间隔缺损。

【心电图特征】 ①窦性心律,心率 73 次/min。②V_1 导联 R=1.90 mV,V_5、V_6 导联 S 波增深,为右室肥大。③V_5、V_6 导联 R 波增大,QRS 电轴$-35°$,为左室肥大。

【心电图诊断】 1. 窦性心律;2. 双侧心室肥大。

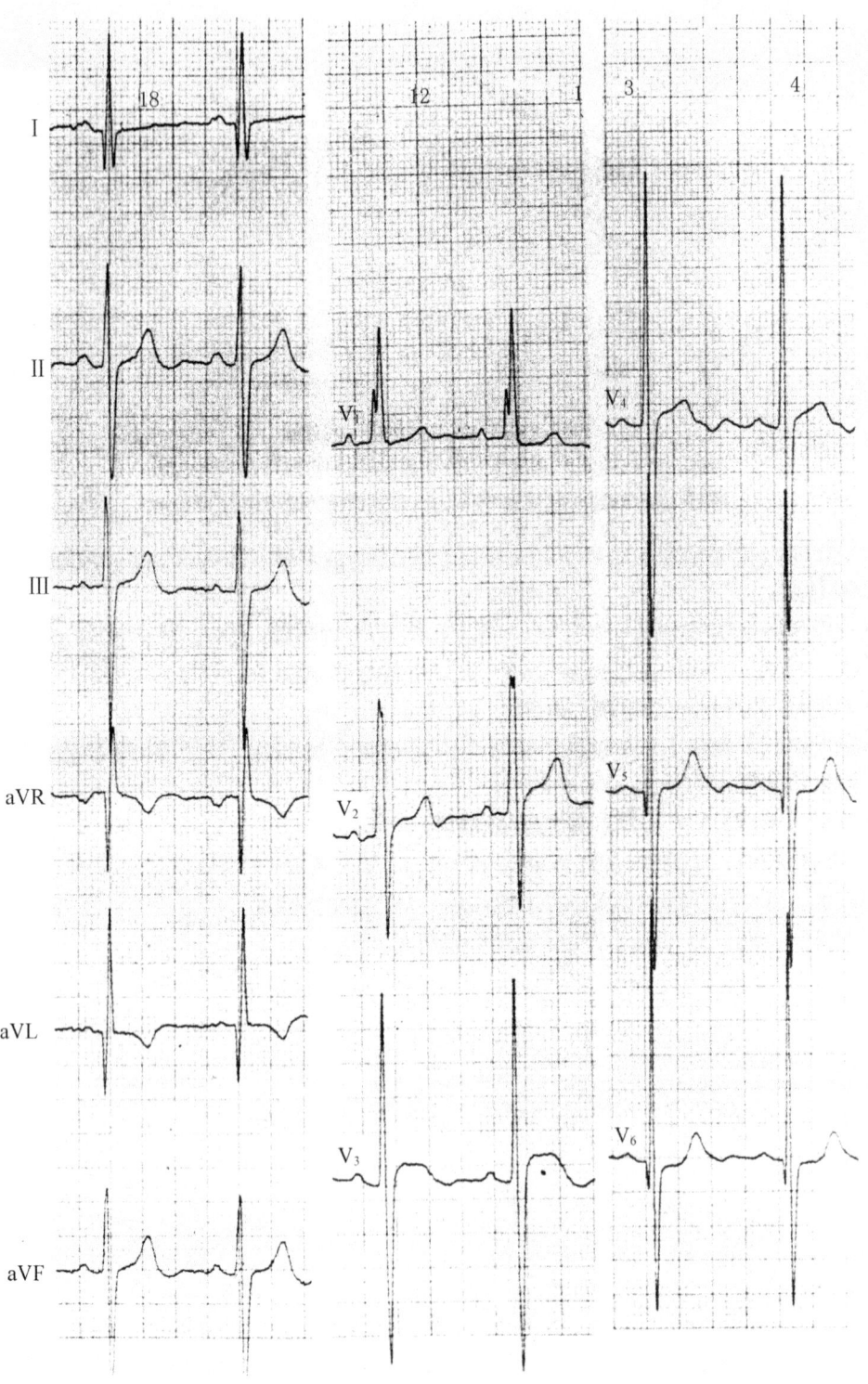

图 3-12-2 双侧心室肥大心电图改变

第4章 冠心病

心脏重约350 g,占体重的0.5%,心肌氧耗量占全身氧耗量的12%,剧烈运动又可使心排血量增加5~6倍,心肌氧耗量也相应增加。心脏本身的血液供应来自左、右冠状动脉(图4-0)。

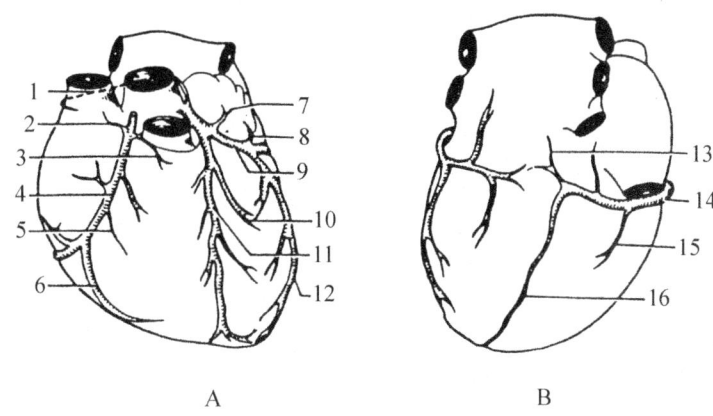

图4-0 冠状动脉
A. 前面观　B. 膈面或后面观
1—窦房结动脉;2—右心房前支;3—右圆锥支;4—右冠状动脉;5—右窦前支;6—右缘支;
7—左心房前支;8—左心房中间动脉;9—回旋支;10—对角支;11—前降支;12—左缘支;
13—房室结动脉;14—右冠状动脉;15—右心室后支;16—后降支(右冠状动脉)

左冠状动脉主干发自左后窦,长0.5~2 cm,直径2.6~7.0 mm,到达左冠状沟后分成两支:①前降支:沿前室间沟下行至心尖部,经心尖切迹转向心脏膈面,终止于后室间沟下1/3处。沿途发出若干分支支配左右心室前壁、右室漏斗部、心尖部、膈面下1/3处心肌的血供。前降支病变,将引起上述部位心肌缺血、损伤、坏死。②回旋支:沿左房室沟左行,终止于近心脏左缘的左室后壁,回旋支病变引起左室侧壁后壁心肌缺血、损伤、坏死。

右冠状动脉起自右主动脉窦,右冠状动脉直径2.0~6.5 mm,比左主干细,沿房室沟右行,终止于后室间沟下2/3处。右冠状动脉病变引起右室、右房、下壁等部位心肌缺血、损伤、坏死。

冠状动脉粥样硬化导致冠状动脉管腔狭窄,严重者可引起冠脉血流量减少或中断,是引起冠状动脉机能不全的主要原因。

在冠状动脉狭窄的基础上,病变部位血管发生痉挛,使冠状动脉管腔狭窄更加严重,导致急性冠状动脉供血不足。

在冠状动脉狭窄处有急性血栓形成,是引起急性心肌梗死的主要原因。其次是冠状动脉痉挛性闭塞。

单纯性冠状动脉痉挛也可引起心绞痛,甚至心肌梗死。

本章将在以下内容中对急性冠状动脉供血不足、冠状动脉供血不足、急性心肌梗死心电图诊断予以系统地、由浅入深地介绍。

本章内容有三点应引起重视：①不要见到 ST-T 改变就急于诊断"冠状动脉供血不足"。只有冠心病患者心电图上出现了 ST 段下降、T 波低平、倒置或双向，才能诊断冠心病心肌缺血。②不要见到异常 Q 波就诊断"心肌梗死"，应与冠状动脉造影资料和临床发病经过结合起来分析，在排除了其他病因之后，才考虑心肌梗死。③心电图运动试验对冠心病的诊断、治疗效果的评定、预后估价具有特殊的临床意义，应积极稳妥地开展好这项工作。检查室必须有专职医师、配备除颤器、各种急救设备和药物，遇有紧急情况，立即就地急救。④12 导同步动态心电图是检出心肌缺血最重要的无创性新技术，应大力推广应用。

4-1 急性心肌缺血

【定义】 冠状动脉病变引起急性心肌缺血、损伤，临床上可有不同类型的心绞痛发作(有症状心肌缺血)，也可无症状(无症状心肌缺血)。

【发生机制】 在冠状动脉粥样硬化基础上，冠状动脉内斑块破裂出血或痉挛，导致血管高度或不完全性阻塞，缺血心肌复极异常，引起 ST-T 改变及心律失常。一般持续时间 5~10 分钟。血管完全阻塞持续时间延长，发生急性心肌梗死。

【诊断】

心绞痛发作时心电图上可有下列一种或几种改变，心绞痛缓解以后，心电图迅速恢复原状。

1.急性损伤型 ST 段抬高　急性冠状动脉闭塞，立即出现 ST 段损伤型抬高。从血流中断开始，ST 段逐步升高，在几分钟之内 ST 段就可达最高幅度，一般 ST 段抬高 0.25~1.5 mV。ST 段抬高出现于损伤区的导联上，血管再通以后，ST 段迅速回至基线。非缺血区的导联上无 ST 段改变(图 4-1-1)。

实验研究和临床观察到，ST 段呈损伤型抬高，血管已经完全阻塞。此时应及时给予硝酸甘油、静脉溶栓治疗，无效者可急诊 PTCA，使阻塞的血管再通。若延误治疗时机，ST 段抬高持续时间延长，程度加重，不可避免地发生急性心肌梗死。

2.急性 ST 段下降　病变部位冠状动脉管腔急剧发生不完全性阻塞或高度阻塞时，主要引起心内膜下心肌损伤，ST 段立即开始下降达 0.10 mV 以上。心绞痛症状缓解，ST 段逐渐回到原有的状态(图 4-1-2)。

3.缺血型 T 波改变

(1)T 波高耸直立：冠状动脉立即阻塞，ST 段立即抬高，同时出现 T 波逐渐增高，冠状动脉再通以后，T 波降低。

(2)T 波倒置或双向：心绞痛发作时，在 ST 段下降的导联上 T 波倒置或双向，心绞痛缓解以后，T 波恢复原状。

4.出现一过性急性心肌梗死波形　严重的冠状动脉功能不全，损伤区心肌暂时丧失电动力，出现一过性心肌梗死波形，血供改善以后，心肌梗死波形迅速消失。

5.出现一过性心律失常　如窦性心动过缓、窦房阻滞、早搏、心动过速，甚至心室颤动等心律失常。

【**临床意义**】 急性冠状动脉供血不足持续时间较短,常规心电图不易记录到,Holter 监测,特别是 12 导同步 Holter 监测有重要意义。临床上应及时采取有效的治疗措施,防止发生急性心肌梗死。应行冠状动脉造影及 PTCA 术等。

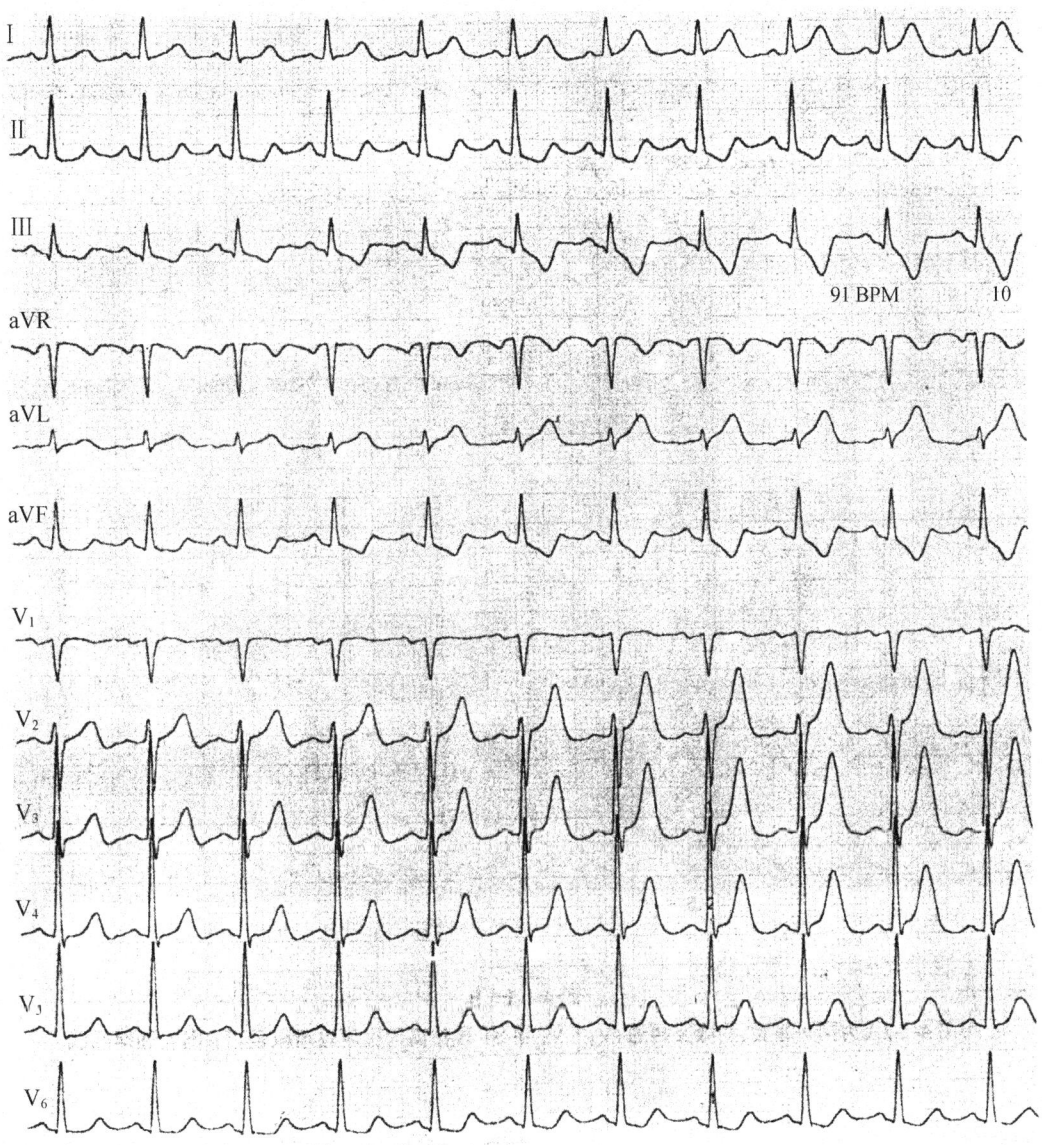

图 4-1-1A 急性心肌缺血心电图

前降支阻塞 $V_2 \sim V_4$ 导联 ST 段逐渐抬高,T_{III} 倒置加深

男性,45 岁。冠心病、劳力型心绞痛

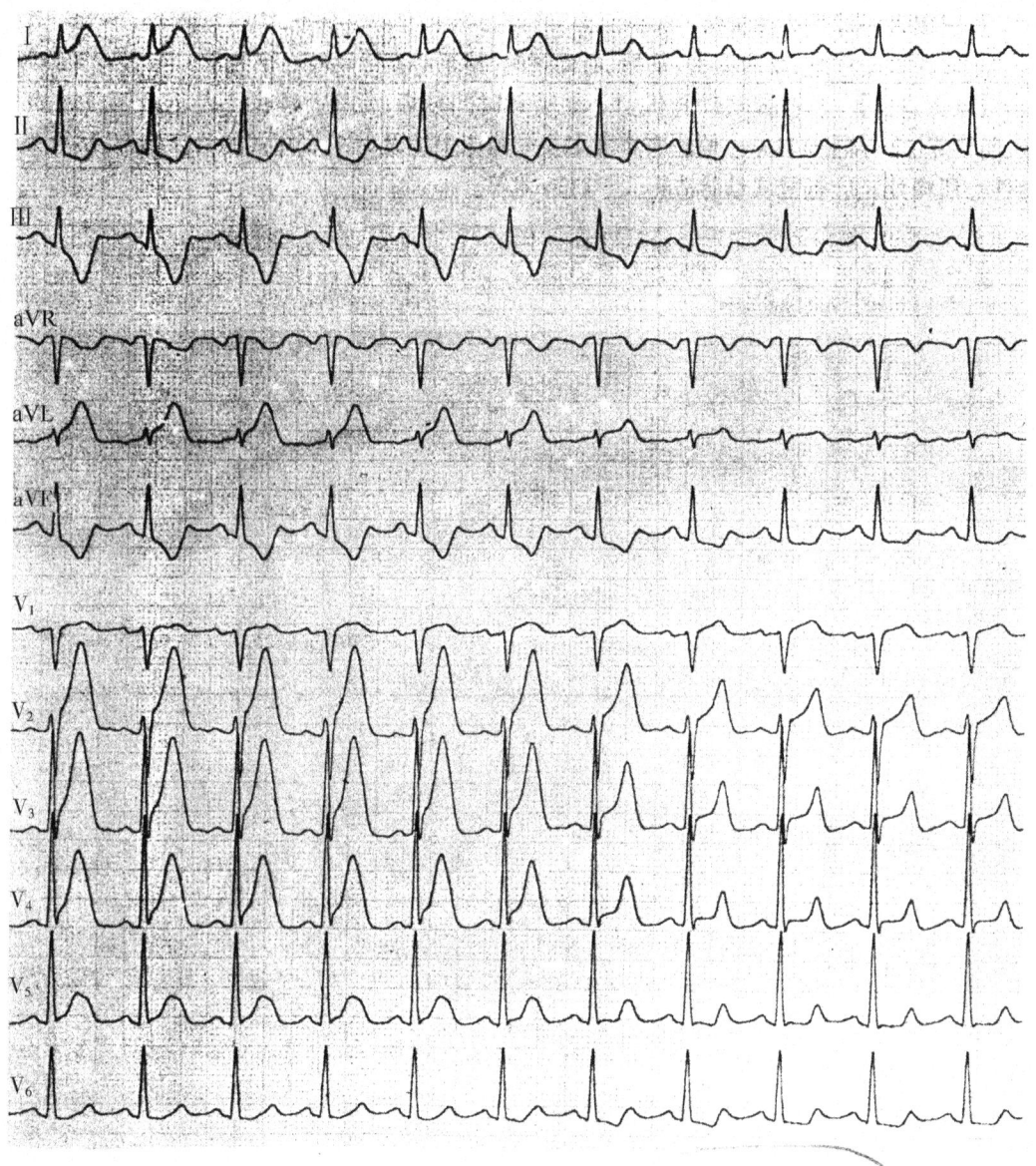

图 4-1-1B 急性心肌缺血心电图

与图 4-1-1A 为同一患者,前降支再通,V_2～V_4 导联 ST 段抬高的程度逐渐减轻,T_{III} 倒置逐搏减浅

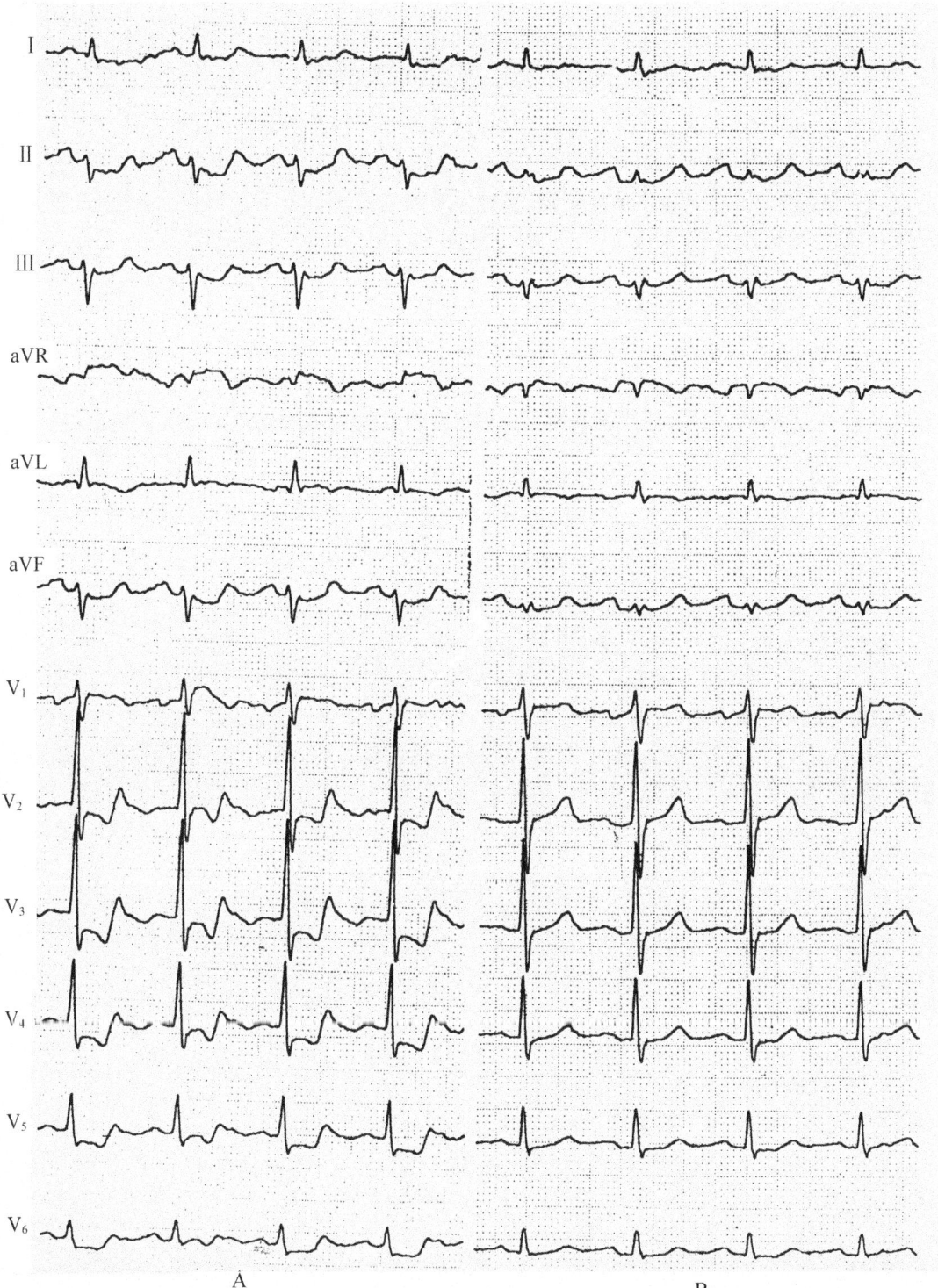

图 4-1-2　心绞痛发作时 Ⅱ、Ⅲ、aVF、V_2～V_6 导联 ST 段压低

男性,68 岁。冠心病、劳力型心绞痛。前降支近段狭窄 79%

A．记录于心绞痛发作时,前壁及下壁导联 ST 段压低 0.10～0.25 mV

B．症状缓解以后,ST-T 恢复原状

4-2 变异型心绞痛

变异型心绞痛属自发型心绞痛的一种类型,心绞痛发生与心肌耗氧量的增加无明显关系。与冠状动脉痉挛,引起管腔痉挛性闭塞,造成穿壁性心肌损伤有关。冠状动脉痉挛的部位多是粥样硬化的部位。以左前降支痉挛的发生率最高,以后的顺序是右冠状动脉、左旋支、对角支和后降支。

变异型心绞痛发作时的心电图特征:

1. 损伤型 ST 段抬高 自冠状动脉痉挛性闭塞开始,ST 段立即抬高,抬高的程度逐渐加重,一般在 0.30 mV 以上。ST 段抬高只见于损伤区的导联上,其他导联 ST 段正常或下降。冠脉再通,心绞痛缓解,ST 段回至基线。原有 ST 段下降,心绞痛发作时 ST 段可暂时回至基线,即 ST 段"伪性改善"。

2. T 波增高变尖。

3. QRS 振幅增大,QRS 时限延长至 0.1~0.12 s。

4. 常有 QRS、ST-T、Q-T 间期电交替。

5. 出现室性早搏、室性心动过速等心律失常(图 4-2)。

【资料】 男性,52 岁。冠心病、变异型心绞痛,前降支病变。

【心电图特征】 图 A 对照心电图,图 B~图 D 描记于心绞痛发作时,ST 段 V_2 抬高,Ⅲ、aVF、V_6 导联 ST 段下降,舌下含服硝酸甘油 3 分钟症状缓解,记录图 E,ST 段回至基线。

【心电图诊断】 1. 窦性心律;2. 变异型心绞痛发作时前间壁导联 ST 段损伤型抬高伴下侧壁 ST 压低。

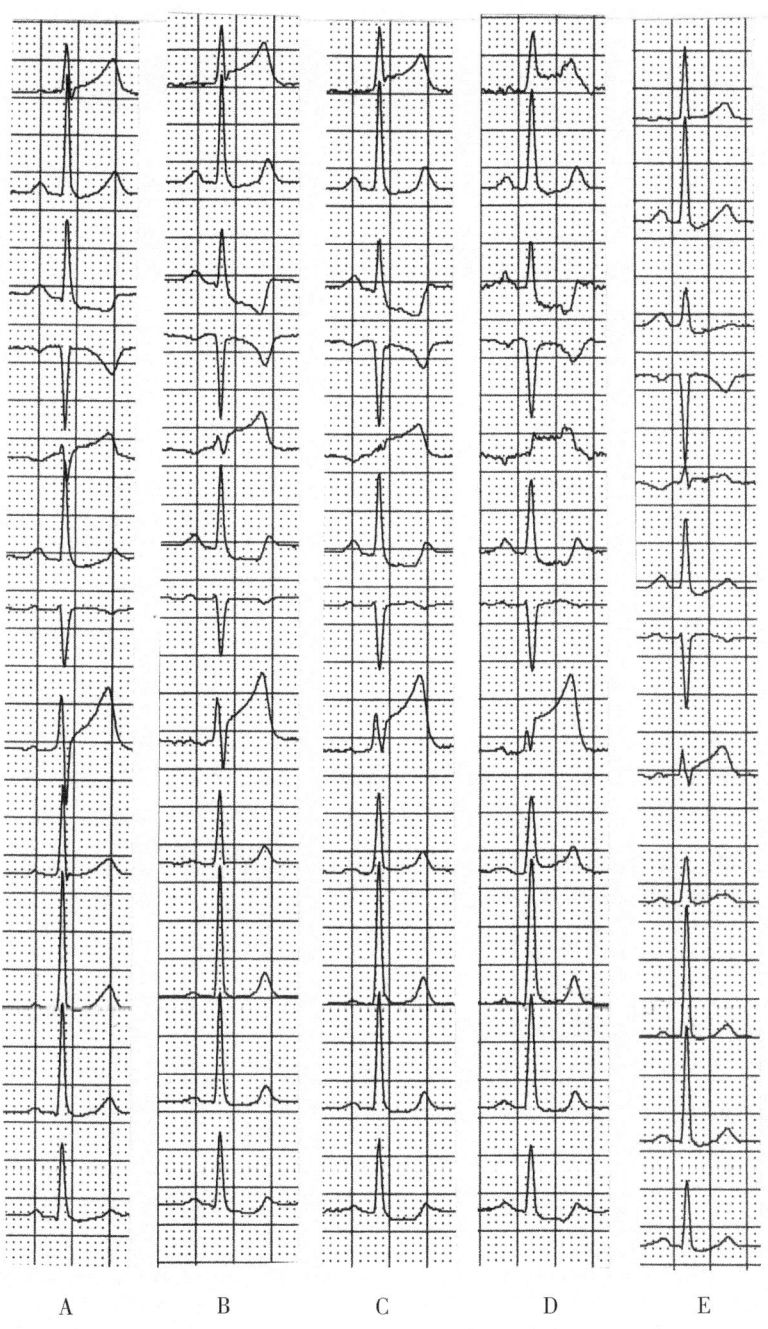

图 4-2 变异型心绞痛,前间壁导联 ST 段抬高

4-3 无症状心肌缺血

【定义】 无症状心肌缺血(SMI)是冠状动脉病变所致的无心绞痛的心肌缺血，临床将 SMI 分为三型。Ⅰ型：无症状，但有心肌缺血的证据。Ⅱ型：既有心绞痛，又有 MI。Ⅲ型：既有心绞痛，又有 SMI。SMI 患者冠脉造影证实有一支以上冠状动脉或较大的分支明显狭窄。SMI 发作的频度是有症状心肌缺血的 4 倍。

【发生机制】 心肌缺血瞬间，最先出现心电图改变，缺血型 ST 段下降，T 波低平、双向或倒置，然后才发作心绞痛。如果缺血程度较轻，虽有 ST-T 改变，但未发作心绞痛。或者有明显缺血型 ST-T 改变，但由于疼痛报警系统暂时失灵或疼痛的阈值暂时升高，不发生心绞痛。

【诊断】 SMI 的检测方法有①核素心血管显像。②心电图负荷试验。③Holter 监测。④冠状动脉造影。⑤血流动力学监测等。12 导同步 Holter 监测对 SMI 的诊断很有帮助。Holter 监测时间长，可以发现不同状态下，不同时间内发生的 SMI。Holter 监测结果 SMI 发作的特征：①SMI 以上午 6～12 时发作频率最高，0～6 时发作频率最低。②多支病变患者 SMI 发作时，ST 改变程度重，下降持续时间长。③PCI 术可明显改善 SMI 患者的心肌供血情况。

SMI 的心电图诊断标准：1×1×1

即 ST 段自 J 点后 60～80 ms 处呈水平型或下斜型下降≥1.0 mm，持续时间 1 分钟以上，两次缺血间隔大于 1 分钟(图 4-3)，有学者建议两次缺血应在间隔 5 分钟以上。

SMI 的诊断仅限于冠心病。非冠心病患者发生的 ST-T 改变不应诊断 SMI。

【临床意义】 SMI 造成的心肌缺血性损害与心绞痛相同。因无症状，又不引起患者的警觉，故 SMI 的预后更严重，应及时检出 SMI 患者，给予积极治疗，防止严重并发症的发生(图 4-3)。

【资料】 女性，68 岁。冠心病、不稳定型心绞痛。

【心电图特征】 图 A：窦性心动过缓，心率 58 次/min，Ⅱ、Ⅲ、aVF、V_5～V_6 导联 T 波倒置。图 B：无症状心肌缺血发作时，Ⅰ、aVL、V_5～V_6 导联 ST 段压低，Ⅲ导联 ST 段抬高，多源室性早搏。

【心电图诊断】 1. 窦性心动过缓；2. SMI 发作时 ST 段显著压低。

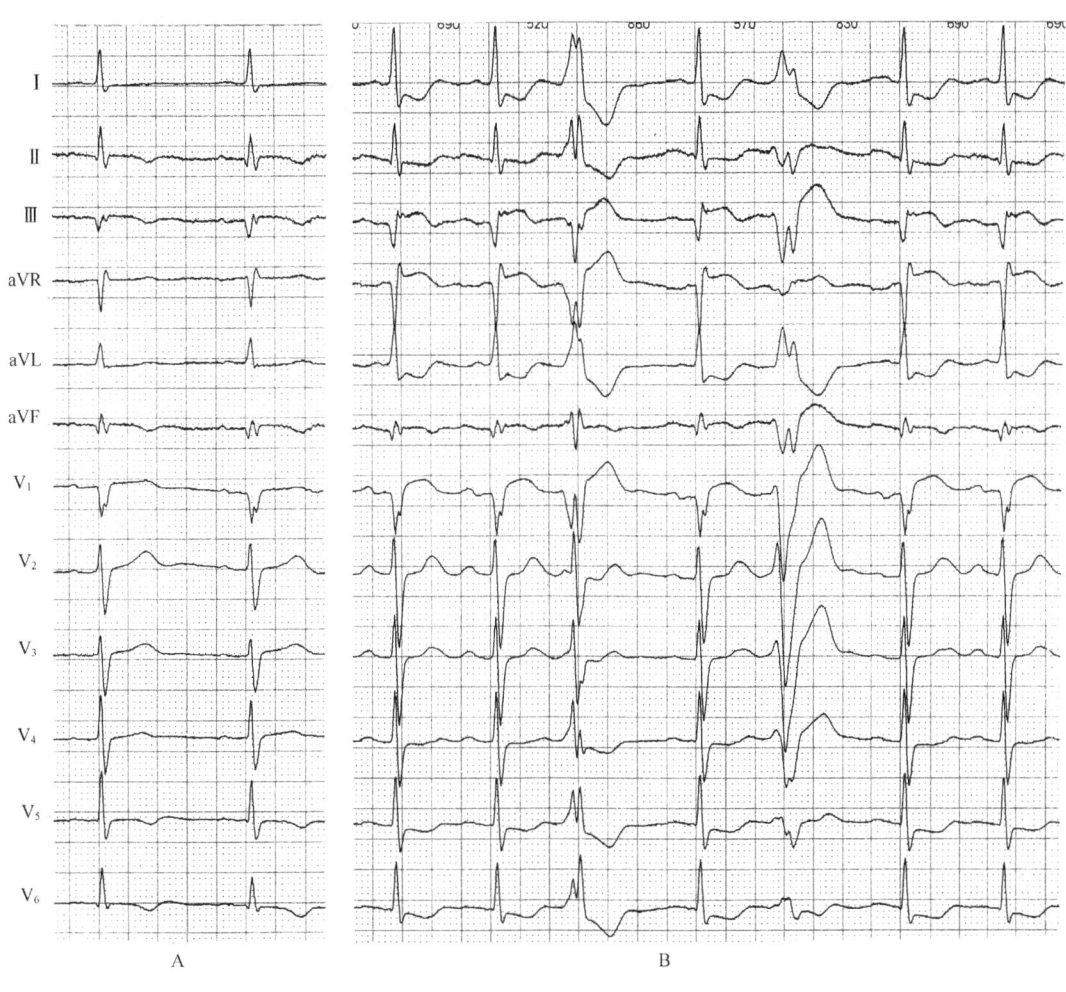

图 4-3

4-4 X 综合征

【定义】 X 综合征是指患者有典型心绞痛,运动试验阳性,麦角新碱试验前后冠脉造影正常,冠脉血流储备力降低并可排除导致心电图缺血性改变的其他心脏病。

【发生机制】 很可能是冠脉造影不能显影的微血管病变。

【诊断】 有心电图改变,再结合临床才能做出诊断。

1. 心绞痛发作时心电图上有缺血型 ST-T 改变。
2. 活动平板运动试验阳性。
3. Holter 监测有心肌缺血。

【临床意义】 X综合征患者一般预后良好,目前对于X综合征的研究仍存在许多难点,总有一天会揭开这一综合征的本质,冠以更确切的名称(图4-4)。

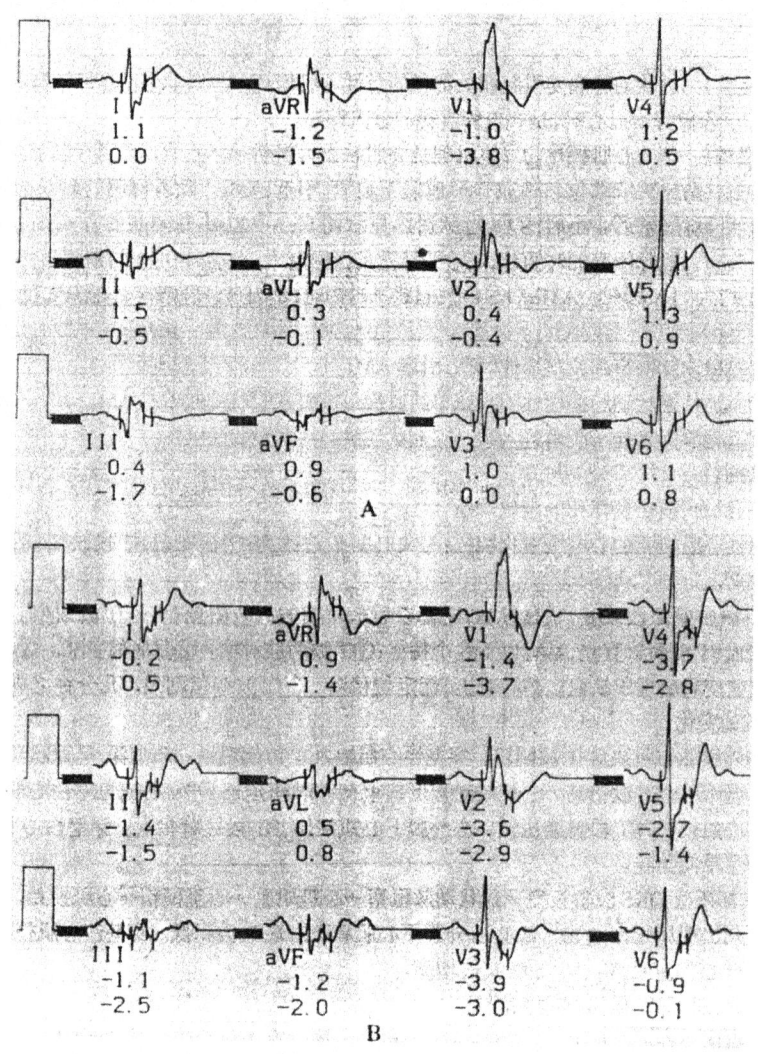

图4-4　X综合征,活动平板试验阳性

【资料】　男性,54岁。发作性胸痛2年,服用硝酸甘油后症状缓解,冠状动脉造影阴性。

【心电图分析】　图A:为叠加的12导同步心电图显示完全性右束支阻滞。图B:活动平板运动试验引起心绞痛发作时,$V_4 \sim V_6$导联ST段呈水平型下降0.10～0.30 mV,显示急性前侧壁心肌缺血。

【心电图诊断】　1.窦性心律;2.完全性右束支阻滞;3.活动平板运动试验前侧壁心肌缺血。

4-5　急性心肌梗死

【定义】　冠状动脉病变引起相关部位的急性心肌梗死(AMI)。全世界每年有数千万人死于 AMI。积极防治冠心病，是心血管学科的重大课题。

【发生机制】　急性心肌梗死的发生机制是心肌缺血⇌损伤→坏死。其病因有以下几种：

(1)冠状动脉狭窄部位急性血栓形成阻塞血管，引起 AMI。随着时间的延长冠脉可以再通。冠状动脉闭塞后 4 小时，87%冠脉造影显示闭塞，6～12 小时闭塞的为 67%，1～4 周为 45%～53%。冠脉闭塞的时间越久，心肌坏死的范围越大。发病 40 分钟，缺血区 38%心肌坏死，6 小时为 71%坏死。AMI 后尽早使冠脉及时再通，是当今开展溶栓、紧急 PCI 治疗的重要依据。

(2)冠状动脉狭窄部位痉挛性闭塞，引起 AMI。

(3)单纯性冠状动脉痉挛性闭塞或单纯血栓形成阻塞冠状动脉引起 AMI。

(4)其他原因有栓子脱落进入某一支冠状动脉，冠状动脉旁路移植术后，PCI，外伤等引起 AMI。

【诊断】

1. 缺血、损伤及坏死的定位诊断

急性心肌梗死的心电图变化特征：①缺血型 T 波改变；②损伤型 ST 段改变；③坏死型 QRS 波群改变。

(1)缺血型 T 波改变　冠状动脉闭塞以后最早期的心电图变化，是 T 波改变。心内膜下心肌缺血，T 波高耸直立，具有以下 5 个特征：①T 波两肢对称。②基底部变窄。③波顶变尖。④T 波改变只出现于缺血区的导联上，能定位诊断。⑤T 波变化剧烈。几分钟之内就可观察到 T 波的变化。

心外膜下心肌缺血 T 波倒置。穿壁性心肌缺血 T 波倒置进一步加深，呈冠状 T 波。

(2)损伤型 ST 段抬高　心肌缺血程度加重持续时间延长，可发展成为急性心肌损伤。心内膜下心肌损伤，ST 段显著压低。心外膜下心肌损伤，ST 段弓背抬高。穿壁性心肌损伤，ST 段抬高呈单向曲线。

(3)坏死型 QRS 波群改变　冠状动脉阻塞→心肌缺血→心肌损伤→心肌梗死。心内膜下心肌梗死出现坏死型 Q 波。靠近心外膜下心肌坏死出现 R 波降低。穿壁性心肌梗死出现 QS 波。后壁心肌梗死，V_1、V_2 导联 R 波增高。

2. 心肌坏死、损伤、缺血综合征

典型的急性心肌梗死(Q 波型 AMI)心电图上同时有 3 种改变：①靠近内膜下心肌最先发

生坏死，并向外膜下心肌扩展。②坏死外周心肌损伤，再向外面的心肌缺血。③在梗死区的导联上有坏死型Q波、损伤型ST段抬高及T波倒置（图4-5-1、图4-5-2）。

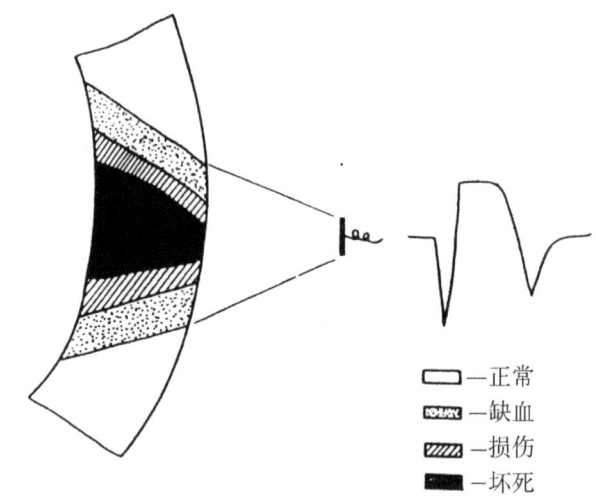

图4-5-1　心肌坏死、损伤、缺血综合征

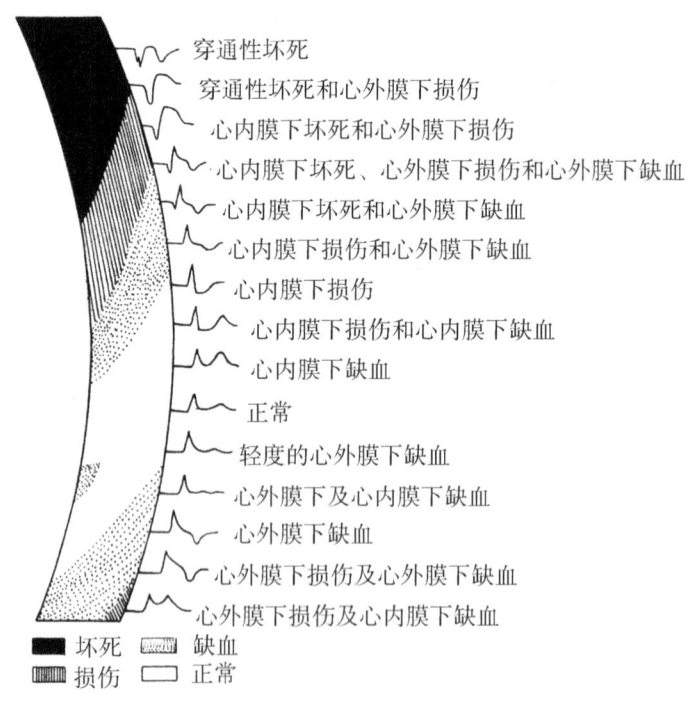

图4-5-2　各种不同组合的心肌缺血、损伤、坏死的心电图波形特征

3.心肌梗死定位诊断

在心肌梗死部位的导联上有坏死型QRS波群改变、损伤型ST段改变、缺血型T波演变过程（图4-5-3，表4-5）。

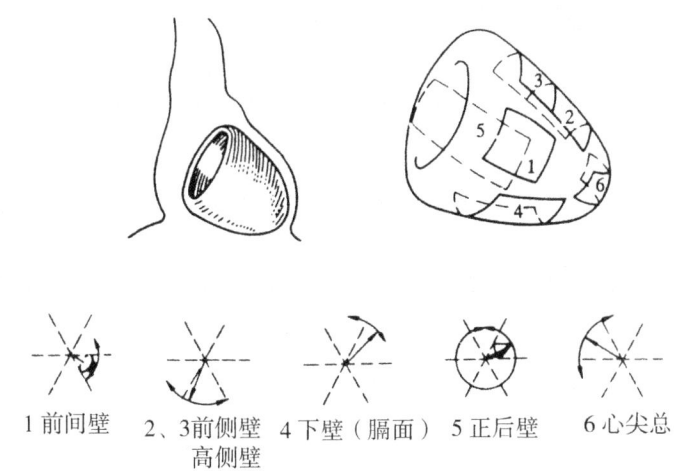

图 4-5-3　不同部位心肌梗死的定位

表 4-5　AMI 定位诊断

梗死部位	Ⅰ	aVL	Ⅱ	Ⅲ	aVF	aVR	V₅R	V₄R	V₃R	V₁	V₂	V₃	V₄	V₅	V₆	V₇	V₈	V₉
前间壁										+	+	±						
前壁											±	+	+	±				
前侧壁													+	+	+			
高侧壁	+	+																
广泛前壁	±	±								+	+	+	+	+	±			
后壁										⊕	⊕	⊕				+	+	+
下壁			+	+	+													
下后壁			+	+	+					⊕	⊕	⊕				+	+	+
下侧壁			+	+	+									+	+			
心尖部			+	+	+								+	+	+			
右室							+	+	+									

注:+:该导联出现坏死型 Q 波或 QS 波,ST 段弓背抬高,T 波倒置

　　±:该导联可能出现坏死型改变

　　⊕:该导联出现增高 R 波,ST 段下降,R 波直立

4.AMI 分类

(1)根据有无 Q 波分类

1)Q 波型 AMI:①Ⅰ型:对应导联 ST 段压低,死亡率 28%。②Ⅱ型:对应导联无 ST 段压低,死亡率 3%。③Ⅲ型:仅有 Q 波和 T 波改变,死亡率 0。进一步观察近期及远期预后,QAMI 近期死亡率 19.9%,远期心绞痛率 21%,再梗死率 5.7%。侧支循环差,梗死时一支冠状动脉主支完全闭塞。

2)无 Q 波型 AMI(NQAMI):Ⅰ型:ST 段压低,死亡率 24%;Ⅱ型:ST 段抬高,死亡率

3%；Ⅲ型：仅有 T 波改变，死亡率 0。NQAMI 近期死亡率 10.2%，远期心绞痛率 55%，再梗死率 15.2%。

(2) 根据 ST 段有无抬高分类：

1) ST 段抬高的急性心肌梗死：红色血栓及早溶栓或 PCI 术。

2) 非 ST 段抬高的急性心肌梗死：白色血栓，及时抗缺血治疗。

5. 梗死相关动脉 (infarct related artery, IRA)

(1) 左前降支 (LAD) 作为 IRA 　对于前壁 AMI 的诊断及判断 LAD 病变为 IRA 的敏感性为 90%，特异性 95%，阳性预告值 96%。梗死发生于 LAD 近段者梗死面大，预后差。

(2) 左旋支 (LCx)、右冠状动脉 (RCA) 作为 IRA 　急性下壁心肌梗死时，右冠作为 IRA 的发生率 83%，LCx 作为 IRA 的发生率 17%。ST 段 Ⅱ/Ⅲ<1 时，RCA 作为 IRA，ST 段 Ⅱ/Ⅲ>1 时，LCx 作为 IRA。

【临床意义】 　心电图诊断急性心肌梗死具有快速、准确等优点。记录一系列 AMI 的心电图对于临床诊疗具有极其重要的价值。凡是 AMI 患者必须做常规 12 导和加做 V_3R、V_4R、V_5R、V_6R，及 V_7、V_8、V_9 导联心电图。

【资料】 　女性，66 岁。高血压病Ⅱ期、冠心病、急性心肌梗死 3 小时入院。左前降支近段阻塞程度 100%。心电图记录于 AMI 第 2 天 (图 4-5-4)。窦性心动过速，心率 156 次/min。P-R 间期 0.13 s，QRS 时限 0.08 s，$V_1 \sim V_5$ 导联出现坏死型 QRS 波群改变及损伤型 ST 段抬高。

【心电图诊断】 　1. 窦性心动过速；2. 急性前间壁及前壁心肌梗死演变过程。

【资料】 　男性，22 岁。临床诊断：习惯性肩关节脱位。手术臂丛神经麻醉时出现心室颤动，经电击复律，患者转危为安。

【心电图特征】 　心电图记录于心脏复苏术后 1 个月 (图 4-5-5)。窦性心律，心率 70 次/min，P-R 间期 0.14 s，QRS 时限 0.09 s，Q-T/Q-Tc 0.416 s/0.443，P、R、T 电轴+78°、+82°、218°。Ⅰ、Ⅱ、Ⅲ、aVF 倒置，V_3 双向，$V_4 \sim V_6$ 倒置呈冠状 T 波，提示有非 Q 波型心肌梗死。

【心电图诊断】 　1. 窦性心律；2. 非 Q 波型心肌梗死演变过程。

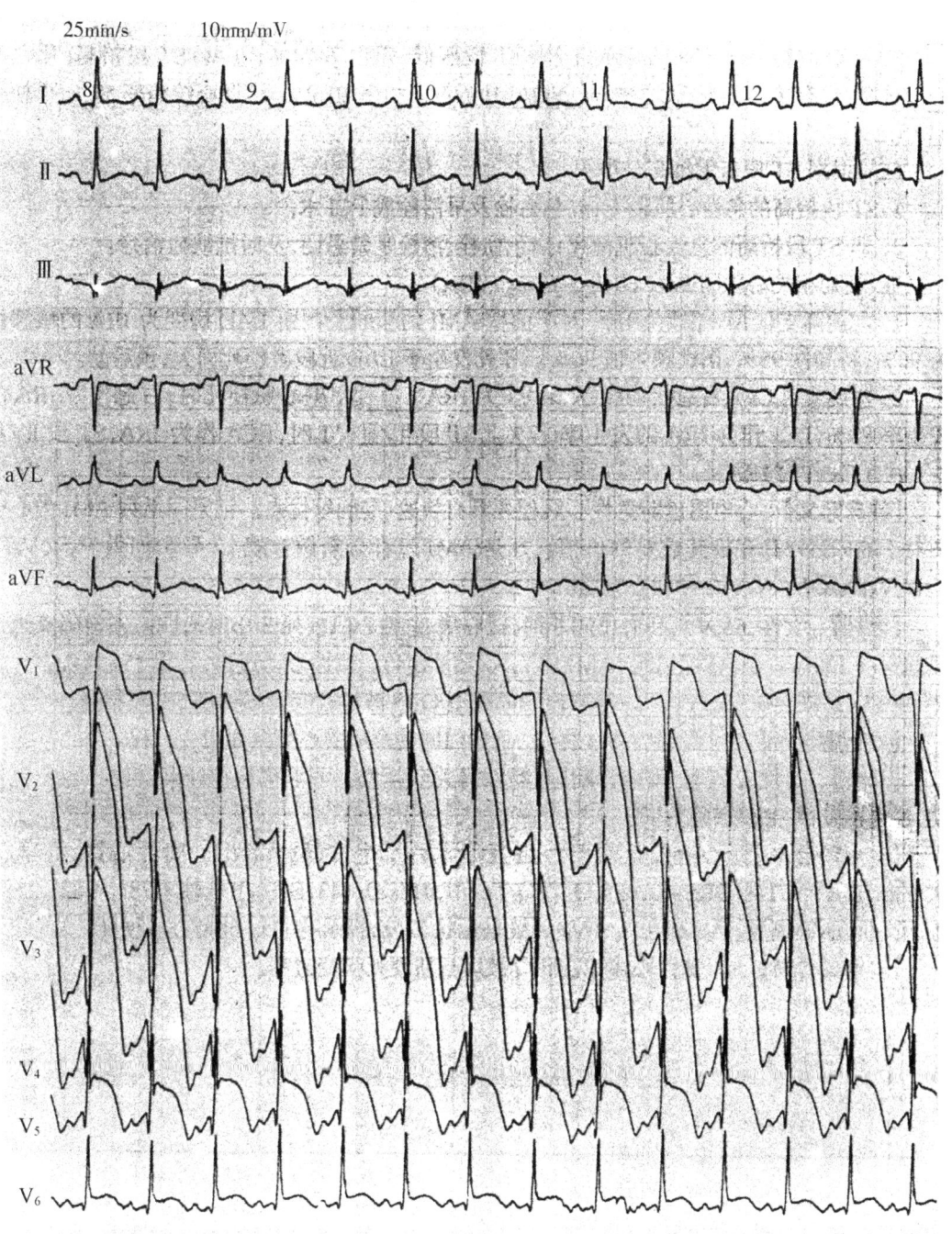

图 4-5-4　左前降支阻塞引起急性前间壁、前壁心肌梗死

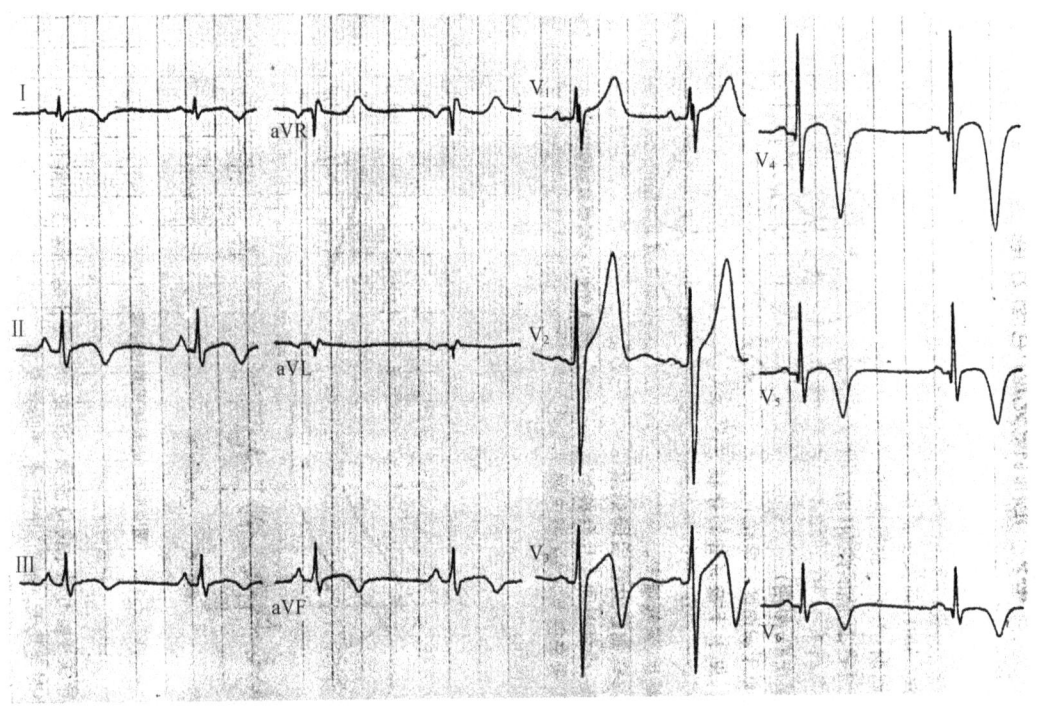

图 4-5-5　非 Q 波型心肌梗死

4-6　心肌梗死心电图分期

急性心肌梗死（AMI）的发生及演变可以归纳为以下四期：①超急性损伤期；②急性期；③演变过程；④陈旧期（图 4-6-1、图 4-6-2）。

1. 超急性损伤期（早期）

(1) T 波高耸，见于缺血区的导联上。

(2) ST 段抬高，见于 T 波高耸的导联上。

(3) QRS 时限延长，振幅增大。

此期发生于冠状动脉阻塞后即刻出现上述心电图改变，持续时间十几分钟至几小时。多数病人未来得及入院，就已经发展成为急性心肌梗死。

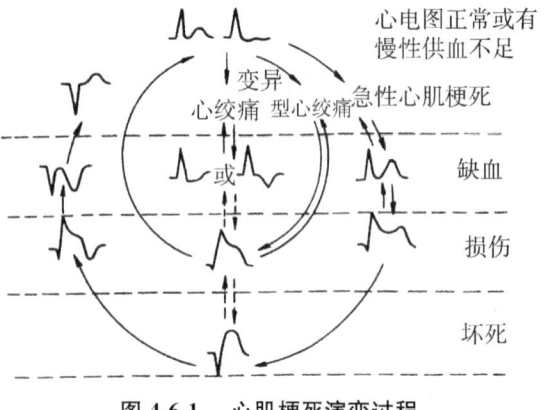

图 4-6-1　心肌梗死演变过程

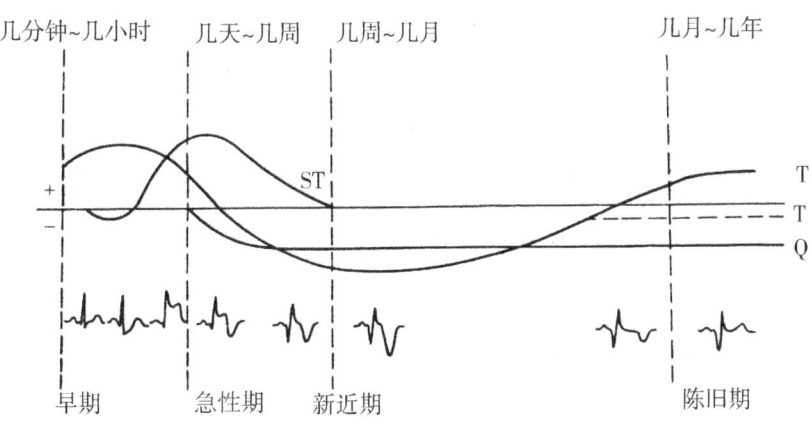

图 4-6-2 心肌梗死图形分期

2.急性期 ST 段抬高的导联开始出现 q 或 Q 波及 QS 波。ST 段开始回落,T 波降低。此期持续几小时至几天,连续心电监测,严防并发症。

3.演变过程(充分发展期) 在心肌梗死部位的导联上,T 波由直立开始转为倒置,标志着 AMI 已经进入衍变过程。此期 ST 段逐渐回至基线,有室壁瘤者不再回至基线。T 波倒置逐渐加深,以后又逐渐减浅,直至转为直立。此期长达 3 个月左右。

4.陈旧期 AMI 发病 3 个月以后,已经进入陈旧期。坏死型 Q 波或 QS 波在一部分病例中可以减小或转为 qR 型。甚至心肌梗死的 Q 波完全消失,T 波转为直立。有缺血性心肌病者,T 波不再转为直立。

溶栓再通的患者,可大大缩短心肌梗死的进程,即很快进入陈旧期。

4-7 心肌梗死超急性损伤期

心肌梗死超急性损伤期是急性心肌梗死的早期阶段,于冠状动脉闭塞即刻出现,持续数十分钟迅速发展成为急性心肌梗死。此期多发生于医院外,病死率高。如能及时溶栓再通,可不发生急性心肌梗死。

心肌梗死超急性损伤期心电图特征如下:

(1)缺血开始,T 波立即增高,缺血 2～7 分钟即可达到最高振幅。

(2)损伤型 ST 段抬高。冠状动脉闭塞开始,ST 段逐搏抬高,数分钟之后即可达到最高幅度,一般在 0.5～1.0 mV 以上。

(3)急性损伤阻滞。急性损伤区心肌传导延缓,表现为:①QRS 时限延长至 0.10～0.12s。②QRS 振幅增大。③室壁激动时间延长。

上述变化出现于心肌坏死的 Q 波之前,在心电图上能定位诊断。

(4)电交替。出现 QRS-ST-T 电交替。

(5)心律失常。此期发生的心律失常有早搏、室性心动过速、传导阻滞、心室颤动等(图 4-7)。

【资料】 男性,51 岁。冠心病、前降支中段狭窄 86%。

【心电图特征】 图 A:窦性心律,V_5、V_6 导联 ST 段呈水平型下降 0.50 mV 伴 T 波负正双向。图 B:前降支中段阻塞,QRS 时限延长至 0.12 s,QRS 振幅在 $V_3 \sim V_5$ 导联中增大,为急性损伤阻滞。V_3、V_4 导联 ST 段呈损伤型抬高。

【心电图诊断】 1. 窦性心律;2. 心肌梗死超急性损伤期。

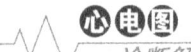

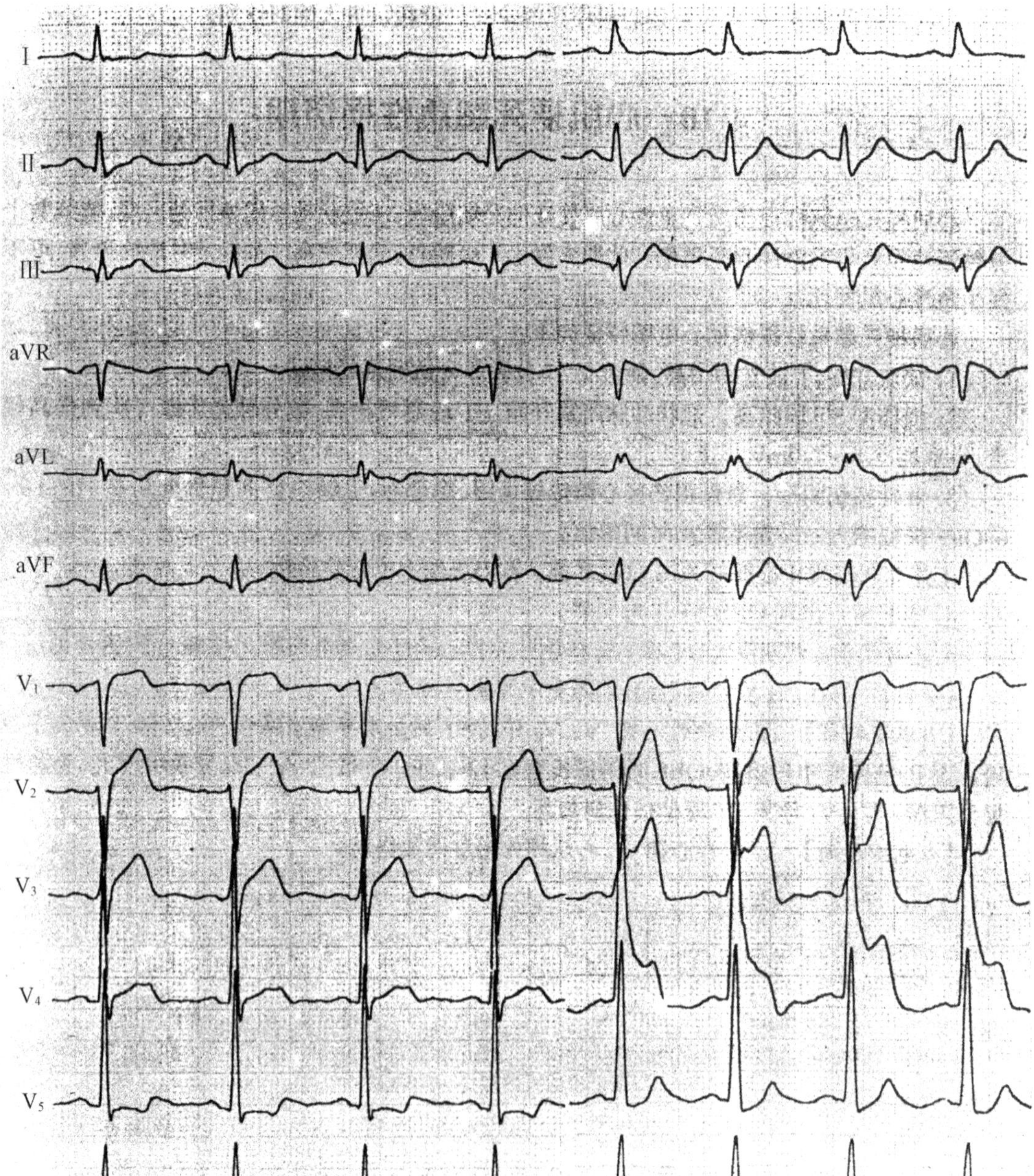

图 4-7　心肌梗死超急性损伤期

4-8　急性心肌梗死溶栓后再通

在冠状动脉狭窄的基础上新的血栓形成,引起血管阻塞,发生急性心肌梗死。自20世纪90年代以来,溶栓成为治疗急性心肌梗死最有效的手段之一。溶栓后冠状动脉再通可以挽救濒死心肌,缩小心肌梗死面积,改善心功能,减少并发症及降低病死率。

1. 适应证

(1)急性心肌梗死发病6小时以内,使用硝酸甘油无效者。

(2)心肌缺血性疼痛持续20～30分钟以上,心电图上有急性损伤型ST段抬高,应用硝酸甘油无效。

2. 禁忌证

活动性内出血、凝血功能障碍、各种疾病晚期等。

3. 冠状动脉溶栓再通的判断标准

(1)主要指标

1)开始输入溶栓剂的2小时内或任何一个30分钟间期的前后比较抬高的ST段回降≥50%。

2)CK-MB或CK的酶峰值前移到距发病后的4小时以内。

(2)次要指标

1)开始输入溶栓剂的4小时以内,胸痛迅速减轻或完全缓解。

2)开始输入溶栓剂的4小时以内出现再灌注性心律失常,如加速的室性逸搏心律、窦性心动过缓伴一过性低血压、房室传导阻滞或束支传导阻滞消失。

同时具有两项主要指标或一项主要指标加两项次要指标者,判为溶栓后冠状动脉再通。

每一例溶栓患者都要记录一系列心电图,对比QRS-ST-T变化情况和心律失常的发生。心电图描记方法如下:记录对照12导联心电图,后壁心肌梗死加做V_7、V_8、V_9导联,右室梗死加做V_3R、V_4R、V_5R导联心电图。以后记录溶栓后30分钟、1小时、1.5小时、2小时、2.5小时、3小时及4小时12导联心电图各1份。行Holter监测记录心律失常(图4-8)。

【资料】　男性,66岁。冠心病、急性心肌梗死。

【心电图特征】　图A记录于急性心肌梗死4小时15分,窦性心律,心率87次/min。QRS时限0.084秒,QRS电轴-8°,V_1、V_2呈QS型,V_3呈QRS型,V_4有小q波。V_1～V_4导联ST段呈上斜型抬高0.20～0.50 mV。冠状动脉造影显示左前降支中段阻塞程度100%。行冠状动脉内溶栓40分钟后再通,左前降支中段仍残余狭窄84%,记录图B中V_1～V_4导联回落>50%。

V_1～V_4导联T波由直立转为倒置及正负双向。

【心电图诊断】　1. 窦性心律;2. 急性前间壁、前壁心肌梗死溶栓再通。

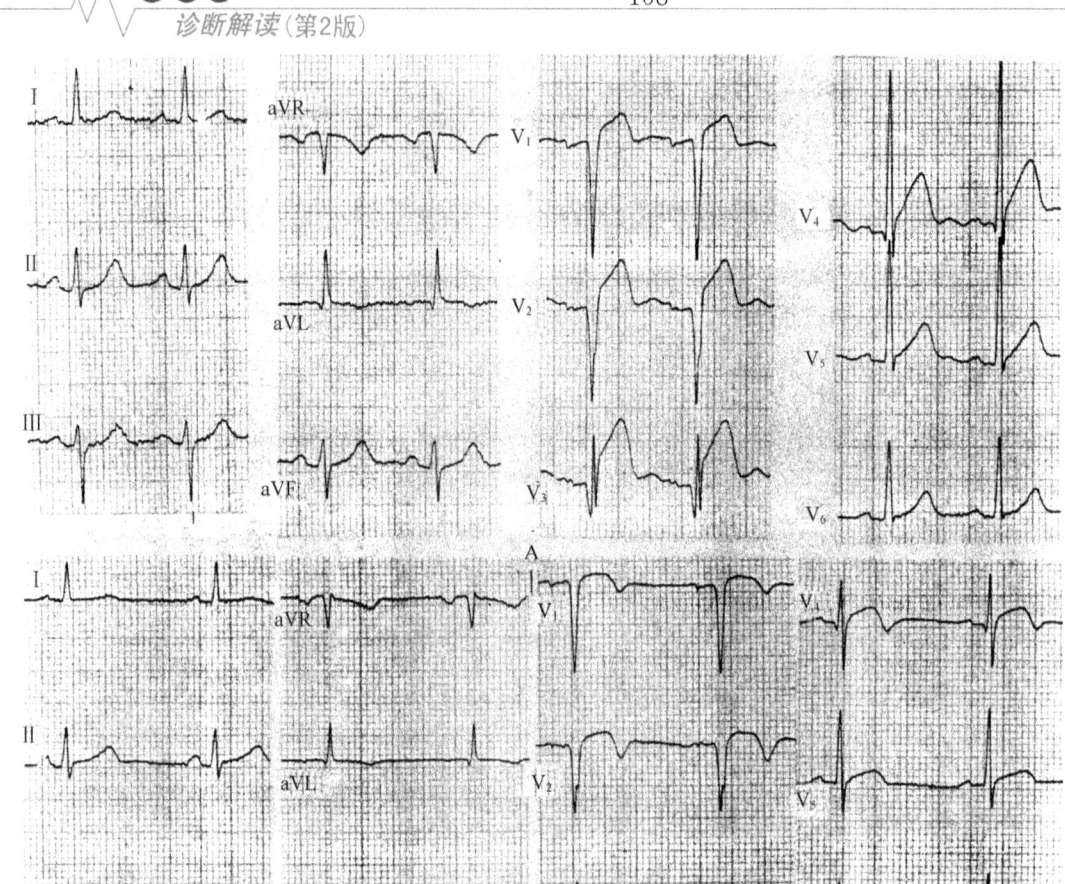

图 4-8 急性前间壁、前壁心肌梗死溶栓再通

4-9 前间壁心肌梗死

【定义】 左冠状动脉前降支阻塞引起前间壁心肌缺血→损伤→坏死。

【发生机制】 前间壁心肌梗死形成以后,QRS 起始 40 ms 向量背离梗死区指向左后方,反映在 V_1、V_2 导联出现坏死型 QS 波,而 $V_7 \sim V_9$ 导联 R 波增高(图 4-9-1)。

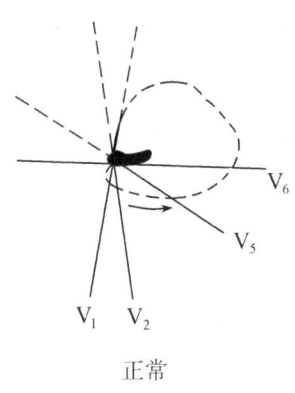
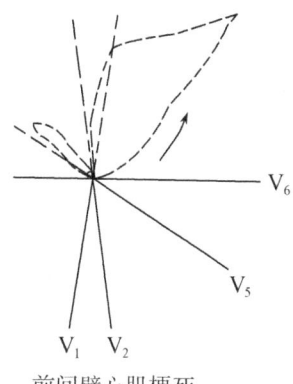

正常　　　　　　　　　　　前间壁心肌梗死

图 4-9-1　前间壁心肌梗死横面 QRS 环特征
与正常比较,前间壁心肌梗死时,起始及最大 QRS 向量均指向左后方

【诊断】　急性前间壁心肌梗死是常见部位的梗死。主要反映在 V_1～V_3 导联有梗死性 Q 波或 QS 波,ST 段呈损伤型急剧抬高,T 波由倒置转为直立,进入演变期又逐渐转为倒置。

前间壁梗死性 Q 波或 QS 波表现为以下几种形式:
(1) V_1、V_2、V_3 均呈 QS 型(图 4-9-2)。
(2) V_1、V_2 呈 QS 型,V_3 呈 qrS 型。
(3) V_1～V_3 呈 qrS 型。
(4) V_1、V_2 呈 qrS 型。
(5) V_1 呈 QS 型,V_2 呈 qrS 型。
(6) V_1 呈 QR 型,合并右束支阻滞。

【鉴别诊断】　V_1、V_2 甚至 V_3 有 Q 波或呈 QS 型,不一定是前间壁心肌梗死。还可见于下列情况:

1.左前分支阻滞　少数左前分支阻滞在 V_1、V_2 导联出现 q 波,呈 qrS 型。肢体导联呈左前分支阻滞图形。

2.左束支阻滞　发生完全性与不完全性左束支阻滞以后,V_1、V_2 导联 r 波减小或消失,呈 QS 型。Ⅰ、V_5、V_6 呈单向 R 波。QRS 时限延长。

3.B 型预激综合征　在横面预激向量指向后方,投影在 V_1、V_2 导联轴负侧,出现 Q 波,呈 Qr 或 QS 型。Ⅰ、aVL 导联预激波向上,V_5、V_6 导联 QRS 波形与Ⅰ、aVL 导联相似。

【临床意义】　前间壁心肌梗死的病变血管主要是左前降支。必须加做 V_3R、V_4R、V_5R 导联,避免右室梗死的漏诊(图 4-9-2)。

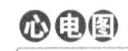

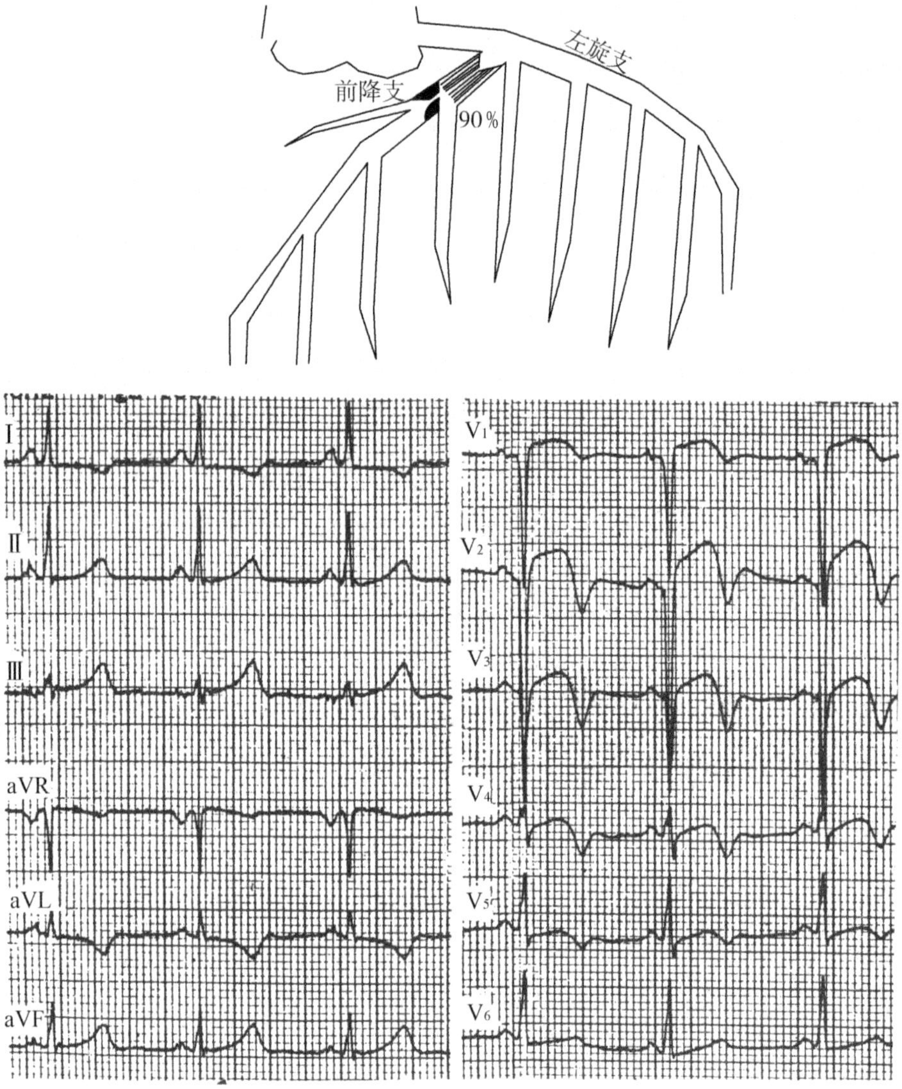

图 4-9-2 左前降支严重狭窄引起急性前间壁心肌梗死

【资料】 男性,68 岁。冠心病、急性前间壁心肌梗死,左前降支近段狭窄９０％,长约 1.2 cm。心肌梗死后心绞痛。

【心电图特征】 ①窦性心律;②V_1～V_3 呈 QS 型伴 ST 段损伤型抬高 0.2～0.35 mV。V_1～V_5 导联 T 波段正负双向。

【心电图诊断】 1. 窦性心律;2. 急性前间壁心肌梗死演变过程。

4-10 前壁心肌梗死

【定义】 冠状血管阻塞引起急性前壁心肌梗死。

【发生机制】 前壁心肌因缺血发展到损伤与坏死,该部位心肌丧失除极能力,QRS 起始 40 ms 向量向后,投影在前壁 $V_2 \sim V_4$ 导联上,形成 Q 波或 QS 波(图 4-10-1)。

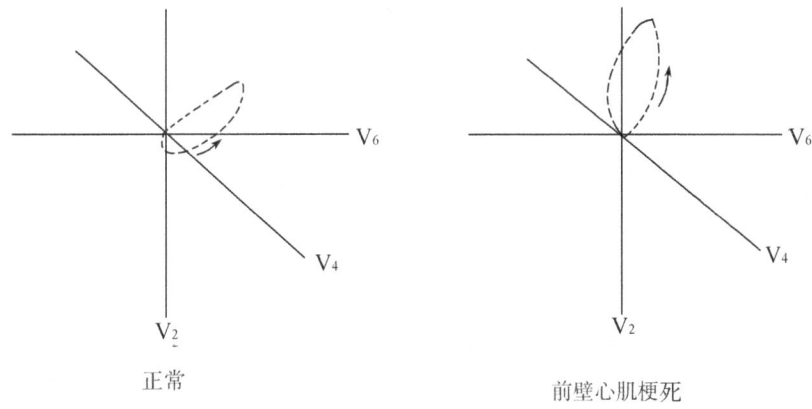

正常　　　　　　　　　　　　前壁心肌梗死

图 4-10-1　前壁心肌梗死的心向量图特征
起始 QRS 向量向左向后,投影在 V_2、V_3、V_4 导联轴负侧,出现 Q 波

【诊断】 急性前壁心肌梗死时,$V_2 \sim V_4$ 导联呈现坏死型 Q 波或 QS 波,ST 段损伤型抬高及缺血型 T 波倒置。表现为以下几种形式:

(1) $V_2 \sim V_4$ 导联均呈 QS 型,为前壁穿壁性心肌梗死。V_1 呈 rS,V_5、V_6 呈 qRs 或 RS 型。

(2) V_2、V_3 呈 QS 型,V_4 呈 rS、qRs 或 Rs 型。

(3) V_2 呈 QS 型,V_3、V_4 呈 qrS 或 qRs 型。

(4) V_3、V_4 呈 Qr 或 QS 型。

(5) $V_1 \sim V_4$ 均呈 rS 型,r 波逐次递减。

【临床意义】 前壁心肌梗死较为常见,病变血管多为左前降支,伴有下壁导联 ST 段压低者,病死率较高,并发完全性房室阻滞者,预后严重(图 4-10-2)。

【资料】 男性,77 岁。冠心病、急性前壁心肌梗死并发心房颤动。

【心电图特征】 心肌梗死 60 天。①P 波消失代之以 f 波,R-R 不匀齐。②标肢导 R+S<0.5 mV。③V_2、V_3、V_4 呈 QS 型,V_5 为 rS 型。V_2、V_3 导联 ST 段抬高 0.20 mV,提示前壁室壁瘤形成。V_6 导联 T 波平坦。

【心电图诊断】 1. 心房颤动;2. 急性前壁心肌梗死;3. 肢导 QRS 低电压。

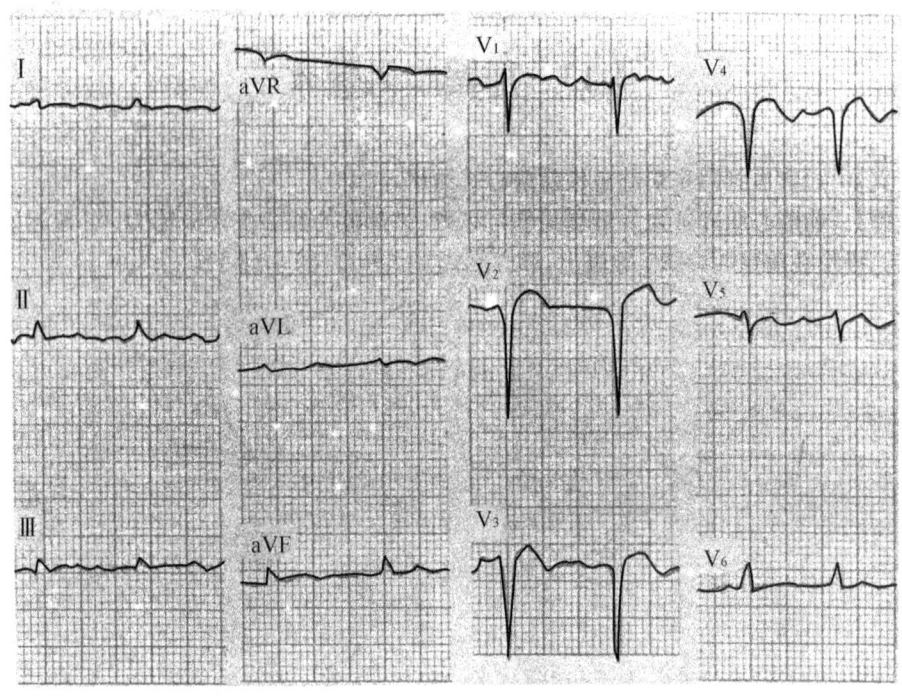

图 4-10-2 急性前壁心肌梗死

4-11 高侧壁心肌梗死

【定义】 冠状动脉病变引起高侧壁心肌缺血→损伤→坏死。

【发生机制】 高侧壁心梗坏死以后,心室除极向量背离梗死区,投影在Ⅰ、aVL 导联轴负侧,出现梗死性 Q 波或 QS 波(图 4-11)。本章介绍的下壁、心尖部、前间壁等部位的心肌梗死,均是 QRS 起始 40 ms 向量背离梗死区。心肌梗死主要引起 QRS 起始 40 ms 向量异常。

【诊断】

1. Ⅰ、aVL 导联出现坏死型 Q 波或 QS 波。急性期Ⅰ、aVL 导联 ST 段抬高,T 波由直立转为倒置。

2. 临床上有持续性胸痛,心肌酶学改变,冠状动脉造影多显示旋支阻塞。单独高侧壁心肌梗死少见,常与侧壁和前壁心肌梗死并存。

【鉴别诊断】

Ⅰ、aVL 导联出现 Q 波或 QS 波,除高侧壁心肌梗死以外,还可见于下列情况:

1. 预激综合征 预激向量指向右下方时:①Ⅰ、aVL 导联呈 Qr 或 QS 型;②P-R 间期缩短小于 0.12 s;③QRS 起始部有预激波。

2. 右室肥大 重度右室肥大,额面最大 QRS 向量指向右方,投影在Ⅰ、aVL 导联轴负侧出现 Q 波或 QS 波。

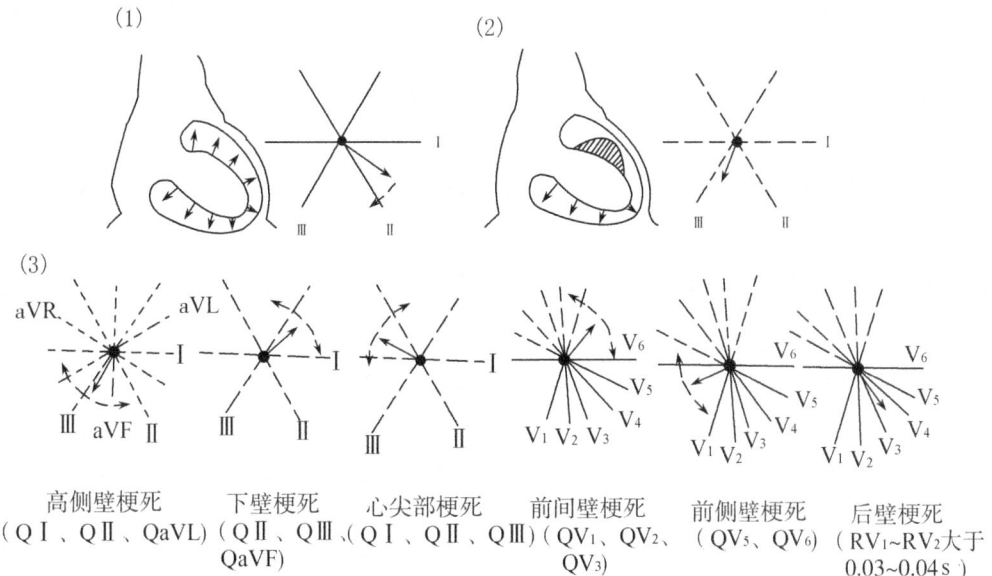

图 4-11　不同部位心肌梗死时 QRS 起始 40 ms 向量异常
(1) 正常人心室除极初起 0.04 s 所形成的心电向量
(2) 心肌梗死时初起 0.04 s 向量背向梗死区
(3) 各个不同部位发生心肌梗死时，其初起 0.04 s 向量的平均方向

4-12　广泛前壁心肌梗死

【定义】　左冠状动脉前降支近段阻塞或合并旋支阻塞或左主干病变引起 急性广泛前壁心肌梗死，后者常致突然死亡。

【发生机制】　前壁心肌广泛性坏死以后，已不再产生电动力，QRS 向量背离前壁导联轴正侧，在前间壁、前壁、前侧壁及高侧壁导联上形成广泛的坏死型 Q 波或 QS 波。

【诊断】

1　$V_1 \sim V_6$ 及 I、aVL 导联呈 QS 型或 V_5、V_6 呈 Qr 型（图 4-12-1）。

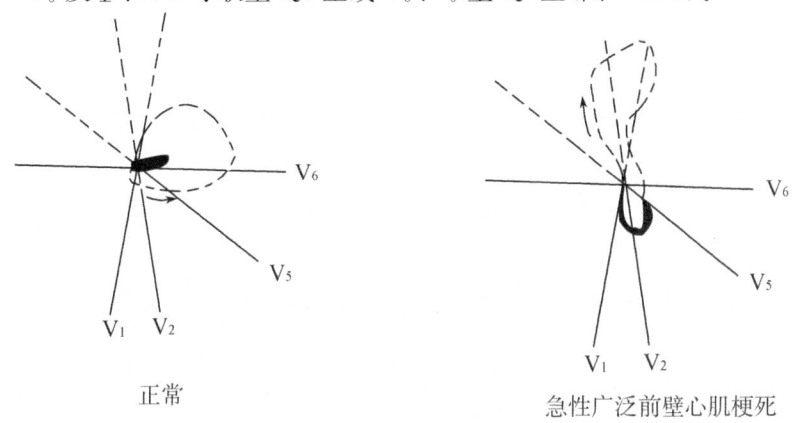

正常　　　　　　　　　急性广泛前壁心肌梗死

图 4-12-1　急性广泛前壁心肌梗死的心向量图特征

2. Ⅰ、aVL、V₄～V₆ 呈 QS 型，V₁～V₂ 呈 QR 型，合并右束支阻滞。

【临床意义】 广泛前壁心肌梗死常有室壁瘤形成，合并 QRS 低电压及束支传导阻滞的发生率较高，病死率亦随之增高。

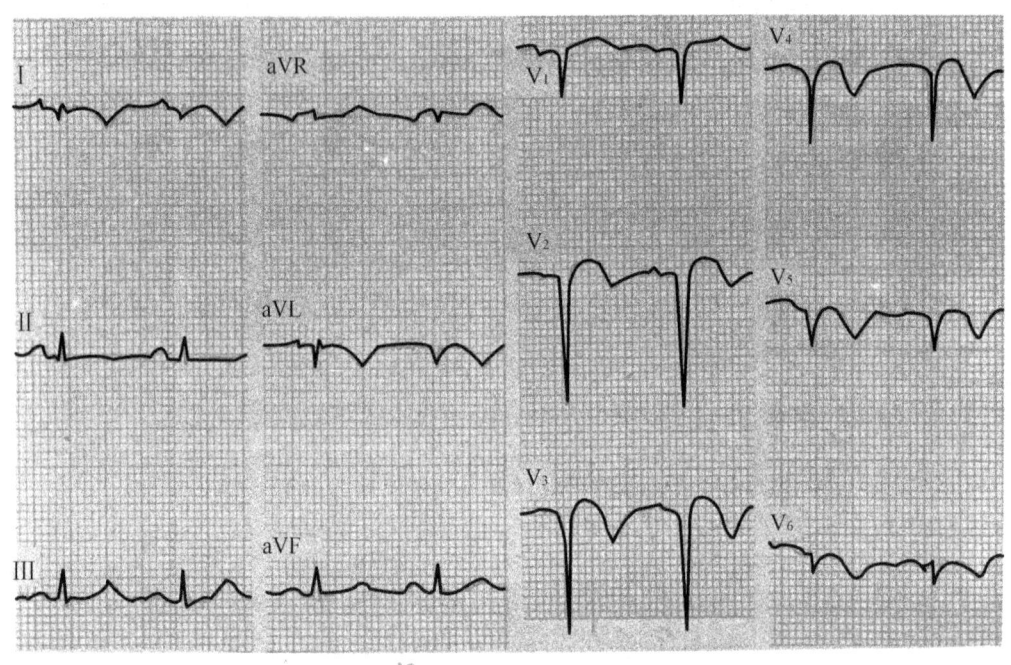

图 4-12-2 急性广泛前壁心肌梗死

【资料】 男性，60 岁。冠心病、急性心肌梗死、前降支近段阻塞(图 4-12-2)。

【心电图特征】 ①窦性心律，心率 88 次/min。②标肢导 R+S<0.50 mV。③Ⅰ、aVL、V₁～V₅ 导联有坏死型 Q 及 QS 波，V₆ 呈 rS 型，V₂～V₄ 导联 ST 段抬高 0.05～0.10 mV，Ⅰ、aVL、V₂～V₆ 导联 T 波倒置。Q-T 间期 0.40 s。

【心电图诊断】 1. 窦性心律；2. 肢导 QRS 低电压；3. 急性广泛前壁心肌梗死演变过程。

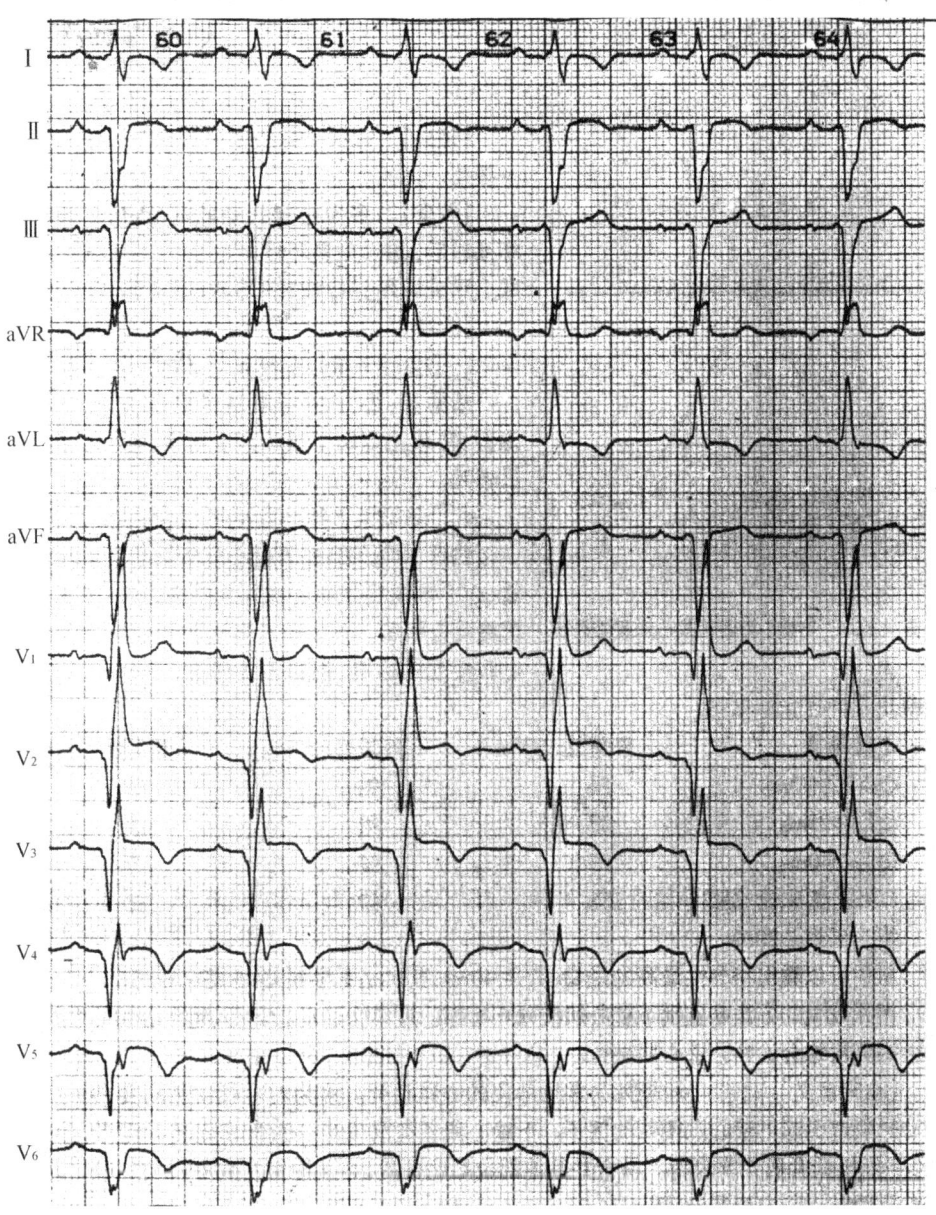

图 4-12-3 广泛前壁心肌梗死合并右束支阻滞加左前分支阻滞

【资料】 男性,75 岁。冠心病、陈旧性心肌梗死、左室前壁巨大室壁瘤形成(图 4-12-3)。

【心电图特征】 窦性心律,心率 64 次/min。P-R 间期 0.184 s,QRS 时限 0.184 s,Q-T 间期 0.48 s,P、QRS、T 电轴分别为 +34°、-83° 及 +136°。$V_1 \sim V_3$ 呈 QR 型,V_4、V_5 呈 Qrs 型,V_6 呈 QS 型,为广泛前壁心肌梗死合并完全性右束支传导阻滞加左前分支阻滞。Ⅰ、aVL、$V_3 \sim V_6$ 导联 T 波倒置。$V_2 \sim V_5$ 导联 ST 段持续抬高 0.10~0.15 mV,超声心动图显示左室前壁巨大室壁瘤形成。

【心电图诊断】 1.窦性心律;2.陈旧性广泛前壁心肌梗死合并完全性右束支阻滞加左前分支阻滞;3.室壁瘤形成。

4-13 下壁心肌梗死

【定义】 冠状动脉阻塞引起急性下壁心肌缺血→损伤→坏死。

【发生机制】 多为右冠状动脉病变,急性下壁心肌坏死以后,QRS 向量环指向左上方,在Ⅱ、Ⅲ、aVF 导联上形成坏死型 Q 波或 QS 波(图 4-13-1)。

【诊断】

1. 急性下壁心肌梗死 依据Ⅱ、Ⅲ、aVF 导联坏死型 Q 波及 QS 波,损伤型 ST 段抬高和 T 波的衍变规律,就可诊断下壁心肌梗死。

2. 陈旧性下壁心肌梗死 约有 30% 的急性下壁心肌梗死患者,以后的Ⅱ、Ⅲ、aVF 导联 Q 波减小或完全消失,此时诊断下壁心肌梗死有困难。不少学者曾经提出过许多诊断下壁心肌梗死的标准,但都不太理想。Robert 等(1985)人提出了四项指标如下:

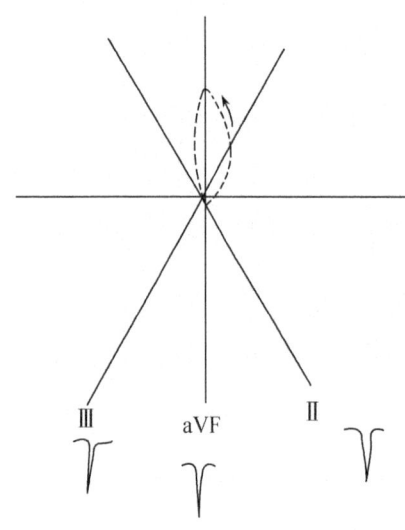

图 4-13-1 下壁心肌梗死的心向量图特征

Q 波导联	敏感性(100%)	特异性(100%)	相关性(100%)
QaVF≥40 ms	36	99	56
QⅡ≥25 ms	73	91	27
QⅢ≥40 ms	69	90	27
QRSⅢ终末比 QRSⅠ终末延迟≥20 ms	53	97	36

从中可以看出特异性最高的是 QaVF≥40 ms,其次是Ⅲ导联 QRS 终末延迟。

用深吸气的方法来鉴别下壁心肌梗死不可靠。应结合运动心电图、超声心动图、冠状动脉造影等资料综合诊断下壁心肌梗死。

【临床意义】 下壁心肌梗死为常见部位的心肌梗死。多为右冠状动脉病变,但也有左冠状动脉阻塞引起下壁心肌梗死的例子。下壁心肌梗死易发生一过性房室传导阻滞,伴前壁导联 ST 段压低者病死率较高,合并其他部位心肌梗死,必须加做右胸导联及后壁导联,避免右室及后壁心肌梗死漏诊(图 4-13-2)。

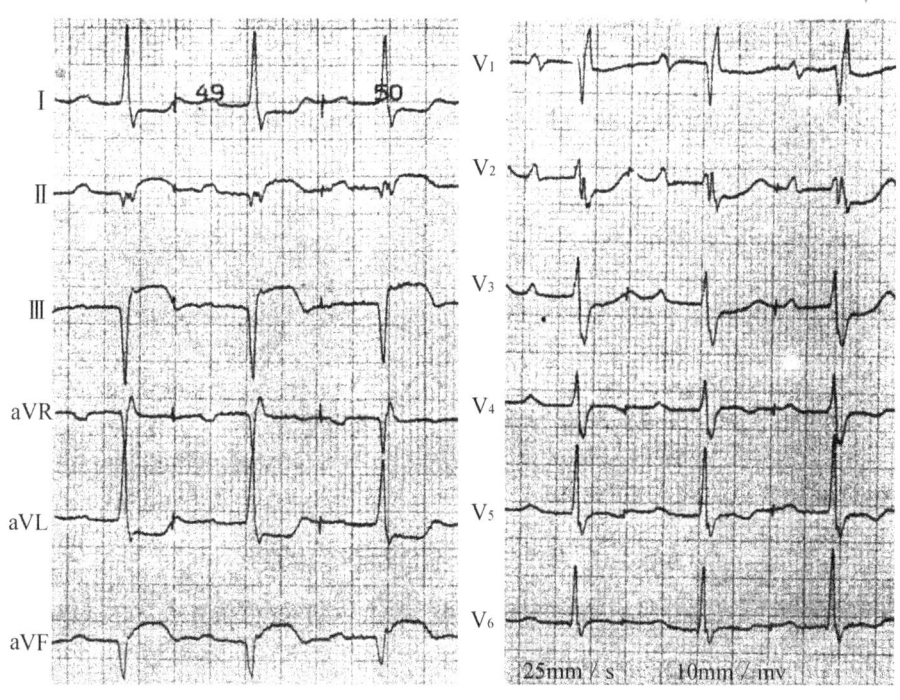

图 4-13-2 急性下壁心肌梗死

【资料】 男性,59岁。冠心病、急性下壁心肌梗死6天。

【心电图特征】 ①窦性心律,心率82次/min。②P-R间期0.26 s,为一度房室阻滞。③Ⅱ、Ⅲ、aVF导联有坏死型QS波,ST段弓背状抬高0.175～0.20 mV。对应Ⅰ、aVL导联和V_2、V_3导联ST段压低。

【心电图诊断】 1.窦性心律;2.一度房室阻滞;3.急性下壁心肌梗死伴对应导联ST段压低。

4-14 右室心肌梗死

右室心肌梗死(RVMI)占心肌梗死(MI)的12%～43%。左室前间壁及下、后壁心肌梗死常伴发RV MI。单纯RVMI少见。

1.右胸壁导联改变的诊断意义

(1)右胸壁导联Q波或QS波 正常人右胸壁导联V_3R～V_6R多呈rS型,如同时出现QS波,同样被视为RVMI的重要指标,敏感性75%,特异性为100%。

(2)右胸导联ST段抬高 右胸导联ST段抬高,代表RVMI部位心肌损伤。V_4R导联ST段抬高≥0.10 mV,对诊断RVMI的特异性92%,准确性91%。几乎均为右冠状动脉近段第一分支以上闭塞。右胸导联ST段抬高多在RVMI发病4小时内出现,持续几天以后恢复正常。

凡有急性下壁、后壁及前间壁心肌梗死均应加做V_3R、V_4R、V_5R、V_6R导联心电图(图4-14)。

2. 常规 12 导联改变的诊断意义

(1) ST 段抬高的程度Ⅲ＞Ⅱ，对诊断 RVMI 的敏感性为 80%，特异性 85%。

(2) V_1 的 ST 段抬高，V_2 的 ST 段下降是 RVMI 的另一特征。

(3) Ⅰ、aVL、$V_2 \sim V_4$ 导联中，有 2 个以上导联 ST 段下降＞0.20 mV，为 RVMI 的镜像变化。

右室梗死比单纯下壁心肌梗死并发房室阻滞、右束支阻滞、窦房阻滞及窦性停搏的发生率高。

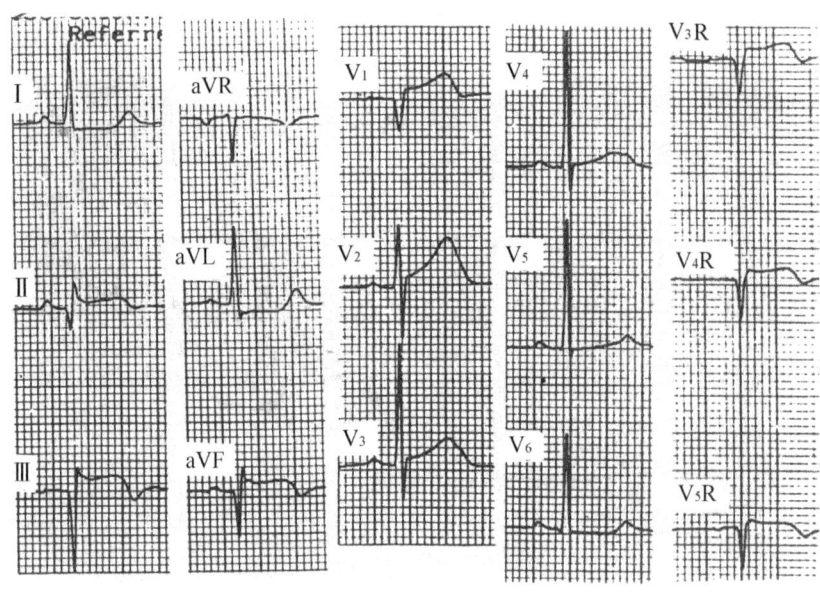

图 4-14 急性右室、下壁及前间壁心肌梗死

【资料】 男性，36 岁。急性心肌梗死 12 小时(图 4-14)。

【心电图特征】 窦性心律。Ⅱ、Ⅲ、aVF、V_1、V_3R、V_4R、V_5R 导联出现急性心肌梗死的 Q 波或 QS 波，Ⅱ、Ⅲ、aVF、$V_3R \sim V_5R$ 导联 ST 段抬高 0.075～0.15 mV 伴 T 波正负双向。

【心电图诊断】 1. 窦性心律；2. 急性右室、下壁及前间壁心肌梗死演变过程。

4-15 后壁心肌梗死

【定义】 冠状动脉阻塞引起急性后壁心肌缺血→损伤→坏死。

【发生机制】 后壁心肌梗死以后，心室除极向量背离梗死区而去，指向前方，V_1、V_2 导联出现增高增宽的 R 波(图 4-15-1)。

【诊断】

1. 急性后壁心肌梗死

(1) V_1、V_2 导联出现增高增宽的 R 波，R≥30 ms，ST 段下降，T 波由倒置转直立。

(2) $V_7 \sim V_9$ 导联呈 Qr 或 QS 波，ST 段抬高，T 波由直立转为倒置(图 4-15-2、图 4-15-3)。

2. 陈旧性后壁心肌梗死　V_1、V_2 导联出现坏死型增高增宽 R 波，呈 Rs 型。$V_7 \sim V_9$ 导联呈 Q 或 QS 波。

【鉴别诊断】

后壁心肌梗死应与下列情况相鉴别：

1. A 型预激综合征　①P-R 间期缩短；②V_1、V_2 导联 R 波增宽增高；③QRS 起始部有预激波。
2. 右室肥厚　①有引起右室肥厚的病因。②电轴右偏。③V_1、V_2 呈 Rs、qR 或 qRs 型。
3. 逆钟向转位　①V_1、V_2 呈 Rs 型。②V_5、V_6 呈 qR 型。

【临床意义】　后壁心肌梗死部位特殊，易漏诊。

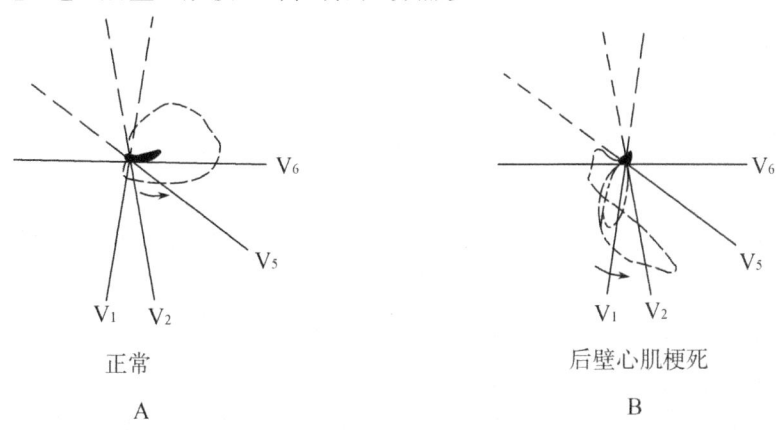

图 4-15-1　后壁心肌梗死心向量图特征

A. 正常横面 QRS 向量环，呈逆钟向转运，最大 QRS 向量向左向后

B. 后壁心肌梗死，QRS 向量向右向前，形成以 R 波为主的 Rs 形

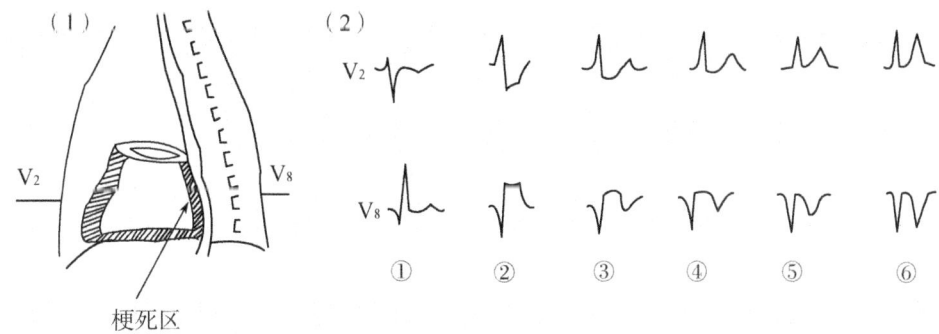

图 4-15-2　后壁心肌梗死时胸导联 V_2 与 V_8 的 QRS-ST-T 波形演变

(1) 后壁心肌梗死的位置及其与胸前导联的关系

(2) 后壁心肌梗死各个时期 V_2 的波形演变及其与 V_8 导联波形的关系

　　①正常　②~③急性期　④~⑥新近期

【资料】　男性，59 岁。冠心病、持续性胸骨后疼痛 3 小时入院。造影显示右冠状动脉阻塞程度 100%，尿激酶溶栓后再通，仍残余狭窄 87%。

【心电图特征】 窦性心律,心率 86 次/min。Ⅱ、Ⅲ、aVF、V_4R、V_5R、V_7、V_8、V_9 导联呈梗死性 QS 波,V_2 导联 R 波增高增宽,V_6 导联 r 波减小,S 波增深,反映了侧壁非穿壁性心肌梗死。Ⅱ、Ⅲ、aVF、V_5～V_9 导联 T 波倒置,Q-T 间期 0.358 s。见图 4-15-3。

【心电图诊断】 1. 窦性心律;2. 急性右室、下壁及后壁心肌梗死演变过程。

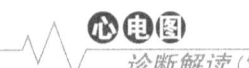

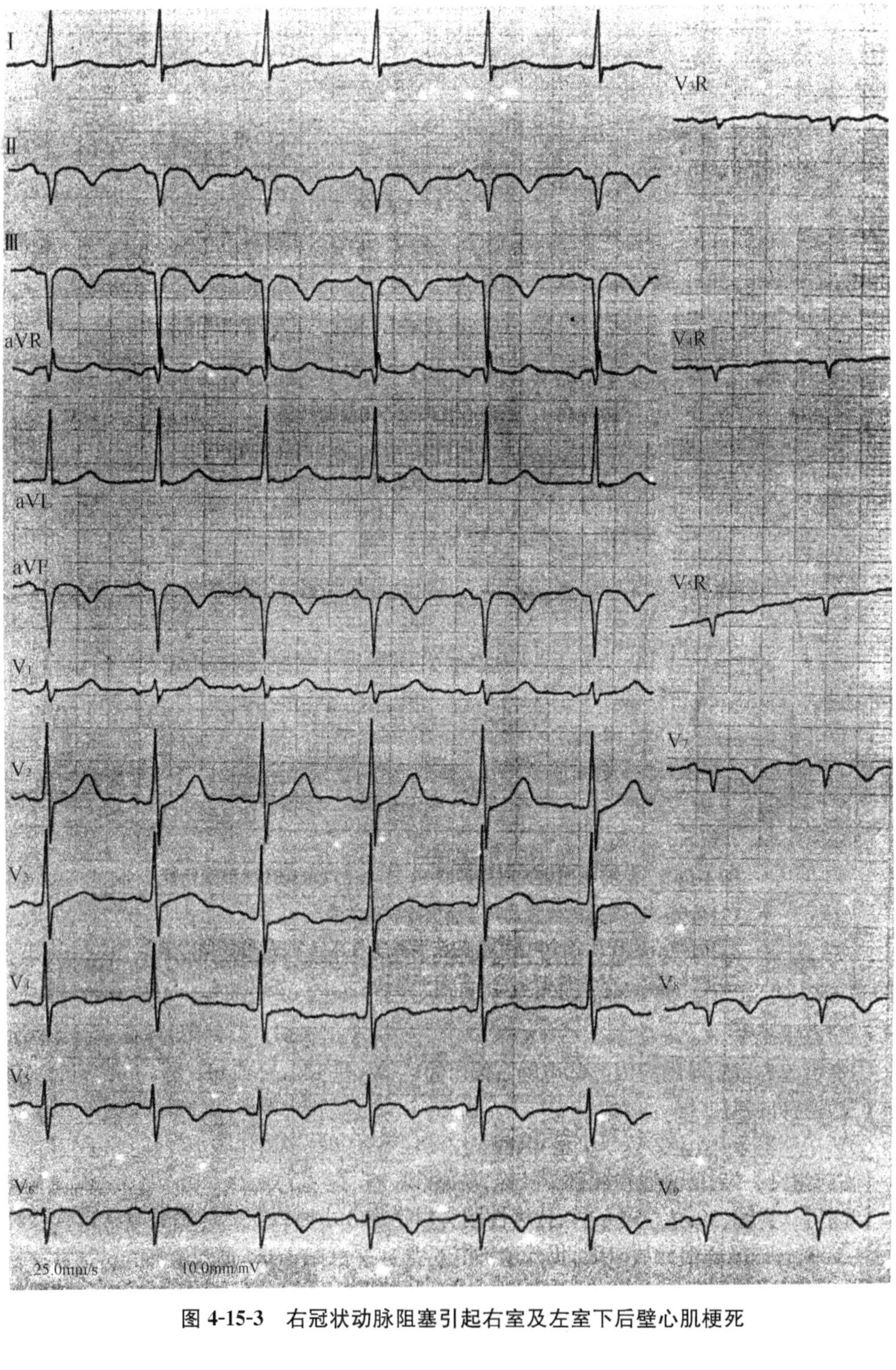

图 4-15-3 右冠状动脉阻塞引起右室及左室下后壁心肌梗死

4-16 急性前壁心肌梗死伴下壁导联 ST 段改变

1. 急性前壁心肌梗死伴下壁导联 ST 段下降 在前壁心肌梗死中,有 40% 伴有下壁的 2～3 个导联 ST 段压低。下壁导联 ST 段压低的产生机制有两种解释:①前壁心肌梗死伴下壁心内膜下心肌损伤。前降支绕过心尖到达心室后、下壁,急性前降支阻塞引起急性前壁心肌梗死和下壁心肌缺血。②对应性改变。前壁心肌梗死,前壁导联 ST 段呈损伤型抬高,对应下壁导联 ST 段下降(图 4-16)。

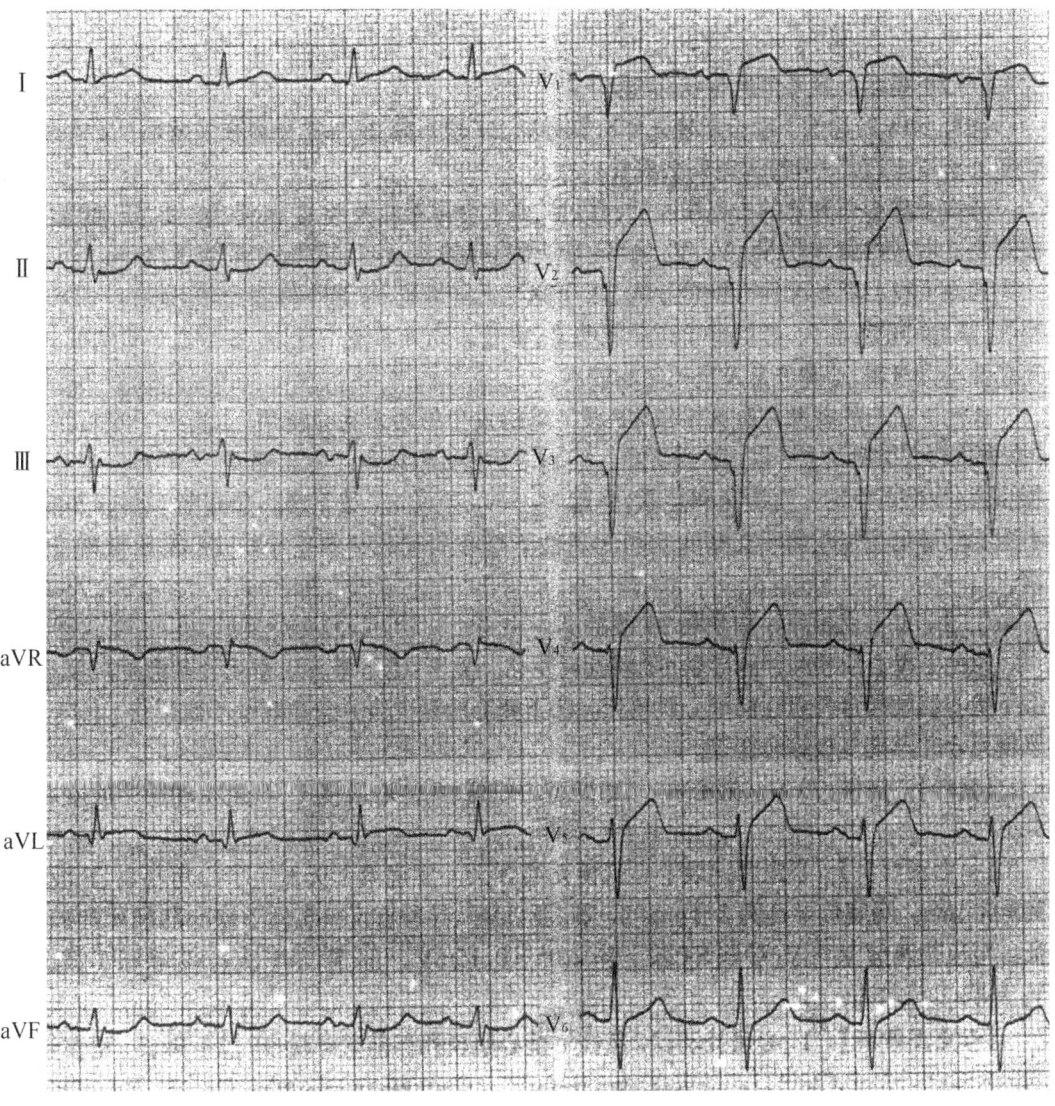

图 4-16 急性前间壁、前壁心肌梗死伴下壁 ST 段压低

2. 急性前壁心肌梗死伴下壁导联 ST 段抬高　急性前壁心肌梗死伴下壁导联 ST 段抬高见于：①急性前壁心肌梗死合并下壁心肌损伤。②急性前壁心肌梗死合并急性下壁心肌梗死。③急性前壁心肌梗死合并早期复极综合征。

【资料】　男性，76 岁。冠心病、急性心肌梗死 3 天（图 4-16）。

【心电图特征】　①窦性心律，心率 79 次/min。②$V_1 \sim V_3$ 导联呈 QS 型，V_4 呈 qrS 型，$V_1 \sim V_5$ 导联 ST 段弓背抬高 0.15～0.40 mV，$V_1 \sim V_6$ 导联 T 波直立。下壁 Ⅱ、Ⅲ、aVF 导联 ST 段下降 0.05～0.10 mV。

【心电图诊断】　1. 窦性心律；2. 急性前间壁、前壁心肌梗死伴下壁导联 ST 段压低。

4-17　下壁心肌梗死伴胸壁导联 ST 改变

1. 下壁心肌梗死伴胸导联 ST 段下降

约有 50％的急性下壁心肌梗死伴有胸导联 ST 段下降，80％的患者在发病后 2 小时恢复，20％的患者 ST 段下降持续时间会更长一些。

急性下壁心肌梗死的心电图特征：Ⅱ、Ⅲ、aVF 导联有坏死型 Q 波或 QS 波，ST 段抬高，T 波直立。对应的胸导联 V_1、V_2、V_3 的 ST 段下降，有的 Ⅰ、aVL 导联 ST 段也下降。

急性下壁心肌梗死伴有胸壁导联 ST 段下降与无胸导联 ST 段下降者比较，前者心肌坏死损伤、缺血的范围较大、心肌酶学改变更明显、室壁运动异常更广泛，左室射血分数偏低、伴发充血性心力衰竭、心律失常及病死率均较高。

急性下壁心肌梗死伴有胸导联 ST 段下降的发生原理未完全阐明：①急性下壁心肌梗死的面积较大，引起对应导联 ST 段下降。特别是下壁心肌梗死伴有后侧壁、下间壁及右室心肌损伤者，损伤电流的方向指向胸导联，引起 $V_1 \sim V_3$ 导联 ST 段下降。②冠状动脉多支病变。右冠状动脉病变加左前降支病变是引起急性下壁心肌梗死伴前壁导联 ST 段压低的主要病因。

2. 下壁心肌梗死伴胸导联 ST 段抬高

急性下壁心肌梗死伴胸导联 ST 段抬高少见。见于：①下壁心肌梗死合并急性右室梗死。②下壁心肌梗死合并急性前壁心肌梗死。③下壁心肌梗死合并急性前壁心肌损伤。④下壁心肌梗死合并早期复极综合征等。

【资料】　男性，70 岁。冠心病、不稳定型心绞痛、急性心肌梗死、右冠状动脉中段阻塞（图 4-17）。

【心电图特征】　心电图记录于心肌梗死第 3 天。发病第 2 天发生了心房扑动，F 波频率 303 次/min。房室传导比例 2∶1～5∶1。Ⅱ、Ⅲ、aVF6 导联有反映急性下壁心肌梗死的波形特征。对应的胸壁 $V_2 \sim V_5$ 导联 ST 段下降 0.05～0.15 mV。Ⅱ、Ⅲ、aVF、V_5、V_6 导联 T 波倒置。V_2 导联 T 波增高。

【心电图诊断】　1. 心房扑动；2. 急性下壁心肌梗死伴前壁导联 ST 段下降；3. 室性早搏。

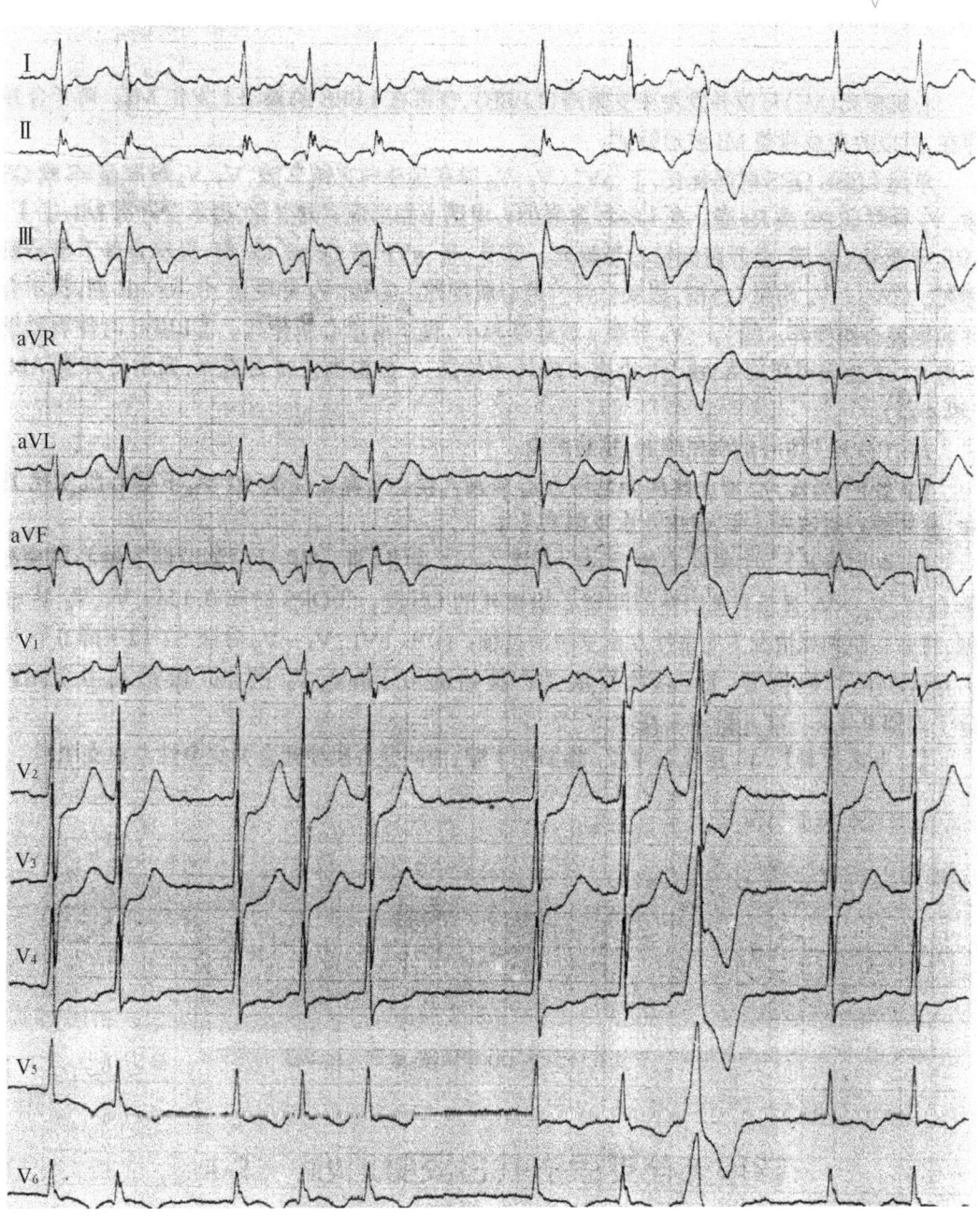

图 4-17　急性下壁心肌梗死前壁导联 ST 段压低

4-18 心肌梗死合并左束支阻滞

心肌梗死(MI)可以并发左束支阻滞(LBBB)，也可在 LBBB 的基础上发生 MI。两者合并存在，可以改变或掩盖 MI 波形特征。

单纯 LBBB QRS 时限延长，Ⅰ、aVL、V_5、V_6 导联呈单向宽钝 R 波，V_1、V_2 导联呈 rS 或 QS 波，V_4 导联呈 RS 或 Rs 型。在 LBBB 患者的心电图上如出现下列变化，提示合并有 MI：①Ⅰ、aVL 导联呈 QR 型，合并高侧壁心肌梗死。②Ⅱ、Ⅲ、aVF 呈 QS 或 Qr 型，提示合并下壁心肌梗死。③V_1～V_4 导联呈 QS 型，提示合并前壁心肌梗死。④V_5、V_6 导联呈 rS、Rs、qR 型，提示合并前侧壁心肌梗死。⑤V_2～V_5 导联 r 波逐渐减小，提示前壁心肌梗死。⑥LBBB 时伴有的继发性 ST-T 改变突然消失，或 ST 段由下降转为抬高，T 波由倒置转为直立，提示合并有 AMI(图 4-18)。

AMI 合并 LBBB 的病死率高，预后严重。

【资料】 男性，72 岁。此次因急性左心衰竭入院。有高血压 30 年，下壁心肌梗死 11 年，前间壁心肌梗死 3 年，发生左束支阻滞 2 年。

【心电图特征】 ①窦性心律，心率 70 次/min。②Ⅱ、Ⅲ、aVF 显示陈旧性下壁心肌梗死的 Q 波，V_1～V_2 显示有陈旧性前间壁心肌梗死的 QS 波。③QRS 时限 0.124s，V_5、V_6 呈 qR 型，符合心肌梗死情况下完全性左束支阻滞特征。④Ⅰ、aVL、V_4～V_6 导联 ST 段下降 0.05～0.10 mV 伴 T 波倒置，Ⅲ、aVF 导联 ST 段抬高 0.10 mV，V_1 的 ST 段抬高 0.20 mV。Q-T 间期 0.41 s。见图 4-18。

【心电图诊断】 1. 窦性心律；2. 陈旧性下壁、前间壁心肌梗死合并完全性左束支阻滞。

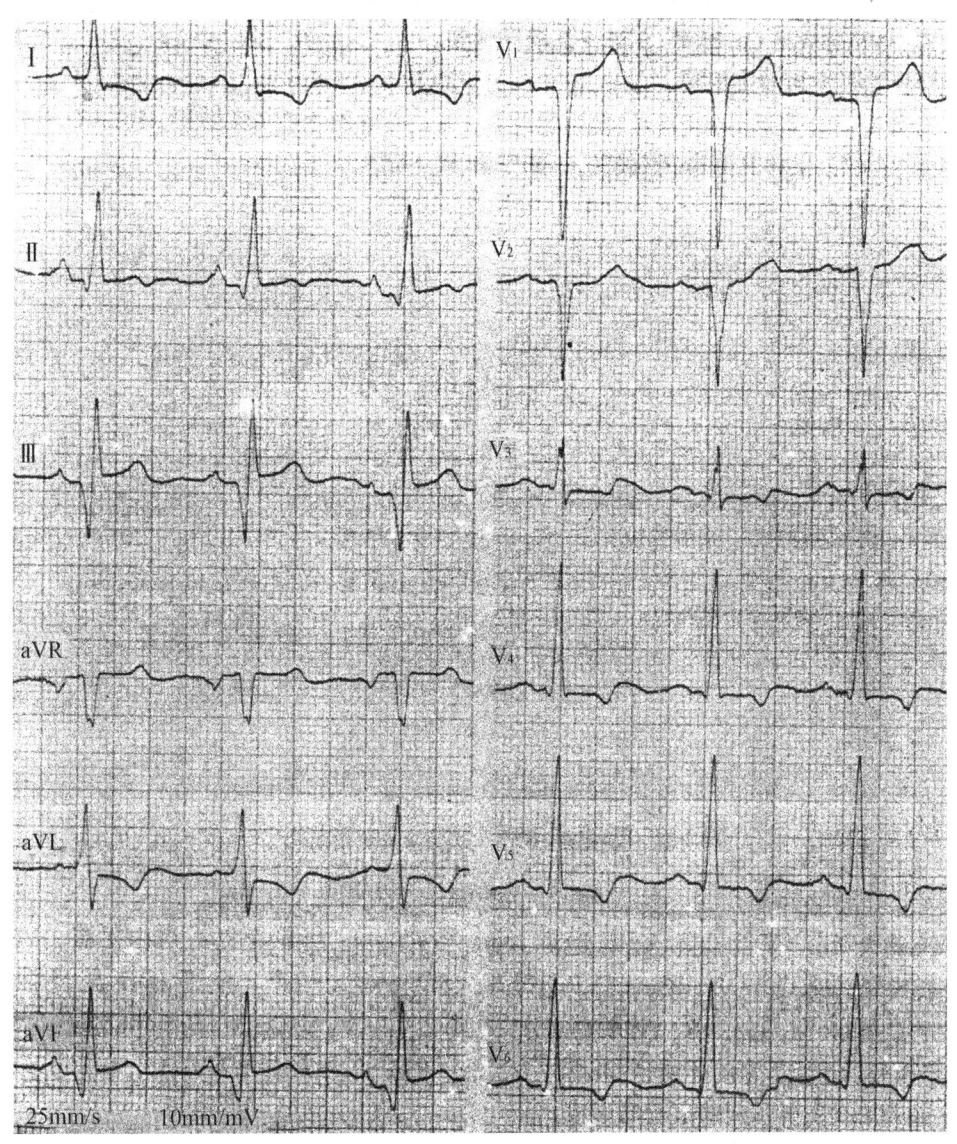

图 4-18 下壁、前间壁心肌梗死合并左束支阻滞

4-19 心肌梗死合并分支阻滞

左前分支细长,易发生阻滞,心肌梗死(MI)患者更易合并左前分支阻滞(LAH)。

1. 前壁 MI 合并 LAH 前壁 MI 并发 LAH 的发生率为 24%。QRS 电轴为 $-45°\sim -90°$,aVL 呈 qR 型。前壁导联有 MI 波形。

2. 下壁 MI 合并 LAH 下壁心肌梗死合并 LAH 的发生率为 16%。QRS 电轴在 $-45°\sim -90°$,aVL 呈 qR 型。Ⅱ、Ⅲ、aVF 导联呈 QS 型或 rS 型,r 波极其纤细。

3. MI 合并左后分支阻滞 MI 合并左后分支阻滞(LPH)的发生率约为 1%。心电图上有

MI 图形，Ⅰ、aVL 导联呈 rS 型，Ⅲ 呈 qR 型。除外其他原因引起的电轴右偏（图 4-19）。

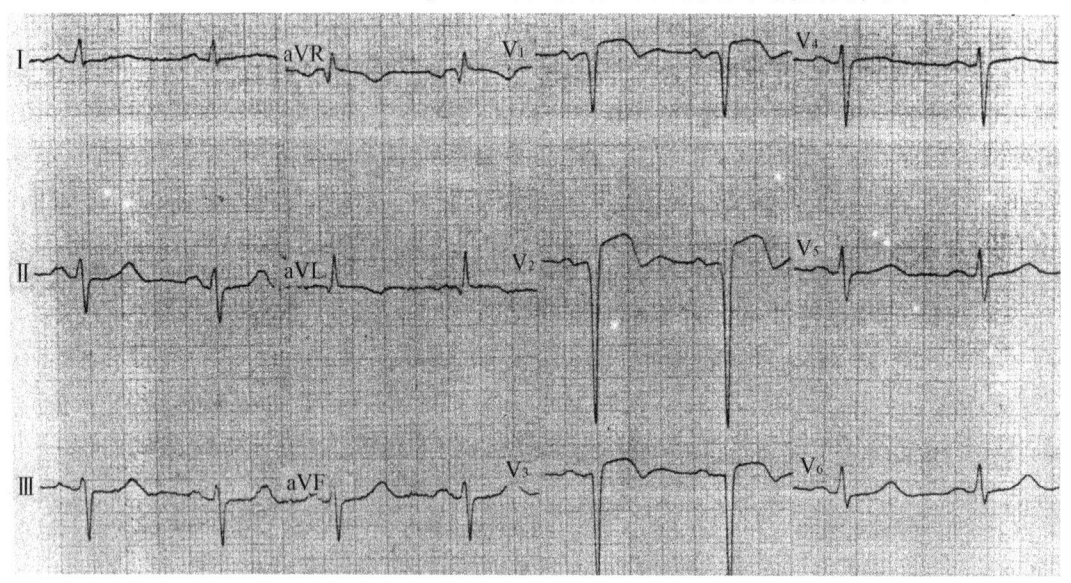

图 4-19 前间壁心肌梗死并发左前分支阻滞

【资料】 男性，64 岁。冠心病、前间壁心肌梗死并发左前分支阻滞。

【心电图分析】 窦性心律，心率 74 次/min。P 0.14 s，为不全性心房内阻滞。P-R 0.16 s，QRS 0.08 s，Q-T 0.408 ms，P、R、T 电轴 +62°、-62°、+64°。Ⅱ、Ⅲ、aVF 呈 rS 型，$S_Ⅲ > S_Ⅱ$。aVL 呈 qR 型，$R_{aVL} > R_Ⅰ$，诊断左前分支阻滞。$V_1 \sim V_3$ 呈 QS 型，是 5 年前发生急性前间壁心肌梗死后遗留下来的坏死型 QS 波。$V_1 \sim V_2$ 导联 ST 段弓背抬高 0.15～0.35 mV 达 5 年之久，超声心动图显示前壁室壁瘤形成。

【心电图诊断】 1. 窦性心律；2. 陈旧性前间壁心肌梗死合并左前分支阻滞；3. 前壁室壁瘤形成；4. 不全性房内阻滞。

4-20 心肌梗死合并右束支阻滞

心肌梗死（MI）主要使起始 30～40 ms QRS 向量发生背离梗死区而去，在梗死区的导联上出现坏死型 Q 波或 QS 波。发生右束支阻滞（RBBB）主要引起 QRS 终末向量向右向前。因此，两者合并存在时，互不掩盖各自的心电图特征。

(1) 下壁 MI 合并 RBBB　Ⅱ、Ⅲ、aVF 导联有梗死性 Q 波或 QS 波，胸导联呈 RBBB 特征。

(2) 前间、前壁心肌梗死合并 RBBB　$V_1 \sim V_4$ 呈坏死型 Q 波，V_1、V_2 呈 QR 型。

(3) 广泛前壁心肌梗死合并 RBBB　$V_1 \sim V_6$ 呈坏死型 Q 波，V_1、V_2 呈 QR 型。

(4) 后壁心肌梗死合并 RBBB　V_1、V_2 呈 RsR' 型，$V_7 \sim V_9$ 有坏死型 Q 波或 QS 波。

前壁心肌梗死并发 RBBB 多为左前降支近端阻塞，伴有左心衰或休克者，住院病死率高达 50%。急性下壁心肌梗死加右室梗死合并 RBBB 者，预后不良（图 4-20）。

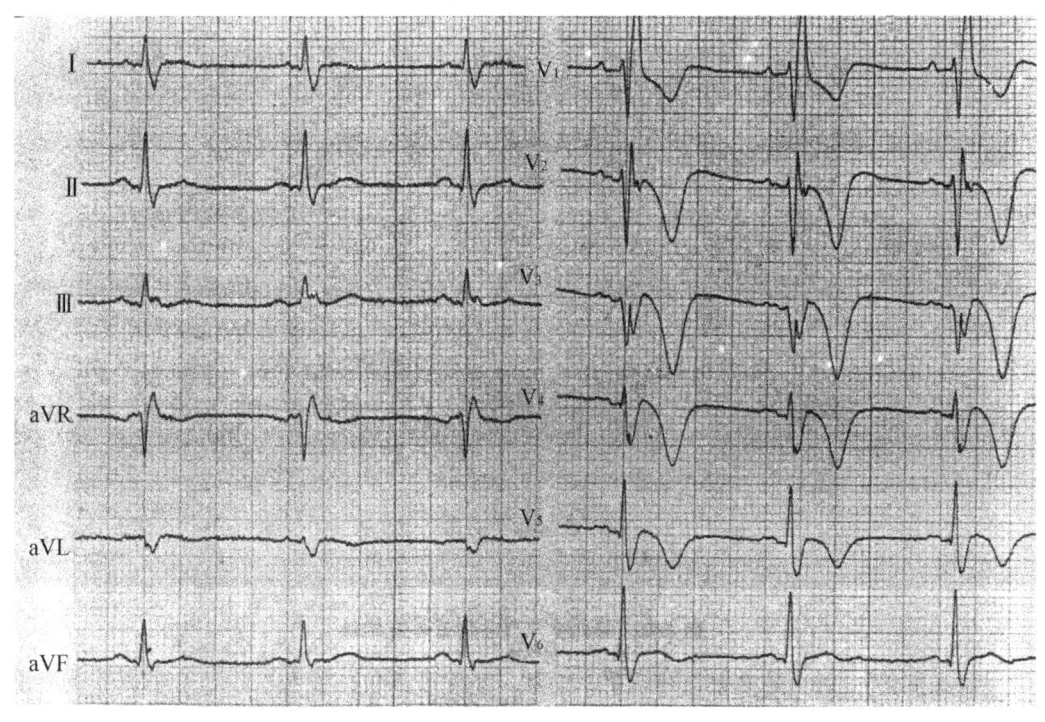

图 4-20　急性前壁心肌梗死合并完全性右束支阻滞

【资料】　男性,67 岁。冠心病、急性前壁心肌梗死 17 天。左冠状动脉前降支中段局限性狭窄 96%。

【心电图特征】　①窦性心律,心率 61 次/min。P-R 间期 0.14 s。②QRS 时限 0.132 s,终末部分宽钝,V_1 呈 rsR′型,为典型的右束支阻滞。③V_1、V_2 的 r 波没有递增,V_3 呈 QS 型伴挫折,V_4 呈 qrS 型,为前壁心肌梗死。④$V_1 \sim V_5$ 导联 T 波倒置,即典型的冠状 T 波,为前壁心外膜下存活的心肌缺血的表现。Q-T 间期 0.42 s,Q-Td 间期 60 ms。

【心电图诊断】　1. 窦性心律；2. 急性前壁心肌梗死合并完全性右束支阻滞。

4-21　心肌梗死后室壁瘤

【定义】　心肌梗死以后,坏死部位心肌纤维化、室壁变薄,形成瘤体向外膨出,称为室壁瘤。出现于 QS 波、ST 段持续抬高的导联上。

【发生机制】　室壁瘤引起 ST 段抬高的机制有四种解释：①室壁瘤局部运动异常加重。②室壁瘤纤维组织内存活的心肌受损,产生了损伤电流,引起 ST 段抬高。③窗效应：对应部位 R 波增高,ST 段下降,而梗死部位 ST 段抬高。④外科手术影响：瘤体周围受损心肌未切除,产生损伤电流,引起 ST 段抬高。

【诊断】　①梗死性 Q 波或 QS 波导联分布提示室壁瘤的范围。有 Q 波的导联数目越多,室壁瘤范围越大。②持续性 ST 段抬高的导联分布提示室壁瘤的反常运动部位(图 4-21)。

【临床意义】　较大的室壁瘤可以手术切除。室壁瘤部位的室性心动过速射频不易终止,药物治疗效果差,是心脏病学科中又一重大难题。

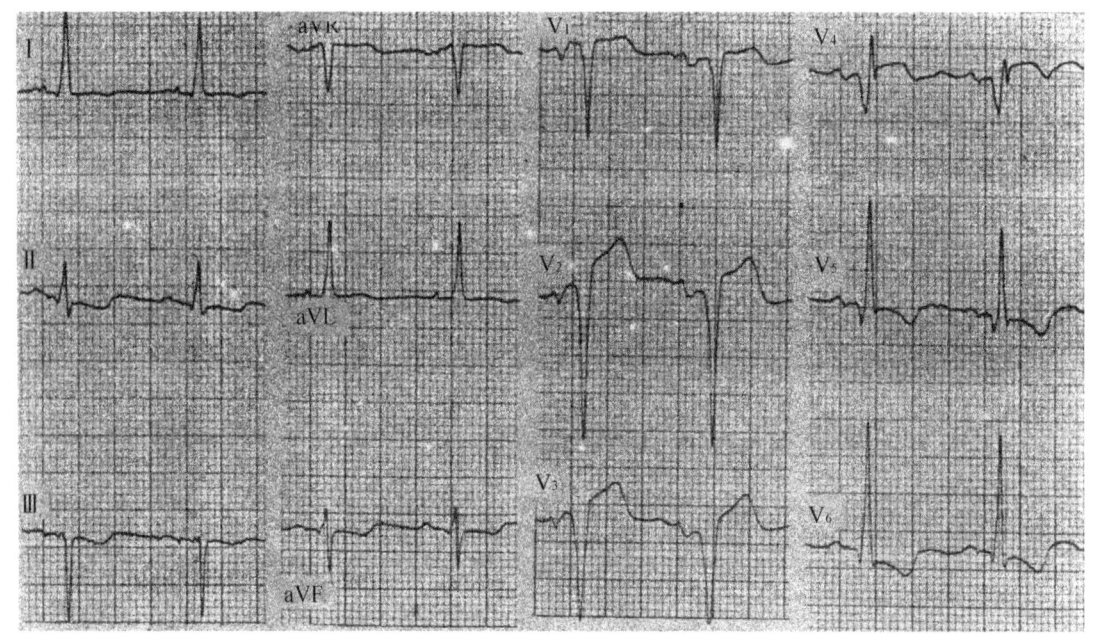

图 4-21 陈旧性前壁心肌梗死室壁瘤

【资料】 男性,64 岁。冠心病、陈旧性心肌梗死 1 年。

【心电图特征】 窦性心律,心率 83 次/min。P-R 0.16 s,QRS 0.10 s,Q-T 0.35 s。$V_1 \sim V_3$ 呈 QS 型,V_4 呈 Qrs 型,q 波 V_5>q 波 V_6。为陈旧性前间壁、前壁心肌梗死。$V_1 \sim V_4$ 导联 ST 段持续抬高 0.10~0.25 mV,提示前壁室壁瘤。Ⅰ、Ⅱ、Ⅲ、$V_4 \sim V_6$ 的 T 波倒置。

【心电图诊断】 1. 窦性心律;2. 陈旧性前间壁、前壁心肌梗死后室壁瘤;3. 冠状动脉供血不足。

4-22 多巴酚丁胺试验

【发生机制】 多巴酚丁胺为 β_1、β_2、α_1 肾上腺素能受体兴奋剂,可使冠脉病变患者的心率明显增快,收缩压增高,舒张期缩短,冠脉灌注不足,诱发心肌缺血。

【方法】 在医师指导下用药。首次剂量为 5μg/(kg·min),静脉滴注。每间隔 3 分钟增加 5μg/(kg·min)。极量 30~40μg/(kg·min)。或出现下列情况之一者为停药指征。①ST 段下降≥0.20 mV。②发作心绞痛。③收缩压下降>2kPa。④副作用或心律失常。⑤严重高血压。

【评定标准】 每个剂量开始时、给药前、停药后 5 分钟均应做 12 导心电图,必要时加做其他导联。

发作心绞痛或出现缺血型 ST 段下降≥0.10 mV 为阳性(图 4-22)。

【评价】 对检测多支病变的敏感性为 84%,特异性 64%。

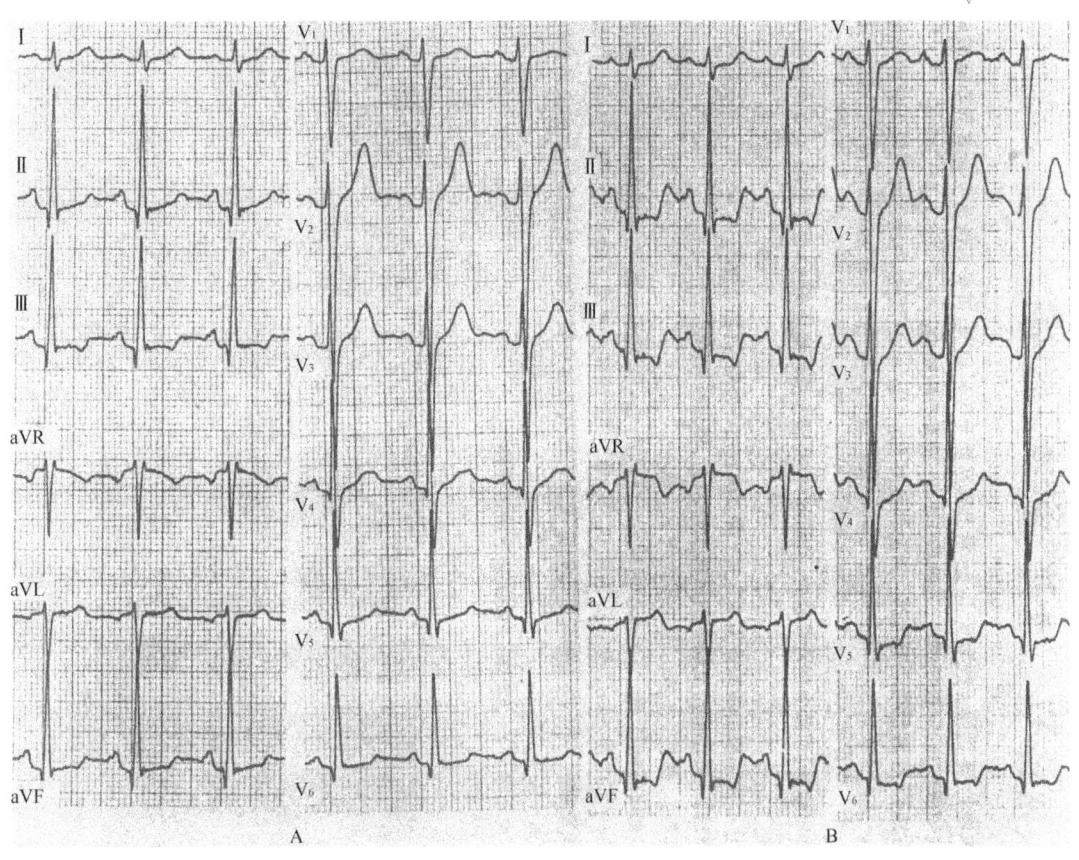

图 4-22 多巴酚丁胺试验阳性

【资料】 男性,41 岁。发作性胸痛 1 年余。

【心电图特征】 图 A:记录于试验前,Ⅱ、aVF、V$_5$、V$_6$ 低平。图 B:多巴酚丁胺试验,窦性心率加快至 115 次/min。Ⅱ、Ⅲ、aVF、V$_5$、V$_6$ 导联 ST 段呈水平型下降 0.10~0.125 mV,持续 9 分钟恢复原状。ST 段下降时有心绞痛发作。冠状动脉造影右冠状动脉近段至远段弥漫性狭窄 87%~90%。

【心电图诊断】 多巴酚丁胺试验下侧壁阳性。

4-23 平板运动试验

平板运动试验是目前最常用的运动心电图试验,是最接近理想的生理运动形式,结合核素试验,可以进一步提高试验的准确性。现已广泛应用于临床。

【适应证】
1. 诊断目的 ①帮助诊断冠心病。②鉴别心肌梗死后有无存活心肌。
2. 研究目的 用于评价治疗冠心病的药物疗效和 PTCA 后有无血管再狭窄。
3. 评估目的 评价冠心病的预后。
4. 康复治疗 制定冠心病运动处方。

【禁忌证】

1. 急性心肌梗死 5 天以内。
2. 不稳定型心绞痛。
3. 严重心律失常。
4. 反复发作的晕厥。
5. 心力衰竭。
6. 严重高血压和低血压。
7. 各种疾病晚期。
8. 患者不愿意做运动试验。

平板运动试验只要运用得当,还是比较安全的。但也有一定危险性。30 多年来,我们对数万余名患者做活动平板运动试验发生急性心肌梗死 2 例,心脏停搏 3 例,心室颤动 2 例,均经及时急救成功。做此项检验必须由医师和心电图技术员在场,严密观察情况,备有氧气、除颤器及急救药品。在检查单上应由患者和家属签字同意后方可执行。

【运动方案】 一般采用 Bruce 方案。

Bruce 方案

速度(mile/h)	1.7	1.7	1.7	2.5	3.4	4.2	5.0
斜率(%)	0	5	10	12	14	16	18

Bruce 方案每级运动 3 分钟,共 7 级。

目标心率=(220-年龄)×0.9,为 90% 极量级运动试验。

确定:220-年龄=目标心率。

【终止标准】

1. 达到目标心率。
2. 发作心绞痛。
3. 血压异常增高或下降。
4. 发生恶性心律失常。
5. ST 段改变达到阳性标准(ST 下降≥0.20 mV,ST 段抬高 0.20 mV)。
6. 患者不愿意坚持。

【阳性标准】

1. ST 段呈水平型、下斜型或低重型下降≥0.1 mV,持续 1 分钟以上(图 4-23)。

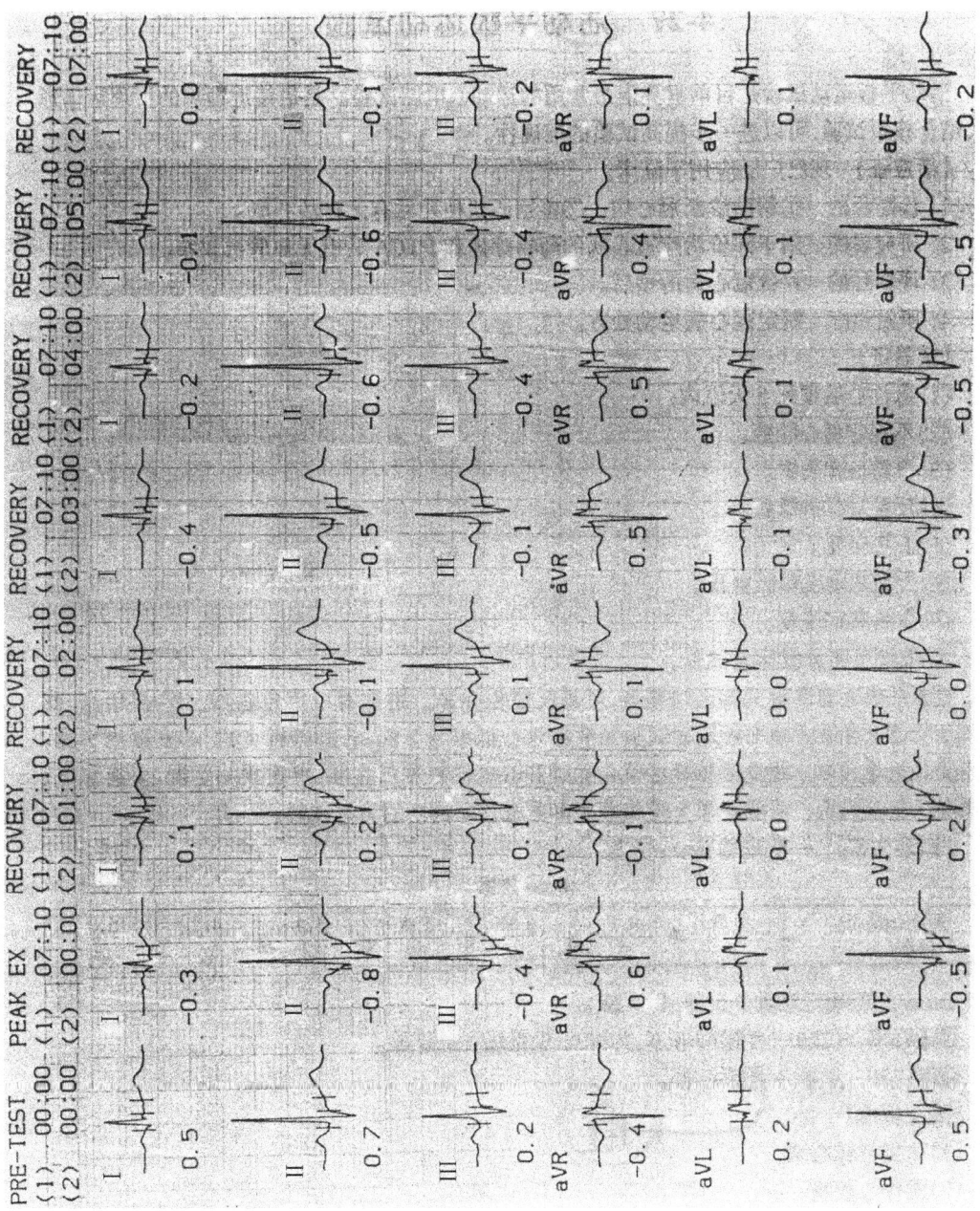

图4-23A 前降支病变，下壁及前壁阳性

2. ST 段呈损伤型抬高。
3. T 波异常高耸（内膜下心肌缺血），巨 T 倒置（穿壁性心肌缺血）。
4. U 波倒置。
5. 发作心绞痛。

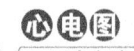

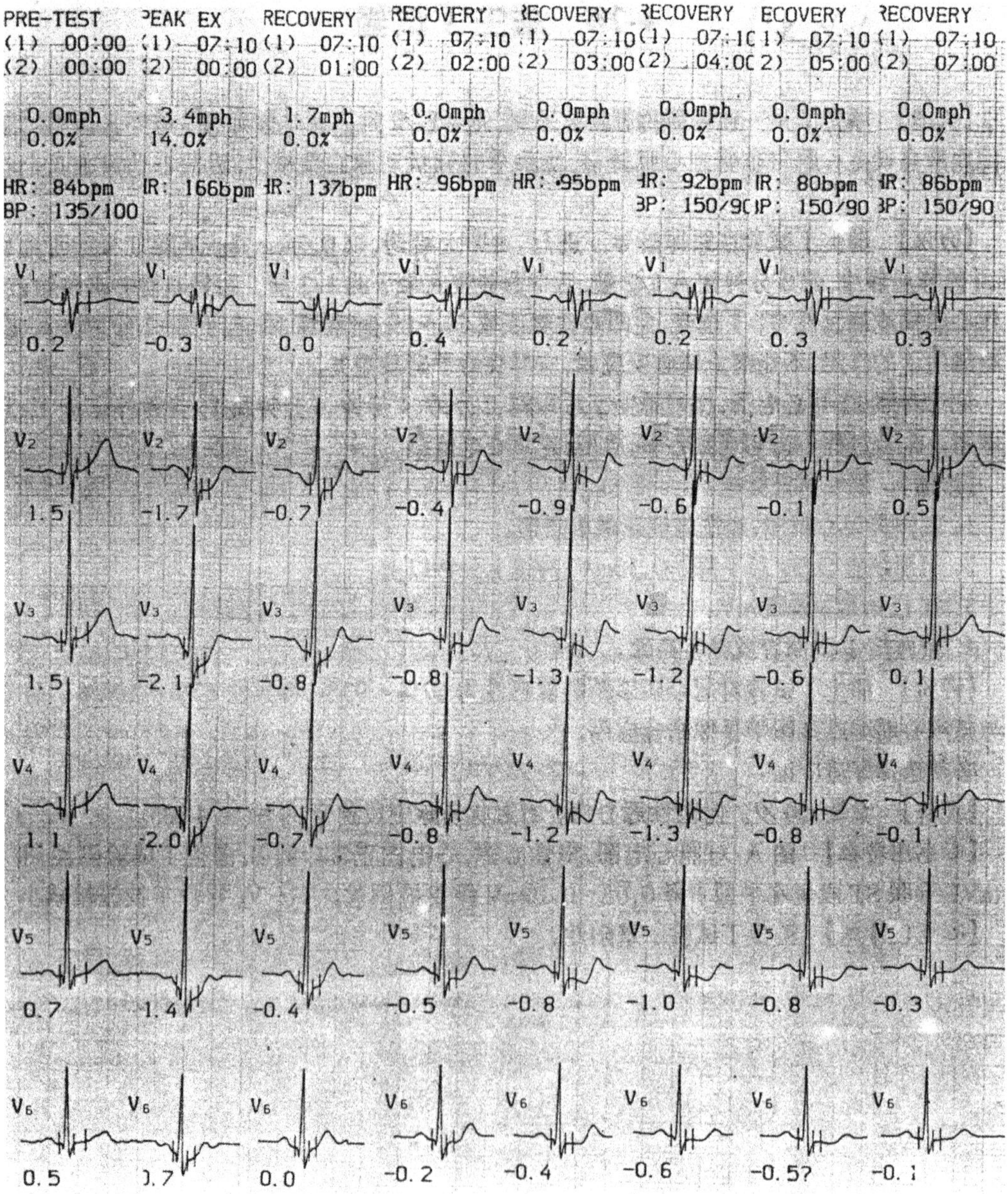

图 4-23B　前降支病变、下壁及前壁阳性

【资料】　男性，47 岁。冠心病、劳力型心绞痛。

【心电图特征】　活动平板运动试验 7 分 10 秒发作心绞痛而终止试验。Ⅱ、Ⅲ、aVF、$V_2 \sim V_6$ 导联 ST 段呈水平型及下斜型下降 0.05～0.13 mV，持续 5 分钟恢复。冠状动脉造影显示左前降支近段至远段弥漫性狭窄80%～90%。

【心电图诊断】 平板运动试验下壁及前壁阳性。

4-24　潘生丁试验

【发生机制】 潘生丁是一种较强的冠脉扩张剂,而对狭窄的冠状动脉则很少有扩张作用。结果使血液自缺血心肌向非缺血心肌转移,使狭窄的冠状动脉血流减少,诱发心肌缺血或心绞痛。

【方法】 潘生丁试验在医师指导下进行,由护士给药,以0.75 mg/kg(体重)加入生理盐水10ml稀释后静注,前3分钟注入1/2量,后7分钟注入余下的1/2量。用药过程中或注射后,发作心绞痛或缺血性ST-T改变,立即静注氨茶碱50～15 mg(稀释10 ml)于1～2分钟注入,以缓解潘生丁的作用,不能终止缺血反应者,应尽快给予硝酸酯类。

记录对照12导心电图,注射潘生丁后即刻、2分钟、4分钟、6分钟及10分钟各记录12导心电图。试验过程中密切观察心率、血压,连续心电监测。

【诊断】 阳性判定标准:

1. 发作典型心绞痛,经注射氨茶碱后缓解。
2. 出现缺血型ST段下降≥0.10 mV,持续1分钟以上。
3. ST段抬高≥0.20 mV。
4. 缺血性T波倒置或异常高耸。

【评价】 潘生丁试验对冠心病诊断的敏感性为67%～93%,特异性67%～100%。目前常与超声心动图或核医学显像结合应用。

必须选择好适应证。

【资料】 女性,67岁。冠心病(图4-24)。

【心电图特征】 图A:对照心电图,窦性心动过缓,心率55次/min,T波低平。图B:潘生丁试验阳性,Ⅱ、Ⅲ、aVF、V_4～V_6导联ST段呈水平型下降0.10～0.125 mV。

【心电图诊断】 潘生丁试验下壁及前侧壁阳性。

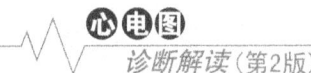

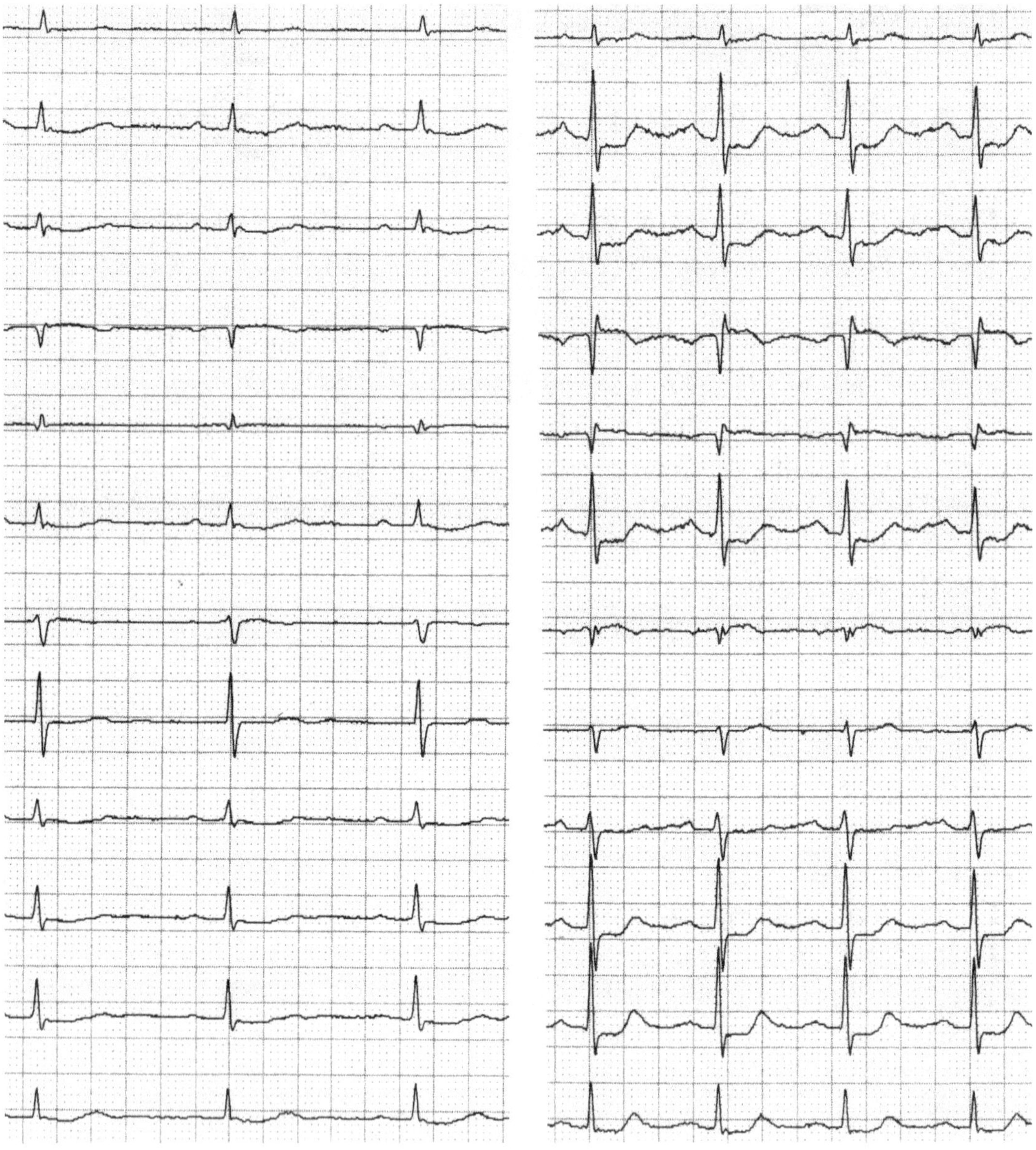

A   B

图 4-24 潘生丁试验阳性心电图

4-25 心得安试验

应用 β 阻滞剂如心得安等鉴别器质性与功能性 ST-T 改变的方法,称为心得安试验。

【发生机制】 交感神经活动占据优势,可使心率加快,复极异常导致 ST-T 改变。心得安可降低心肌耗氧量,减慢心率,使功能性 ST-T 改变恢复正常。

【**方法**】 在医师指导下用药。记录12导对照心电图。一次口服心得安20mg,90分钟时再次记录12导心电图对照分析。

【**判定标准**】

1. 阳性:异常ST-T改变全部恢复正常。
2. 阴性:无明显改善。

【**评价**】 心得安试验阳性者一般认为可排除器质性心脏病。阴性者应进一步检查,如做活动平板运动试验,冠脉造影等(图4-25)。

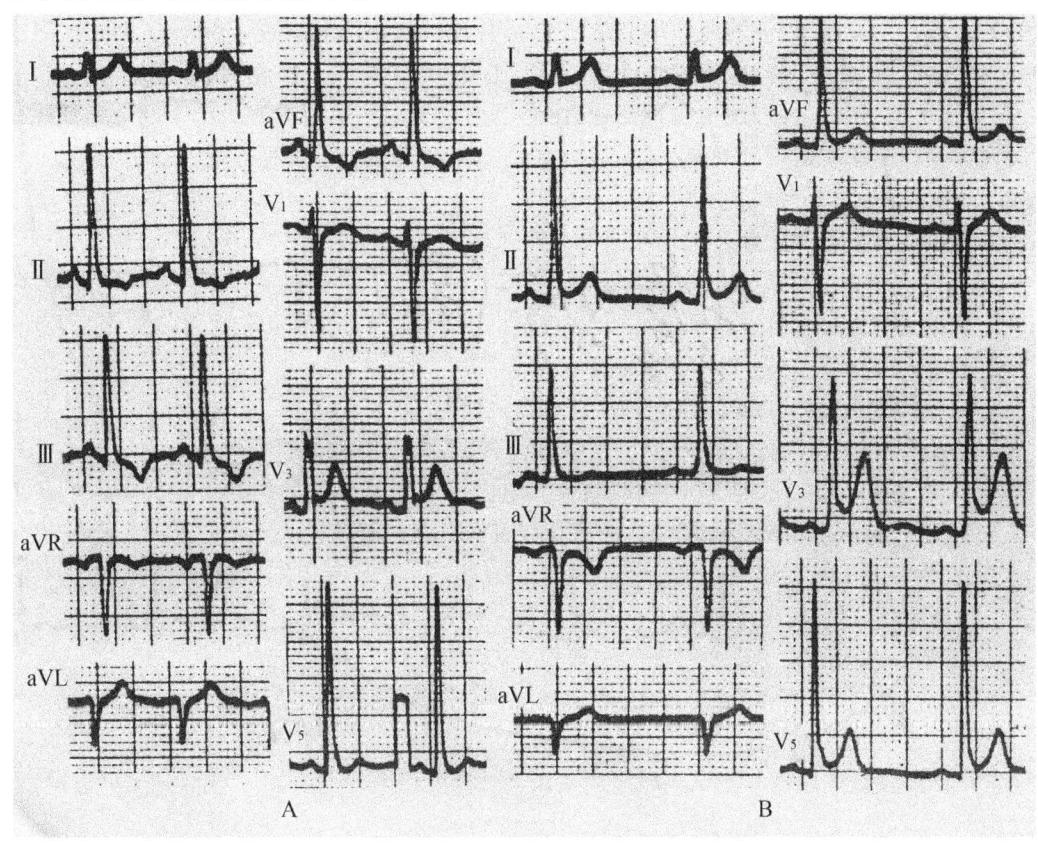

图 4-25 心得安试验

A. 对照心电图:窦性心动过速、Ⅱ、Ⅲ、aVF 导联 T 波倒置

B. 心得安试验 T 波转为正常

第5章 先天性心脏病

先天性心脏病(以下简称先心病)是常见的先天获得性心脏血管畸形。一般可通过超声心动图得到明确诊断。复杂的先天性心血管疾病要靠心室造影检查方能得到明确诊断。不同类型的先心病,可因造成相似的血液动力学改变而引起一侧心房肥大或一侧心室肥大。但同一种心血管畸形因病变部位、缺损大小不同,也可造成不同类型的心房肥大或心室肥大。由此可见,先心病表现为数十种乃至上百种类型,而心电图仅表现出单纯的心房肥大及心室肥大。先心病只要有心电图改变,说明心房肥大与心室肥大已经很明显了。但也有一些严重的先心病心电图是正常或大致正常的。

在下列情况下先心病患者记录心电图具有重要意义:

1. 心电图对右位心能做出病因学诊断。
2. 房间隔缺损常呈不完全性或完全性右束支阻滞图形。电轴正常者为继发孔型,电轴左偏者为原发孔型。
3. 在紫绀型先心病中,电轴左偏者可以排除法洛四联症。
4. 心电图P波异常高大伴B型预激综合征者,多为三尖瓣下移畸形。
5. 所有先心病根治术前、术后均应检查心电图。为心脏手术提供参考资料。术后还可发现并发症。例如法洛四联症根治术最易并发右束支阻滞。有些先心病手术还可引起房室传导阻滞、致命性室性心律失常等。
6. 几乎所有先心病根治术后都要在监护病房连续3~5天的心电监测。然后才转入普通病房。可见心电图检查的重要性非同一般检查。

5-1 右位心

右位心包括心脏右移、右旋心和镜像右位心3型,以后一种多见。这里只介绍镜像右位心。此型伴内腔倒置,心脏及其他脏器的位置似正常位置在镜中的映像。生理上的左房、左室心尖部在解剖上位于右侧,而生理上的右房及右室位于左侧。镜像右位心的检出率约为万分之一。

心电图检查对右位心的诊断具有病因学诊断的特殊价值:

(1) Ⅰ导联P-QRS-T图形倒置,左右手电极反接后P-QRS-T转为直立。

(2) Ⅱ与Ⅲ、aVR与aVL导联图形互换。

(3) aVF导联图形不变。

(4) $V_1 \sim V_6$ 波形似正常 V_2、$V_1 \sim V_6R$ 导联序列图形,自右向左均呈rS型,rS振幅依次减小。

右位心应记录24导联心电图,除常规12导联心电图以外,还要加做左、右手电极反接后的6个肢导心电图和 V_2、V_1、V_3R、V_4R、V_5R、V_6R 导联心电图(图5-1)。

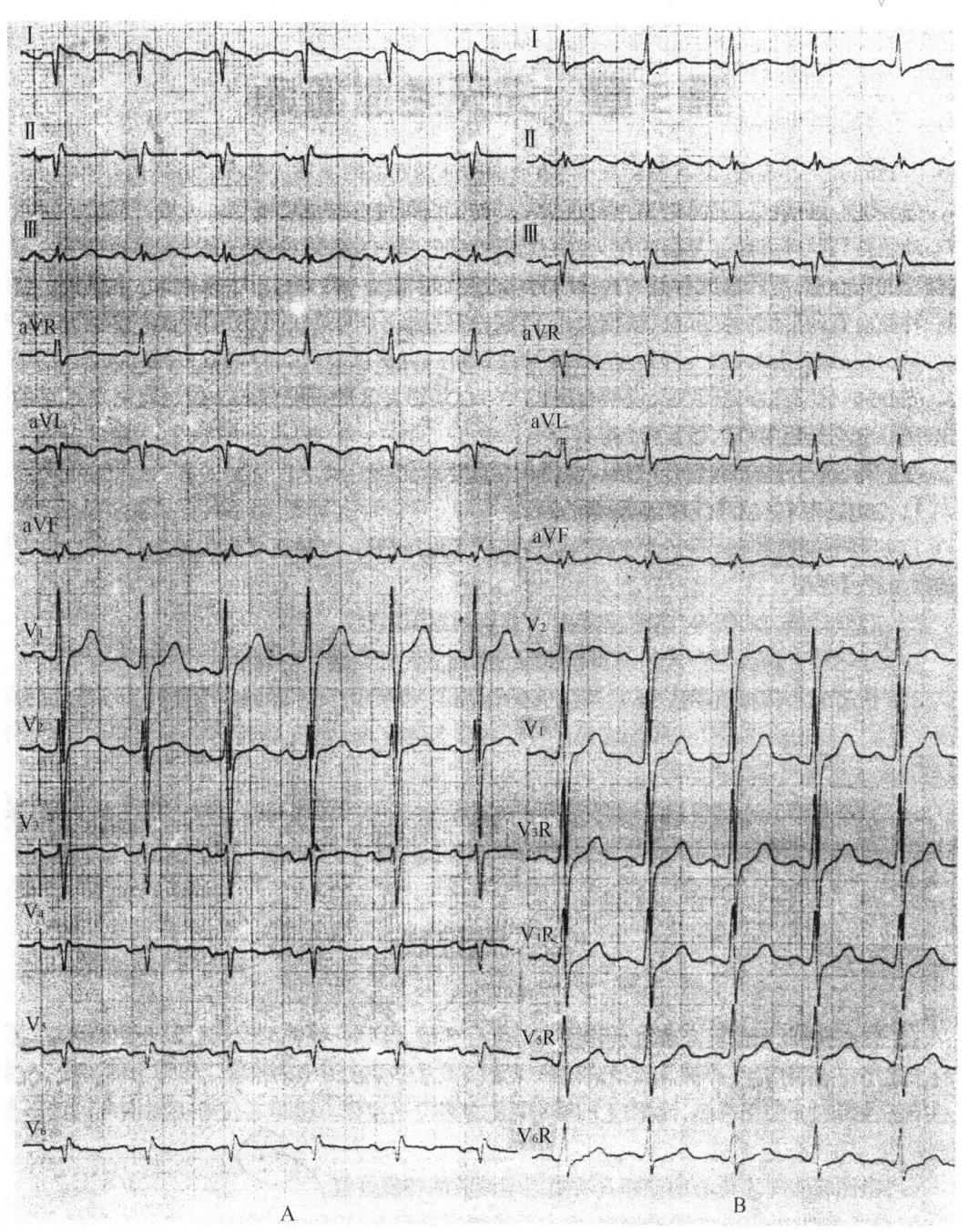

图 5-1 右位心心电图改变

【资料】 男性,59岁。先心病、镜像右位心。

【心电图特征】 图A:Ⅰ导联P-QRS-T倒置,V_1～V_6导联QRS振幅逐渐减小,这是右位心特征性心电图改变。图B:左右手电极反接,记录V_2、V_1、V_3R～V_6R导联心电图,显示一幅正常心电图。

【心电图诊断】 1. 窦性心动过速;2. 右位心。

5-2 房间隔缺损

房间隔缺损占先心病的 10%,女性多于男性。

一、继发孔型房间隔缺损

血液由缺损处经左房流入右房与右室,引起右心负荷增重(图 5-2-1)。

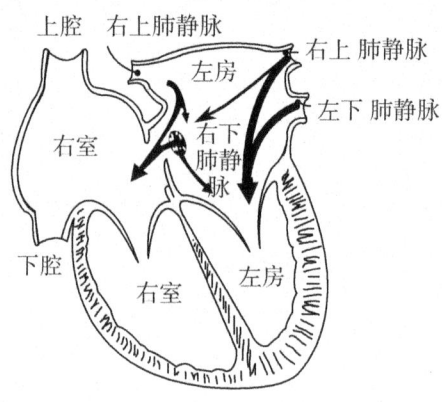

图 5-2-1 房间隔缺损
血液通过缺损处流入右房

1. P 波电压高　右房扩大。
2. P-R 间期延长　房内传导延缓。
3. 右室舒张期负荷增重　呈不完全性及完全性右束支阻滞图形(图 5-2-2)。
4. 肺动脉高压　呈右室肥大图形,V_1 呈 Rs 或 qR 型。
5. 缺损小者心电图正常。

【资料】　男性,14 岁。先心病、继发孔型房间隔缺损。

【心电图特征】　$P_{V_1}=0.25$ mV,为右房扩大。QRS 电轴+101°,V_1 呈 rsR′型,$R'_{V_1}=3.3$ mV,QRS 时限 0.116s,为右室舒张期负荷增重。

【心电图诊断】　1. 窦性心律;2. 右房扩大;3. 右室肥大合并不完全性右束支阻滞。

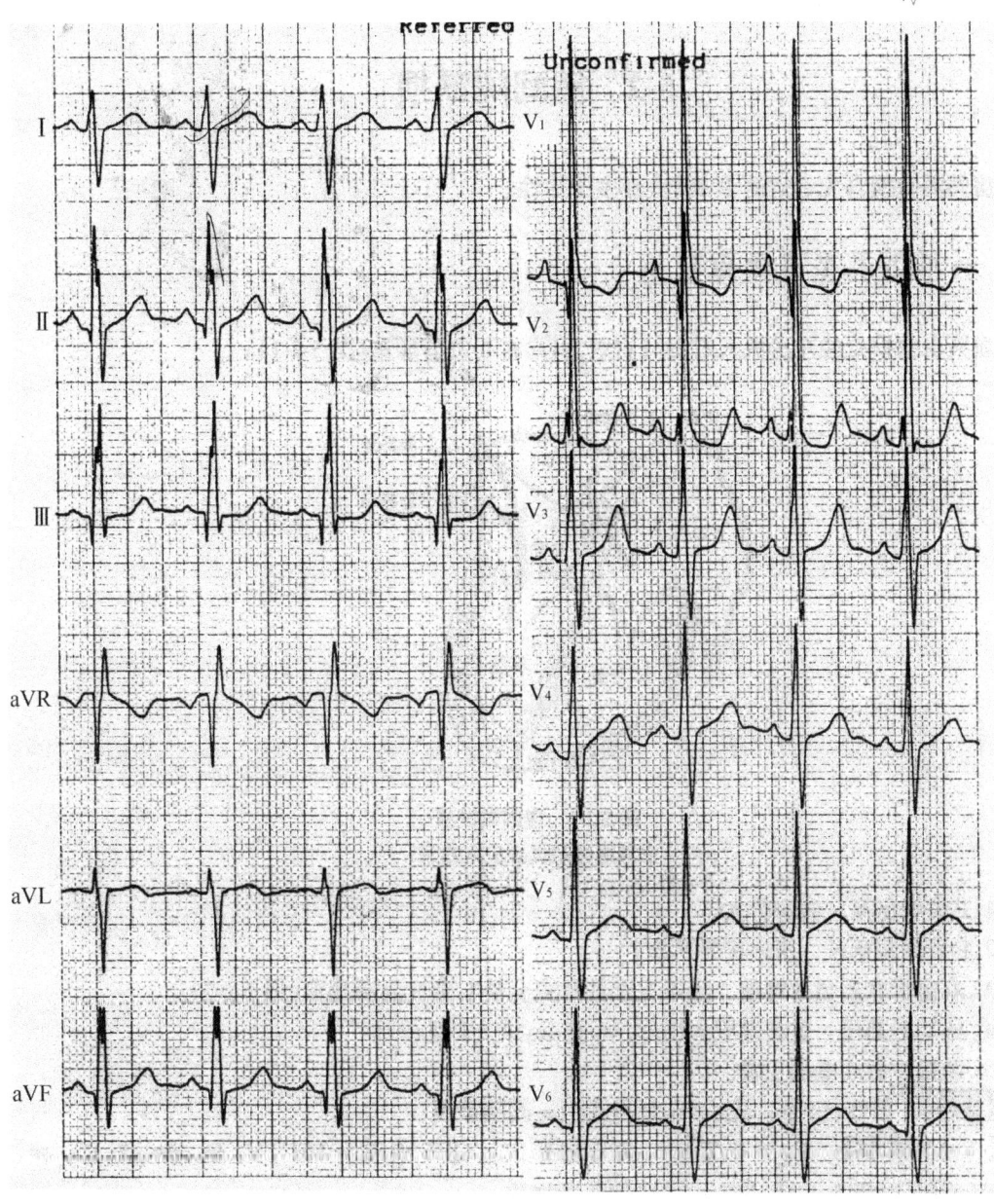

图 5-2-2 继发孔型房间隔缺损心电图改变

二、原发孔型房间隔缺损

缺损发生于房间隔下部,心电图改变:

1. 电轴左偏,发生率 100%,原因是房室结及希氏束位置偏后下,使心室除极最大向量指向左上方。
2. P-R 间期延长。
3. 右室肥大　V_1 呈 rsR' 型。

4. V_5、V_6 导联有 q 波(图 5-2-3)。

【资料】 女性,13 岁。先心病、原发孔型房间隔缺损。

【心电图特征】 窦性心律、心率 99 次/min。QRS 时限 0.148 s。QRS 电轴 $-80°$,V_1 呈 rsR' 型,$R'_{V_1}=1.5$ mV,$S_{V_5}=2.8$ mV。V_5、V_6 导联 T 波负 正双向。

【心电图诊断】 1. 窦性心律;2. 右室肥大合并完全性右束支阻滞;3. 电轴左偏。

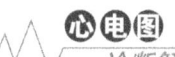

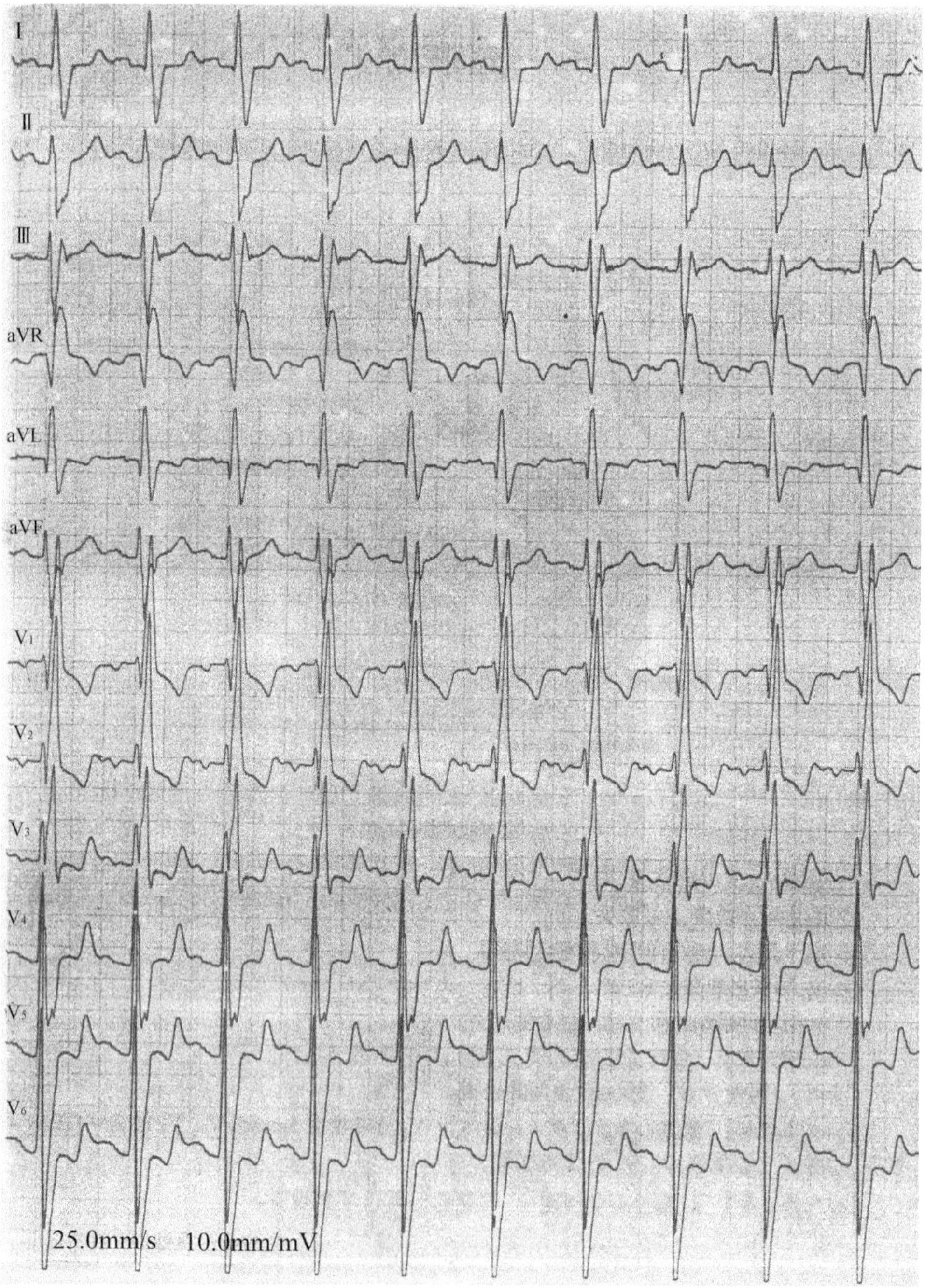

图 5-2-3 原发孔型房间隔缺损心电图改变

5-3　室间隔缺损

室间隔缺损约占先心病的25%。血液自左向右分流,引起右心负荷增重(图5-3-1)。

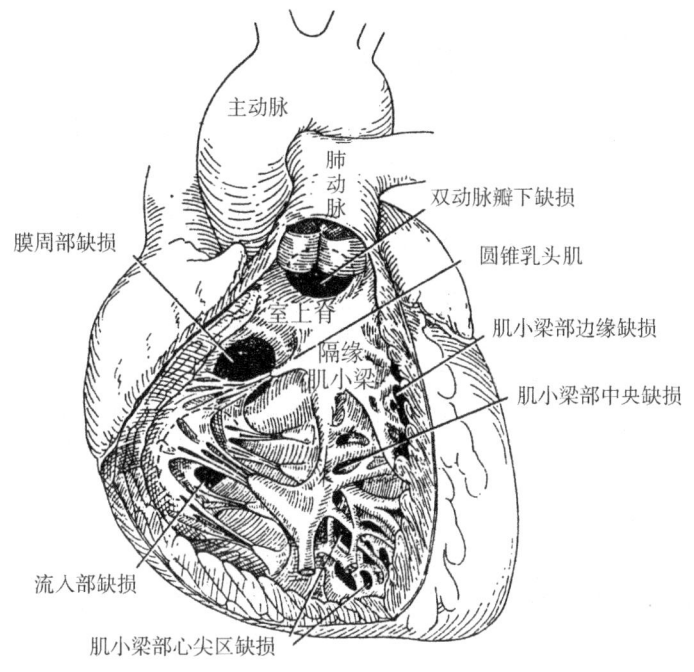

图 5-3-1　室间隔缺损
室间隔缺损的解剖部位

(1)缺损小者心电图正常。
(2)右房压力增高,P波高尖。
(3)右室肥大,电轴右偏,或右室电压高。
(4)V_3导联出现高大RS波。
(5)大型室间隔缺损可引起双侧心室肥大。
(6)心律失常有一度房室阻滞、右束支阻滞、早搏等(图5-3-2)。

【资料】　男性,7岁。先心病、室间隔缺损。
【心电图特征】　窦性心率115次/min。V_1～V_6导联增益5 mm/mV。V_1的R=1.2 mV,V_1～V_4导联T波倒置,V_5、V_6的T波平坦。
【心电图诊断】　1.窦性心动过速;2.右室电压高;3.T波改变。

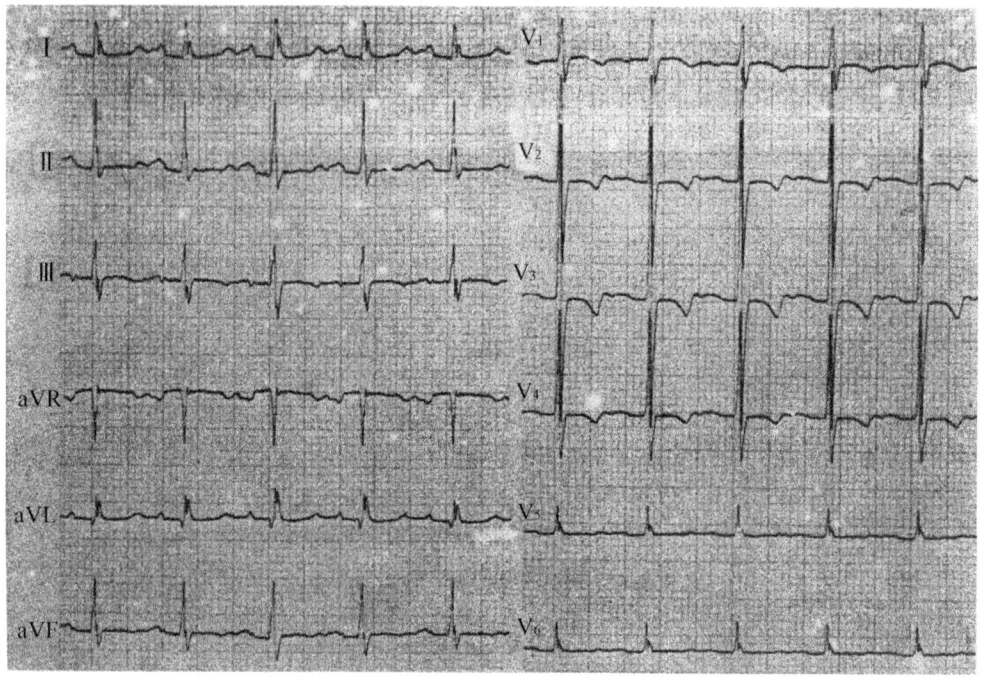

图 5-3-2　室间隔缺损心电图改变

5-4　动脉导管未闭

动脉导管是主动脉与肺动脉之间的一根管道。胎儿期,肺无呼吸功能,肺动脉血未入肺之前,大多通过动脉导管入降主动脉,循脐动脉到胎盘换氧。在胎儿时期动脉导管是血液循环的重要通道。出生以后动脉导管自行关闭。如未能如期关闭者,称为动脉导管未闭。其长度一般在 4～10 mm。不开胸经心导管可进行动脉导管封堵术(图 5-4-1)。

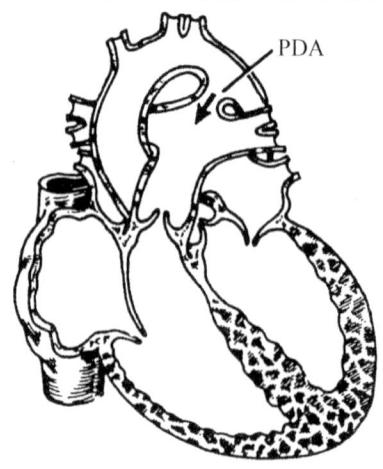

图 5-4-1　动脉导管未闭示意图

动脉导管未闭的心电图特征：①P波增宽切迹，提示肺血流量增多，左房压力因之增高而扩大，P波切迹在Ⅰ、Ⅱ、aVR、V_4～V_6导联较明显。②左室舒张期负荷增重图形：Ⅰ、Ⅱ、Ⅲ、aVF、V_5～V_6导联R波电压增大，ST段呈上斜型抬高，T波直立。V_1、V_2导联S波增深（图5-4-2）。

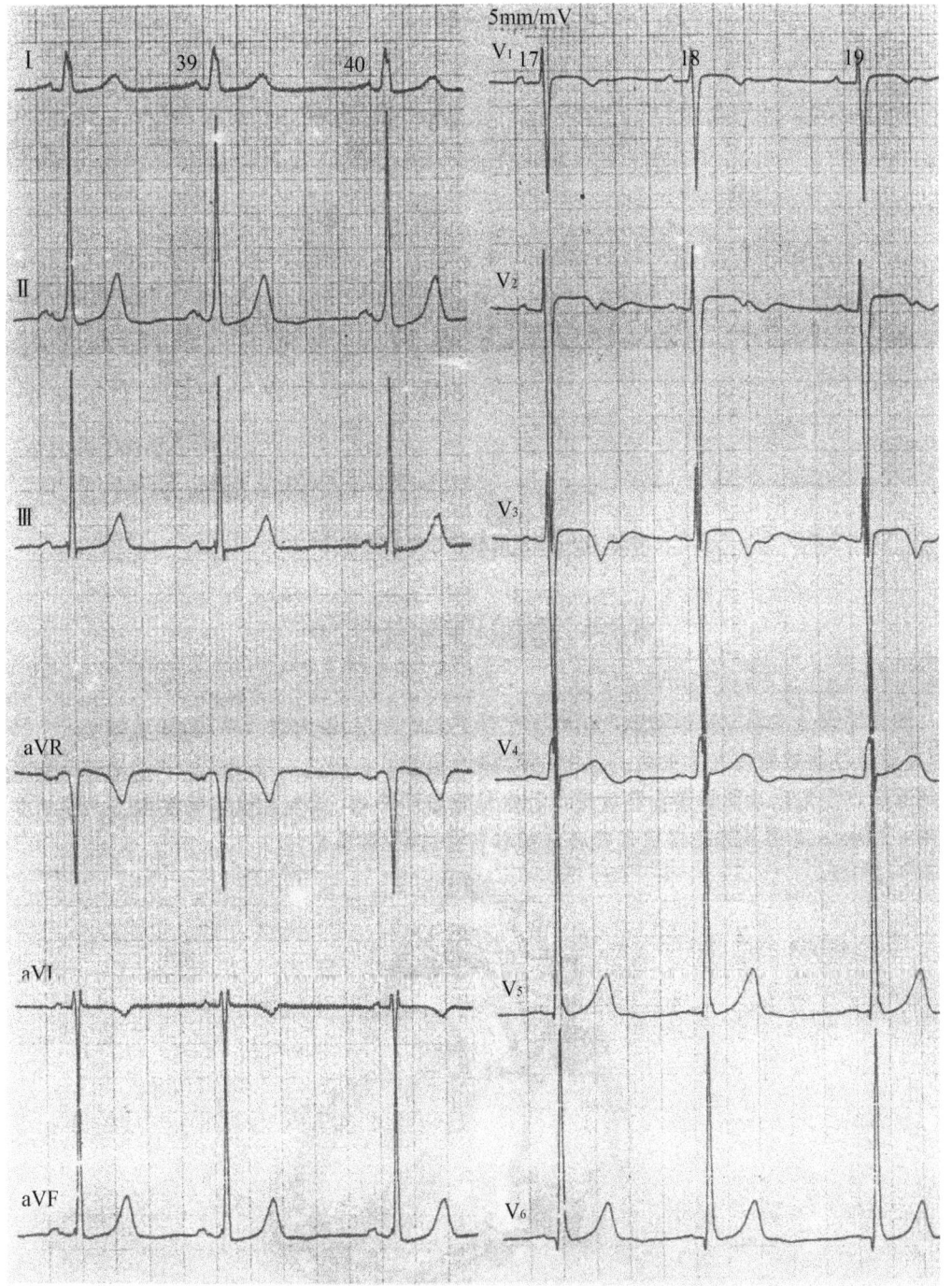

图5-4-2　动脉导管未闭，左室舒张期负荷增重

【资料】 女性,8岁。先心病、动脉导管未闭。

【心电图特征】 窦性心律,心率60次/min。P波时限0.11s,提示左房扩大。$R_{II}=2.90$ mV,$R_{III}=2.7$ mV,$R_{aVF}=2.80$ mV,V_5 的 R=8.5 mV,V_6 的 R=6.0 mV。Ⅰ、Ⅱ、Ⅲ、aVF、V_5、V_6 导联 T 波直立,提示左室舒张期负荷增重。

【心电图诊断】 1. 窦性心律;2. 左室舒张期负荷增重。

5-5 三尖瓣下移

【定义】 三尖瓣向心尖部移位,又称 Ebstein 畸形。

【发生机制】 三尖瓣下移至右室近心尖部,一部分右室腔"房化",心房除极向量增高,P波增高。因后瓣下移,三尖瓣关闭不全或狭窄,右室收缩时血液返流,使右房进一步扩大,心房除极向量增大,P波进一步增高(图5-5-1)。

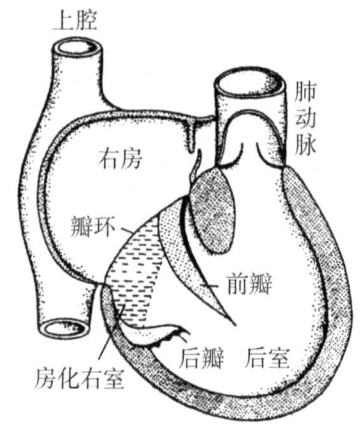

图 5-5-1 三尖瓣下移
部分右室"右房化"

【诊断】

(1) P波高得出奇 是右室房化和右房扩大的表现。

(2) 一度房室阻滞 是房化心室使房室传导系统过度伸展所致。

(3) 右束支阻滞 是房化右室除极延迟的结果。

(4) B型预激综合征 合并预激的发生率40%。旁路都在右侧,类似左束支阻滞图形(图 5-5-2)。

【资料】 女性,6岁。先心病、三尖瓣下移畸形。

【心电图特征】 ①窦性心率115次/min。②V_2 的 P 波 0.55 mV,为右室房化的特征。③QRS=0.13 s,V_1、V_2 呈 qRs 型,为右束支阻滞。④Ⅱ、Ⅲ、aVF、$V_1 \sim V_6$ 的 T 波倒置。

【心电图诊断】 1. 窦性心动过速;2. 右房扩大肥大;3. 完全性右束支阻滞;4. T 波改变。

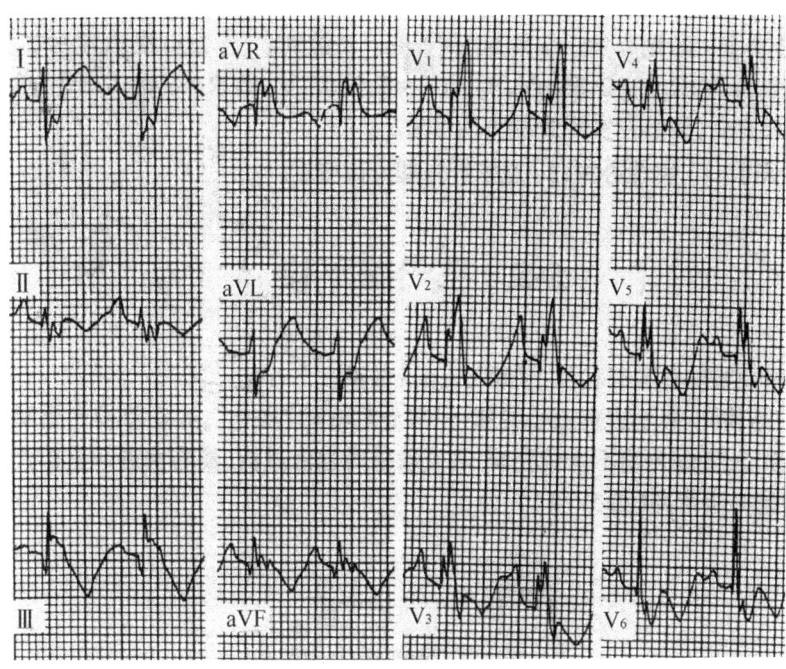

图 5-5-2 三尖瓣下移的心电图改变

5-6 肺动脉瓣狭窄

肺动脉瓣狭窄占先心病的 10%。肺动脉瓣口狭小,右室射血阻力增大而发生代偿性肥大。

心电图表现为:①电轴右偏。②V_1 导联呈 Rs、R 或 qR 型,V_5、V_6 呈 RS 或 nS 型。③V_1、V_2 导联 ST 段下降,T 波倒置。④P 波增大,反映右房扩大(图 5-6)。

【资料】 男性,17 岁。先心病、肺动脉瓣狭窄。

【心电图特征】 窦性心律,P_{II} =0.30 mV,为右房扩大。QRS 电轴右偏+112°。R_{III} =3.35 mV,R_{III} >R_{aVF} >R_{II}。V_1~V_6 导联为 5 mm/mV。V_1 呈 qR 型,其 R=4.1 mV。II、III、aVF、V_1、V_4~V_6 导联 ST 段下降 0.10~0.35 mV,II、III、aVF、V_1~V_6 导联 T 波倒置。

【心电图诊断】 1.窦性心律;2.右房扩大;3.重度右室肥大;4.ST-T 改变。

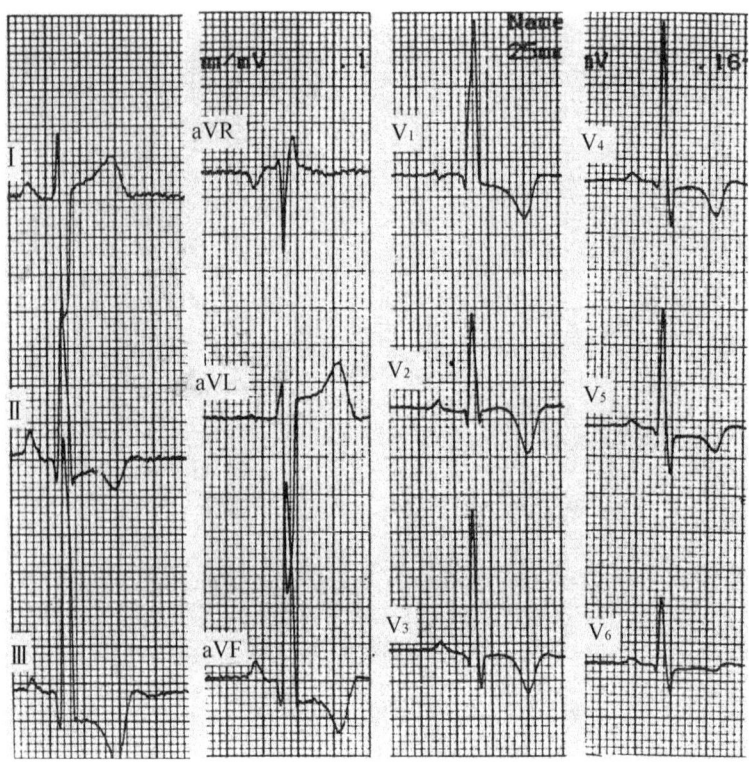

图 5-6 肺动脉瓣狭窄心电图改变

5-7 主动脉瓣狭窄

正常主动脉瓣口面积为 3 cm^2，当瓣膜口狭窄小于正常的 50% 时，左心室与主动脉之间产生收缩期压力差。狭窄程度越重，左心室与主动脉压差越显著，导致左室收缩期负荷增重。严重主动脉瓣狭窄可使冠脉血流量减少发生心绞痛。主动脉瓣狭窄常合并有关闭不全。

主动脉瓣狭窄的心电图特征：①Ⅱ、aVF、V_5、V_6 导联 R 波电压增高，ST 段下降，T 波负正双向或倒置。②心律失常有窦性心动过缓、左束支阻滞等（图 5-7）。

【资料】 男性，46 岁。风心病、主动脉瓣狭窄。

【心电图特征】 窦性心律，心率 66 次/min。P＝0.12 s，为左房扩大。V_5 的 R＝3.3 mV。Ⅰ、V_4～V_6 导联 ST 段呈下斜型下降 0.10～0.30 mV。Ⅰ、aVL、V_3～V_6 导联 T 波倒置。Q-T 间期 0.43 s。

【心电图诊断】 1. 窦性心律；2. 左室肥大（收缩期负荷增重）；3. 左房扩大。

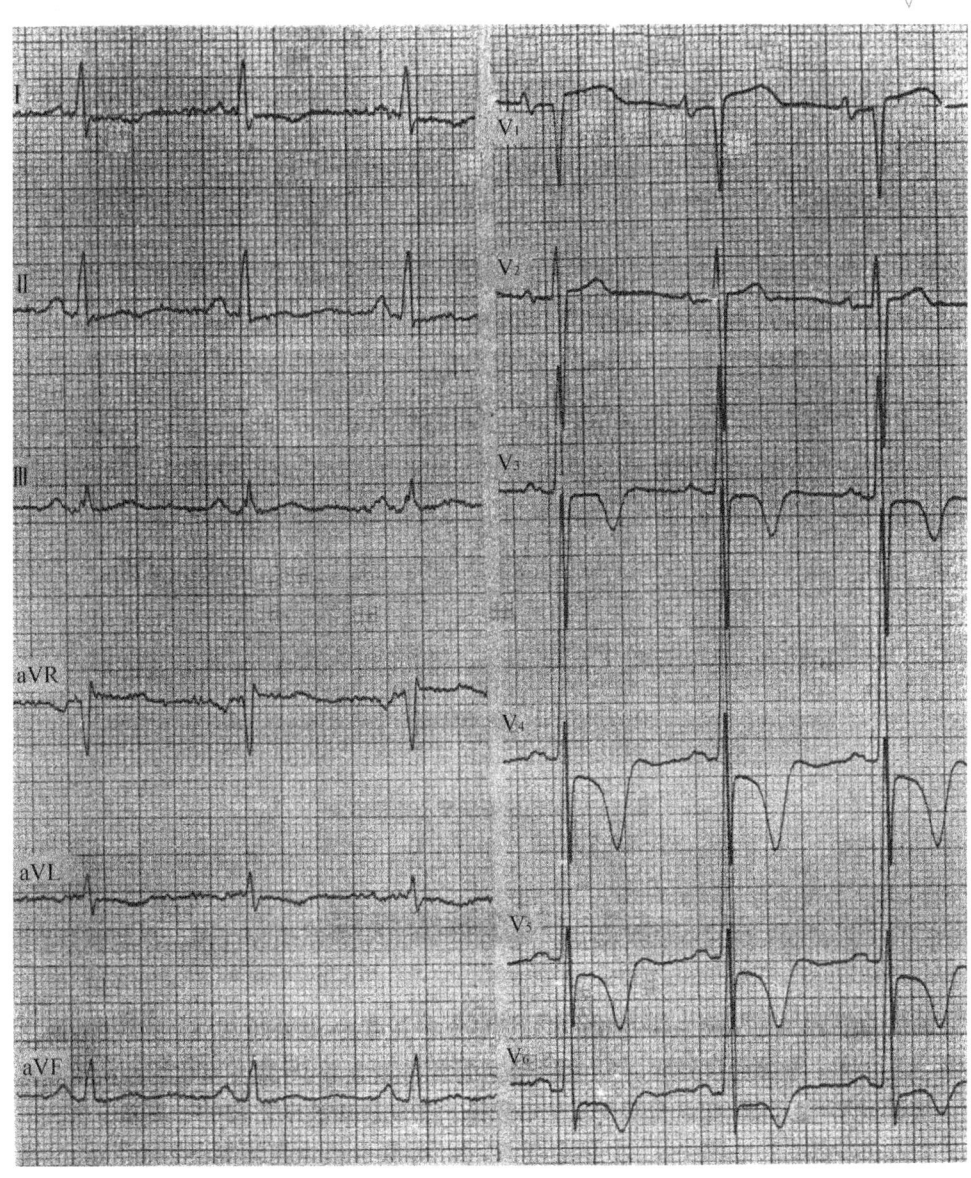

图 5-7 主动脉瓣狭窄心电图改变

5-8 主动脉瓣关闭不全

主动脉瓣关闭不全,使左心室舒张期负荷增重,左室扩大。心电图特征:①Ⅰ、Ⅱ、aVF、V_5、V_6 导联 R 波增高,q 波增深,ST 段呈上斜形抬高,T 波直立增高。②电轴轻度及中度左偏(图 5-8)。

【资料】 男性,23 岁。风心病。

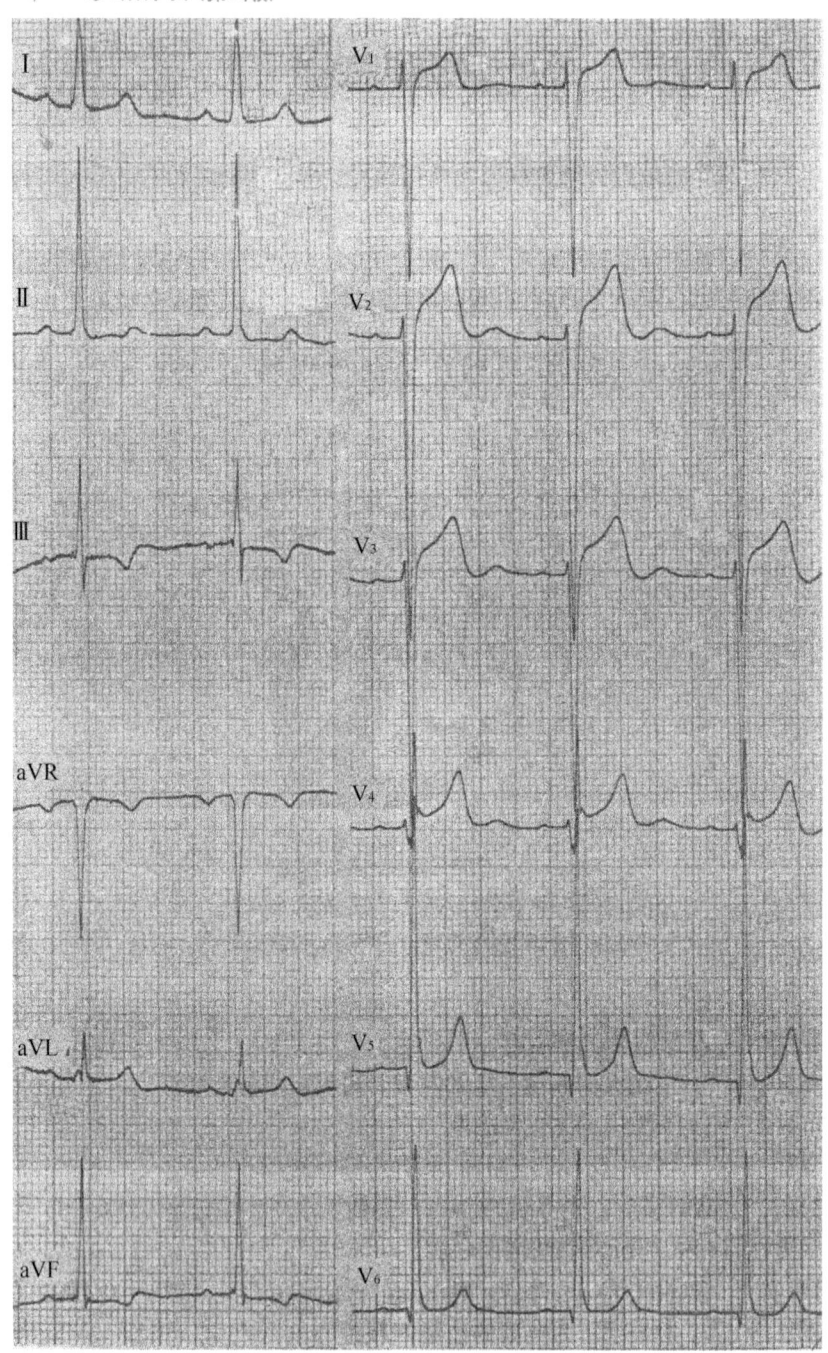

图 5-8 风心病、主动脉瓣关闭不全

【心电图特征】 $V_1 \sim V_6$ 导联定准电压 5 mm/ mV。R_{II} 2.5 mV，V_5 的 R 7.4 mV，V_6 的 R 4.3 mV。$V_1 \sim V_6$ 导联 T 波直立，为左室舒张期负荷增重。

【心电图诊断】 1. 窦性心律；2. 左室肥大（舒张期负荷增重）。

5-9 法洛四联症

【定义】 法洛四联症是指肺动脉狭窄、室间隔缺损、主动脉骑跨和右室肥大4种病理变化的联合畸形。

【发生机制】 法洛四联症有四种病理畸形,主要影响血液动力学的是肺动脉狭窄合并室间隔缺损。肺动脉狭窄引起右室压力升高,右室代偿性肥大,右房扩大(图5-9-1)。

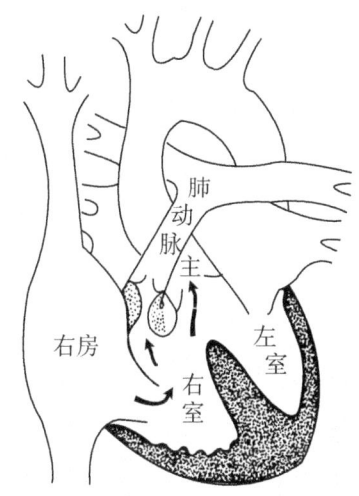

图 5-9-1 法洛四联症血流动向图
右室漏斗部(圆锥部)狭窄,右室的部分血流与左室血流混合入骑跨的主动脉,引起青紫

【诊断】
(1)右房扩大　P波振幅≥0.25 mV。
(2)电轴右偏　是右室肥大的表现。电轴左偏者可排除法洛四联症。
(3)V_1呈Rs、R或qR型,V_2以左呈rS型。
法洛四联症根治术后常并发右束支阻滞,偶有房室阻滞(图5-9-2)。

【临床意义】 法洛四联症占先心病的10%。目前手术死亡率已降至0.3‰。

【资料】 男性,14岁。先心病、法洛四联症。

【心电图特征】 窦性心律,心率75次/min。P-R间期0.136 s,QRS间期0.09 s。QRS电轴148°,V_1呈R型,V_5、V_6为rS型,为典型的法洛四联症心电图改变。Ⅱ、Ⅲ、aVF导联P波高尖,提示右房扩大。

【心电图诊断】 1. 窦性心律;2. 右房扩大;3. 右室肥大。

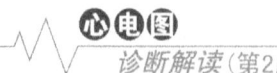

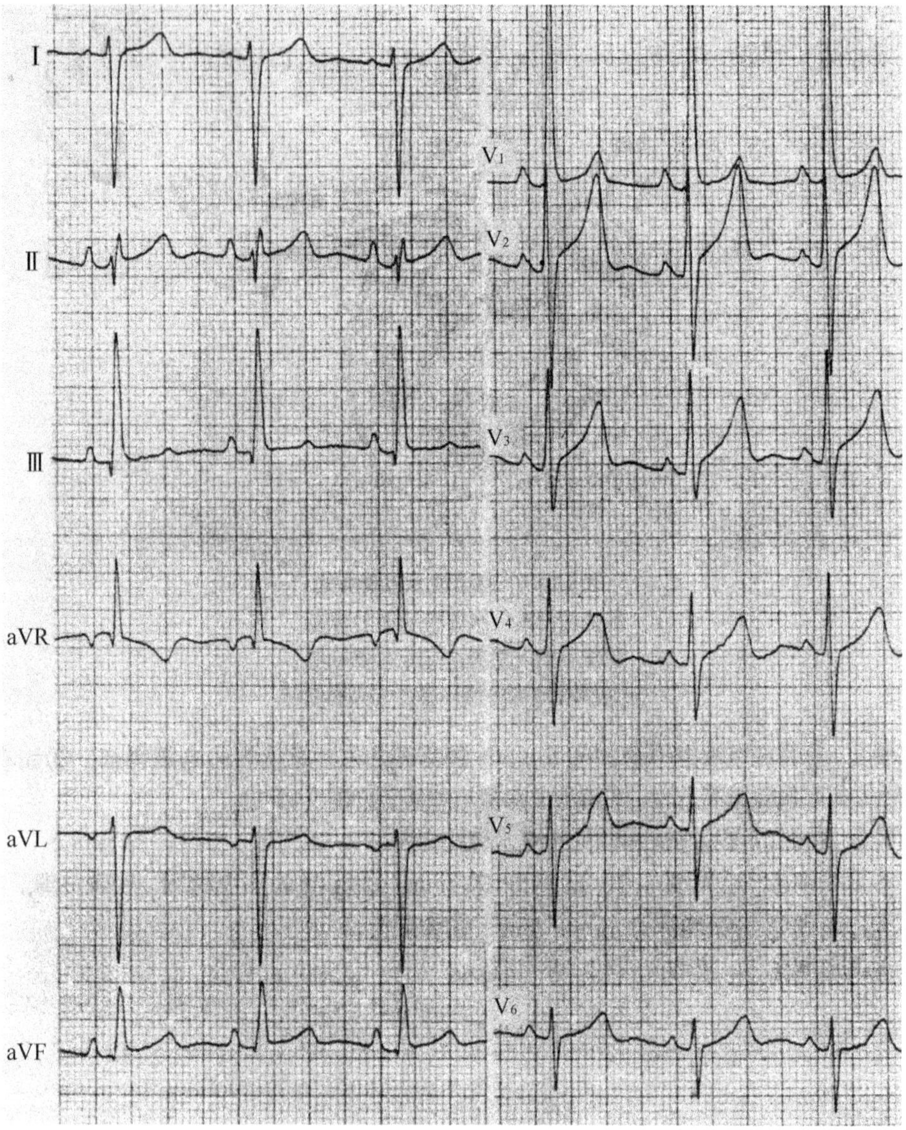

图 5-9-2 法洛四联症心电图改变

5-10 完全性大动脉转位

【定义】 完全性大动脉转位为主动脉与肺动脉在解剖上互换位置,形成生理上体循环与肺循环互相分开运行。这种循环与生命不相适应,必须合并有房间隔缺损、室间隔缺损或动脉导管未闭等交通互换血流,患者才能在出生后存活。本病约占先心病的 7.2%。

【发生机制】 主动脉开口于右室,右室血流入左室;肺动脉开口于左室,左室血流入肺动脉,心脏负荷增重,出生后心脏很快扩大(图 5-10-1)。

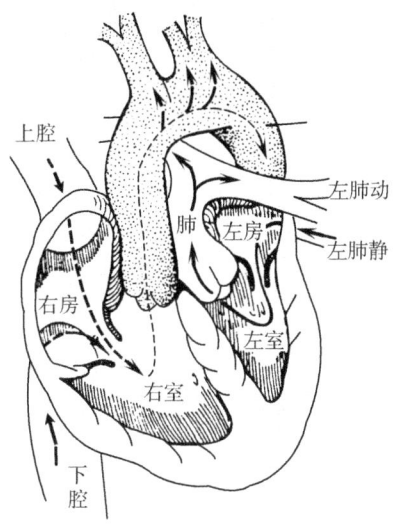

图 5-10-1　完全性大动脉换位
腔静脉血入右房右室后进主动脉,
肺静脉血入左房左室后进肺动脉,
形成体循环和肺循环各自分隔的循行

【诊断】 ①因右室负担体循的任务,心电图表现出右室肥大的心电图特征。②如有室间隔缺损较大或有肺动脉高压者,可显示出双侧心室肥大(图 5-10-2)。

【资料】 男性,7 岁。先心病、完全性大动脉转位。

【心电图特征】 ①窦性心律,心率 89 次/min。② I 导联 S 波增深,电轴右偏。$R_{V_1}=2.0$ mV,V_5、V_6 导联 S 波增深,$R_{aVR}=1.5$ mV,右室肥大。

【心电图诊断】 1. 窦性心律;2. 右室肥大。

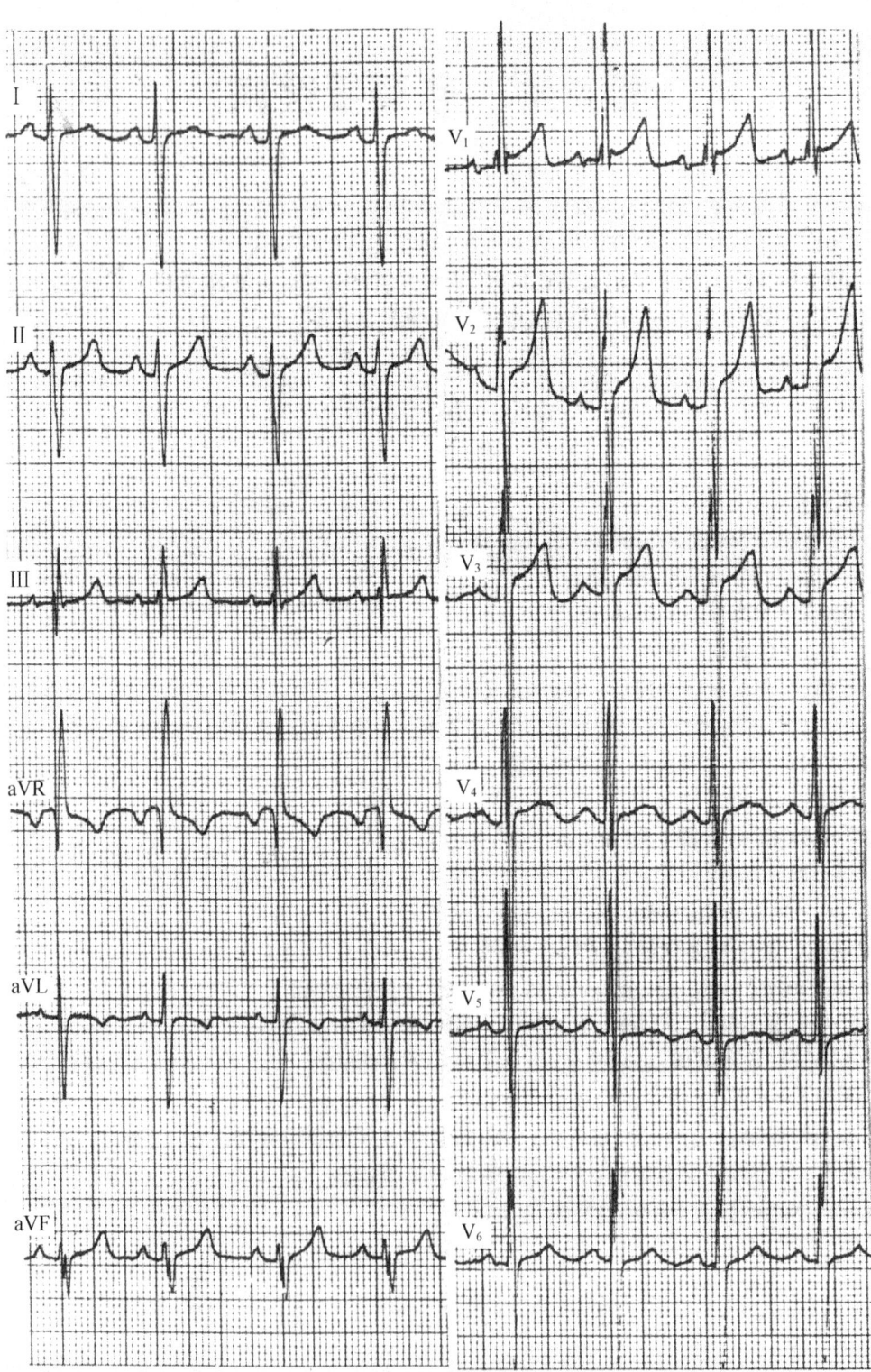

图 5-10-2 完全性大动脉转位心电图改变

第6章 各系统疾病

心血管系统疾病、神经系统疾病、泌尿系统疾病、内分泌系统疾病、血液系统疾病等都可能引起心电图改变。我们已经在出版过的有关心电图专著(如《现代心电图诊断大全》、《多导同步心电图分析大全》,科学技术文献出版社)中作过详细介绍。这里将常见的高血压、心肌病、风心病、心肌炎、肺心病等引起的心电图改变介绍给读者。

6-1 高血压

【定义】
正常血压　收缩压<140 mmHg
　　　　　舒张压<90 mmHg
高血压　　收缩压≥140 mmHg
　　　　　舒张压≥90 mmHg

【发生机制】　高血压病发展到一定阶段,发生左室肥大。有冠心病者,还会出现心肌缺血。

左室肥大,产生的电动力增大,R 波异常增高。左室肥大可使复极发生改变,以 R 波增高的导联 ST 段下降,T 波低平、双向或倒置。

【诊断】
1. 轻度高血压病
心电图可以正常。
2. Ⅱ期以上高血压病
心电图出现左室肥大的特征：
(1) 左室面Ⅰ、aVL、Ⅱ、Ⅲ、aVF、V_5、V_6 导联 R 波振幅增高。
(2) 左室面导联 ST 段下降,T 波低平、双向或倒置(图 6-1)。
(3) 心律失常有早搏、心动过速、束支阻滞或分支阻滞等。

【资料】　男性,25 岁。高血压病、左室肥大。

【心电图特征】　①Ⅱ、Ⅲ、aVF、V_4~V_6 导联 R 波振幅异常增高。②Ⅰ、Ⅱ、Ⅲ、aVF、V_3~V_6 导联 ST 段呈水平型下降 0.05~0.175 mV 伴 T 波倒置。

【心电图诊断】　1. 窦性心律；2. 左室肥大。

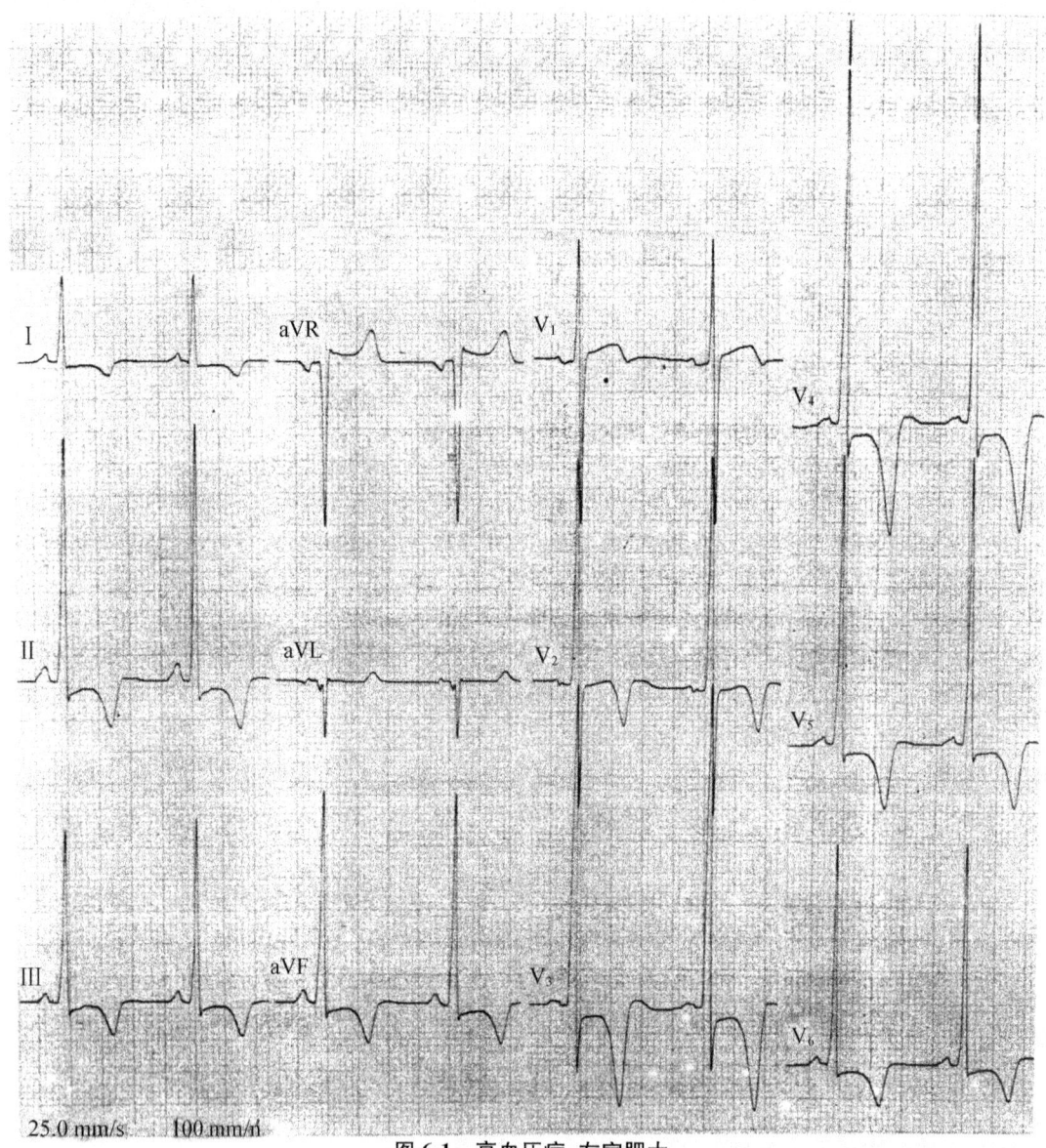

图 6-1 高血压病、左室肥大

6-2 风心病

风心病是急性风湿性心脏炎的后遗症,约半数风湿热患者留下永久性瓣膜损害,以二尖瓣损害最多见,其次是主动脉瓣。二尖瓣狭窄达到一定程度,血液从左房进入左室阻力增大,左房压力升高而扩大。肺动脉压升高,右室收缩期压力上升,右室肥大。

二尖瓣狭窄心电图诊断

1. 二尖瓣型 P 波 P 波时限≥0.11 s。P 波双峰间距≥0.04 s(图 6-2-1)。

2. 右室肥大 出现于肺动脉压力增高以后。心电轴右偏≥100°,V_1、V_2 导联 R 波增高,呈 RS、Rs、R 型，V_5、V_6 导联 S 波增深。

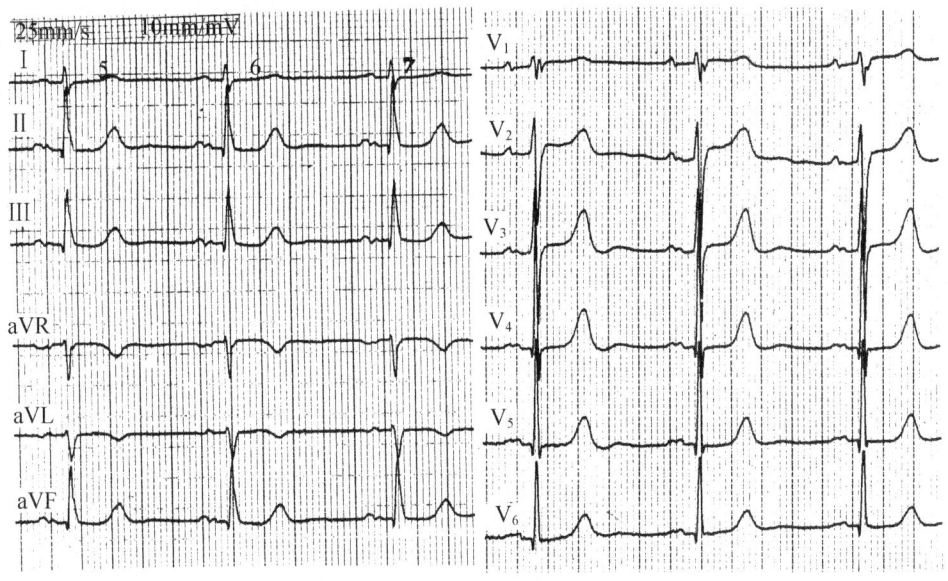

图 6-2-1　风心病、二尖瓣型 P 波

3. 二尖瓣型 T 波　V_2～V_5 导联 T 波高尖，酷似高钾血症。
4. 心律失常　房性心律失常的发生率 100%。①频发多源房性早搏。②房性心动过速。③心房扑动或心房颤动（图 6-2-2）。

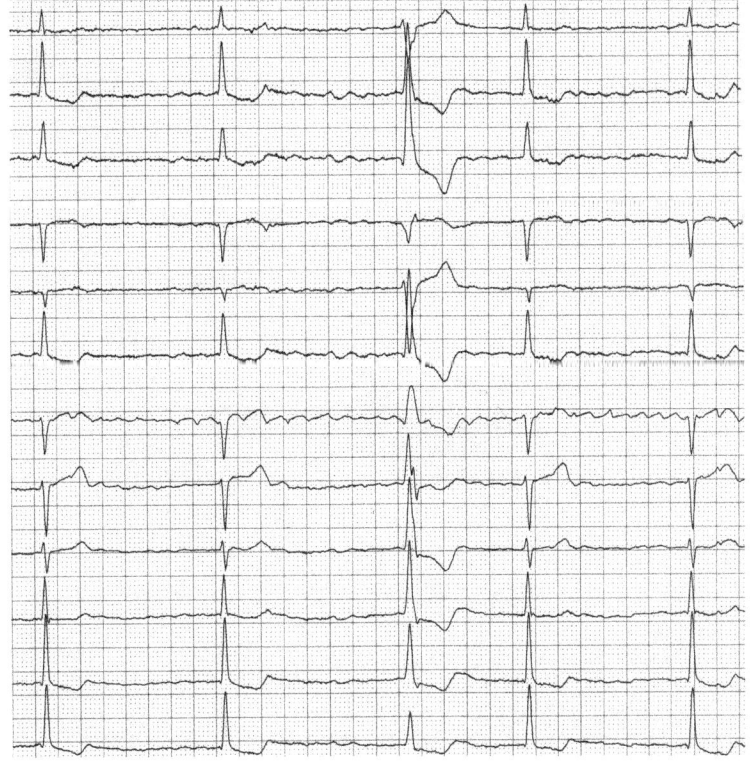

图 6-2-2　风心病、心房颤动

【资料】 男性,75 岁。风心病、二尖瓣狭窄、左心房肥大(图 6-2-1)。

【心电图特征】 窦性心律,心率 58 次/min。P 波时限 0.12s,双峰间距 0.06s,为典型的二尖瓣型 P 波。P-R 0.184s,Q-T 0.428s。

【心电图诊断】 1.窦性心动过缓;2.二尖瓣 P 波。

【资料】 男性,75 岁,风心病(图 6-2-2)。

【心电图特征】 P 波消失,代之以 f 波,R-R 周期不匀齐,平均心室率 44 次/min。Ⅱ、Ⅲ、aVF、V_5、V_6 导联 ST 下降 0.05~0.10mV,第 3 个 QRS 波群为室性逸搏。

【心电图诊断】 1.心房颤动;2.ST-T 改变;3.室性逸搏。

6-3 慢性肺心病

慢性肺源性心脏病(简称肺心病)是由肺胸疾病、肺血管病变或呼吸调节功能障碍引起肺动脉高压,导致右室肥大。慢性支气管炎、阻塞性肺气肿是本病的常见原发病因。心电图是诊断肺心病的常用方法之一。

肺心病的心电图诊断标准如下:

1.主要条件

(1)电轴右偏≥+90°。

(2)R/S V_1>1.0。

(3)重度顺钟向转位(V_5 导联 R/S<1.0)。

(4)V_1 的 R+V_5 的 S>1.05 mV。

(5)aVR 的 R/S 或 R/Q≥1.0。

(6)V_1~V_3 呈 QS、Qr 或 qR 型。

(7)肺型 P 波:P≥0.22 mV。

2.次要条件

(1)肢体导联低电压。

(2)完全性及不完全性右束支阻滞。

具有一项主要条件即可诊断,两项次要条件为可疑肺心病(图 6-3)。

【资料】 女性,60 岁。肺气肿、慢性肺心病。

【心电图特征】 Ⅱ、Ⅲ、aVF 导联 P 波高尖振幅达 0.40 mV,P 波时限正常,为右房扩大。V_1~V_5 导联呈顺钟向转位图形均为 rS 型。第 4 个与第 6 个心搏提早出现,为房性早搏,有不完全代偿间歇。第一个房性早搏后窦性 P 波在Ⅱ、Ⅲ、aVF 导联变小,考虑是房性逸搏。

【心电图诊断】 1.窦性心律;2.肺型 P 波;3.轻度右室肥大;4.房性早搏;5.房性逸搏。

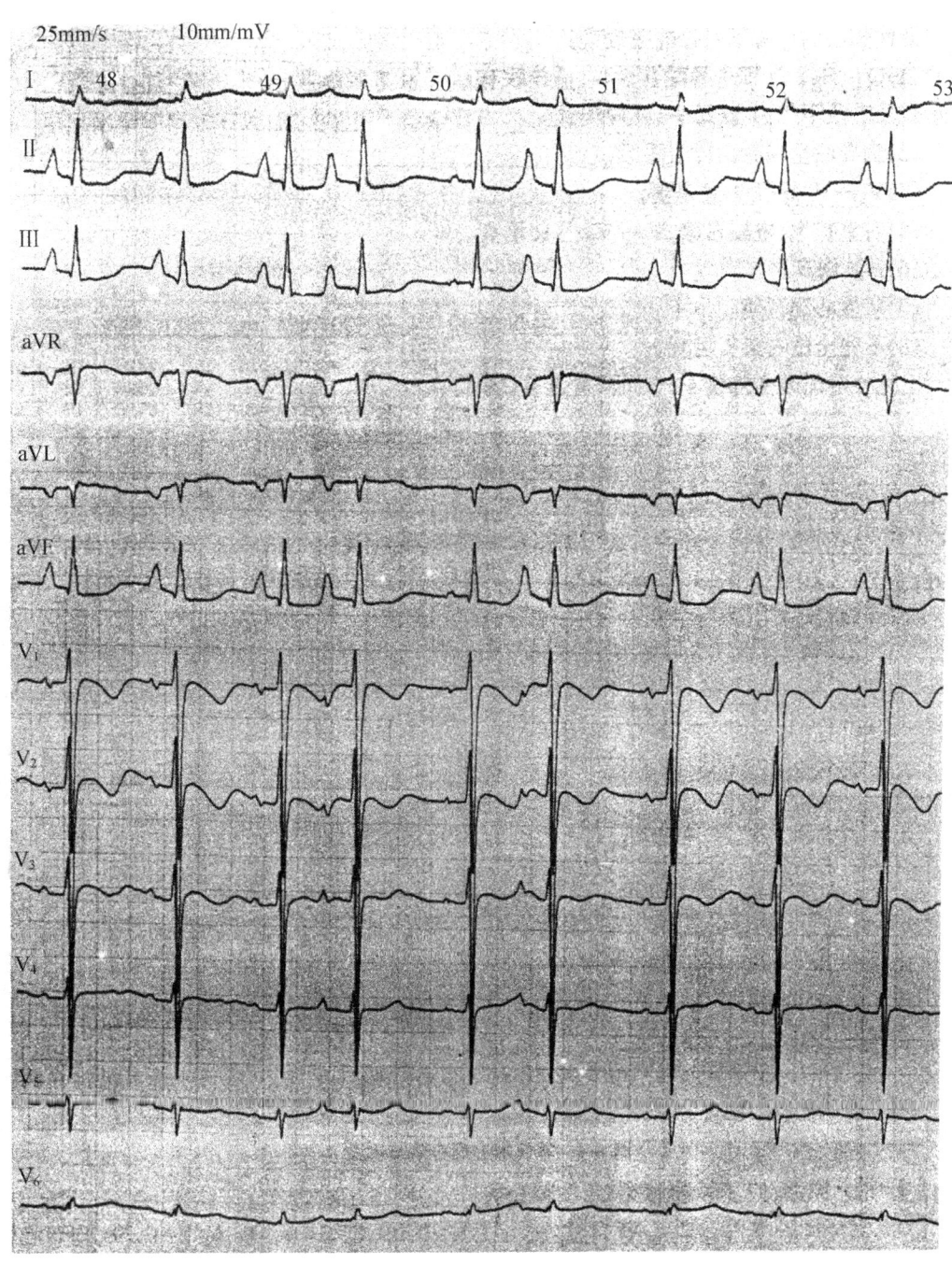

图 6-3 慢性肺心病心电图改变

6-4 急性肺心病

急性肺心病是大块或广泛的肺动脉栓塞,使肺动脉压力和右室压力猛然增加,引起急剧右室扩张或急性右心衰。栓子主要来源于静脉血栓,其次是心脏附壁血栓。

急性肺心病伴有下列心电图改变：

(1)Q_I、S_{III}、T_{III} 即 I 导联有 S 波，III 导联有 Q 波及 T 波倒置。

(2)ST 段下降，T 波低平、双向或倒置。

(3)胸导联呈顺钟向转位图形。

(4)$V_1 \sim V_3$ 导联 T 波倒置。

(5)右室扩大，电轴右偏，$V_1 \sim V_3$ 的 R 增高。

(6)P 波增高。

(7)窦性心动过速。

(8)不完全性右束支阻滞。

上述心电图改变持续 1~3 周恢复正常(图 6-4)。

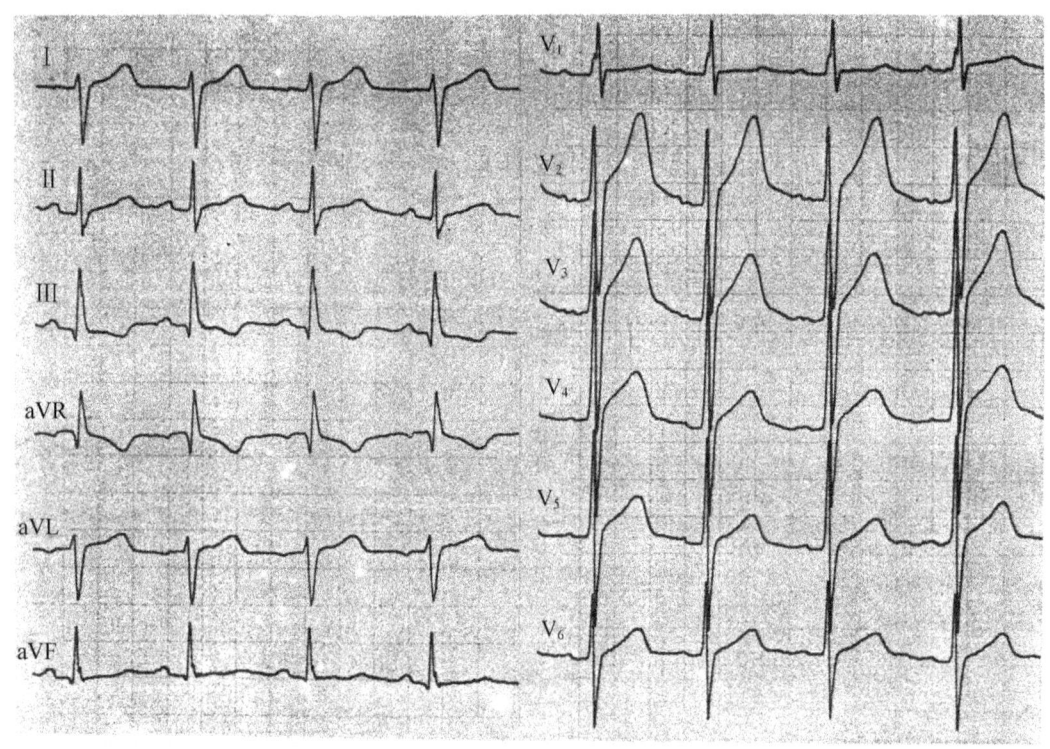

图 6-4 急性肺心病心电图改变

【资料】 男性，17 岁。静脉炎、急性肺心病。

【心电图特征】 窦性心律，心率 74 次/min。P-R 间期 0.16 s，QRS 时限 0.108 s，Q-T 间期 0.39 s，QRS 电轴 +128°，呈 S_I、Q_{III}、T_{III} 特征。V_1 呈 Rs 型，V_5、V_6 的 S 波增深，结合临床诊断急性肺心病。

【心电图诊断】 1. 窦性心律；2. 心电图改变符合急性肺心病。

6-5 扩张性心肌病

扩张性心肌病以心腔扩大、射血分数降低，进行性心力衰竭为主要特征，散发于世界各地。

本病病因不明,可能与感染、中毒、代谢障碍等有关。

心电图特征:①P波增宽切迹。②左、右束支阻滞及不定型室内阻滞,特别是左束支阻滞伴电轴右偏,对诊断扩张性心肌病具有高度特异性。③T波改变。④室性心律失常有特宽、成对室性早搏、短阵室性心动过速等(图6-5)。

Hourly Summary

Hour	Min.s Used	#QRS's	Heart Rate Min.	Ave.	Max	Pause >2000mS	Ventricular ISO	Couplet	Runs	Longest Run Run	Rate	Supraventricular ISO	Couplet	Runs	Longest Run Run	Rate
09	60	4909	72	91	115	0	500	77	1	3	84	0	0	0	0	0
10	60	5221	71	87	104	0	547	77	6	4	161	0	0	0	0	0
11	60	5235	71	87	106	0	246	34	1	3	90	0	0	0	0	0
12	60	5073	72	84	112	0	4	2	0	0	0	0	0	0	0	0
13	60	5312	80	88	102	0	3	3	0	0	0	0	0	0	0	0
14	60	5792	83	96	112	0	128	11	1	3	101	0	0	0	0	0
15	60	5365	70	88	106	0	501	100	27	4	113	0	0	0	0	0
16	60	5330	79	88	97	0	461	52	10	4	121	0	0	0	0	0
17	60	5352	75	89	107	0	162	19	8	4	108	0	0	0	0	0
18	60	5335	76	88	106	0	2	0	0	0	0	1	0	0	0	0
19	60	5162	74	86	98	0	214	15	2	4	78	0	0	0	0	0
20	60	4873	63	80	97	0	467	26	8	7	170	0	0	0	0	0
21	60	4960	70	82	94	0	453	47	31	12	87	0	0	0	0	0
22	60	4969	72	82	98	0	127	54	18	8	104	0	0	0	0	0
23	60	4739	58	78	96	0	25	1	0	0	0	0	0	0	0	0
00	60	4728	60	78	91	0	18	2	0	0	0	0	0	0	0	0
01	60	4904	59	81	100	0	50	5	0	0	0	0	0	0	0	0
02	60	4412	56	73	92	0	53	3	0	0	0	0	0	0	0	0
03	60	4177	55	68	93	0	92	3	0	0	0	0	0	0	0	0
04	60	4324	57	71	99	0	57	2	3	11	80	0	0	0	0	0
05	60	4422	55	73	97	0	39	2	2	8	75	0	0	0	0	0
06	60	5100	67	84	104	0	79	1	0	0	0	0	0	0	0	0
07	60	5698	71	96	108	0	457	33	1	3	114	0	0	0	0	0
08	60	4585	71	86	112	0	523	31	0	0	0	0	0	0	0	0
	1440	119977	55	84	115	0	5208	600	119	12	170	1	0	0	0	0

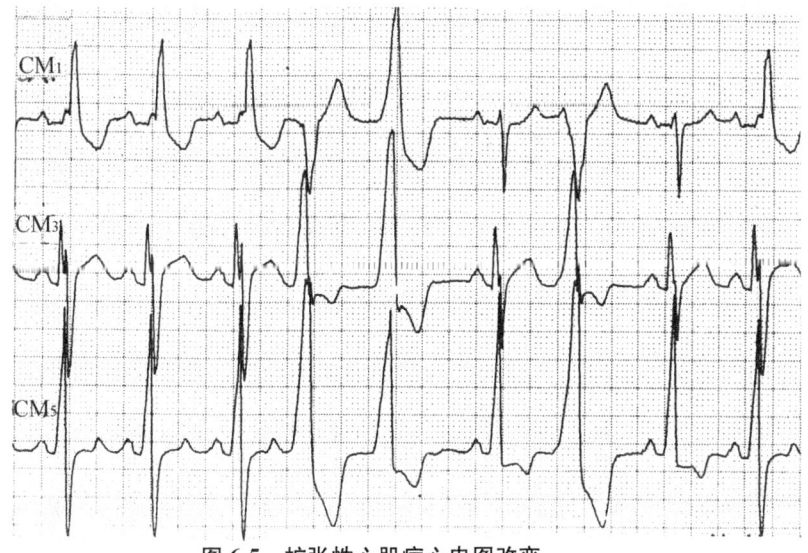

图6-5 扩张性心肌病心电图改变

【资料】 男性,60 岁。扩张性心肌病。

【动态心电图特征】 Holter 监测 24 小时,全部心搏数 119 977 个,最高心率 115 次/min,最低心率 55 次/min,平均心率 84 次/min。室性早搏 5 208 个,成对室性早搏 600 对,短阵室性心动过速 12 阵。动态心电图(DCG)显示窦性心律,心率 93 次/min。P-R=0.16 s,QRS 时间 0.14 s,呈右束支阻滞图形。成对出现的室性早搏波形不同,为多源性。早搏后面第 1 个窦性 QRS 时限 100 ms,右束支阻滞暂时消失,CM_5 导联 ST 段水平型下降 0.175 mV,T 波倒置。

【DCG 诊断】 1. 窦性心律；2. 多源成对室性早搏；3. 室性早搏后右束支阻滞暂时消失 1 次。

6-6　肥厚性心肌病

肥厚性心肌病是以室间隔、左室壁或心尖部肥厚为主的心肌病。发病机制不明,可能是一种遗传性疾病或代谢障碍。

心电图特征:①左室面导联 QRS 振幅增大；②ST 段下降；③T 波双向或倒置。ST-T 改变随左室肥大的程度加重而加重(图 6-6)。

【资料】 男性,43 岁。肥厚性心肌病。室间隔、左室壁厚度 14mm。

【心电图特征】 窦性心动过缓,心率 58 次/min,P-R 间期 168 ms,QRS 时限 90 ms,Q-T 间期 456 ms。Ⅱ、Ⅲ、aVF、$V_4 \sim V_6$ 的 ST 段下降 0.20～0.3 mV 伴 T 波倒置。

【心电图诊断】 1. 窦性心律；2. 符合肥厚性心肌病心电图改变。

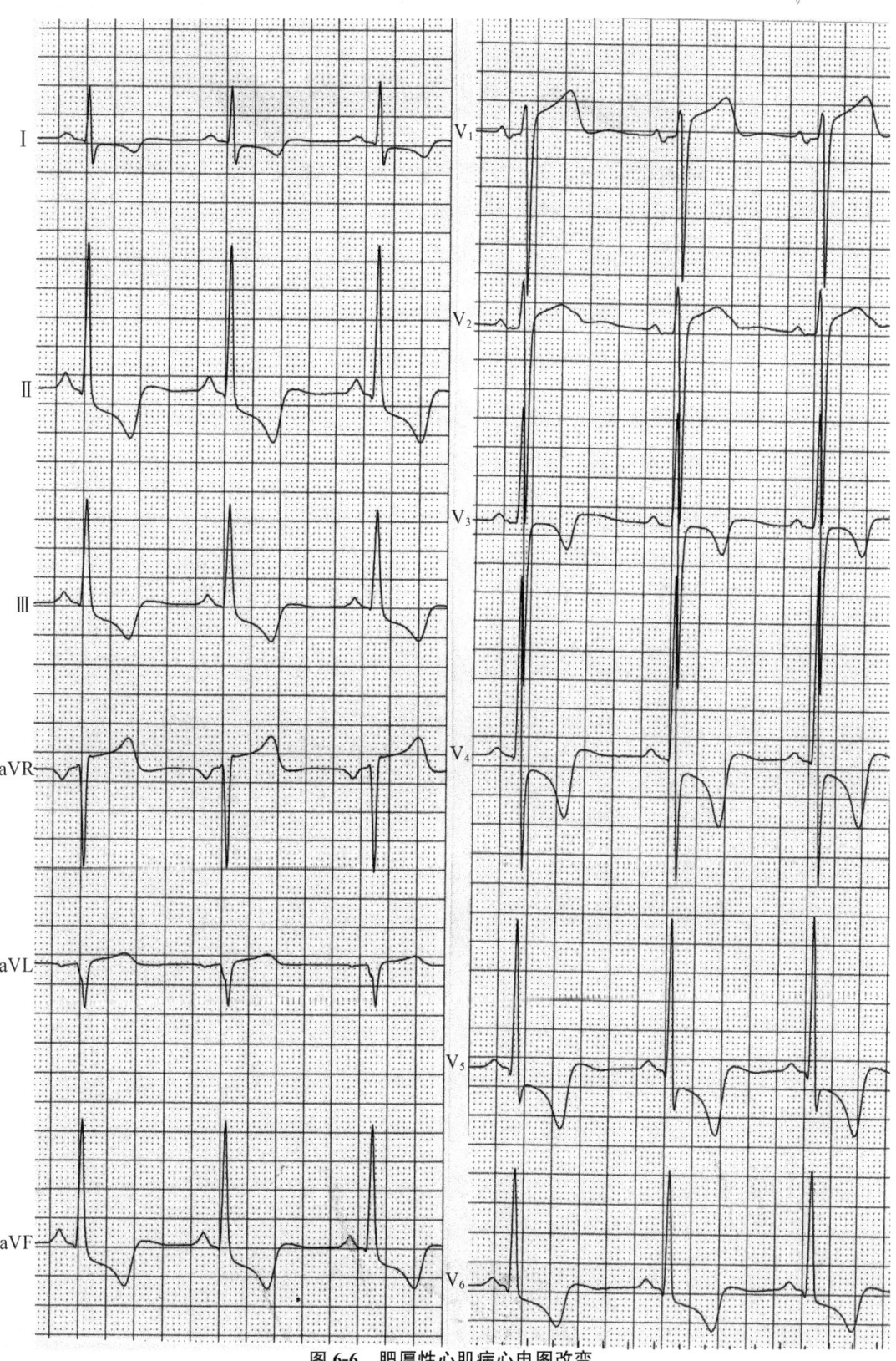

图 6-6 肥厚性心肌病心电图改变

6-7 缺血性心肌病

严重的冠状动脉粥样硬化,使心肌长期处于缺血缺氧状态,导致心肌广泛纤维化,瘢痕形成,心脏扩大,心功能不全,引起缺血性心肌病。

【临床分类】 根据临床表现不同而分为以下 2 种类型:

1. 充血型缺血性心肌病 占多数,多有 1 次以上心肌梗死史。三支血管病变占 71%,两支病变占 27%,单支病变占 2%。

2. 限制型缺血性心肌病 少见,表现以左室舒张功能异常而使活动受限。

【诊断】 必须具备三个肯定条件和两个否定条件。

三个肯定条件:①有冠心病证据如心绞痛、心肌梗死、冠状动脉造影阳性等。②心脏扩大。③顽固性心力衰竭。

两个否定条件:①除外冠心病并发症。②除外其他原因引起的心脏扩大和心力衰竭。

缺血性心肌病心电图改变有:①缺血性 ST-T 改变。②有心肌梗死性 Q 波或 QS 波。③有心脏扩大引起的 R 波电压增高、QRS 时限延长。④U 波倒置。⑤Q-T 间期延长。⑥窦性心动过速。⑦ 心律失常如房性早搏、房性心动过速、心房扑动及心房颤动、束支阻滞等(图 6-7)。

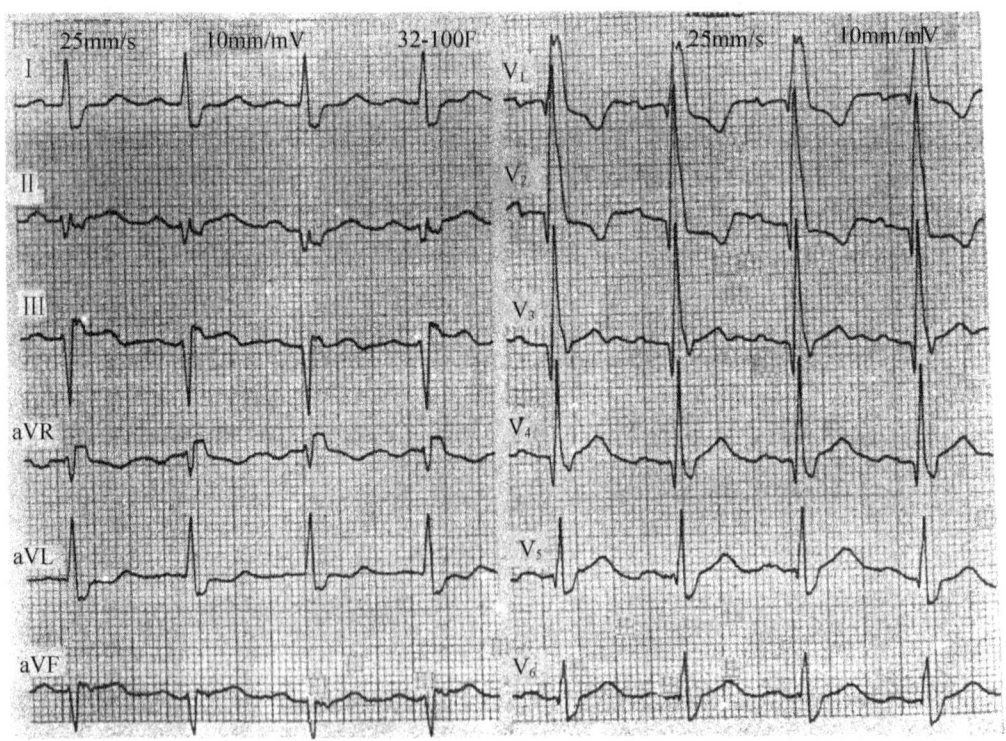

图 6-7 缺血性心肌病心电图

【资料】 男性,56 岁。冠心病、不稳定型心绞痛、陈旧性下壁心肌梗死及陈旧性前壁心肌梗死、心脏扩大、心力衰竭。

【心电图特征】 ①窦性心律,心率 85 次/min。②P-R 间期 0.196 s。③Ⅱ、Ⅲ、aVF、$V_1 \sim V_4$ 导联有陈旧性下壁及前间、前壁心肌梗死波形。④QRS 电轴$-48°$,左前分支阻滞。⑤QRS 时限 0.152 s,V_1、V_2 呈 qR 型,为右束支阻滞。

【心电图诊断】 1. 窦性心律;2. 陈旧性下壁、前间壁及前壁心肌梗死合并完全性右束支阻滞加左前分支阻滞。

6-8 克山病

克山病是一种地方性心肌病,于 1935 年首先在黑龙江省克山县发现而命名。实际上克山病在我国大多数省(区)均有发病。

本病病因不明,有以下 3 种学说:①生物性病因学说,认为是一种自然疫源性疾病。②生物地球化学病因学说,认为可能与低硒有关。缺硒可使除极时间延长,心室肌动作电位振幅减小。③营养缺乏学说,研究发现营养缺乏与本病有密切关系。

克山病心脏呈球形扩大,心尖部变薄。光镜下心肌颗粒变性,心肌坏死,新旧病灶并存,电镜下心肌细胞内有多种细胞器改变,以线粒体改变最明显。

克山病心电图诊断:

(1)有反映心脏扩大的心电图改变如心房肥大,QRS 时限延长。

(2)酷似心肌梗死心电图改变。

(3)ST-T 改变。

(4)房室阻滞与束支阻滞。

(5)房性早搏、室性早搏。

(6)阵发性室上性心动过速。

(7)心房扑动或心房颤动。

(8)低电压等。

具有克山病发病特点,又有上述心电图改变,并能排除其他疾病者,可诊断克山病(图 6-8)。

【资料】 男性,78 岁。克山病、全心扩大、心力衰竭。

【心电图特征】 窦性心律,心率 69 次/min。P 波时限 0.21 s,为左房扩大。P-R 间期 0.21 s,为一度房室阻滞。QRS 时限 0.18 s,既不像右束支阻滞,也不像左束支阻滞,符合不定型室内阻滞。CM_5 导联 ST 段下降 0.20 mV。成对出现室性早搏的形态不同,它们的 QRS 时限宽达 0.20 s。

【心电图诊断】 1. 窦性心律;2. 左心房肥大;3. 一度房室阻滞;4. 不定型室内阻滞;5. 多源特宽型室性早搏。

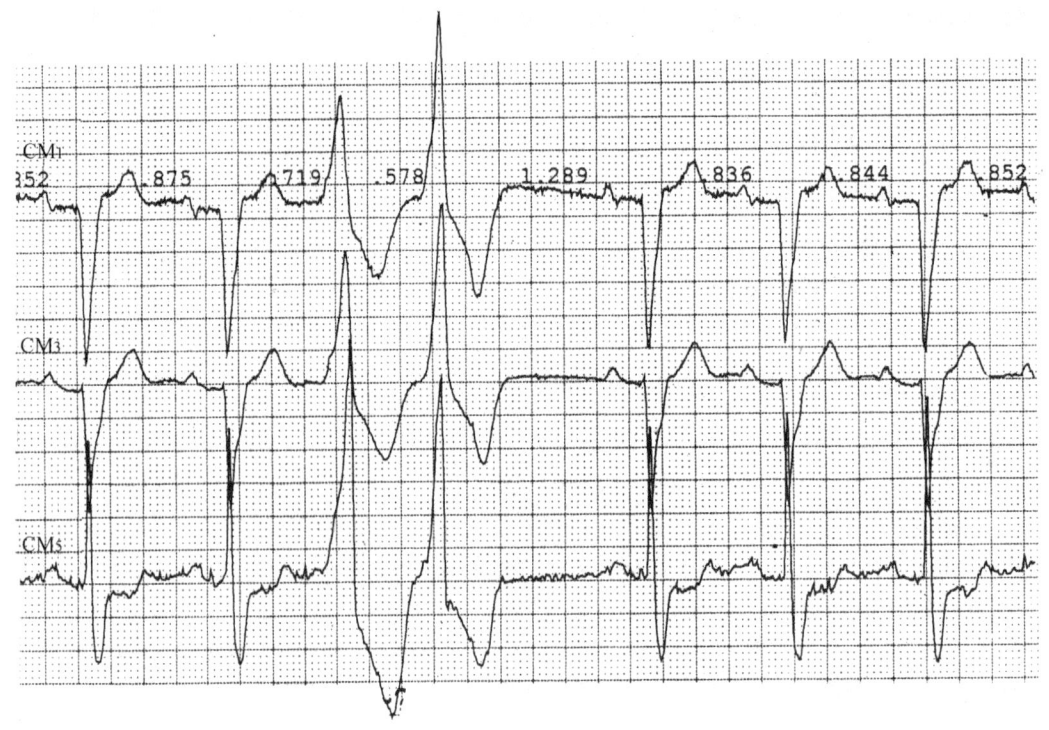

图 6-8　克山病心电图改变

6-9　心肌炎

心肌炎是指心肌细胞及其组织间隙局限性或弥漫性炎症。

心肌炎引起的心电图改变有：①ST-T 改变，ST 段普遍压低，T 波低平、双向或倒置。②房室阻滞：多为一度至二度房室阻滞。严重病例可有三度房室阻滞。③心律失常：有室性早搏、室性心动过速、束支阻滞。④Q-T 间期延长（图 6-9）。

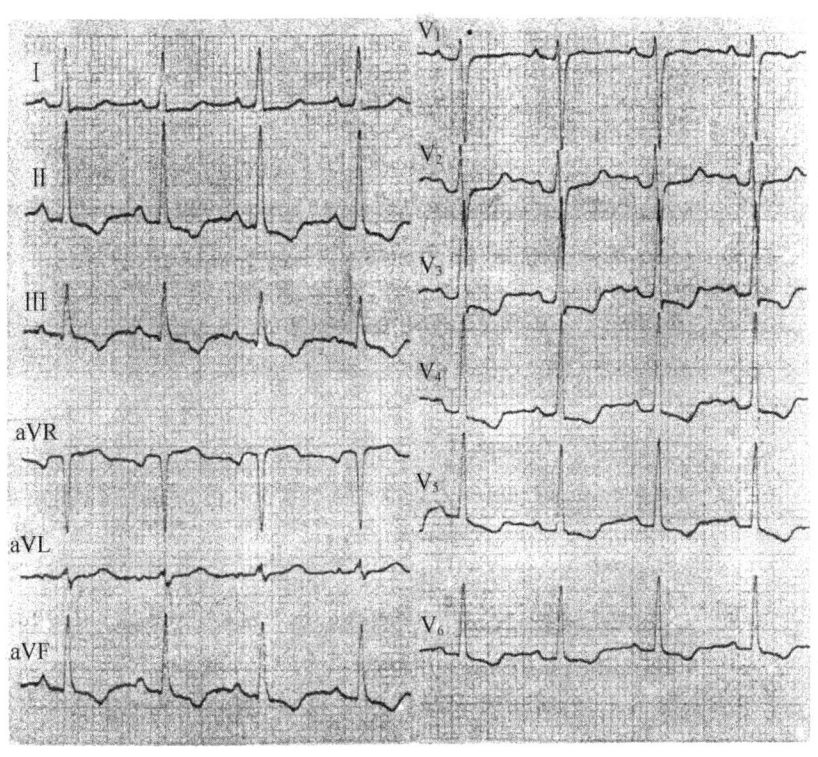

图 6-9 心肌炎心电图改变

【资料】 女性,20 岁。急性心肌炎、全心扩大,心力衰竭。

【心电图特征】 窦性心律,心率 113 次/min。P-R 间期 0.12 s,QRS 时限 0.074 s,Q-T 间期 0.294 s,P、R、T 电轴+51°、+58°、+74°。Ⅱ、Ⅲ、aVF、$V_3 \sim V_6$ 导联 ST 段下降伴 T 波倒置。

【心电图诊断】 1.窦性心动过速;2.ST-T 改变。

6-10 急性心包炎

急性心包炎是指心包脏壁和壁层的急性炎症,也可与心肌炎并存。病因包括:病毒性、细菌性、结核性、风湿性、尿毒症性、急性心肌梗死、肿瘤 及外伤等。

【心电图特征】 急性心包炎心电图变化分以下几个阶段:

1. 第一阶段 ST 段普遍抬高在 0.10~0.50 mV,由于心肌损害的程度较轻,ST 段抬高的程度不超过 0.50 mV。持续时间不超过 1 周,ST 段回至等电位线。

2. 第二阶段发病几天后 T 波转为倒置或平坦。

3. 第三阶段 T 波逐渐转为直立。这一阶段需要数周至数月(图 6-10)。

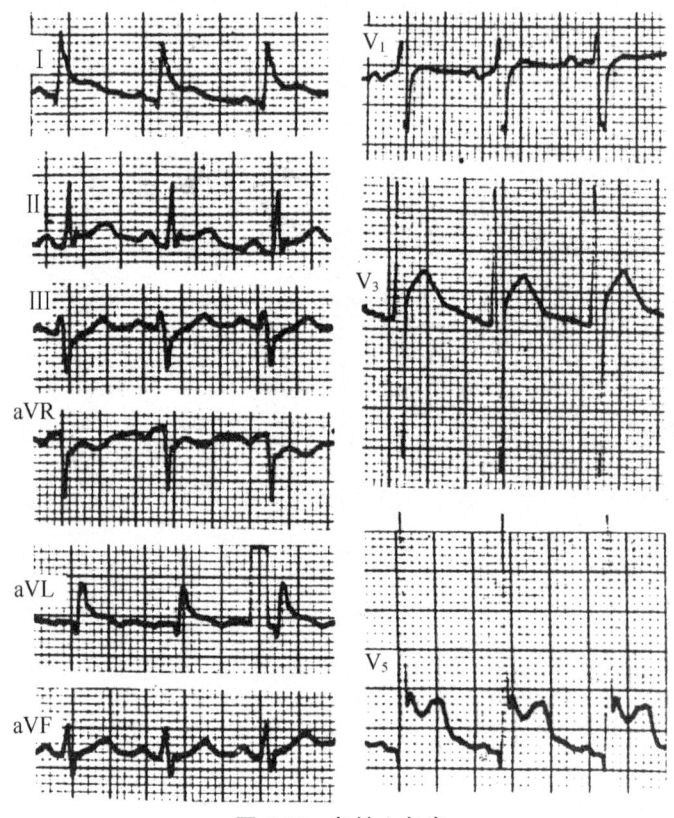

图 6-10　急性心包炎

1. 窦性心动过速
2. Ⅰ、Ⅱ、aVL、V_3、V_5 导联 ST 段抬高 0.10～0.40 mV，符合心包炎心电图改变

其他心电图改变有：①窦性心动过速几乎见于所有的急性心包炎。②有心包积液者，造成电流短路，出现低电压、电交替等。

【鉴别诊断】　应与急性心肌梗死、早期复极综合征相鉴别。

6-11　缩窄性心包炎

急性心包炎不能及时治愈发展为慢性缩窄性心包炎。心包粘连和纤维化增厚，心包腔被纤维组织填塞，形成一个坚硬的外壳压迫心脏，限制了所有心腔的舒张充盈及其容量，使静脉压升高，严重者表现为肝肿大、下肢水肿、腹水等。

缩窄性心包炎心电图改变有窦性心动过速或窦性心律的频率偏快、QRS 低电压、T 波普遍低平或倒置。部分病例有二尖型 P 波。少数病例发生心房颤动、房室阻滞及束支阻滞等。广泛心包钙化者，可有异常 Q 波。5%病例由于心包瘢痕累及右室流出道而导致电轴右偏及右室肥大（图 6-11）。

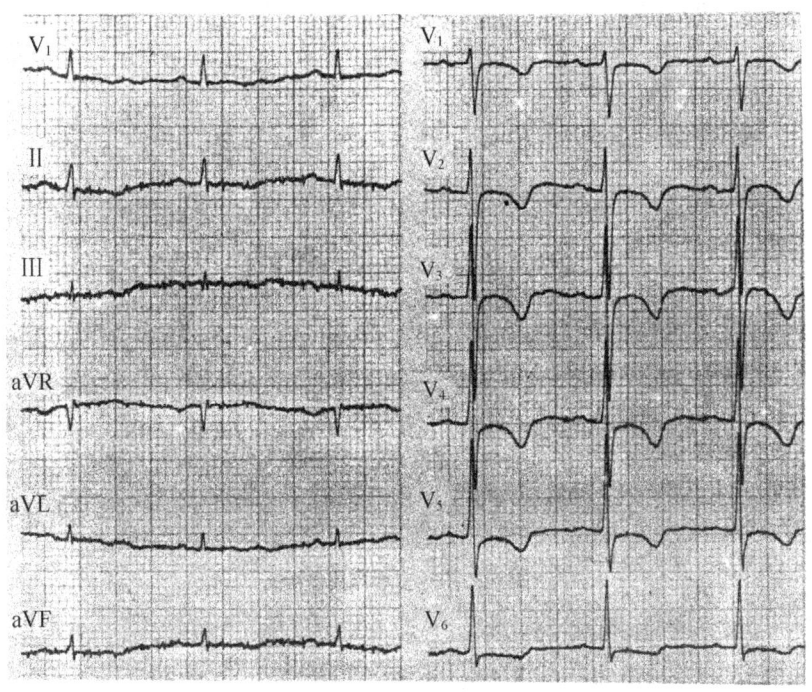

图 6-11 慢性缩窄性心包炎

【资料】 男性,34 岁。慢性缩窄性心包炎。

【心电图特征】 ①窦性心律,心率 79 次/min。②标肢导 R+S<0.5 mV。③V_4~V_6 导联 ST 呈水平型及下斜型下降 0.05 mV。④V_1~V_6 导联 T 波倒置。

【心电图诊断】 1. 窦性心律;2. QRS 低电压;3. ST-T 改变。

6-12 甲亢与心电图异常

甲状腺功能亢进(甲亢)系因甲状腺分泌 T_3、T_4 过多所致。本病多见于 30~40 岁的女性。甲亢时心脏最常受累,心电图改变尤为明显。①P 波增高。②窦性心动过速。③ST-T 改变。④ 房性早搏、房性心动过速、心房颤动等(图 6-12)。

【资料】 女性,25 岁。甲状腺功能亢进。

【心电图特征】 ①窦性心律,心率 136 次/min。②P-R 0.20 s,按心率换算 P-R 间期延长。V_6 的 R 2.75 mV,V_3~V_6 导联 T 波切迹,符合临床左室肥大的诊断。

【心电图诊断】 1. 窦性心动过速;2. 一度房室阻滞;3. 左室肥大。

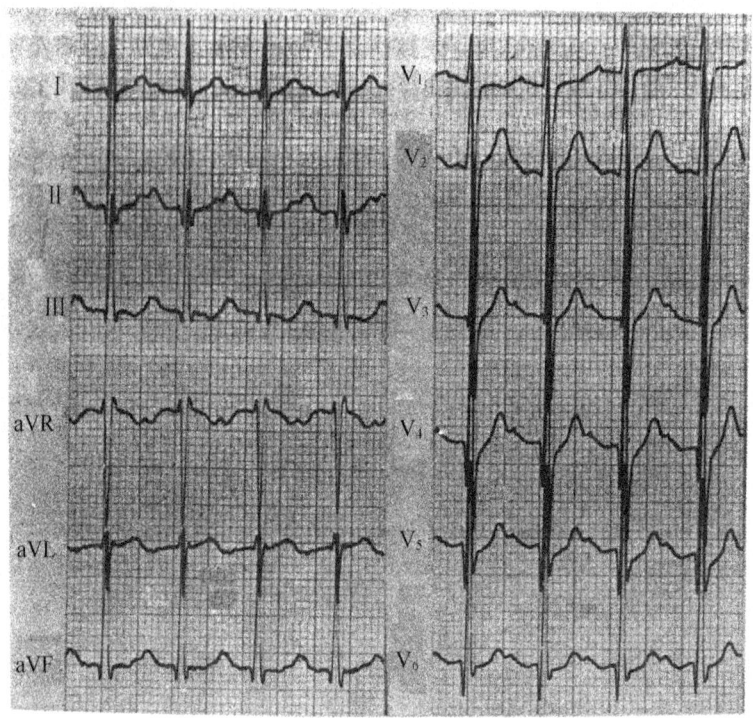

图 6-12 甲亢心电图改变

6-13 脑血管疾病

脑血管疾病包括：①缺血性疾病(有脑血栓形成、脑梗死)；②出血性疾病(有脑出血、蛛网膜下腔出血)。

1.脑出血心电图改变
(1)P 波高尖。
(2)出现一过性非 Q 波形心肌梗死波形。
(3)出现 Q 波形心肌梗死。
(4)出现急性心内膜下心肌梗死波形。
(5)QRS 终末部分宽大。
(6)Q-T 间期延长(图 6-13)。
(7)U 波增大。

2.脑血栓形成心电图改变与同时伴发的冠心病有关
(1)ST 段下降。
(2)T 波低平、双向或倒置。
(3)Q-T 间期延长。
(4)左室肥大与长期高血压病有关。
(5)心律失常。

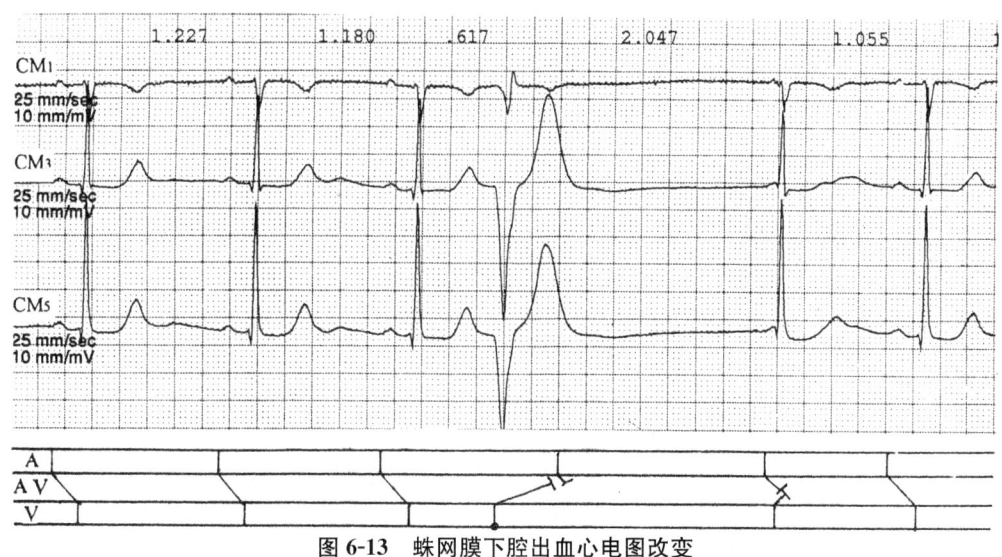

图 6-13 蛛网膜下腔出血心电图改变

【资料】 女性,36 岁。蛛网膜下腔出血。

【心电图特征】 窦性心率 52 次/min。CM_3、CM_5 导联 ST 段水平型下降 0.05 mV,Q-T 间期 0.50s。提早的、宽大畸形的 QRS 波群是室性早搏。第 5 个 QRS 波群延迟出现于窦性 T 波顶峰上,波形与窦性 QRS-T 相同,为过缓的交界性逸搏。

【心电图诊断】 1. 窦性心动过缓;2. Q-T 间期延长;3. 室性早搏;4. 过缓的交界性逸搏。

6-14 Brugada 波

【定义】 类似右束支传导阻滞伴持续性右胸导联 ST 段抬高的心电图特征,称为 Brugada 波。

【发生机制】 Brugada 综合征是一种常染色体显性遗传性疾病,发现与 SCN5A 序列外显子 28 突变有关,不同 Brugada 波家族之间基因突变情况不一致,提示 Brugada 综合征可能存在不同的亚型。

Brugada 综合征电生理机制是动作电位 2 相折返引起的触发活动。正常情况下,心外膜由短暂的外向电流(Ino)引起动作电位的切迹,而心内膜无此种短暂的外向电流,产生一个跨壁电压梯度引起心电图上的 J 波。由于遗传突变引起钠通道电流密度下降,心外膜动作电位向下的切迹加重,反映在心电图上引起 ST 段抬高。如果心外膜复极先于 M 细胞和心内膜,心电图上的 T 波为正向,ST 段呈马鞍型抬高。如果钠电流进一步减少,心外膜动作电位延长超过 M 细胞和心内膜,切迹加重引起下斜型 ST 段抬高和 T 波倒置。

【诊断】 典型的 Brugada 波心电图异常是其基本表现,$V_1 \sim V_3$ 导联 ST 段抬高,T 波倒置,伴有或不伴有类似右束支传导阻滞图形。根据心电图特征合为三型:

(1)下斜型:V_1、V_2 或 V_3R、V_3 导联巨大 J 波类似右束支传导阻滞图形,ST 段上斜型抬高 ≥0.10 mV,T 波倒置(图 6-14-1)。

(2)马鞍型:V_1、V_2 或 V_3 导联 ST 段呈马鞍型抬高≥0.10 mV,T 波倒置。

(3)混合型:如 V_1 导联 ST 段呈下斜型抬高,V_2 或 V_3 导联 ST 段呈马鞍型抬高。V_1、V_2 导联 T 波倒置,V_3 导联 T 波不一定倒置。

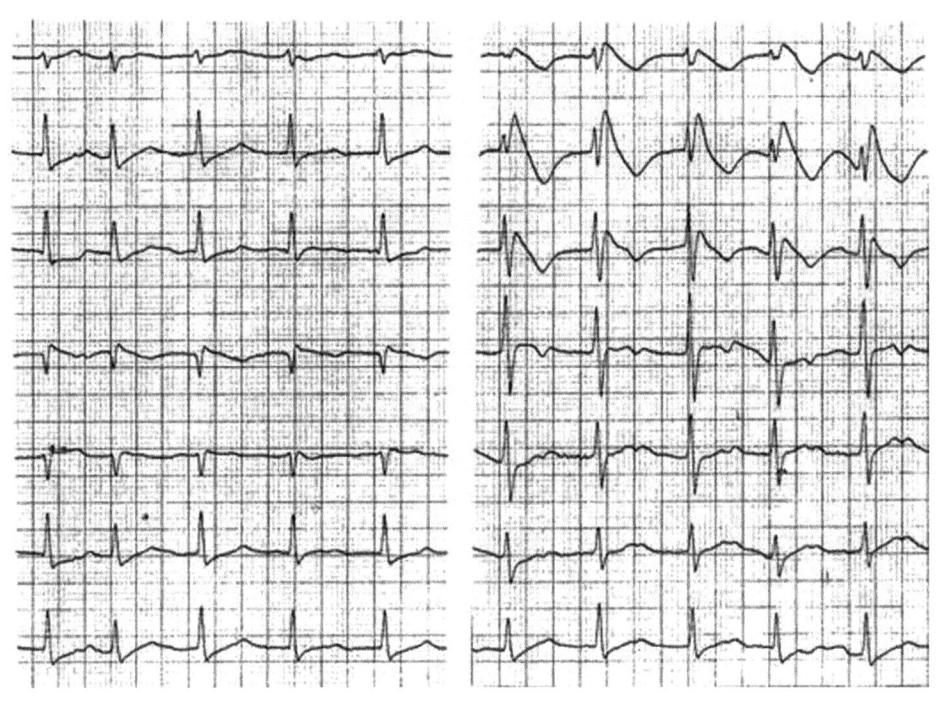

图 6-14-1 下斜型 Brugada 波在 V_2 导联最典型

男性,19 岁。查体时发现心电图异常,加速的交界性心律。窦性心室夺获。V_1~V_3 导联,出现 Brugada 波,以 V_2 导联最典型。

2002 年 ESC 发布的专家共识建议对于其异常心电图的定义和分型做了详细地描述(表 6-14、图 6-14-2)。

表 6-14　ESC 专家共识性建议的 Brugada 波定义和分型

分型	J 波抬高	T 波	ST-T	ST 段终末部
Ⅰ型	≥2 mm	负向	下斜型	渐渐下斜
Ⅱ型	≥2 mm	正向或负向	马鞍型	抬高≥1 mm
Ⅲ型	≥2 mm	正向	马鞍型	抬高<1 mm

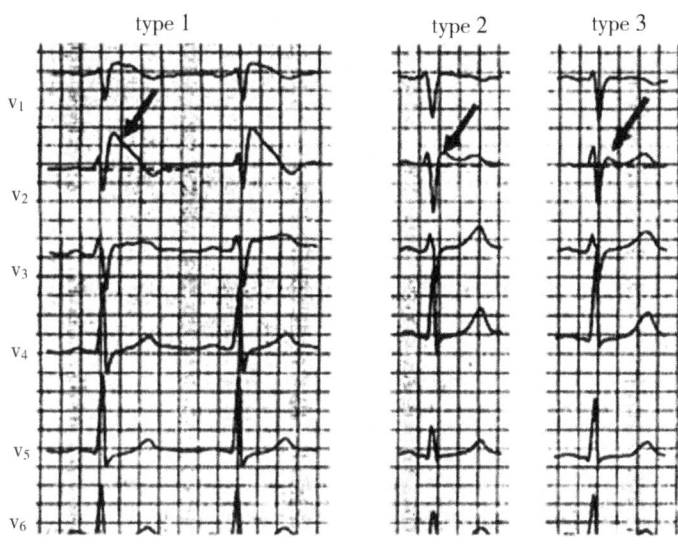

图 6-14-2　Brugada 波分型

6-15　Brugada 综合征

【定义】　Brugada 波患者伴发室性心动过速、心室颤动和猝死,称为 Brugada 综合征。

【发生机制】　Brugada 波患者心外膜动作电位 2 相向下进一步加大,表现为 ST 段抬高更加明显。心外膜动作电位与心内膜动作电位引起明显跨壁复极离散度增加,一个室性早搏就可能引发折返,产生室性心动过速及心室颤动(图 6-15-1)。

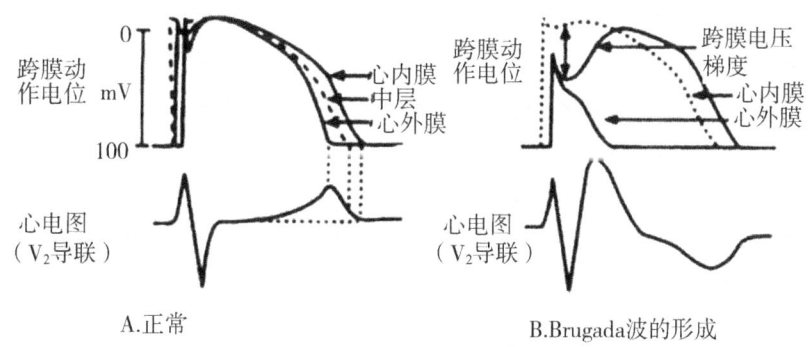

图 6-15-1　Brugada 波型成示意图

A. 正常时,不产生 J 波。B. 心外膜 I_{to} 电流增加时,其动作电位 2 相下降过快,造成心外膜和心内膜之间动作电位差增大,进而形成明显的 J 波

【诊断】　Brugada 波加室性心动过速、心室颤动或猝死构成 Brugada 综合征。发生室性心动过速的频率快,波形为多形性,酷似心室颤动前心电图特征,室性心动过速有自限性,持续数秒或数分钟自行终止,心室率在 200 次/min 以上,持续时间稍长时,可发作晕厥或阿-斯综

合征。严重者转为心室颤动猝死(图 6-15-2)。

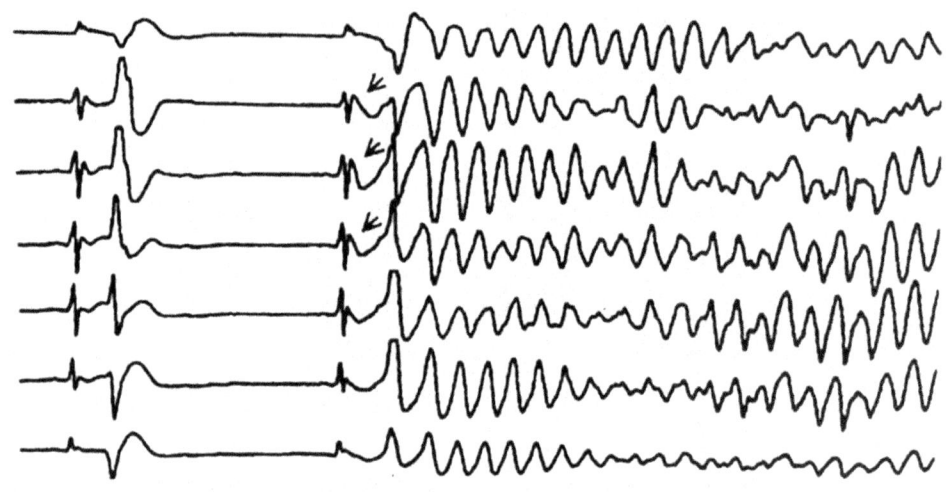

图 6-15-2 Brugada 综合征

静脉用普罗帕酮后显示典型的 Brugada 波,诱发室性早搏,触发心室颤动。

【临床意义】 Brugada 综合征患者因易发生室性心动过速、心室颤动或猝死,需要治疗,但缺少有效的药物防止猝死。国内外文献报道安装 ICD 能有效地治疗猝死。

6-16 病窦综合征

【定义】 病窦综合征(SSS)指窦房结及其周围组织病变导致自律性和传导功能障碍所产生的窦性及房性心律失常,以及脑、心、肾供血不足的临床表现等一组综合征。心律失常包括显著的窦性心动过缓、窦性停搏、窦房阻滞、房性心动过速、心房扑动或心房颤动。SSS 既可以急性发生,也可以慢性发病。长者病程可长达数十年。其转归可以是可逆的,也可以是不可逆的。

【发病机制】 引起 SSS 的病因包括心肌梗死、冠状动脉供血不足、心肌病、风心病、心肌炎、家族性窦房结病变、自主神经功能损害、电解质紊乱、药物毒性反应等。

病理改变包括窦房结动脉病变,窦房结细胞坏死、炎症、退行性改变,窦房结发育不全等。从而导致窦房结电生理紊乱。包括定义中所述的心律失常。

【诊断】 SSS 的诊断依靠症状、心电图和电生理检查异常。这里主要介绍心电图诊断。

1. 心电图

包括常规 12 导心电图、动态心电图等。有的病例需要多次检查心电图才能确定。出现下列任何一种心律失常者,可考虑 SSS 的诊断。

(1)持续显著的窦性心动过缓,心率低于 35 次/min(图 6-16-1)。

(2)频发的窦性停搏(每分钟超过 3 次)(图 6-16-2)。

(3)二度以上窦房阻滞(清醒与睡眠状态下均有发生)。

(4)窦性心动过缓——心房颤动。

(5)心房扑动——心房颤动。

(6)窦房结病变引起的窦性停搏、窦房阻滞与房室阻滞并存,为双结病变。
(7)运动不能使窦性心率增至90次/min。

2.电生理检查
(1)窦房结恢复时间(SNRT,CSNRT)延长,SNRT≥1 500 ms,CSNRT>550 ms。
(2)窦房传导时间(SACT)延长,SACT>300ms。
(3)观察窦房结固有心率(IHR)=118.1－(0.57×年龄)。
(4)记录窦房结电图、测定窦房结不应期。

【临床意义】 SSS引起晕厥等症状者,植入心脏起搏器。

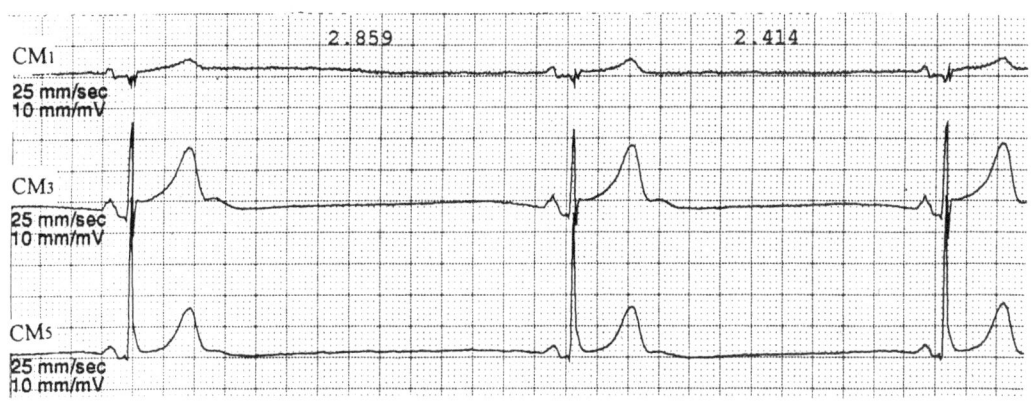

图6-16-1 SSS,显著的窦性心动过缓

【资料】 女性,60岁。冠心病SSS(图6-16-1)。
【心电图特征】 窦性频率异常缓慢,P-P间期差别0.44 s,平均心率23次/min。
【心电图诊断】 显著的窦性心动过缓伴不齐。

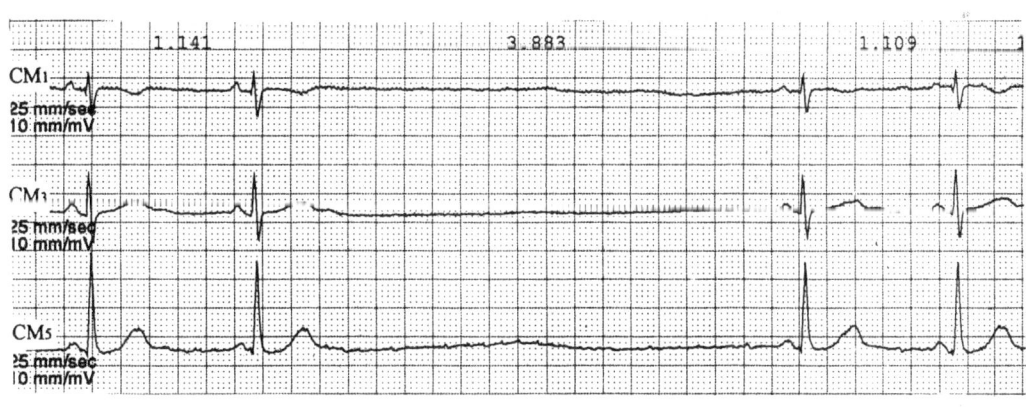

图6-16-2 SSS,窦性停搏

【资料】 女性,66岁。SSS(图6-16-2)。
【心电图特征】 取自动态心电图,24小时窦性停搏1 983次。停搏时间2.967～3.883 s。心电图上显示基本窦律周期1.109～1.141 s。
【心电图诊断】 1.窦性心动过缓;2.窦性停搏。

6-17 迷走神经张力增高引起窦房结恢复时间延长

迷走神经张力增高,窦性频率减慢时发生房性心动过速、心房扑动或心房颤动终止以后,窦房结恢复时间明显延长。而在交感神经活动占优势状态下,发生的房性心动过速、心房扑动或心房颤动终止时,窦房结恢复时间正常(图 6-17)。

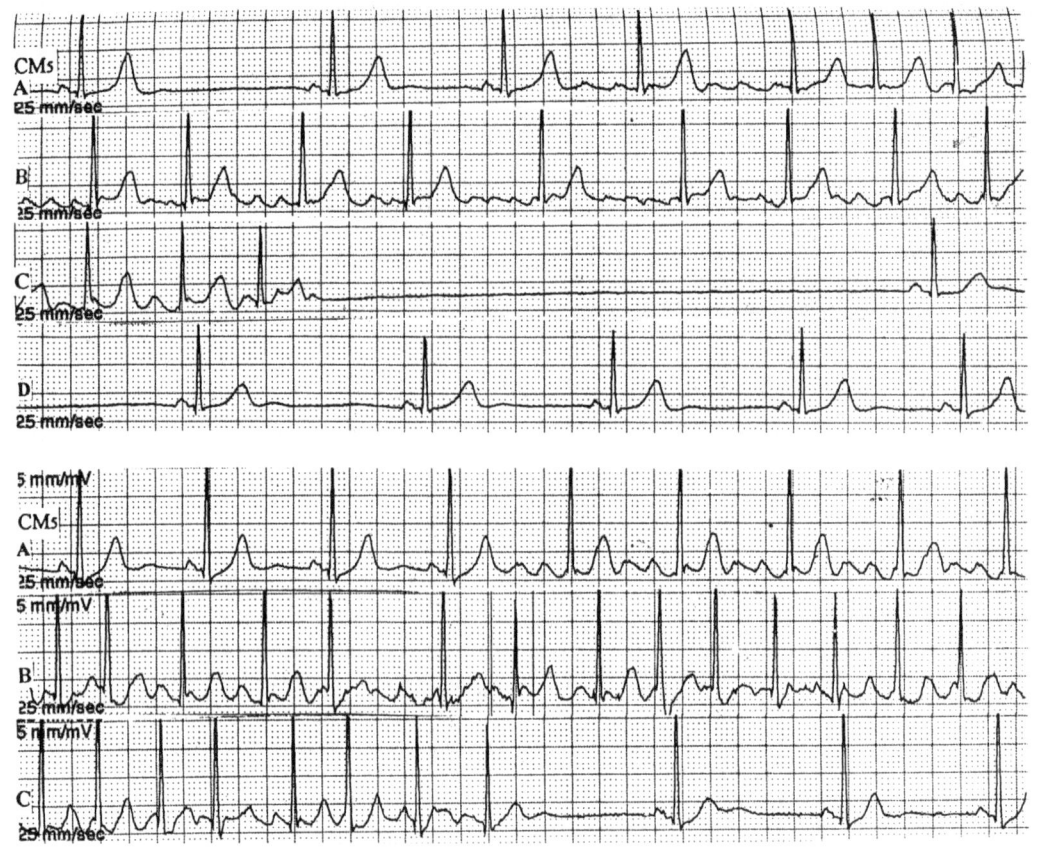

图 6-17
迷走神经张力增高状态下,房颤终止后的窦房结恢复时间延长
交感神经活动占优势时,房颤终止后的窦房结恢复时间正常

【资料】 女性,33 岁。因频发房性早搏、心房颤动、晕厥入院。心脏电生理检查测定窦房结恢复时间延长至 2 500 ms,用阿托品阻断迷走神经后窦房结恢复时间 1 400 ms。

【心电图特征】 上图记录于夜间睡眠时,A 与 B、C 与 D 为连续记录的一阵房颤,持续时间约 130 s,基础心律是显著的窦性心动过缓,心房颤动终止后窦房结恢复时间长达 4.87 s。

下图记录于看书时,窦性心律,发生一阵房颤持续约 113s,终止以后的窦房结恢复时间约为 1.40 s。

【心电图诊断】 1. 窦性心动过缓;2. 阵发性心房颤动;3. 窦房结恢复时间延长(与迷走神经张力增高有关)。

6-18 左室假腱索

【定义】 在左心室内除了正常的腱索之外，还有附着于其他部位的腱索，称为左室假腱索(LVFT)。超声心动图对 LVFT 的检出率 6.93%～54.9%。

【发病机制】 ①假腱索附着于左室壁上，心室舒张时，假腱索对左室壁有牵拉作用，易诱发室性早搏。运动使心率加快以后早搏消失。是因为心率快时，心室舒张末期内径变小，减轻了假腱索及局部心室壁的张力。②组织学检查证明在 LVFT 内有自律性细胞。

【诊断】 ①超声等检查证实有 LVFT。②心电图、动态心电图上有经常发生的室性早搏、室性心动过速。起搏点位于左室附着面，室性 QRS 呈右束支阻滞图形；起搏点在室间隔的左侧附着面，室性 QRS 类似左束支阻滞图形(图 6-18)。

【临床意义】 临床上部分单形室性早搏及室性心动过速的原因可能是 LVFT 所致。

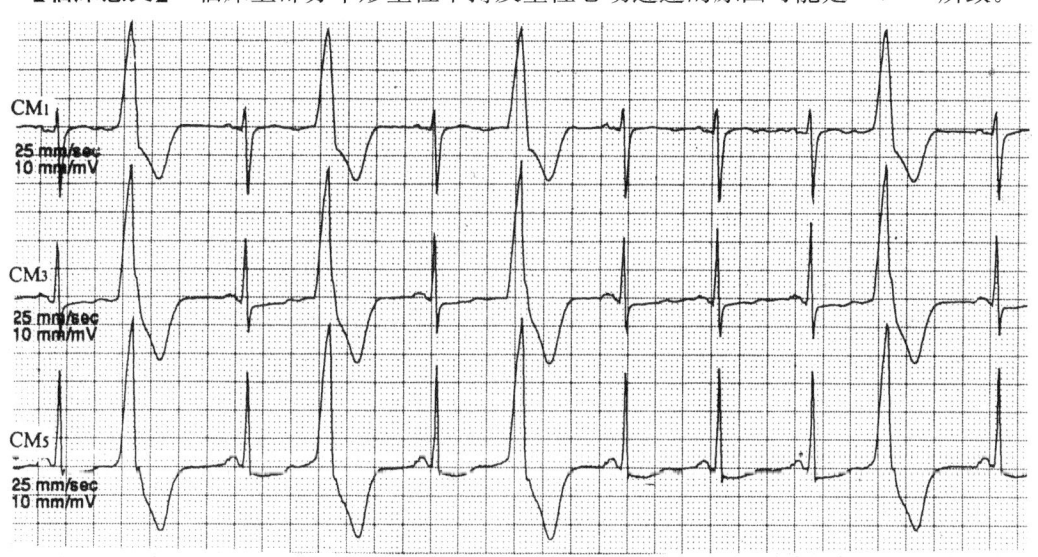

图 6-18 左室假腱索致室性早搏

【资料】 女性，36 岁。左室假腱索。

【心电图特征】 窦性心律，心率 97 次/min。CM_3、CM_5 导联 ST 段下降 0.05～0.075 mV 伴 T 波平坦。室性早搏形成二联律。CM_1、CM_3、CM_5 导联室性早搏呈 R 型，提示早搏起自左室后壁的 LVFT 内。

【心电图诊断】 1. 窦性心律；2. ST-T 改变；3. 室性早搏二联律。

第 7 章 药物影响与电解质紊乱

许多药物都可能影响到心室的除极与复极过程,引起 QRS-ST-T 改变,Q-T 间期改变等。例如,洋地黄类药物有加速心室的复极作用,引起 ST-T 改变呈"鱼钩状"。心律平可引起 QRS 增宽,乙胺碘呋酮延长 Q-T 间期等。药物过量又可诱发心律失常,甚至是致命性心律失常。这里仅介绍洋地黄影响及中毒时的心电图改变。

高钾血症、低钾血症、高钙血症及低钙血症引起心电图改变更为明显。

高钾血症引起 P 波减小或消失,QRS 时限延长、T 波高耸呈"帐篷"状。

低钾血症表现为 P 波变尖,ST 段下降,T 波低平、双向或倒置,U 波增大。

高钙血症引起 ST 段缩短及 Q-T 间期缩短。

低钙血症引起 ST 段延长及 Q-T 间期延长。

7-1 洋地黄影响的心电图改变

【定义】 应用洋地黄类药物后引起的 ST-T 改变,称为洋地黄影响。

【发生机制】 洋地黄是治疗心力衰竭的基本药物。该药有延长房室结的不应期,用于快速型心房颤动以减慢心室率。治疗剂量的洋地黄有加速心室肌的复极化作用,而引起 ST-T 呈鱼钩状改变,Q-T 间期缩短(图 7-1-1)。

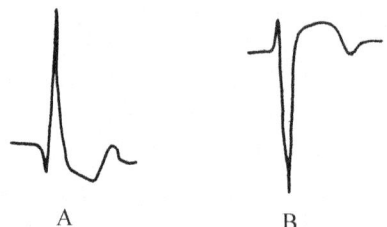

图 7-1-1 洋地黄影响的 ST-T 改变
A. 以 R 波为主的导联 ST 呈下斜型下降,T 波负正双向
B. 以 S 波为主的导联 ST 呈上斜型抬高,T 波正负双向

【诊断】 ①以 R 波占优势的 I、II、aVF、V_4~V_6 导联 ST 段呈下斜型下降,T 波先负后正,呈鱼钩状改变。②Q-T 间期缩短(图 7-1-2)。

【临床意义】 单纯洋地黄影响引起的 ST-T 改变,不应视为洋地黄中毒。合并严重心律失常者,才是洋地黄中毒的表现。

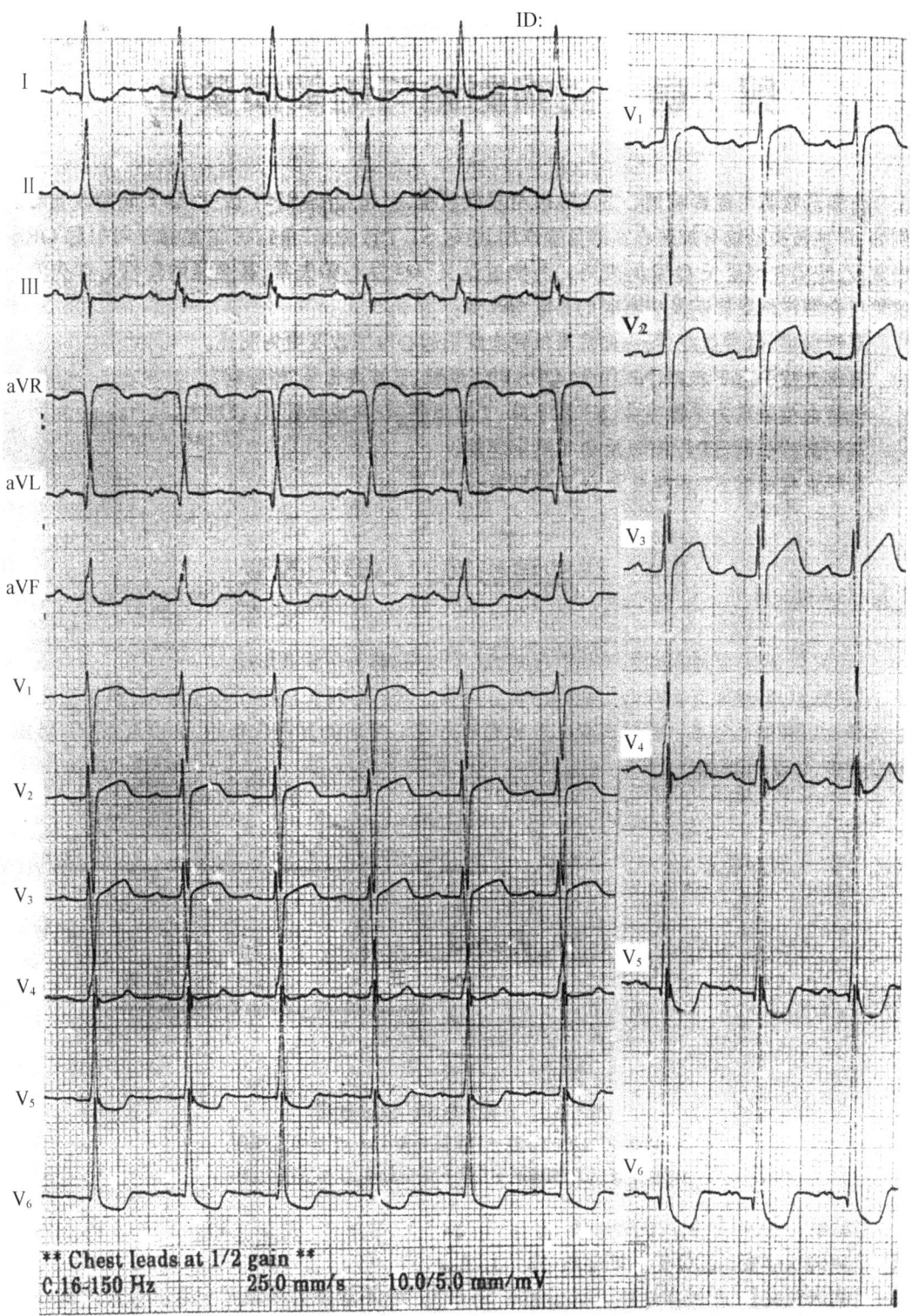

图 7-1-2 洋地黄影响的心电图改变

【资料】 女性,71岁。先心病、动脉导管未闭,左心衰竭。高血压病、左房肥大、左心室肥大。口服地戈辛 0.125 mg/d 已数十年。

【心电图特征】 ①窦性心率 128 次/min。②P 波时限 0.12 s,P 波双峰时间 0.05 s,左房扩大。③V_5 的 R＝3.7 mV,V_6 的 R＝3.3 mV,为左室肥大。V_5、V_6 导联 S T-T 变化呈鱼钩状。

【心电图诊断】 1. 窦性心动过速;2. 左房扩大;3. 左室肥大;4. 洋地黄影响。

7-2　洋地黄中毒致室性早搏二联律

洋地黄治疗量约为中毒量的 60%。及早发现洋地黄中毒,可以挽救患者的生命,继续应用洋地黄,患者可能死于洋地黄中毒。

洋地黄中毒引起以下心律失常,停用洋地黄或减量,心律失常很快消失。

(1)室性早搏二联律,特别是多形性室性早搏二联律(图 7-2)。

(2)室性心动过速,甚至心室颤动。

(3)高度以上房室阻滞。

(4)束支阻滞。

(5)新发生的交界性心动过速形成干扰性房室脱节。

【资料】 女性,59 岁。风心病、联合瓣膜病、心力衰竭、洋地黄中毒。

【心电图特征】 图 A:与图 B 连续记录,心房颤动,左室肥大,多形性室性早搏形成二联律。图 B:停用洋地黄以后,室性早搏消失。

【心电图诊断】 1. 心房颤动;2. 左室肥大;3. 洋地黄中毒引起室性早搏二联律。

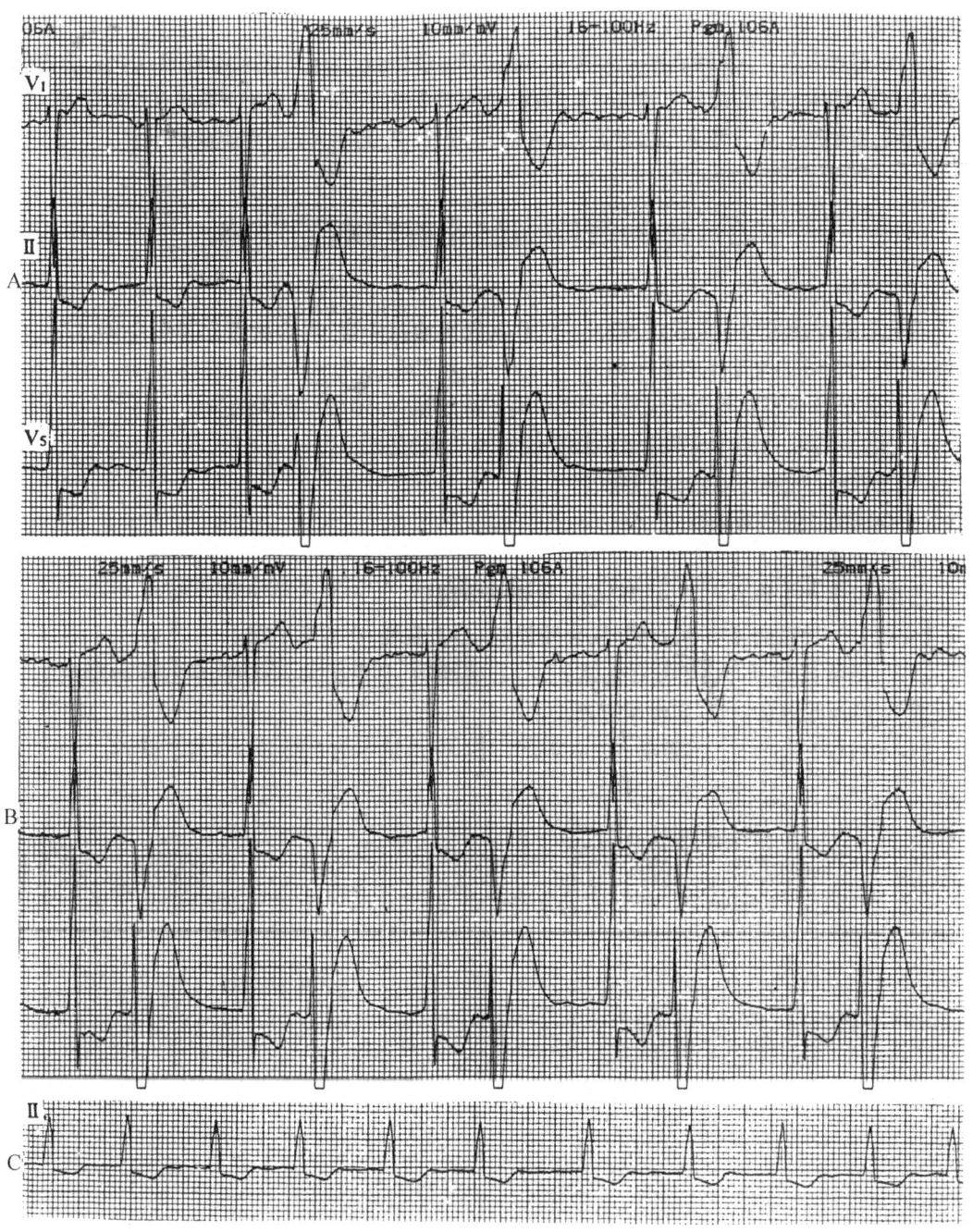

图 7-2 洋地黄中毒引起室性早搏二联律

7-3 高钾血症

【定义】 血清钾浓度>5.5mmol/L,称为高钾血症。

【发生机制】 血钾升高,抑制心房肌兴奋性,动作电位 0 相上升速度改变和动作电位 3 相异常,反映在心电图是 P、QRS、T 改变。

【诊断】
1. 轻度高钾　血钾浓度在 6.0 mmol/L 时,P 波振幅减小,T 波增高变尖,呈"帐篷"状。
2. 中度高钾　血钾浓度在 7.0 mmol/L 时,P 波减小或消失,QRS 增宽,T 波高尖。
3. 重度高钾　血钾浓度>8.0 mmol/L,P 波消失,QRS 显著增宽,T 波振幅减低,QRS-T 连在一起,严重者发生停搏或心室颤动(图 7-3)。

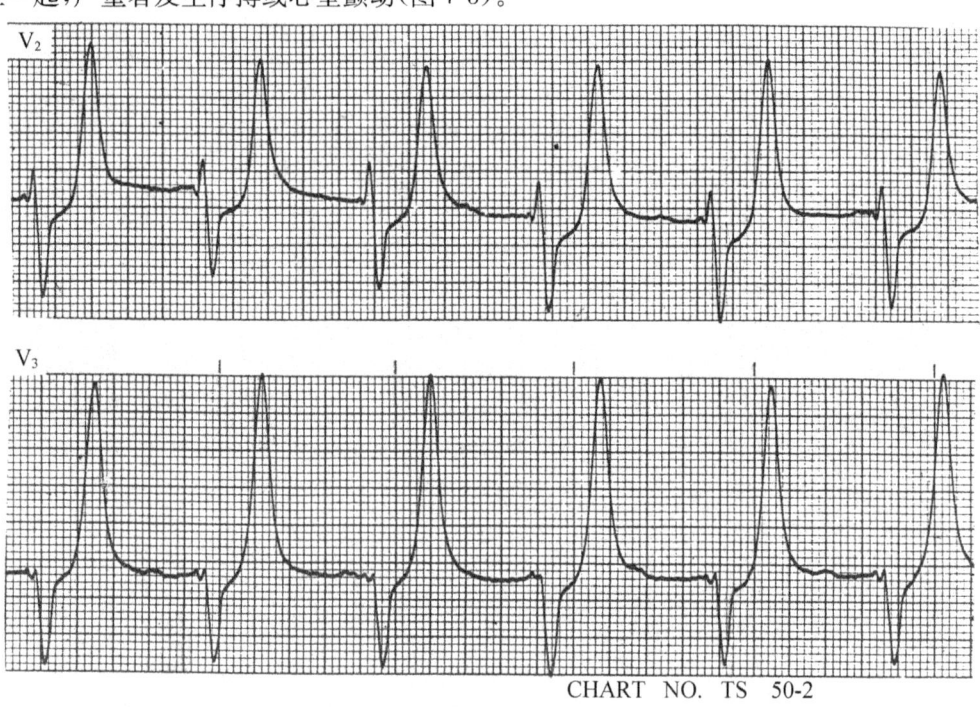

图 7-3　高钾血症心电图改变

【临床意义】　慢性肾功能衰竭是引起高钾血症的常见病因,血液透析和肾移植术是治疗高钾血症的有效手段,但费用昂贵。

【资料】　男性,62 岁。慢性肾小球肾炎、慢性肾功能衰竭、高钾血症(血钾 6.0 mmol/L)。

【心电图特征】　窦性 P 波消失,QRS 时限 0.15s,V_2、V_3 导联 T 波异常高尖,呈"帐篷"状 T 波。心率 62 次/min。符合高钾血症心电图特征。

【心电图诊断】　1. 窦—室传导节律;2. 高钾血症。

7-4　低钾血症

【定义】　血钾浓度<3.5 mmol/L 时,称为低钾血症。

【发生机制】　血钾浓度降低,主要影响动作电位 3 相,反映在心电图上是 ST-T -U 波异常(图 7-4-1)。

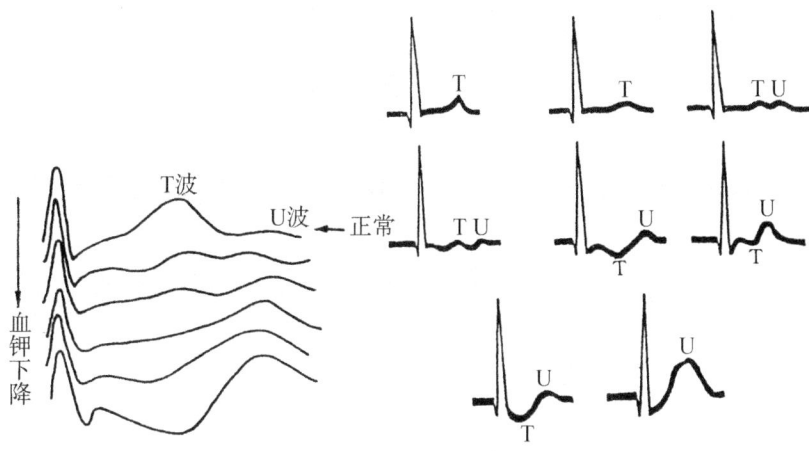

图 7-4-1 低钾血症心电图变化特点示意图

随着血钾逐渐下降,T 波逐渐转倒置,U 波逐渐增大

【诊断】 ①U 波增高,在 $V_2 \sim V_4$ 导联最明显,通常 U 波高于 T 波。②T 波低平、平坦或倒置。③ST 段下降。④Q-TU 间期延长(图 7-4-2)。

【临床意义】 低钾血症比高钾血症多见,呕吐、腹泻、周期性麻痹等,都可引起低钾血症,应及时补钾。

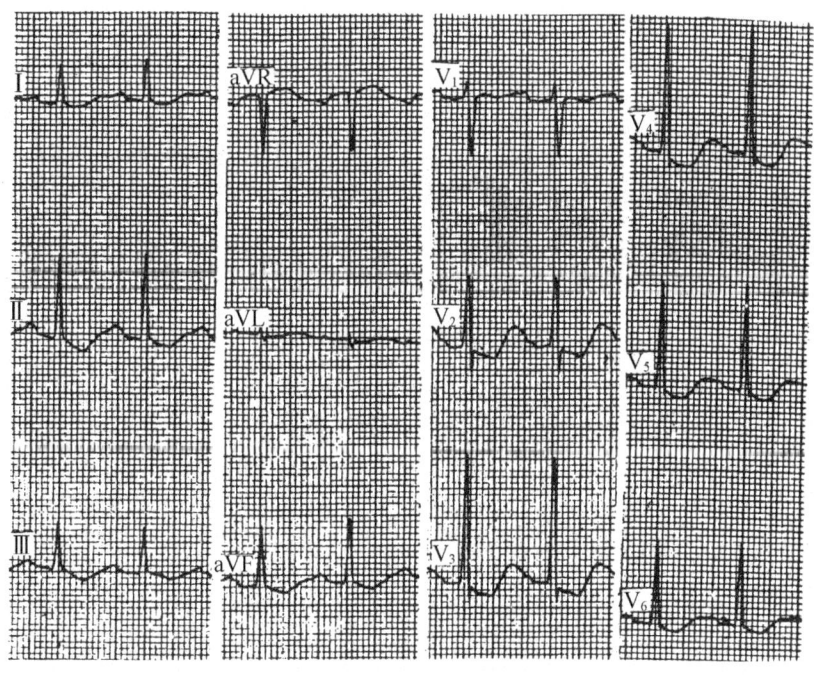

图 7-4-2 低钾血症心电图改变

【资料】 男性,39 岁。周期性麻痹,血钾 2.0 mmol/L。

【心电图特征】 窦性心律,心率 98 次/min。ST 段普遍轻度下降,T 波普遍平坦或倒置。V_2、V_3 导联 U 波增大,Q-TU 间期 0.50 ms。提示低钾血症。

【心电图诊断】 1. 窦性心律;2. 低钾血症心电图改变。

7-5 低钙血症

【定义】 正常人血清钙浓度为 2.25～2.75 mmol/L，<2.5 mmol/L 为低钙血症。

【发生机制】 血钙浓度降低，动作电位 2 相延长。

【诊断】 ①ST 段延长。②Q-T 间期延长是 ST 段延长所致，而 T 波时间不延长 。③严重低钙血症，T 波低平或倒置。④合并低钾血症时，U 波增大。⑤低钙血症纠正以后，心电图恢复正常(图 7-5)。

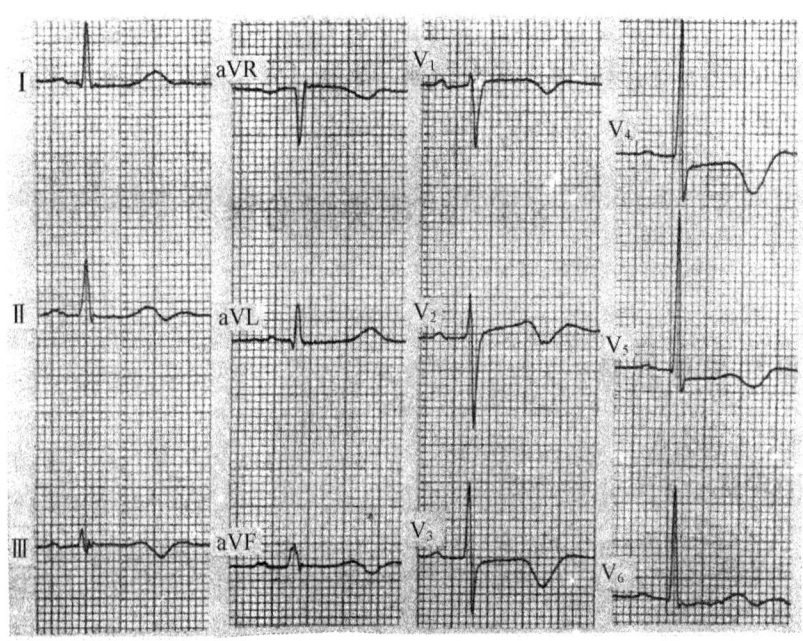

图 7-5 低钙血症心电图改变

【资料】 女性，63 岁。冠心病、肾功能不全、低钙血症。

【心电图特征】 $P_{I,II,III,aVL,aVF,V_1\sim V_6}$ 直立，P_{aVR} 倒置，为窦性心律。P-R 0.176 s，QRS 0.09 s，ST 段平坦延长，导致 Q-T 间期长达 0.56 s。III、aVF、$V_1\sim V_5$ 导联 T 波倒置。

【心电图诊断】 1. 窦性心律；2. T 波改变；3. ST 段及 Q-T 间期延长——符合低钙血症心电图改变。

第8章 心律失常

心脏激动起源异常、传导径路与速度改变或两者并存引起的心电活动异常,统称为心律失常。

心律失常是常见的。在健康人群中心律失常的检出率为50%,器质性心脏病心律失常的检出率高达90%。心电图是检出和诊断心律失常最佳的无创性检查方法。大多数心律失常根据心电图特征即可做出正确诊断。有些复杂心律失常在电生理标测下,可自体表心电图上进行定位与传导情况的分析,对心律失常做出进一步的诊断和鉴别诊断。根据心电图和电生理标测,对心动过速、心房扑动、预激旁路等进行射频消融术,是当今心律失常治疗领域里的重大进展。对缓慢心律失常置入起搏器,有效地防治了因心动过缓、传导阻滞引起的心脏猝死。

心律失常学内容包括心电图、心脏电生理、心脏起搏等。而心电图检查的重要性已摆在突出位置。

8-1 心律失常分类

一、激动起源异常

1. 窦性心律失常
(1)窦性停搏。
(2)窦性心动过缓。
(3)窦性早搏。
(4)窦性心动过速。
(5)窦性心律不齐。
(6)窦房结内游走性心律。
2. 房性心律失常
(1)房性停搏。
(2)心房停搏。
(3)过缓的房性逸搏与过缓的房性逸搏心律。
(4)房性逸搏与房性逸搏心律。
(5)加速的房性逸搏与加速的房性心律。
(6)房性早搏与阵发性房性心动过速。
(7)心房扑动。
(8)心房颤动。

3.交界性心律失常
(1)交界性停搏。
(2)过缓的交界性逸搏与过缓的交界性逸搏心律。
(3)交界性逸搏与交界性逸搏心律。
(4)加速的交界性逸搏与加速的交界性心律。
(5)交界性早搏与交界性心动过速。

4.室性心律失常
(1)室性停搏。
(2)心室停搏。
(3)过缓的室性逸搏心律与过缓的室性逸搏心律。
(4)室性逸搏与室性逸搏心律。
(5)加速的室性逸搏与加速的室性心律。
(6)室性早搏与室性心动过速。
(7)心室扑动。
(8)心室颤动。

二、传导异常

1.传导阻滞
(1)根据阻滞部位不同而分类
1)窦房阻滞。
2)窦房交界区阻滞。
3)心房内阻滞。
4)房室阻滞。
5)心室内束支及其分支阻滞。
(2)根据阻滞程度不同而分类
1)一度阻滞。
2)二度阻滞:分为Ⅰ型与Ⅱ型。
3)高度阻滞。
4)几乎完全性阻滞。
5)完全性阻滞。

2.干扰
(1)窦房结内干扰。
(2)窦房交界区干扰。
(3)心房内干扰。
(4)房室交界区干扰。
(5)心室内干扰。

3.脱节
(1)窦房交界区脱节。

(2)心房内脱节。
(3)房室脱节。
(4)交界区内脱节。
(5)心室内脱节。
4.传导径路改变
(1)预激综合征。
(2)双径路传导。
(3)折返现象。
5.隐匿传导。
6.意外传导
(1)超常传导。
(2)空隙现象。
(3)多平面阻滞。
(4)韦登斯基现象。

三、激动起源异常与传导异常并存

1. 并行心律。
2. 局限性完全性心房肌阻滞与局限性完全性心室肌阻滞。
3. 异位心律合并预激。
4. 心脏起搏。

8-2 心律失常的分析方法

简单心律失常可根据心电图做出诊断。复杂心律失常的心电图分析还需要做到以下几点：

1. 全面了解病史 心律失常的发生是有原因可查的。全面研究心律失常应详细了解病史和进行的所有实验室和仪器检查资料,特别是动态心电图、运动心电图、心脏电生理检查资料,可为分析心律失常提供重要依据。

2. 完整记录心律失常 对持续性心律失常最好是12导同步记录心电图,对心律失常的定位诊断、传导情况的分析很有帮助。对短暂心律失常的记录要有头有尾。心律失常的开始与终止后都要记录下3～7个基本心律的心动周期。必要时可减半电压,增快或减慢记录速度。有时需要加做导联。

3. 确定基本节律 看到一份心律失常心电图先大致阅读一下各个导联上基本心律的P-QRS-T,确定基本心律的起源部位和性质。

4. 对心房波的分析 激动起源于窦房结,Ⅰ、Ⅱ、aVF、V_4～V_6导联P波直立,aVR导联P波倒置。

激动起源于心房,P'波形态与窦性P波不同,P'-R间期>0.12 s。
激动起自房室交界区,P⁻_{Ⅱ、Ⅲ、aVF}倒置,P⁻-R<0.12 s。
室性P⁻波位于室性QRS之后。
心房扑动时P波消失,代之以锯齿状F波。
心房颤动的f波间距、振幅、形态完全不同。

5. 对QRS波群的分析

(1)窦性QRS波群与窦性P波有关系。
(2)房性QRS波群之前相关的房性P'波。
(3)交界性QRS波群呈室上型,QRS≤0.10 s。伴差异传导、束支阻滞时宽而畸形。
(4)室性QRS时限≥0.12 s。其前无相的P波。希氏束电图显示V前无H,或H'-V缩短。

6. 查明P与QRS的关系　P与QRS无关者,要分别确定P波起源部位,QRS的起源部位是干扰还是阻滞。

8-3　梯形图的应用

学好运用好梯形图,可以帮助我们分析复杂心律失常。根据需要可以画3～7行不等(图8-3-1～图8-3-5)。

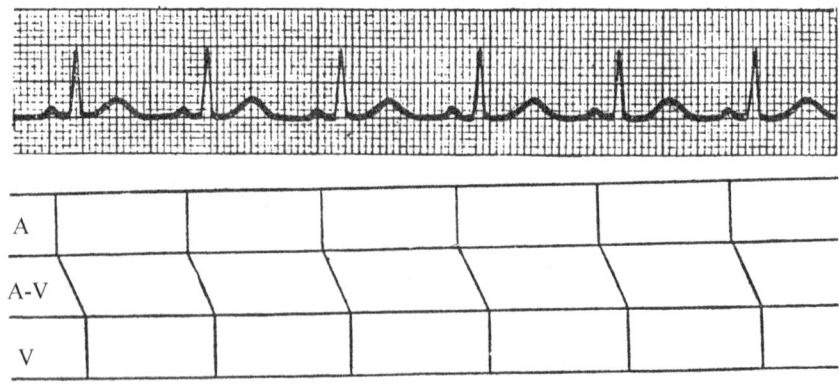

图8-3-1　正常窦性心律的梯形图

一般画出3行即可。A代表房内传导情况,V代表室内传导情况。A-V代表房室传导时间。P波起点与A垂直在一条线上,QRS起点与V垂直在一条线上。

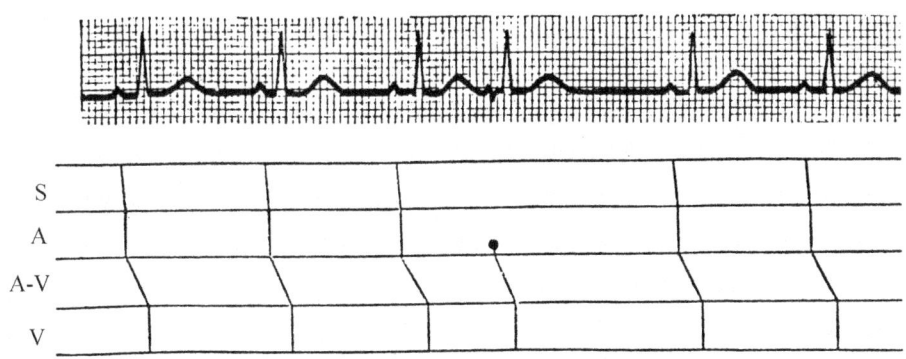

图 8-3-2 房性早搏的梯形图
S 代表窦房结，A 代表房早起自心房

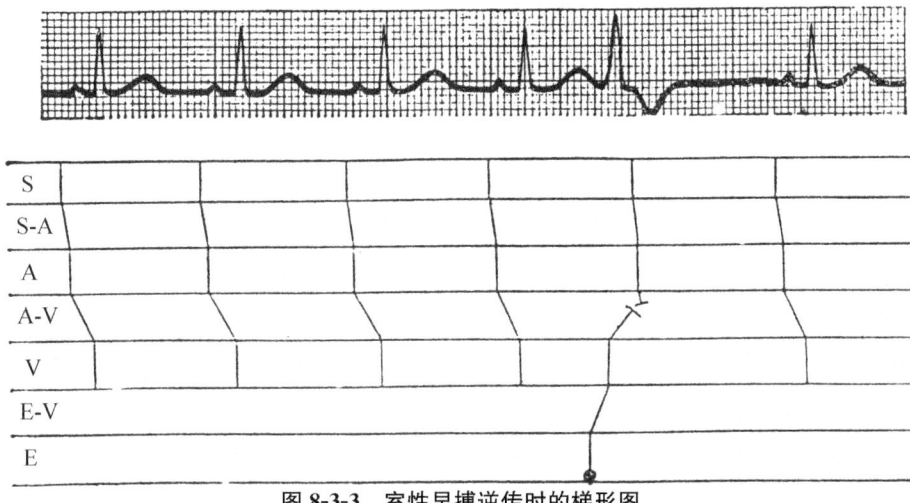

图 8-3-3 室性早搏逆传时的梯形图

画出 7 行表示窦性激动前传与室早逆传情况。窦性激动与室性激动在 A-V 处发生干扰性传导中断。

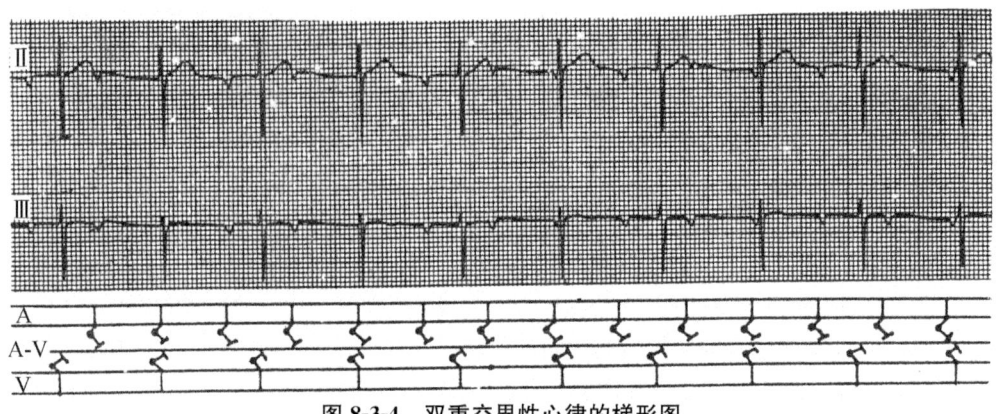

图 8-3-4 双重交界性心律的梯形图

A-V 存在双平面阻滞，上部起搏点控制心房，下部起搏点抑制心室。

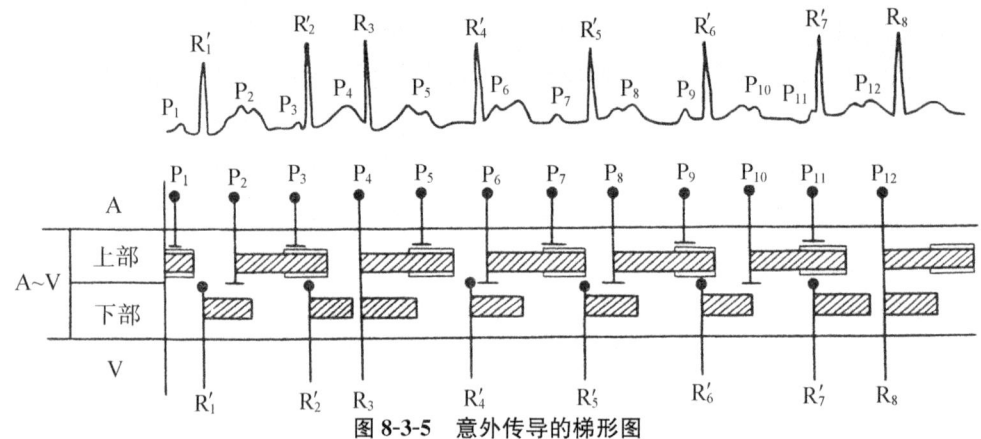

图 8-3-5 意外传导的梯形图

交界区上部有 2∶1 房室（下行）阻滞，下部呈 1∶1 房室（下行）传导。R′是交界性逸搏心律，$R_{3,8}$ 为心室夺获，R'_2P_4 和 R'_7P_{12} 间期特别短，呈现"超常传导"的假象

总之，绘制梯形图的方法有多种，不求统一，但求理解。本文中附有不少梯形图供参考。

8-4 动态心电图

动态心电图是 Holter 发明的，又称 Holter 监测。一次可连续记录 24 小时心电图，获得 10 万个左右的心动周期，12 导同步动态心电图是监测心肌缺血、心律失常、评估起搏器性能最有用的无创性技术。本书中部分心电图取自 Holter 监测资料。

目前使用的 12 导动态心电图已显示出监测心肌缺血的优势。动态心电图的工作原理是选择好监测导联体系，安放好电极，连接好导线，配带上记录器（图 8-4-1）。24 小时以后取下记录器，将获得的心电图资料输入计算机处理，再经过人工编辑处理，打印出 Holter 监测报告（图 8-4-2）。

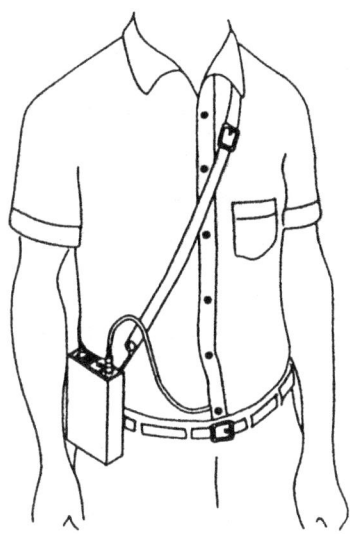

图 8-4-1 记录器的携带方式

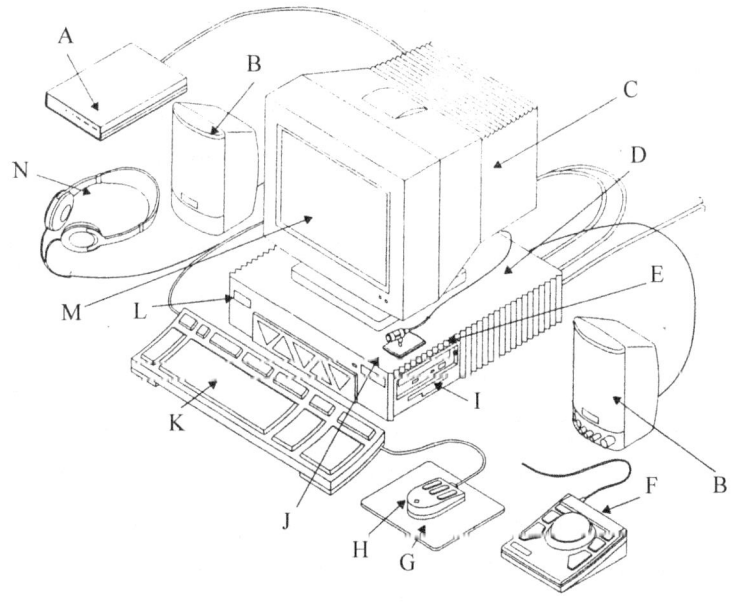

图 8-4-2 动态心电图机器

A. 接收器　B. 音箱　C、M. 高分辨率显示器　D、E、L. 工作站
F、H、G. 鼠标　I. 光驱　K. 键盘　N. 耳机　J. 麦克风

第 9 章　窦性心律失常

由窦房结发放的激动形成的心脏节律,称为窦性节律。

成人静息状态下窦房结每分钟发放 60～100 次激动,形成规则或基本规则的节律,称为正常窦性心律(以下简称窦性心律)。

窦房结发放的激动过缓、过速、不齐或窦房传导障碍引起的窦性频率或节律异常,总称为窦性心律失常,包括窦性停搏、窦性心动过缓、窦性心律不齐、窦性心动过速及窦房传导阻滞等。

窦房结发放的激动引起心房除极产生的 P 环指向左下或左方偏后,投影在 Ⅰ、Ⅱ、aVF、V_3～V_6 导联轴正侧,P 波直立。P 环投影在 aVR 导联轴负侧,P 波倒置。Ⅲ、aVL、V_1 导联 P 波方向视 P 电轴而定。可见只有 Ⅰ、Ⅱ、V_5、V_6 导联 P 波直立,aVR 导联 P 波倒置,才是诊断窦性 P 波的基本条件。

一、窦性心律

必须同时具备以下三条才能确诊窦性心律:
(1)窦性 P 波。$P_{Ⅰ、Ⅱ、V_5、V_6}$直立,P_{aVR}倒置。
(2)P 波频率 60～100 次/min。
(3)P-P 间期差别≤0.12 s。

二、窦性停搏

1. 暂时性窦性停搏　①暂时性窦性停搏引起的长 P-P 间歇不是基本窦性 P-P 间期的倍数。②停搏引起的长 P-P 周期互不相等。③长间歇后可有可无逸搏及逸搏心律发生。停搏时间较长而无逸搏者,可发作晕厥或阿-斯综合征。

2. 永久性窦性停搏　①窦性 P 波消失。②交界性或室性节律控制心室的活动或为心室起搏心律。

三、窦性心动过缓

(1)窦性 P 波频率＜60 次/min。
(2)常伴有窦性心律不齐。
(3)P 波振幅较小。

窦性 P 波频率＜40 次/min,可出现交界性逸搏或交界性逸搏心律、室性逸搏或室性逸搏心律、心室起搏心律。

四、窦性心律不齐

1. 呼吸性窦性心律不齐
(1)深吸气时 P 波频率加快,呼气时 P 波频率减慢。长短 P-P 间期差别>0.12s。
(2)暂停呼吸描记心电图窦性心律不齐的现象消失。
呼吸性窦性心律不齐是健康的标志。
2. 非呼吸性窦性心律不齐
(1)P-P 间期差别大于 0.12s。
(2)窦性心律不齐与呼吸间期变化无关,暂停呼吸不能使窦性心律不齐消失。
3. 室相性窦性心律不齐
见于二度以上房室阻滞、交界性或室性早搏等。
(1)无 QRS 的 P-P 间期比夹有 QRS 的 P-P 间期长 0.02 s 以上。此型常见。
(2)夹有 QRS 的 P-P 间期比无 QRS 的 P-P 间期长 0.02 s 以上,此型少见。

五、窦性心动过速

(1)窦性 P 波。
(2)P 波频率>100 次/min,多在 160 次/min 以内,剧烈运动可达 190 次/min。
(3)窦性心动过速开始 P-P 间期逐渐变短,终止时 P-P 间期逐渐变长。

六、窦性早搏

(1)基本心律为窦性心律。
(2)提早发生的 P 波形态与窦性 P 波完全相同。
(3)代偿间歇等于一个窦律周期。

七、窦房结内游走性心律

心脏起搏点游于窦房结头、体、尾部。
(1)P 波发生大小变化,较大 P 波起自窦房结头部,频率较快;较小 P 波见之于尾部,频率较慢;起自窦房结体部的 P 波形态介于上二者之间。
(2)P-R 间期发生长短变化,较大 P 波的 P-R 间期长一些,而较小 P 波的 P-R 间期短一些,不短于 0.12 s。

八、窦房游走性心律

起搏点游走于窦房结与心房之间。
(1)从窦性 P 波逐渐过渡到房性 P′波。

(2)窦性 P-R 间期比房性 P′-R 间期略长。

9-1　正常窦性心律

【定义】　成人在静息状态下,窦房结每分钟发放 60～100 次激动,形成匀齐的心律,称为正常窦性心律(本书简称窦性心律)。是窦性节律中最常见的一种。

【发生机制】　窦房结起搏细胞能自动地、有节律性地产生除极化,发放窦性激动,形成窦性心律。

窦房结体积较小,产生的电位微弱,在常规心电图机记录的心电图上不能反应出来,可通过 特殊的记录方法,才能获得窦房结电位。

窦房结发放的激动引起心房除极的综合向量指向左前下方,投影在Ⅰ、Ⅱ、aVF、V_3～V_6 导联轴正侧,P 波直立,投影在 aVR 导联轴负侧,P 波倒置。

【诊断】　①$P_{Ⅰ、Ⅱ、V_5～V_6}$ 直立,aVR 倒置。②P-R 间期>0.12s。③P 波频率 60～100 次/min。④P-P 间期差别<0.12 s(图 9-1)。

【临床意义】　健康人总是窦性心律。许多器质性疾病也是窦性心律。

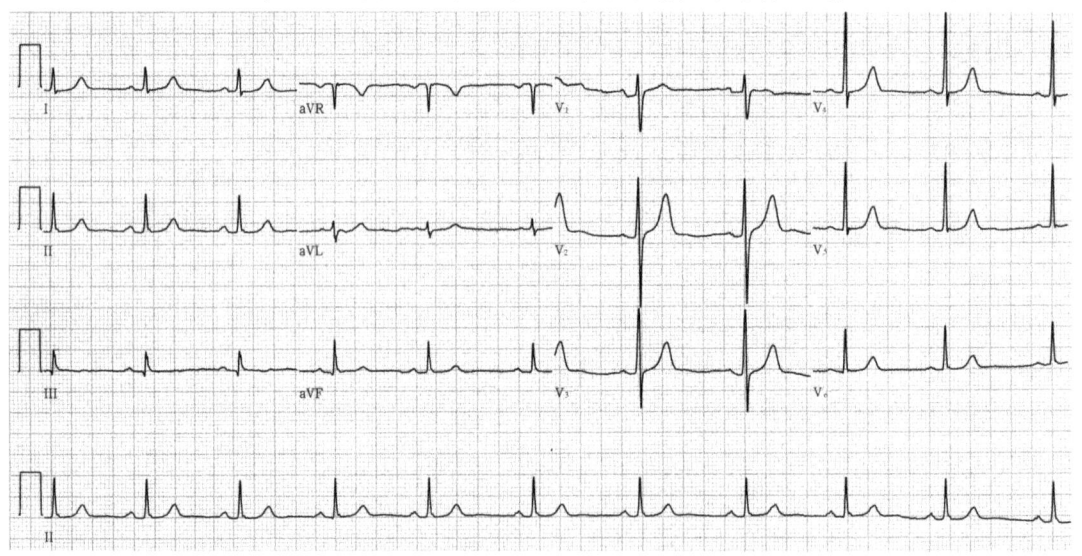

图 9-1　正常窦性心律

【资料】　男性,44 岁。结肠肿物。

【心电图特征】　①$P_{Ⅰ、Ⅱ、Ⅲ、aVF、V_1～V_6}$ 直立,aVR 倒置。②P-P 间期差别小于 120 ms。③心率 62 次/min。④P-R 间期 160 ms。

【心电图诊断】　1. 窦性心律;2. 正常心电图。

9-2 窦性停搏

【定义】 窦性停搏是指窦房结在一定时间内不能形成并发放激动,导致窦性长间歇。此时窦房结自律性丧失,自律性强度属 0 级。

【发生机制】 窦房结一时或永久性丧失起搏功能。引起的原因有迷走神经张力增高可以发生短阵窦性停搏。各种病因所致的 SSS、濒死性窦性停搏等。

【诊断】
1. 短阵窦性停搏　窦性停搏引起的长 P-P 间歇,不是基本窦性 P-P 周期的倍数。
2. 永久性窦性停搏　窦性心律永久性丧失。

【临床意义】 迷走神经张力亢进引起的偶发的、短暂的、无症状的窦性停搏可以用药物控制。有症状的窦性停搏,逸搏心律的频率较低者,应装入起搏器。

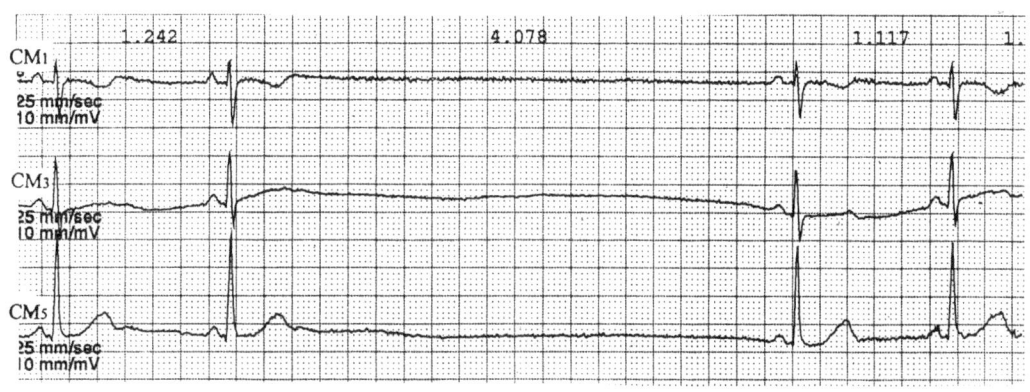

图 9-2　短暂窦性停搏

【资料】 女性,66 岁。SSS。

【心电图特征】 窦性心动周期 1.117～1.242 s,窦性停搏时间 4.078 s,不是基本窦律周期的倍数(图 9-2)。

【心电图诊断】 1. 窦性心动过缓;2. 短暂窦性停搏。

9-3 窦性心动过缓

【定义】 窦房结自律性降低引起的窦性心动过缓,称为窦性心动过缓。

【发生机制】 窦房结起搏细胞自律性降低,即 4 相自动除极化上升速度减慢,到达阈电位时间延长,窦律周期变长,心率减慢,出现窦性心动过缓。

【诊断】 ①一系列 P 波为窦性,即 $P_{I、II、aVF、V_5}$ 导联直立,aVR 导联倒置。②P 波频率<60 次/min。③P-R 间期≥0.12 s。④常伴有窦性心律不齐、房性逸搏、交界性逸搏等。

【临床意义】 频率在 40~60 次/min 的窦性心动过缓多见于运动员、健康人。低于 35 次/min 的窦性心动过缓,提示病窦综合征。

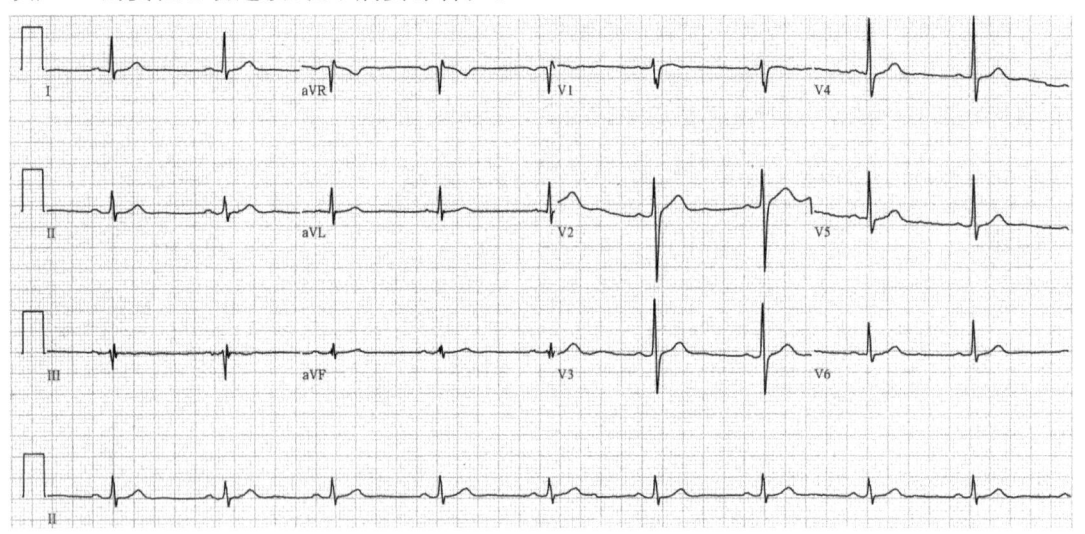

图 9-3 窦性心动过缓

【资料】 男性,48 岁。糖尿病。

【心电图特征】 窦性 P 波,心率 57 次/min,P-R=174 ms,QRS 时限 98 ms,Q-T 间期 386 ms,P、R、T 电轴分别是 47°、7°、24°。ST-T 正常。见图 9-3。

【心电图诊断】 1. 窦性心动过缓;2. 正常范围心电图。

9-4 窦性心律不齐

【定义】 窦性 P-P 间期差别>0.12 s 者,称为窦性心律不齐。心电学上将窦性心律不齐分为呼吸性、非呼吸性、游走性等多种类型,以呼吸性窦性心律不齐最多见。

【发生机制】 窦房结受植物神经系统支配。交感神经和迷走神经受呼吸的调节。吸气时迷走神经张力下降,窦性频率加快;呼气时迷走神经张力升高,窦性频率减慢。

【诊断】 ①吸气时 P-P 间期缩短,心率加快;呼气时 P-P 间期延长,心率减慢。暂停呼吸,P-P 间期暂时变得匀齐。②P-P 间期差别>0.12 s。③$P_{I、II、V_5、V_6}$ 直立,aVR 倒置。④平均窦性P波频率60～100次/min。

【临床意义】 呼吸性窦性心律不齐是常见的心电生理现象,是健康的重要标志之一(图9-4)。

【资料】 男性,16岁。健康查体。

【心电图特征】 ①Ⅰ、Ⅱ、Ⅲ、aVF、V_1～V_6直立,aVR倒置。②P-P间期差别0.21 s,与呼吸周期有关。③心率63次/min。④P-R间期0.138 s。S_{V_2}=3.2 mV。ST-T正常。

【心电图诊断】 1.窦性心律不齐;2.心电图正常。

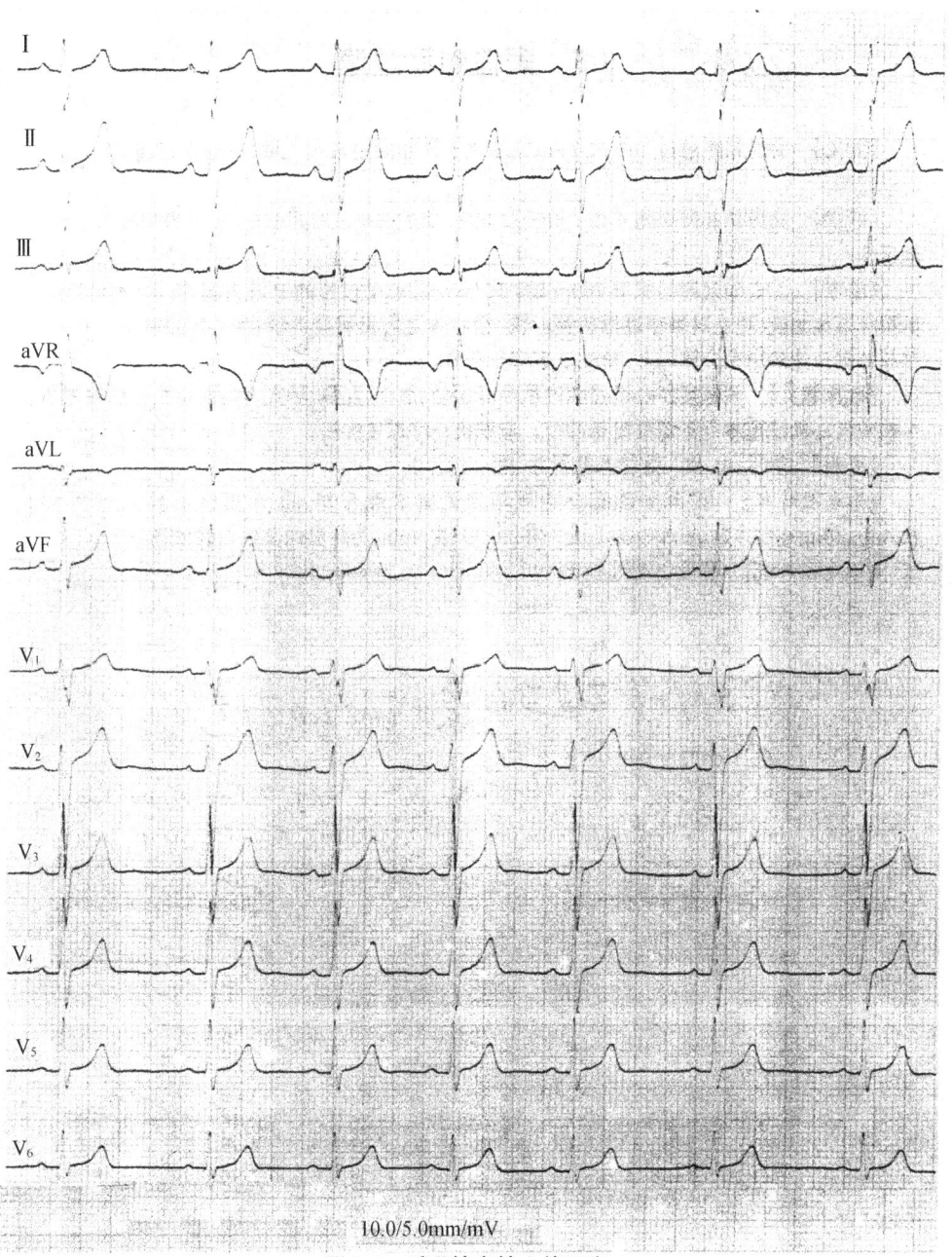

图9-4 呼吸性窦性心律不齐

9-5　窦性心动过速

【定义】　窦性频率超过100次/min（儿童大于该年龄组心率上限）的心动过速，称为窦性心动过速。

【发生机制】　窦房结起搏细胞4相上升速度加快，到达阈电位时间缩短，心率加快形成窦性心动过速。

【诊断】　①心动过速的频率100～180次/min；②心动过速的P波为窦性；③心动过速开始频率逐渐加快，终止时频率逐渐减慢。快、慢心率之间无明显界线；④P-R间期＞0.12s；⑤引起心动过速的原因去除以后，窦性心率降至正常。

【临床意义】　引起窦性心动过速的原因有运动、激动、发热、甲亢、休克、急性心肌梗死等。一般窦性心动过速本身不需要特殊治疗。应积极治疗原发疾病。

【资料】　男性，46岁。查体未见异常（图9-5）。

【心电图特征】　附图为动态心电图取自受检者跑步时，图A窦性心率上升至178次/min；停止运动以后，图B与图C窦性心率迅速下降至154～119次/min，为典型的窦性心动过速。

【心电图诊断】　窦性心动过速。

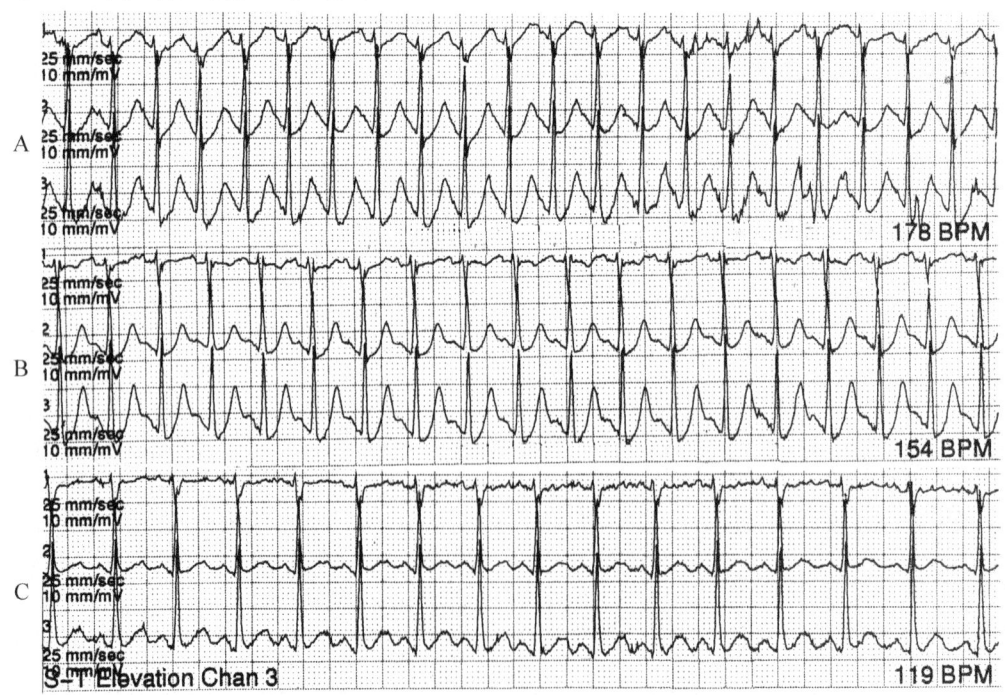

图9-5　窦性心动过速

9-6　不适当窦性心动过速

【定义】　不适当窦性心动过速,又称特发性窦性心动过速(idiopathic sinus tachycardia, IST)。这种窦性心动过速临床表现轻重不一,轻者心悸不适,重者发生致心律失常性心肌病、心力衰竭等,应引起重视。

【发生机制】　不适当窦性心动过速的发生机制可能是下列一种或几种因素的联合作用结果:①窦房结自律性强度异常增高,引起窦性心动过速。②自主神经调节功能紊乱,交感神经活动占据优势,引起窦性心动过速。③窦房结功能异常,对自主神经有超敏应激反应。

【诊断】　不适当窦性心动过速的心电图特征:

(1)窦性心动过速的频率100次/min以上,是最基本最重要的心电图表现,轻微活动时窦性心动过速的频率超过100次/min以上。

(2)心动过速的P波形态与窦性P波相同。

(3)短时间的运动(走路或做平板运动试验)心率不适宜地增加至100～160次/min。

(4)基础心率较低,60～100次/min。

(5)发病年龄多在20～35岁,女性多于男性。

(6)对β阻滞剂或拮抗剂治疗效果差。

(7)合并心律失常性心肌病、心力衰竭时,心率可持续高达160～220次/min,严重损害心功能。

(8)除窦性心动过速外,临床检查无异常(图9-6)。

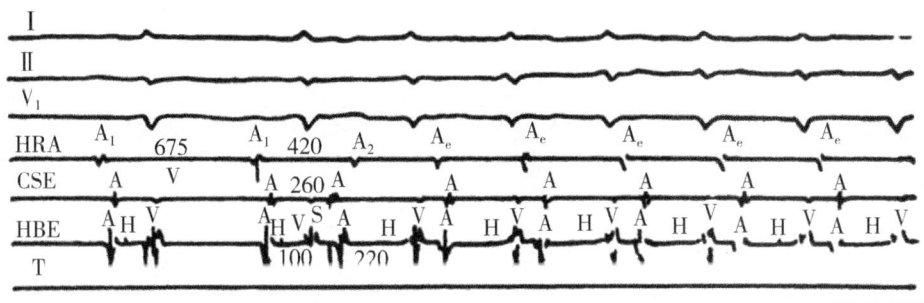

图9-6　不适当的窦性心动过速

【资料】　男性,57岁。24小时动态心电图全部窦性心搏数183 415次,窦性心律,心率范围87～145次/min,平均127次/min,心电图示窦性心动过速,心率141次/min,不适当的窦性心动过速。

【临床意义】　频率快速的不适当窦性心动过速,又有症状者需要药物治疗,首选β受体阻滞剂,无效时可改用胺碘酮降低心率。

窦房结射频消融改良术,对窦房结头部放电,使起搏中心下移,窦性频率减慢,术中窦性心率稳定下降20%～40%时,认为消融改良术成功。

9-7 窦性早搏

【定义】 早搏起源于窦房结。

【发生机制】 ①窦房结提早发放激动,形成窦性早搏。②激动在窦房结内折返,产生窦性早搏。

【诊断】 诊断窦性早搏必须同时具备以下两条:①提早的 P 波形态与窦性 P 波相同。②代偿间歇等于一个基本窦律周期,即等周期代偿间歇。

【鉴别诊断】 窦性早搏应与下列心律失常相鉴别(图 9-7)

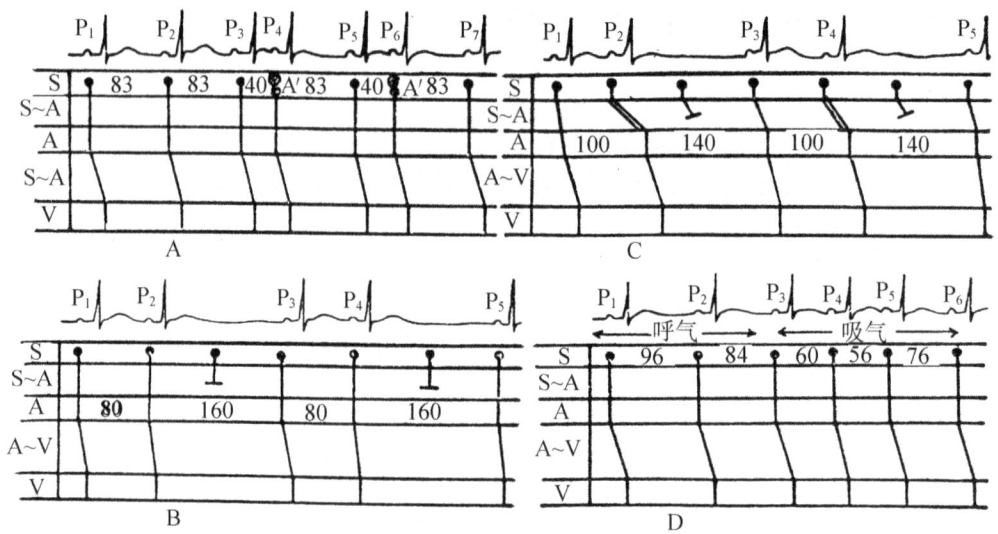

图 9-7 窦性早搏的鉴别诊断

A. 窦性早搏(A')早搏后代偿间歇恰等于一个窦性周期,$P_4-P_5=P_1-P_2$,即是等周期代偿间歇;

B. 二度Ⅱ型 3∶2 窦房阻滞 长间歇恰为窦性周期的 2 倍,$P_2-P_3=2\times(P_1-P_2)$;

C. 文氏型 3∶2 窦房阻滞 长间歇短于窦性周期的 2 倍,$P_2-P_3<2\times(P_1-P_2)$,长于一个窦性周期;

D. 窦性心律不齐 P-P 时间长短不一,渐快渐慢,且多与呼吸有关。

【临床意义】 窦性早搏属于罕见心律失常。窦房结病变时,可出现窦性早搏。

9-8 窦房交界性早搏

【定义】 早搏起自窦房交界区。

【发生机制】 ①窦房交界区起搏点提早发放激动形成早搏。②激动在窦房交界区折返产生早搏。

【诊断】 ①提早出现的 P 波方向、形态与窦性心律的 P 波相同。②代偿间歇（早搏的 P′波起点至下一个窦性 P 波的时距）比一个窦性 P-P 间期长。③早搏的联律间期加代偿间歇之和小于两个窦律周期。

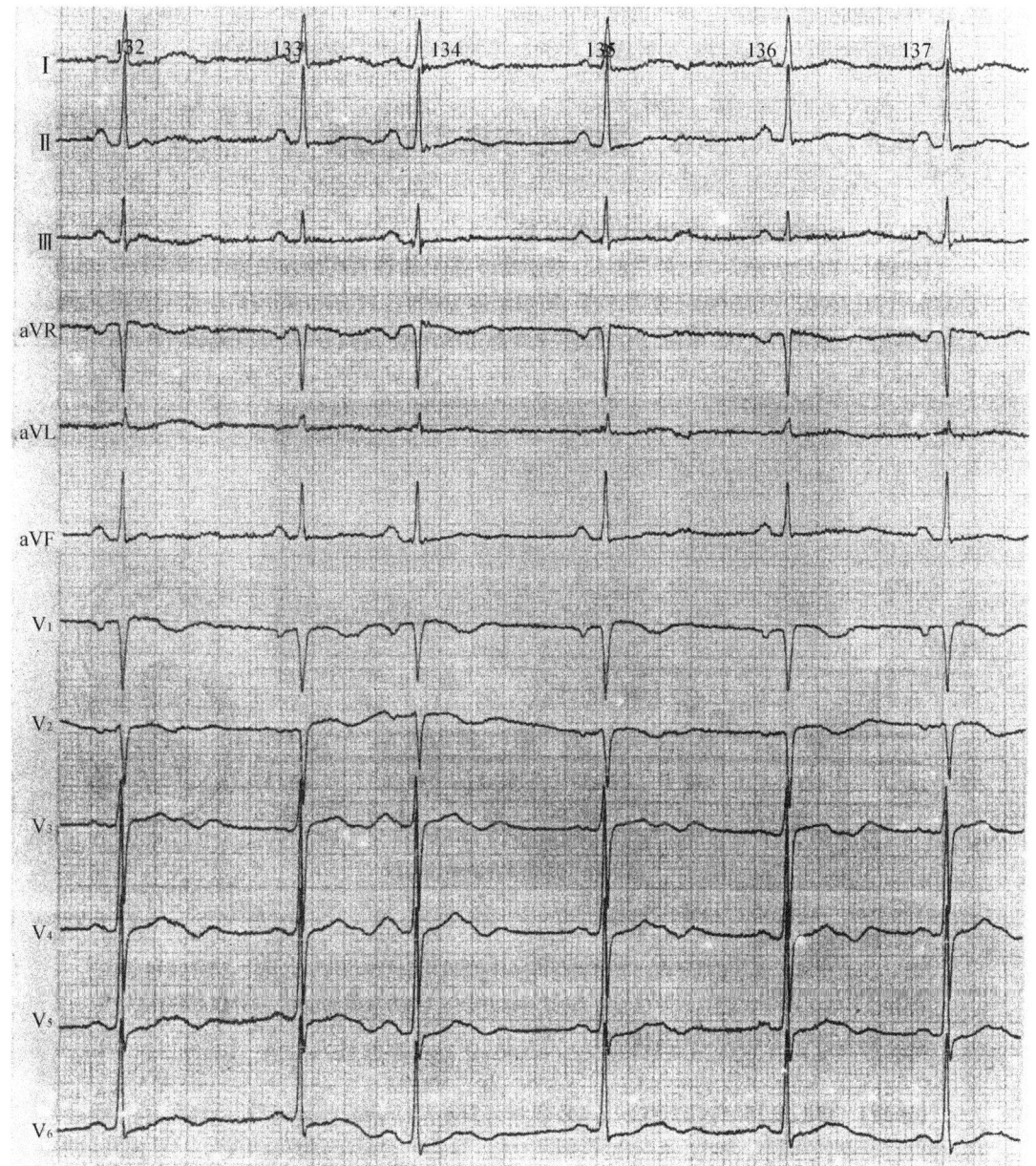

图 9-8 窦房交界性早搏

【临床意义】 窦房交界性早搏极少见。应与房性早搏相鉴别。

【资料】 女性,73 岁。高血压病、冠心病（图 9-8）。

【心电图特征】 ①窦性心动过缓,心率 53 次/min。②T 波普遍低平切迹。③第 3 个心搏提早出现,P′波形态与窦性 P 波相同,胸导联 P′波与 U 波重叠,代偿间歇略大于一个 P-P 间期,联律间期加代偿间歇小于两个窦性 P-P 间期。

【心电图诊断】 1.窦性心动过缓伴不齐;2.T波改变;3.窦房交界性早搏。

9-9 窦房结内游走性心律

【定义】 心脏起搏点在窦房结内游走不定。

【发生机制】 窦房结分头、体、尾三部分。窦房结头部自律性较高,形成的窦性频率较快;窦房结尾部自律性较低,形成的窦性频率较慢;窦房结体部的自律性介于窦房结头部与尾部之间。起搏点游走于窦房结头、体、尾部,出现特征性的窦房结内游走性心律的变化规律(图9-9)。

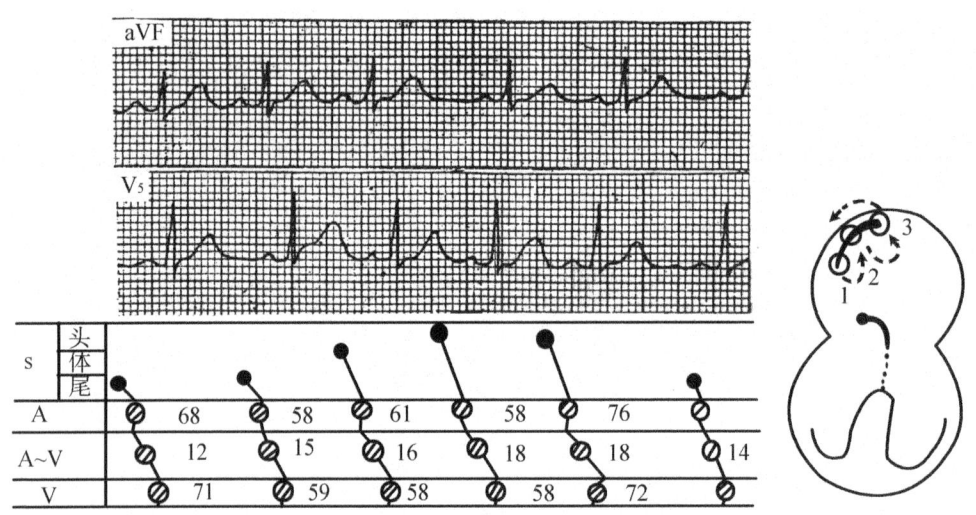

图9-9 窦房结内游走性心律

P波高低不一,P-P时间长短不等,伴有轻微PR间期变化,表明起搏点游走于窦房结尾部(1)、体部(2)和头部(3)之间

图中心房、交界区和心室格子内的节律重整符号标明每次窦性搏动均引起房性、交界性和室性等异位起搏点的节律重整,故异位起搏点的激动始终未成熟为有效的激动,而异位起搏点仅属潜在起搏点或无效起搏点(引自程树棨)

【诊断】 诊断窦房结内游走性心律必须同时具备以下两点:①P波形态逐渐发生由高到低,再由低到高的周期性变化,但不出现倒置P波。高大P波见于窦房结头部,P-P周期较短,心率较低。低小P波见于窦房结尾部,P-P间期较长,心率较慢。②P-R间期发生长短的周期性变化。高大P波的P-R间期较长,低小P波的P-R间期较短,但不短于0.12 s。

【临床意义】 窦房结内游走性心律并不少见,在健康人群与心脏病患者中都有发生。这种窦性心律失常本身无重要意义。

9-10　窦-房游走心律

【定义】　窦-房游走心律,指起搏点游走于窦房结与心房之间。

【发生机制】　①植物神经影响,吸气时迷走神经张力下降,窦房结自律性增高,显示出窦性心律,呼气时迷走神经张力增高,窦性频率减慢,当低于房性起搏点的频率时,出现房性心律。②起搏点在窦房结与心房肌之间游走不定。

【诊断】　①P波形态逐渐发生改变,由窦性P波逐渐过渡到房性P′波。②窦性P-P间期较短,频率较快。③游走到心房时P′-P间期变长,心率减慢。④P-R间期发生长短变化。窦性P-R间期比房性P′-R间期长,但不短于0.12 s。

【临床意义】　窦-房游走心律见于器质性心脏病患者,也可见于无器质性心脏病证据的人群中。这种心律失常不具有重要临床意义,可以不予治疗。

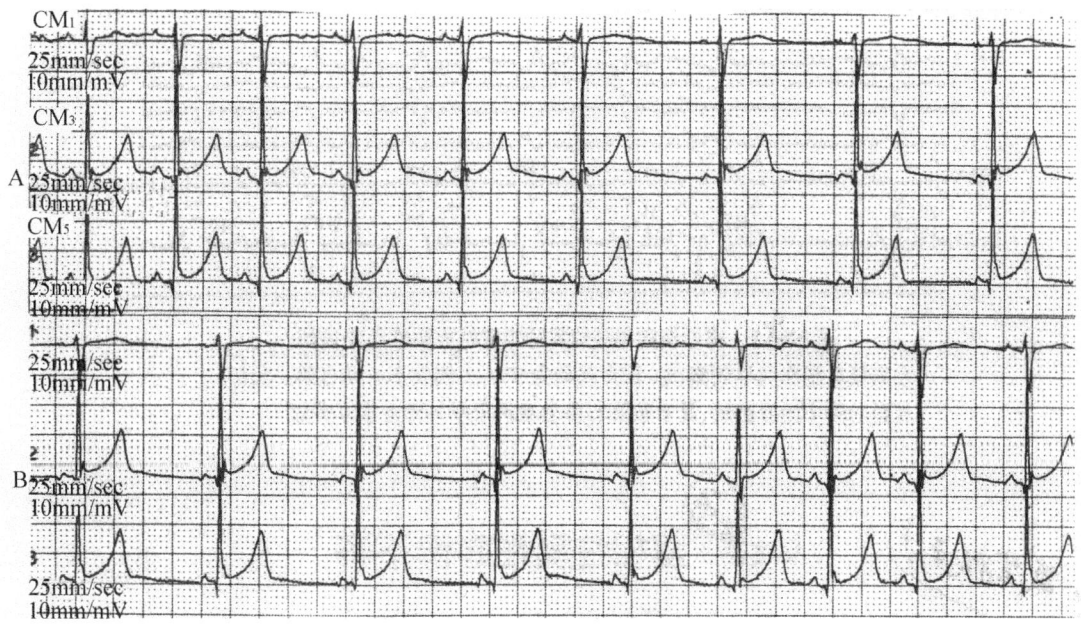

图 9-10　窦-房游走心律

【资料】　女性,13岁。查体时发现游走心律(图 9-10)。

【心电图特征】　附图取自动态心电图,从图 A 中可以看出由窦性 P 波逐渐转为房性 P′波,窦性心率约为 83 次/min,P-R 间期 0.13 s。游走至心房时,房性心率 62 次/min,P′-R 间期 0.12 s。图 B 是由房性心律又逐渐转为窦性心律的过程。

【心电图诊断】　窦-房游走心律。

9-11　窦房结折返性心动过速

【定义】　激动在窦房结折返引起的心动过速,称为窦房结折返性心动过速。

【发生机制】　窦房结、窦房交界区与心房肌构成了折返环路。适时的房性早搏和房性刺激进入折返环内可诱发窦房结折返性心动过速(图9-11-1、图9-11-2)。

一个心房激动沿一条径路进入窦房结,又通过另一径路传出,完成一次折返,产生一次窦性回声。若激动沿着窦—房折返环路发生持续传导,将产生窦房结折返性心动过速。

【诊断】　①心动过速的P波形态与窦性P波相同。②心率101~160次/min。③心动过速由房性早搏和房性期前刺激诱发。

【临床意义】　窦房结折返性心动过速临床上少见,主要由器质性心脏病(冠心病、病窦综合征等)引起。

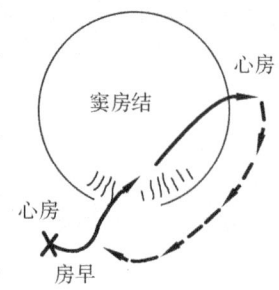

图 9-11-1　窦房结折返机制示意图

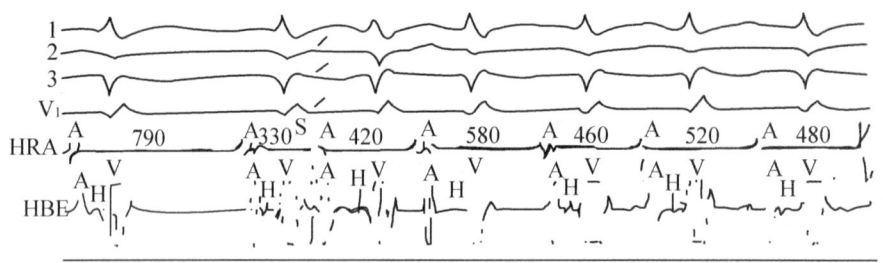

图 9-11-2　房性期前刺激诱发的窦房结折返性心动过速

在高位右房作房早刺激(S),配对间期为330ms,诱发出心动过速。频率稍有波动,其P波和心房激动的顺序与窦性节律类似

9-12　室相性窦性心律不齐

【定义】　室相性窦性心律不齐指QRS波群的发生引起P-P周期的变化。

【发生机制】　有以下三种解释:①心室收缩使窦房结血供改善,窦性P波因之提早,使夹有QRS的P-P周期变短。②心室收缩对心房有牵拉作用,对窦房结也是一种刺激,使P波提早发生。③心室收缩使主动脉压力升高,反射性引起窦性心律减慢,使夹有QRS的P-P间期变长,无QRS的P-P间期变短。

【诊断】

1. Ⅰ型　无QRS的P-P间期比夹有QRS的P-P间期长20 ms以上。此型常见。
2. Ⅱ型　有QRS的P-P间期比无QRS的P-P间期长20 ms以上。此型少见。

【资料】　女性,20岁。急性心肌炎(图9-12)。

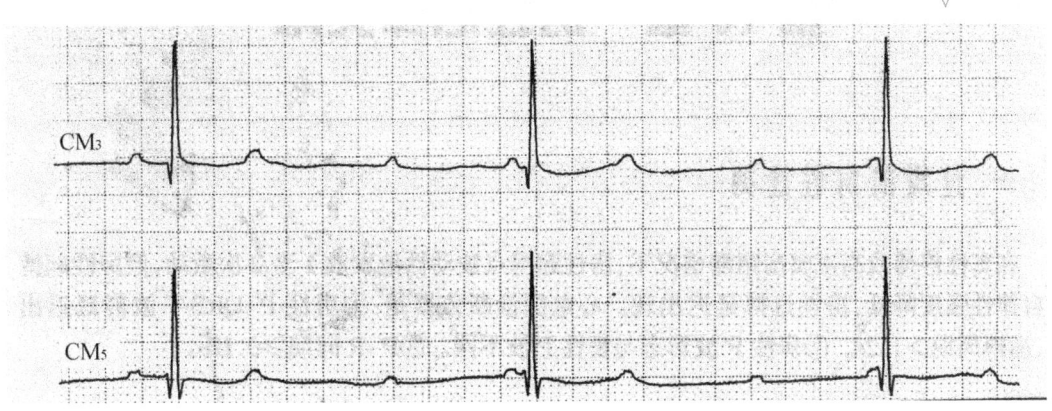

图 9-12 室相性窦性心律不齐

【心电图特征】 窦性 P 波,P 与 QRS 无关系,无 QRS 波群的 P-P 间期比夹有 QRS 波群的 P-P 间期>20 ms,为室相性窦性心律不齐,心房率 88 次/min。R-R 间期匀齐,心室率 30 次/min,QRS 时限 90ms,为过缓的交界性逸搏心律。

【DCG 诊断】 1.室相性窦性心律不齐; 2.三度房室阻滞; 3.交界性心动过缓。

9-13 窦性心率震荡

【定义】 室性早搏发生后,窦性心率出现短期的波动现象,称为窦性心率震荡;是一个既有短暂的心率加速,也有短暂的心率减速的过程;是自主神经对单发室性早搏后出现的快速调节反应,反映了窦房结的双向变时功能。

【发生机制】 心率震荡产生机制目前不十分清楚。多数学者认同减压反射机制,认为心率震荡的产生是通过室性早搏后血压的双向改变来实现的(图 9-13-1)。也有学者提出,室性早搏引起的血压改变对窦房结中央动脉的直接作用所致。

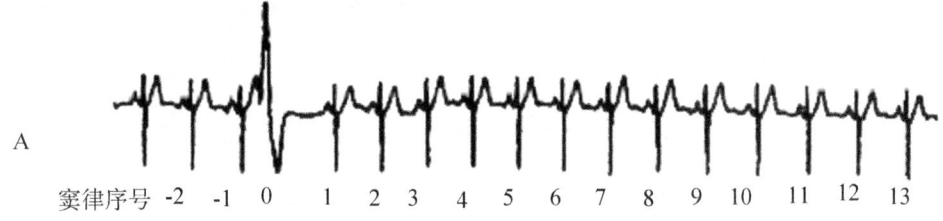

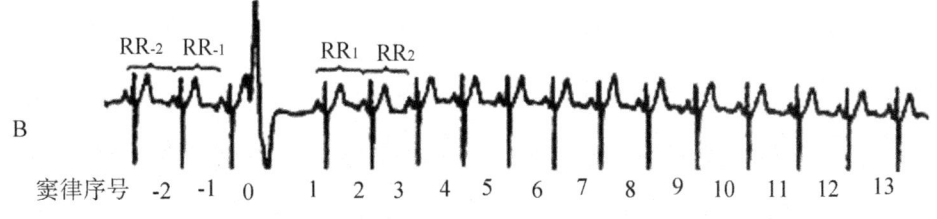

图 9-13-1 室性早搏后引起动脉内压力的变化

室性早搏提前发生,心室充盈时间缩短,收缩时心室内的充盈压力下降,室性早搏的射血量明显减少,动脉血压下降引起颈动脉窦、主动脉弓的压力感受器兴奋,交感神经中枢的兴奋性增加,副交感神经兴奋性降低,窦性心率一过性上升。由于室性早搏后有一个完全的代偿间期,心室充盈时间延长,该次心搏的射血量增加,动脉血压一过性上升,交感神经中枢的兴奋性降低,副交感神经中枢的兴奋性增加,窦性心率一过性降低。

【心电图表现】 室性早搏发生后,窦性心率出现了短期的变化。目前,测量心率震荡的参数没有公认的统一标准。做测量室性早搏前 2 个 RR 间期,代偿间期后 20 个 RR 间期来计算,算出每次室性早搏后的 TO 和 TS,做出每次室性早搏后的心率震荡曲线,至少要以 5 次室性早搏后的心率震荡曲线做平均处理,计算出平均的 TO 和 TS(图 9-13-2)。

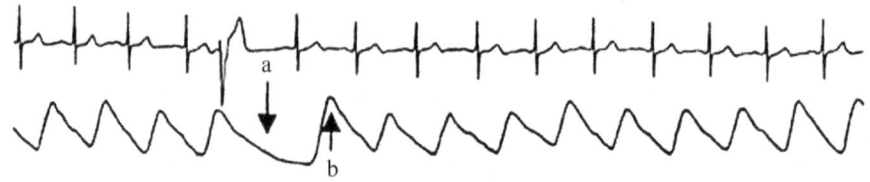

图 9-13-2 室性早搏前后窦性心律及 RR 间期序号示意图

本图是心电图与动脉压力曲线的同步记录,室性早搏后引起动脉压力下降(箭头 a 指示)以及随后动脉压力的上升(箭头 b 指示),动脉压力的变化可能成为触发压力反射的内源性因素

【临床意义】 窦性心率震荡异常,反映了患者自主神经调节功能的异常,用它作研究评价糖尿病、充血性心力衰竭、扩张性心肌病和川崎病等的自主神经功能损害,对心血管病患者的临床治疗和预后判断有一定意义。

第10章 房性心律失常

一、过缓的房性逸搏

在窦性停搏或高度窦房阻滞情况下,房性起搏点被动性地发放1至2次激动,但房性起搏点自律性强度降低,房性逸搏延迟出现。心电图诊断依据是:①房性 P'-QRS-T 波群延迟出现,逸搏周期>1.2 s。②房性 P'波形态与窦性 P 波不同。③P'-R 间期≥0.12 s。

二、过缓的房性逸搏心律

心电图诊断依据:①房性逸搏持续出现3次或3次以上。②心率≤50次/min。

三、房性逸搏

窦性停搏、窦房阻滞或显著的窦性心动过缓时,房性起搏点被动性地发放1~2次激动,形成房性逸搏。

①延迟出现的 P'波为房性,波形与窦性 P 波不同。②逸搏周期1.0~1.2 s。③P'-R 间期>0.12 s。

四、房性逸搏心律

①房性逸搏连续出现3次或3次以上。②心率50~60次/min。

五、加速的房性逸搏

加速的房性逸搏是一种介于房性逸搏与房性早搏之间的主动性房性心律失常。出现于心动周期的中段以后。

心电图诊断依据:①略为提早的 P'-QRS-T 波群为房性。②联律间期(窦 P 与房 P'的时距)在0.60~1.0 s。③P'-R 间期≥0.12 s。

六、加速的房性心律

加速的房性心律(原名非阵发性房性心动过速)是房性起搏点自律性强度增高引起的主动性房性节律。心电图诊断依据:①一系列房性 P'-QRS 波群的频率60~100次/min。②P'-R 间期≥0.12 s。

加速的房性逸搏心律的定位诊断：

1. 起搏点位于右房上部：房性 P′ 波方向与窦性 P 波一致，$P'_{I,II,aVF,V_3 \sim V_6}$ 直立，P_{aVR} 倒置。P′ 波形与窦性 P 波有或多或少的差别。

2. 起搏点位于右房下部：$P'_{I,aVL,V_4 \sim V_6}$ 直立，$P'_{II,III,aVF}$ 倒置。P′-R 间期≥0.12 s。

3. 起搏点位于左房前上部：$P'_{I,aVL,V_1 \sim V_6}$ 倒置，$P'_{II,III,aVF}$ 直立。

4. 起搏点位于左房前下部：$P'_{I,II,III,aVF,V_1 \sim V_6}$ 倒置。

5. 起搏点位于左房后上部：$P'_{I,aVL,V_4 \sim V_6}$ 倒置，II、III、aVF、V_1 直立。

6. 起搏点位于左房后下部：$P'_{I,aVL,II,III,aVF,V_4 \sim V_6}$ 倒置，V_1 直立。

七、房性早搏

提早发生的房性心搏称为房性早搏。

早搏可以起源于窦房结、窦房交界区、心房、房室交界区与心室。以房性早搏最多见。

房性早搏的发生机制有：①房性起搏点自律性强度中度增高，产生房性早搏。②激动在心房内折返形成房性早搏。

心电图诊断依据：

1. P′波 提早出现的 P′波形态与窦性 P 波不同，不论 P′波是否下传心室，根据这一条就可诊断房性早搏。

2. P′-R 间期 ①P′-R 间期≤0.12 s，合并预激综合征。②P′-R 间期≥0.12 s。③P′-R 间期≥0.21 s，合并有房室干扰或房室传导阻滞。

3. QRS 波群 ①与窦性相同。②伴束支阻滞。③伴预激综合征。④伴时相性室内差异传导。⑤房性 P′波未下传心室。

4. 代偿间歇

(1) 不完全代偿间歇 房性早搏联律间期加代偿间歇之和小于两个窦律周期。多数房性早搏伴不完全性代偿间歇。

(2) 完全性代偿间歇 房性早搏联律间期加代偿间歇之和等于两个窦律周期，少见。

(3) 超代偿间歇 房性早搏联律间期加代偿间歇之和大于两个窦律周期，代偿间歇又小于两个窦律周期。

(4) 特超代偿间歇 房性早搏代偿间歇大于两个窦律周期。见于病窦综合征。

八、房性心动过速

房性早搏连续出现 3 次或 3 次以上，称为房性心动过速。是常见的房性快速心律失常。是房性起搏点自律性强度增高或激动在心房内折返引起的。

房性心动过速的诊断依据：

1. 房性 P′波 一系列快速的 P′波起源于心房。心房率 100～250 次/min。P′-P′之间有等电位线。

2. 房室传导比例 1∶1 时心房率快速，不易辨认房性 P′波。因为 P′与 T 重叠在一起。

3. QRS 波群 ①QRS-T 波群正常。②伴束支阻滞。③伴差异传导。④伴束支蝉联现象。⑤伴预激综合征。后4种QRS-T都宽大畸形。

4. 发作持续时间　多数呈短阵发作，持续仅数秒至数分钟。持续数小时至数天者不多见。

5. 起止方式　以房性早搏形式开始，频率逐渐加快者，多为自律性房性心动过速。起始无频率逐渐加快的现象多为心房内折返性心动过速。终止后有一代偿间歇。

6. 房性心动过速的P'波形态　①P'波形态相同，为单源性房性心动过速。②P'波呈多种类型，P'-P'不匀齐，P'-R间期又不相同者，多源性房性心动过速。

九、心房扑动

心房扑动是一种极速而又匀齐的房性快速心律失常。发生机理是折返。心电图上分为以下2型：

1. 典型心房扑动　①P波消失，代之以锯齿状F波。②F-F之间无等电位线。③F波频率250～350次/min。

(1) 顺钟向型　Ⅱ、Ⅲ、aVF导联F波直立。

(2) 逆钟向型　Ⅱ、Ⅲ、aVF导联F波倒置。

2. 不典型心房扑动　①F波频率350～430次/min。②F-F之间有等电位线。

十、心房颤动

心房颤动是一种极速而绝对不齐的房性快速心律失常。发生机制是心房内多发性微折返。心房颤动是常见而重要的慢性心律失常。

心房颤动心电图依据：①P波消失，代之以f波，f波频率350～600次/min。②f波下传的R-R间隔不规则。

心房颤动的分型：

1. 根据心室率而分型

(1) 极速型心房颤动　心室率>180次/min。见于预激综合征合并心房颤动。有引起心室颤动的危险性。

(2) 快速型心房颤动　心室率101～180次/min。见于就近发生的心房颤动。需要用药物控制心室率。

(3) 普通型心房颤动　心室率60～100次/min。是心房颤动患者理想的心室率。

(4) 缓慢型心房颤动　心室率<60次/min。很可能合并有一度至二度房室阻滞。

2. 根据f大小而分型

(1) 粗波型心房颤波　f波振幅≥0.10 mV，见于初发的心房颤动，复律成功率高。

(2) 细波型心房颤动　f波振幅<0.10 mV，见于慢性心房颤动。药物或电击复律成功率低，易复发。

(3) 隐匿性心房颤动　体表心电图上看不到f波，根据病史和R-R间隔绝对不规则等特点做出诊断。心房内电图显示出快速不规则的f波。

10-1 过缓的房性逸搏

【定义】 在一个较长的心动周期内,延迟出现的房性心搏,称为过缓的房性逸搏。

【发生机制】 当窦房结受抑制、窦性停搏或窦房阻滞时,房性起搏点自律性强度已经降低的情况,仍被动地发放 1 次或 2 次激动,形成过缓的房性逸搏。

【诊断】 ①延迟出现的 P-QRS-T 波群为房性。②P'-R 间期≥0.12 s。③ 逸搏间期>1.2 s。

过缓的房性逸搏继发于下列心律失常之后。①早搏的代偿间歇。②窦性心动过缓。③窦性停搏。④窦房传导阻滞。

【临床意义】 过缓的房性逸搏的发生,说明窦房结受抑制或窦房传导阻滞,同时房性起搏点自律性降低。

【资料】 男性,58 岁。病窦综合征(图 10-1)。

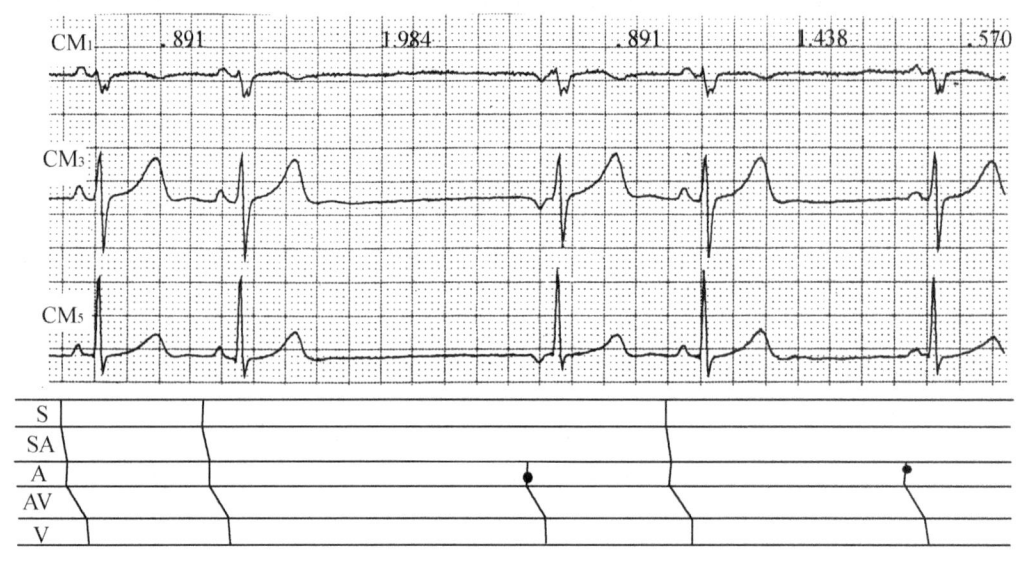

图 10-1 过缓的房性逸搏

【心电图特征】 第 2 个窦性 P 波以后出现窦性停搏,在此长间歇内发生一次房性心搏,P'-R 间期 0.13 s。逸搏间期 1.984s,为过缓的房性逸搏。最后一个心搏的 P' 波形态与窦 P 不同,是起自心房另一部位的过缓的房性逸搏,逸搏周期 1.438 s。

【心电图诊断】 1. 窦性停搏;2. 过缓的多源性房性逸搏。

10-2 房性心动过缓

【定义】 过缓的房性逸搏连续出现 3 次或 3 次以上,称为房性心动过缓。

【发生机制】 在较长时间的窦性停搏或窦房结自律性降低时,房性起搏点连续发放激动,但激动的频率过缓,形成过缓的房性逸搏心律。

【诊断】 ①一系列 P'-QRS-T 波群为房性。② P'-R 间期 $\geqslant 0.12$ s。③心率小于 50 次/min。

过缓的房性逸搏心律继发于下列心律失常之后:①窦性心动过缓的慢相。②快速心律失常终止以后。③窦性停搏。④二度以上窦房阻滞。

【临床意义】 持续时间较长的过缓的房性逸搏心律而又有头晕、目眩发作者,可考虑装入永久型人工心脏起搏器。

【资料】 女性,68 岁。冠心病、病窦综合征(图 10-2)。

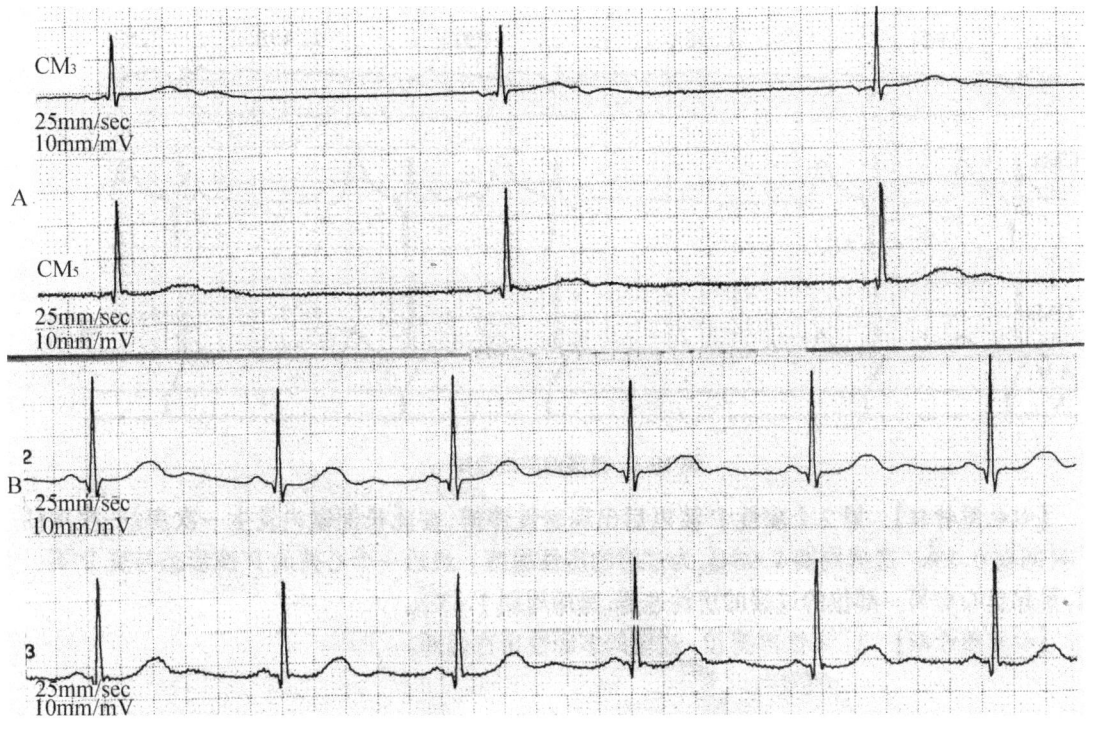

图 10-2 房性心动过缓

【心电图特征】 图 A:窦性 P 波消失,代之以频率 25 次/min 的房性心动过缓,P'-R间期 0.13 s。图 B:注射阿托品后频率 54 次/min,窦性心动过缓。

【心电图诊断】 1. 窦性心动过缓;2. 房性心动过缓。

10-3　房性心律

【定义】 房性逸搏连续出现 3 次或 3 次以上,称为房性心律。

【发生机制】 窦房结起搏点自律性强度低于心房内异位起搏点自律性强度以后,心房异位起搏点便以自身的频率被动性地发放一系列激动,形成房性逸搏心律。窦性频率加快以后,房性心律又可被抑制。

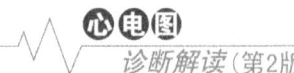

【诊断】 ①心电图上出现一系列 P'-QRS-T 波群。P'波形态与窦性 P 波不同。②P'-R 间期≥0.12 s。③心率 50~60 次/min。④在窦性心动过缓、窦性停搏以后出现。

【临床意义】 迷走神经张力增高时出现的一过性房性逸搏心律是常见的,活动时即可出现窦性心律,无重要意义。持续性窦性停搏或高度以上窦房阻滞发生的房性逸搏。

【资料】 男性,30 岁。查体时发现心电图异常(图 10-3)。

【心电图特征】 图 A:P 波在 Ⅰ、aVL、V₂~V₆ 导联中直立,Ⅱ、Ⅲ、aVR、aVF 导联中倒置,P'-R 间期 0.13 s,心率 59 次/min,为右房下部心律。图 B:恢复窦性心动过缓伴不齐。P-R 间期 0.13 s,Q-T 间期 0.38 s。

【心电图诊断】 1. 窦性心动过缓伴不齐;2. 右房下部心律。

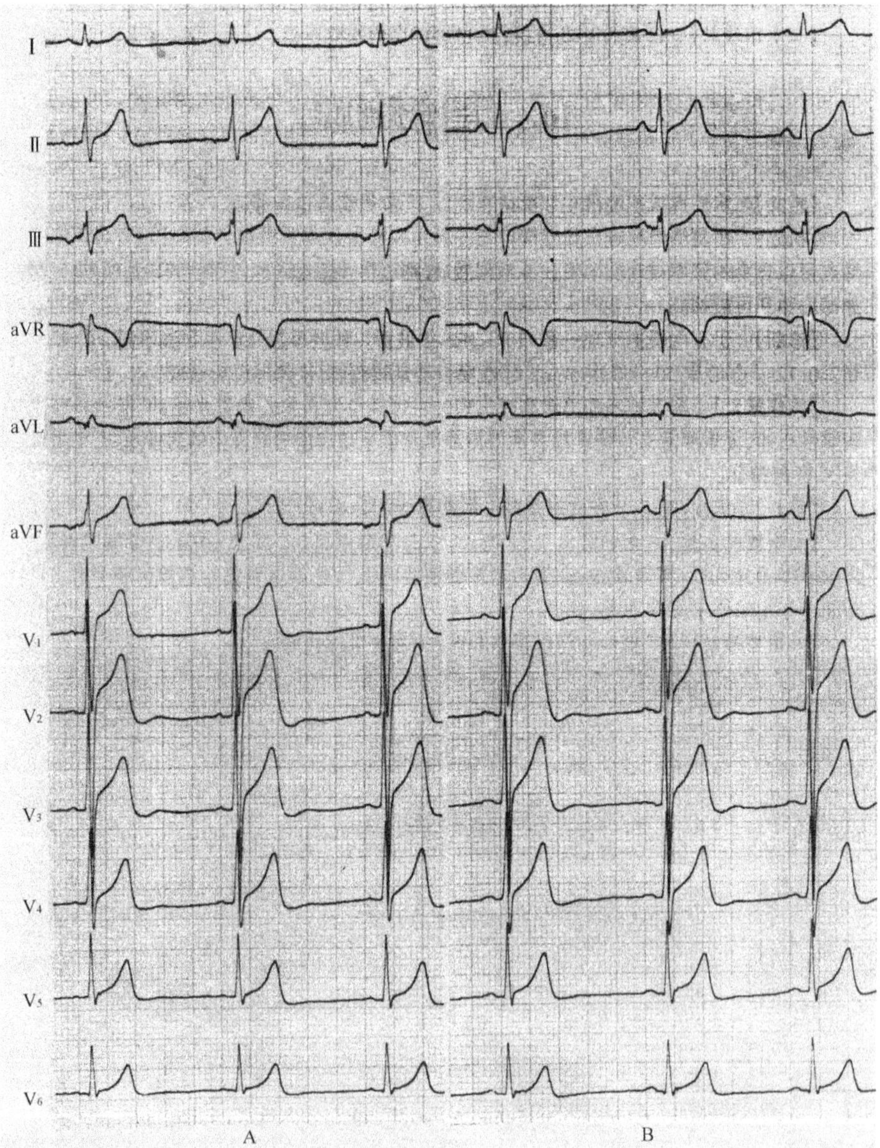

图 10-3 房性心动过缓

10-4　加速的房性逸搏

【定义】　加速的房性逸搏是介于房性逸搏与房性早搏之间的一种房性主动性心律失常。

【发生机制】　窦房结自律性轻度降低,房内起搏点自律性轻度升高引起的1次或连发2次房性心搏,即为加速的房性逸搏。

【诊断】　①基本节律为窦性,频率较慢,一般在70次/min以下。②提早出现的P'-QRS-T波群为房性,房性心搏的联律间期在0.6～1.0 s。P'-R间期≥0.12 s。

【临床意义】　加速的房性逸搏较为常见,多发生于夜间睡眠或午休时。一般为偶发,多无重要临床意义。

【资料】　男性,63岁。高血压、冠心病(图10-4)。

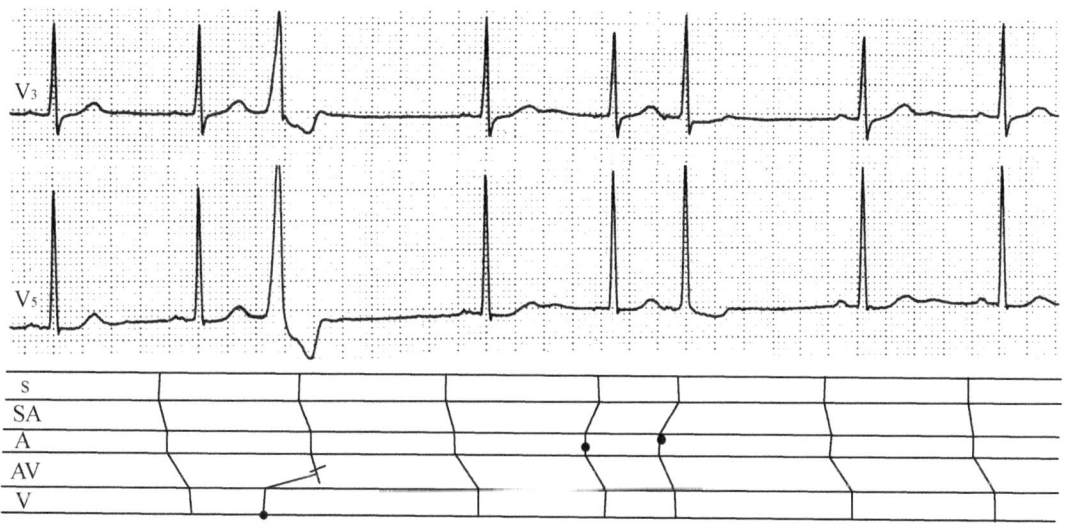

图10-4　加速的房性逸搏

【心电图特征】　V_3与V_5导联为同步记录。窦性频率60次/min,窦性P-R间期0.14 s。第3个QRS宽而畸形,为室性早搏。第5个心搏的联律间期比窦性心动周期略短,为0.90 s,P'-R间期0.12 s,加速的房性逸搏。第6个心搏是房性早搏。

【心电图诊断】　1.窦性心律;2.加速的房性逸搏;3.房性早搏;4.室性早搏。

10-5　加速的房性心律

【定义】　心房内起搏点自律性轻度升高引起的主动性房性节律,称为加速的房性心律(原名非阵发性房性心动过速),是常见的房性心律失常。

【发生机制】　房内起搏点自律性强度轻度增高,超过窦房结自律性时,即可出现加速的房性心律。此外,窦房结自律性降低,也为加速的房性心律的发生创造了条件。当窦性频率加快以后,加速的房性心律被抑制。

【诊断】 ①一系列 P'-QRS-T 波群为房性。②P'-R 间期≥0.12 s。③心率 60～100 次/min。

【临床意义】 加速的房性心律可见于无明显器质性心脏病患者,又可见于冠心病、风心病、心脏手术 1 周之内。

【资料】 男性,47 岁。冠心病(图 10-5)。

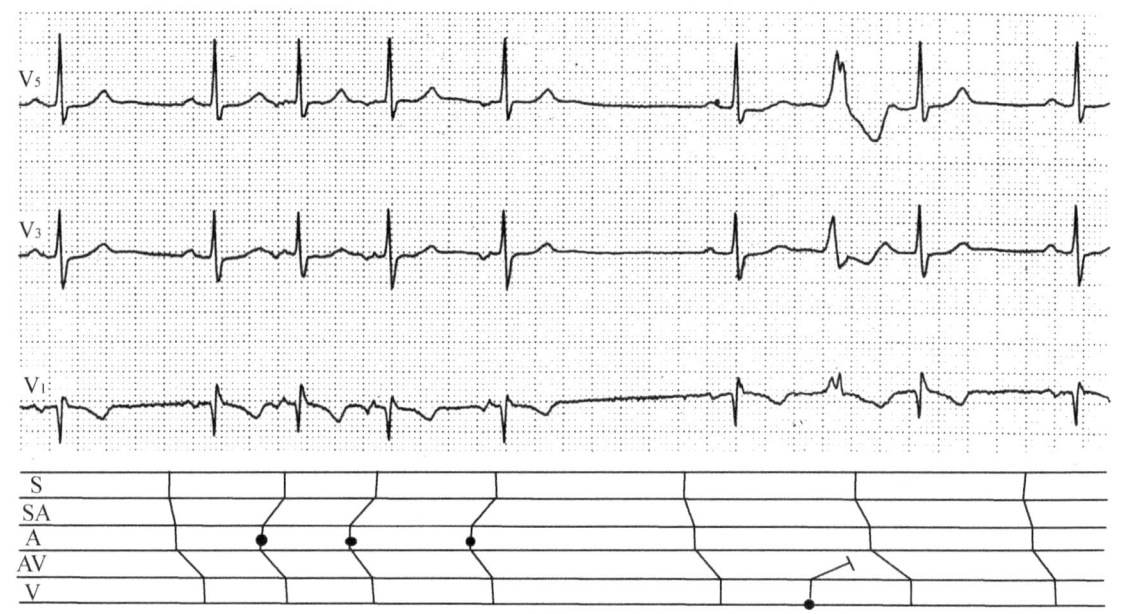

图 10-5 加速的房性心律

【心电图特征】 窦性频率 56 次/min。窦性 P-R 间期 0.19 s。梯形图显示倒置 P' 波起自心房下部,P'-R 间期 0.16 s,异位心律的频率 80 次/min,为加速的房性心律。发生的室性早搏插入于一个窦律周期之中,伴下一个窦性 P-R 延长,属于干扰现象。

【心电图诊断】 1. 窦性心动过缓;2. 加速的房性心律;3. 插入性室性早搏。

10-6 房性早搏

【定义】 提早发生的房性心搏,称为房性早搏。在各类早搏中以房性早搏最多见。

【发生机制】 ①房内起搏点自律性增高引起房性早搏。②心房内激动折返引起房性早搏。

【诊断】

1. 房性 P' 波 提早发生的房性 P' 波形态与窦性 P 波有或多或少的不同。不论 P' 波是否下传心室,根据这一条就可诊断房性早搏。

2. P'-R 间期

(1) P'-R≥0.12 s,多见。

(2)P'-R<0.12 s,合并预激综合征。

3. 下传 QRS 波群

(1)QRS 波群形态与时限正常。

(2)伴时相性室内差异传导。

(3)伴预激综合征。

(4)P 波未下传心室。

4. 联律间期

(1)联律间期固定(差别≤0.08 s)。

(2)联律间期不固定(差别>0.08 s),见于多源性房性早搏。

5. 代偿间歇

(1)多数代偿间歇不完全。

(2)少数代偿间歇完全。

【临床意义】 偶发的单形房性早搏多见于无器质性心脏病者。频发多源房性早搏见于冠心病、风心病、高血压病、心肌病等。窦性 P 波时限≥0.12 s 者,发生的房性早搏易诱发房性心动过速或心房颤动。

【资料】 男性,74 岁。冠心病(图 10-6)。

【心电图特征】 ①窦性频率 57 次/min。②P-R 间期 0.22 s,一度房室阻滞。③CM$_5$ 导联 R=2.7 mV,左室高电压。④第 4 个心搏提早出现,P'波形态与窦性 P 波不同,P'-R 间期 0.26 s,代偿间歇不完全,是房性早搏。

【心电图诊断】 1. 窦性心动过缓; 2. 一度房室阻滞; 3. 左室电压高; 4. 房性早搏。

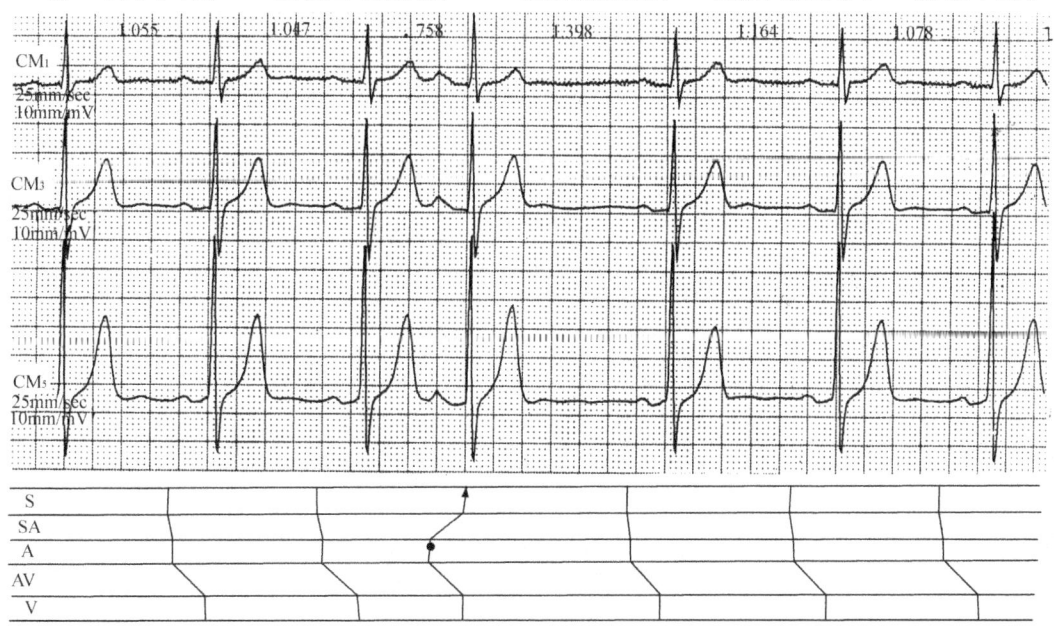

图 10-6 房性早搏

10-7 房性早搏定位诊断

根据房性早搏的 P′波特征,可以大致推测出房性早搏的起源部位,房性 P′-R≥0.12 s。
1. 右房上部早搏 P′波方向与窦性 P 波一致,形态、振幅略有不同。
2. 右房下部早搏 Ⅰ、aVL、V₃~V₆ 导联 P′波直立,Ⅱ、Ⅲ、aVF 导联 P′波倒置。
3. 左房前上部早搏 Ⅰ、V₄~V₆ 导联 P′波倒置,Ⅱ、Ⅲ、aVF 导联 P′波直立。
4. 左房前下部早搏 Ⅰ、V₄~V₆、Ⅱ、Ⅲ、aVF 导联 P′波倒置。
5. 左房后上部早搏 Ⅰ、V₅、V₆ 导联 P′波倒置,Ⅱ、Ⅲ、aVF 导联 P′波直立,V₁ 导联 P′波呈圆顶标枪型。
6. 左房后下部早搏 Ⅰ、V₅、V₆、Ⅱ、Ⅲ、aVF 导联 P′波倒置,V₁ 呈圆顶标枪型。

综上所述,判断房性早搏起自左房还是右房看Ⅰ导联。Ⅰ导联 P′波直立,早搏起自右房;Ⅰ导联 P′波倒置起自左房。其次根据 aVF 导联判断早搏起自心房上部还是下部。起自上部者,aVF 导联 P′波直立;起自下部者,aVF 导联倒置。再其次根据 V₁ 导联判断早搏起自心房的前部还是后部。V₁ 导联 P′波倒置,早搏起自心房前部;V₁ 导联 P′波直立,早搏起自心房后部。

【资料】 男性,70 岁。冠心病(图 10-7)。

【心电图特征】 ①窦性心律,心率 74 次/min。②V₄~V₆ 导联 T 波低平。③提早的房性早搏,其 P′波方向与窦性 P 波一致,早搏起自右房上部伴干扰性 P′-R 间期延长。

【心电图诊断】 1. 窦性心律;2. 右房上部早搏伴干扰性 P′-R 间期延长;3. T 波改变。

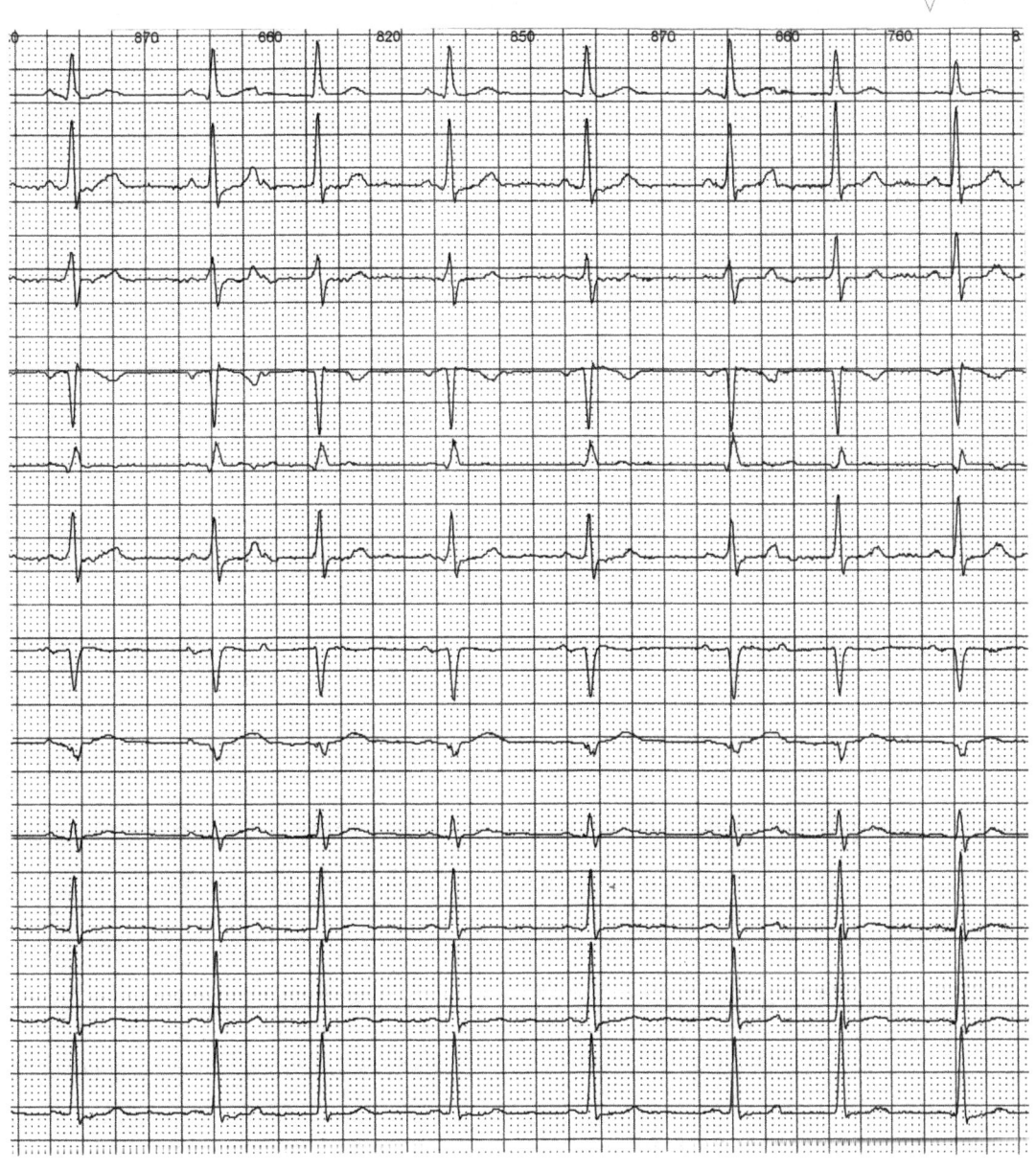

图 10-7 右房上部早搏

10-8 房性早搏伴时相性室内差异传导

【定义】 房性早搏激动抵达心室时,束支、分支或心室肌仍处于不应期中,心室除极程序发生了改变,导致 QRS-T 波群变异。

【发生机制】 房性早搏伴时相性室内差异传导是常见的电生理现象。产生条件是:①房性早搏出现于房室传导系统的相对不应期或束支的绝对不应期。②下传 QRS-T 波群呈现一侧束支阻滞图形。因右束支不应期较长,差异传导多呈右束支阻滞图形。③差异传导的易变性较大。其前周期越长,联律间期短者,差异传导的程度就重。反之,前周期较短,联律间期变长者,差异传导的程度减轻或消失。

【诊断】 ①提早的 P'-QRS-T 波群为房性早搏。②下传 QRS-T 波群呈现左、右束支阻滞及其分支阻滞图形。少数呈不定型室内阻滞图形。

【临床意义】 房性早搏伴时相性室内差异传导很常见,应与室性早搏相鉴别。后者畸形的 QRS 之前无相关的 P'波,代偿间歇完全。

【资料】 男性,64 岁。冠心病(图 10-8-1)。

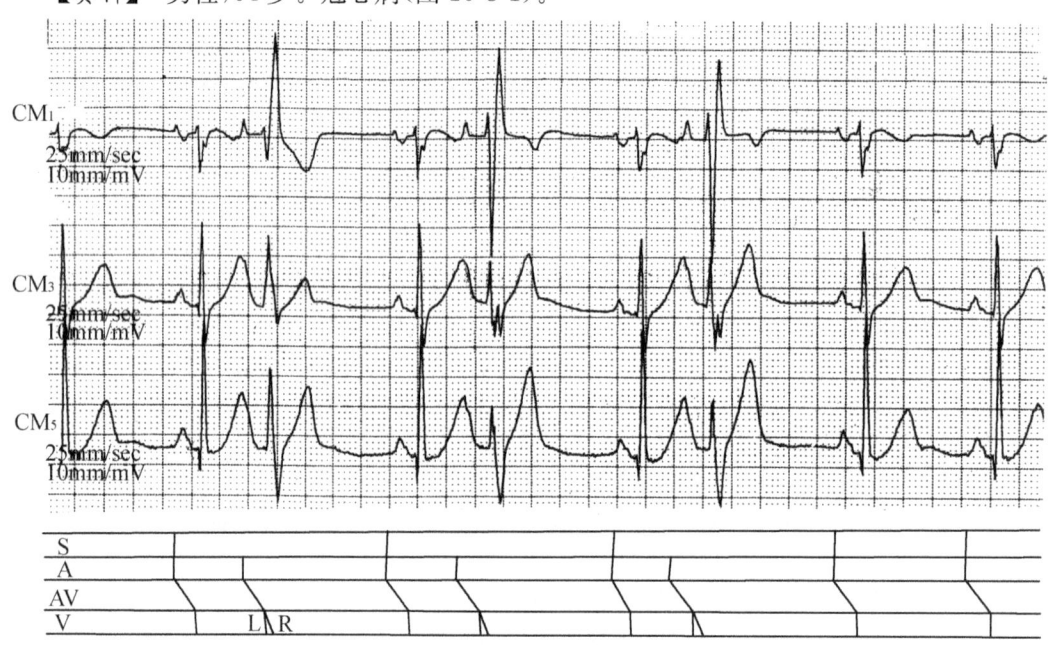

图 10-8-1 房性早搏二联律伴右束支阻滞型室内差异传导

【心电图特征】 窦性心律,心率 75 次/min。提早的 QRS 时限 0.14 s,呈右束支阻滞图形,其前有提早相关的 P'波,P'-R 间期 0.18 s,代偿间歇不完全,为房性早搏伴右束支阻滞型室内差异传导。

【心电图诊断】 1. 窦性心律;2. 房性早搏二联律伴右束支阻滞型室内差异传导。

【资料】 男性,80 岁。冠心病、房性快速心律失常(图 10-8-2)。

【心电图特征】 ①窦性 P-P 周期差别 0.28 s,心率 60 次/min。②P 时限 0.12 s,为不全性房内阻滞。③出现 2 次成对房性早搏。第 1 对房性早搏下传的 QRS 时限 0.12 s,呈左束支阻滞图形。第 2 对房性早搏下传的 QRS-T 波群与窦性基本相同。CM₅ 导联 T 波低平。

【心电图诊断】 1. 窦性心律不齐;2. 成对房性早搏伴左束支阻滞型室内差异传导;3. T 波改变。

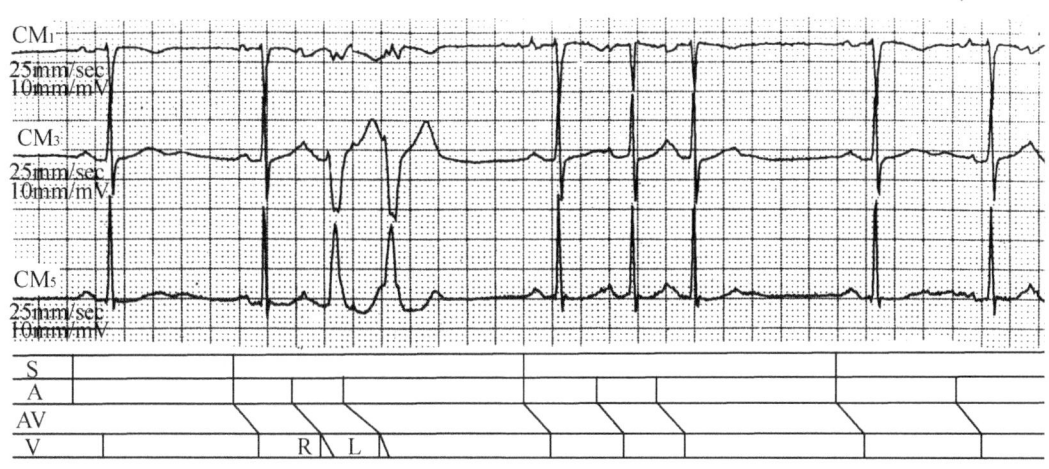

图 10-8-2　成对房性早搏伴左束支阻滞型室内差异传导

10-9　房性早搏未下传

【定义】　有提早的房性 P′波,无后继的房性 QRS-T 波群。未下传的房性早搏多出现于 T 波上,应细致观察 T 波中有无提早的房性 P′波。

【发生机制】　①P′波出现于 T 波顶峰之前,相当于房室传导系统绝对不应期,P′波未下传属于生理性绝对干扰现象。②P′波出现于 T 波终点以后仍未下传心室,提示 3 相房室阻滞,属于病理现象。说明房室交界区或双束支不应期已有病理性延长。

【诊断】
1. 房性早搏伴房室绝对干扰　未下传的 P′波位于 T 波顶峰以前。
2. 房性早搏伴 3 相房室阻滞性传导中断,未下传的房性 P′位于 T 波终点以后。

【临床意义】　发生于 T 波终点之后的房性早搏仍未下传心室,是病理现象。

【资料】　女性,72 岁。冠心病(图 10-9)。

【心电图特征】　窦性心搏,P-R 间期 0.16 s。CM_3、CM_5 导联 ST 段呈上斜型下降 0.10~0.15 mV。在 T 波升支上有未下传的房性早搏,属于干扰现象。在第 5 个心搏以后有一对未下传的房性 P′波,第 2 个 P′波未下传的原因是前 1 个 P′波隐匿传导的结果。

【心电图诊断】　1. 窦性心搏与未下传的房性早搏形成二联律;2. ST 改变。

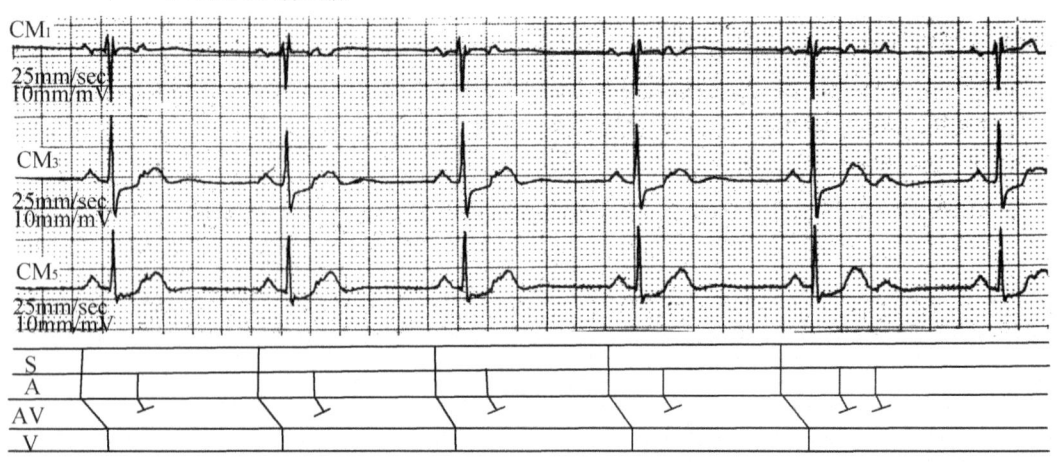

图 10-9　未下传的房性早搏二联律

10-10　插入性房性早搏

【定义】　房性早搏插入于一个窦律周期之中。插入性房性早搏少见。

【发生机制】　插入性房性早搏少见的原因是早搏起搏点距窦房结较近,很容易引起窦房结节律重整,而使房性早搏伴不完全代偿间歇。产生插入性房性早搏的条件是:① 窦性频率较慢,为插入性房性早搏创造条件。② 房性早搏出现适时,同时伴有逆行房—窦传导中断。③ 窦房结没有受到房性早搏的影响。一般的房性早搏都不同时具备上述三个条件,因此,插入性房性早搏少见。

【诊断】　包含有房性早搏的窦性 P-P 间期等于一个窦律周期,即房性早搏插入于一个窦性 P-P 间期之中。插入性房性早搏可引起其后第 1 个或数个窦性 P-R 间期延长。

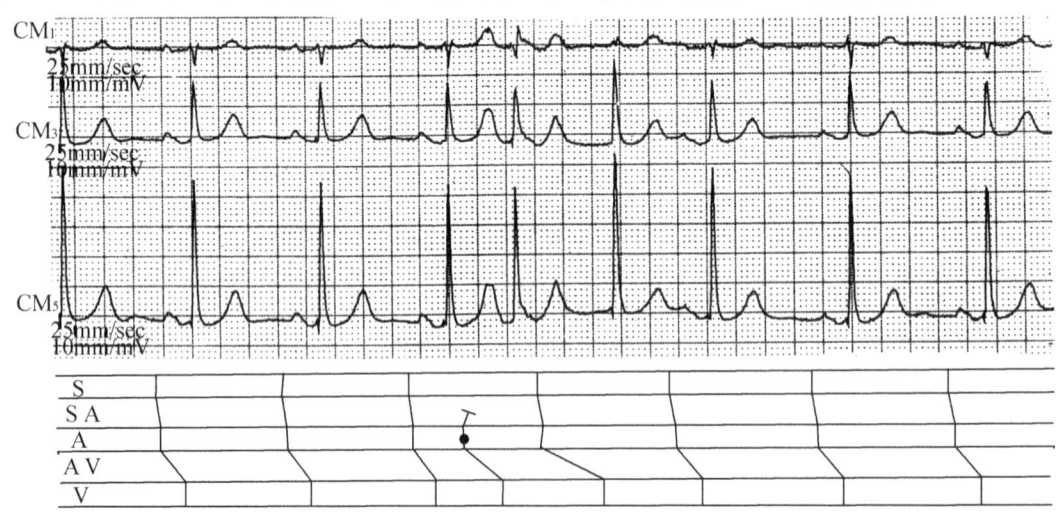

图 10-10　插入性房性早搏

【临床意义】　连续插入的房性早搏,可能会误诊为室上性心动过速。偶发的插入性房性早搏又有可能误诊为成对房性早搏。

【资料】 男性,65岁。冠心病(图10-10)。

【心电图特征】 窦性心律,心率62次/min。梯形图显示提早的房性早搏插入一个窦律周期之中,伴干扰性P-R间期延长。

【心电图诊断】 1. 窦性心律;2. 插入性房性早搏引起干扰性P-R间期延长。

10-11 房性早搏引起非时相性心房内差异传导

【定义】 房性早搏后1个或数个窦性P波形态改变,称为房性早搏引起非时相性心房内差异传导。

【发生机制】 房性早搏引起非时相性房内差异传导的机制未完全阐明。有以下几种解释:①4相房内阻滞。②房性早搏隐匿激动结间束,虽然经历了较长的代偿间歇,某一结间束的不应期仍未过去,早搏后的窦性激动程序暂时发生改变,产生了非时相性房内差异传导。③有认为是房性逸搏。

【诊断】 ①房性早搏后1个至数个窦性P波形态改变;②该P波是窦性P波应出现的时间。

【临床意义】 房性早搏引起非时相性房内差异传导的发生率占早搏的1%。半数以上见于冠心病。其他病因有高血压病、风心病等。引起非时相性心房内差异传导的心律失常还有逆行心房传导的交界性早搏、室性早搏、房性并行心律、房性心动过速等。

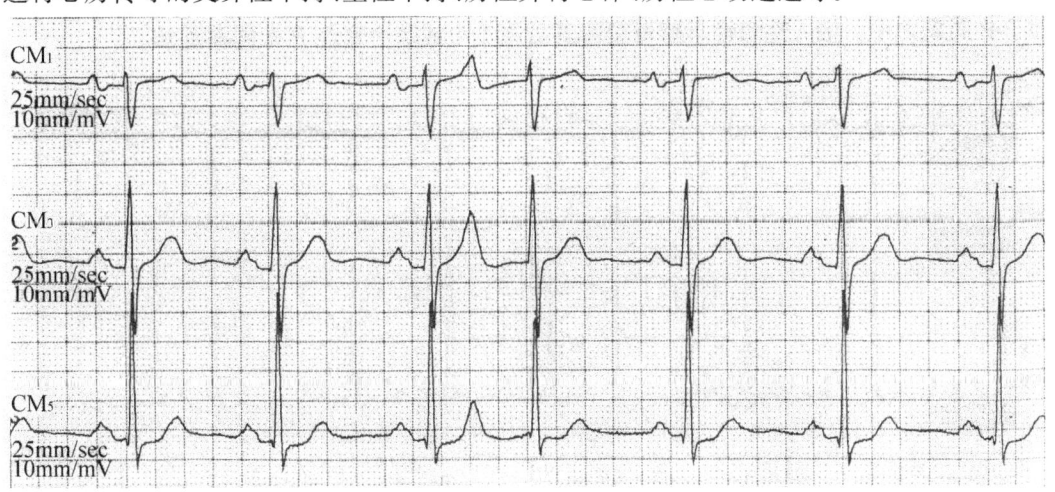

图10-11 房性早搏引起非时相性心房内差异传导

【资料】 男性,54岁。风心病、二尖瓣狭窄。

【心电图特征】 ①窦性频率58次/min。②P波时限0.14 s,P波切迹,结合病因,诊断左房扩大。③提早的P'波出现于窦性T波上,而使窦性T波增高,P'-R间期干扰性延长至约0.46 s,代偿间歇不完全,为房性早搏。④房性早搏后第1个窦性P波形态略有改变,又是窦性P波出现的时间,是非时相性心房内差异传导(图10-11)。

【心电图诊断】 1.窦性心动过缓；2.左房扩大；3.房性早搏引起非时相性心房内差异传导；4.ST改变。

10-12　房性早搏伴特超代偿间歇

【定义】 房性早搏的代偿间歇大于2倍窦律周期，称为房性早搏伴特超代偿间歇。

【发生机制】 房性早搏伴特超代偿间歇的机制：①房性早搏引起窦房结抑制。②窦房结起搏功能恢复时间延长或早搏直接引起短暂窦性停搏。

【诊断】 房性早搏的代偿间歇超过两个窦律周期。测量方法：自房性早搏的P'波起点测量至下一个窦性P波起点的时距。

【临床意义】 见于病窦综合征。停搏时间长，引起晕厥发作者，植入人工心脏起搏器。

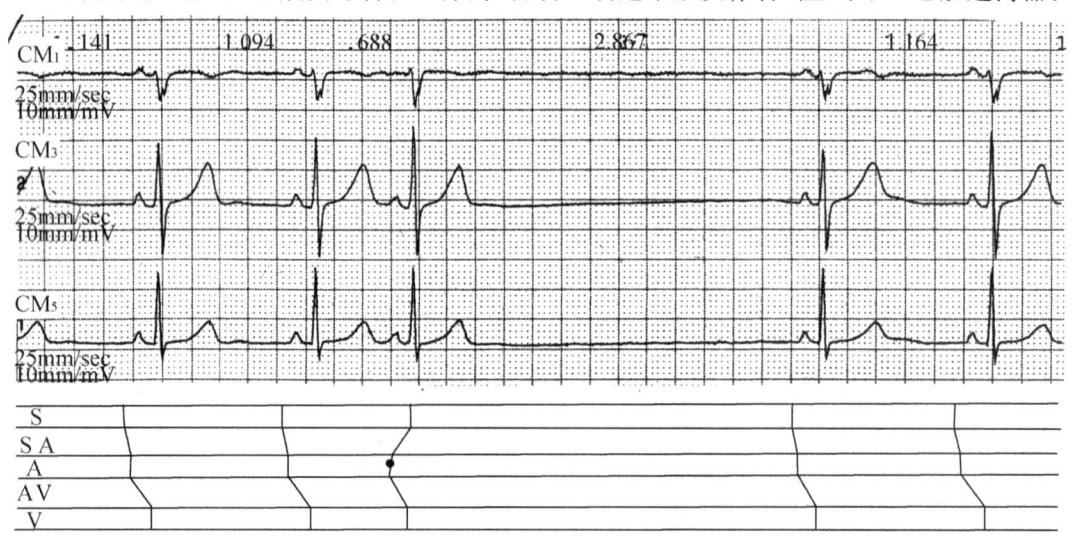

图 10-12　房性早搏伴特超代偿间歇

【资料】 男性，56岁。冠心病、病窦综合征。

【心电图特征】 基本窦性P-P间期1.094～1.164 s，心率52次/min。第3个心搏提早出现，是房性早搏。其代偿间歇长达2.867s，比两个窦律周期还长，为特超代偿间歇（图10-12）。

【心电图诊断】 1.窦性心动过缓；2.房性早搏伴特超代偿间歇。

10-13　房性早搏显示预激波

【定义】 窦性心律时无预激波或预激波形不够典型，发生房性早搏时，显示出预激波或预激波更典型。

【发生机制】 正常窦性心律时，窦性激动经正常径路下传心室，旁路不起前向传导的作用，或者窦性激动经旁路下传仅激动一小部分心室肌，而使预激波不典型。发生房性早搏时，因联律间期突然变短,房室结处于不应期中,而旁路不应期则随联律间期变短而缩短,此时房性激动沿旁路下传心室,产生典型的预激波形。临床上行电生理检查时,往往从人工早搏或心动过速中显示预激波形。从某种意义上讲,自发的房性早搏充分显示出预激波形,可以更加明确地标测出旁路所在部位,为射频导管消融术提供方便。

【诊断】 ①窦性心律时,无预激波或预激波所占时间较短,振幅较小。② 房性早搏显示出典型预激波形。即 P'-R 间期缩短,QRS 时限延长,有预激波。

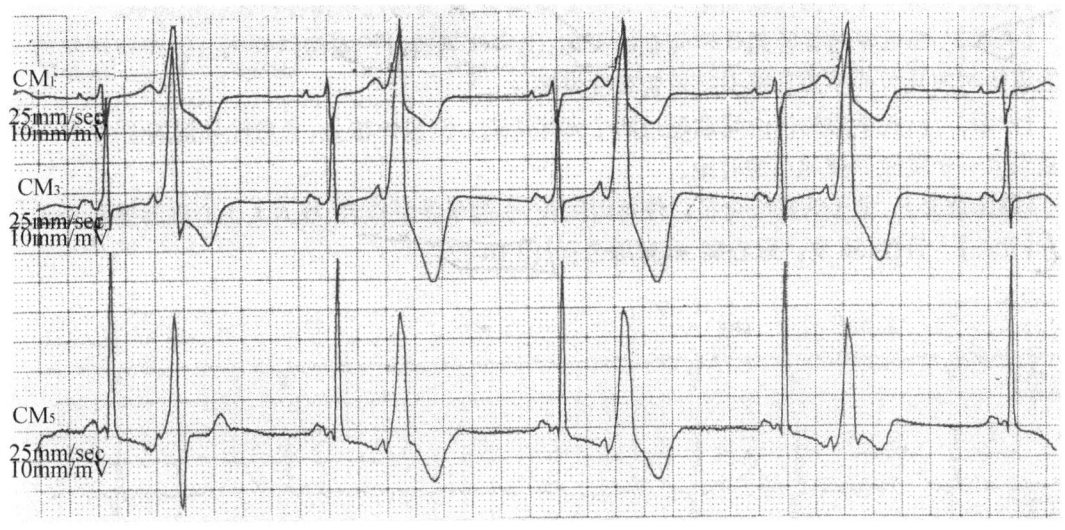

图 10-13 房性早搏显示预激波

【临床意义】 从房性早搏中诊断预激波,对临床治疗有重要意义。根据房性早搏中预激波特征,可推测出旁路所在部位,为消融旁路提供重要依据。

【资料】 男性,71 岁。预激综合征,高血压(图 10-13)。

【心电图特征】 窦性心搏与房性早搏交替形成二联律。窦性心搏中,CM_3 导联预激波较小,约为 0.02 s,若不仔细观察,易被漏诊。房性早搏的 P'-R 间期 0.08 s,QRS 时限达 0.18 s,有典型的预激波。注意第 1 个房性早搏的 QRS 波形与以后的房性早搏不同,提示有两条旁路都在左侧,因为 CM_1、CM_3、CM_5 导联中预激波和 QRS 主波方向都向上。

【心电图诊断】 1. 窦性心搏－房性早搏二联律;2. 房性早搏显示预激波。

10-14 房性早搏波形正常化

【定义】 束支阻滞或预激综合征时,室上性 QRS 波群宽大畸形,而发生的房性早搏的 QRS 波形正常或接近正常化。

【发生机制】 房性早搏波形正常化的产生机制有:①房性早搏伴超常期传导。②房性早搏伴双束支同步传导延缓。③房性早搏与室性早搏形成波形正常化的室性融合波。

【诊断】 ①窦性心律呈束支阻滞或预激综合征而宽大畸形。②房性早搏的 QRS 波形正常化。

【临床意义】 房性早搏波形正常化属于意外传导的范畴。

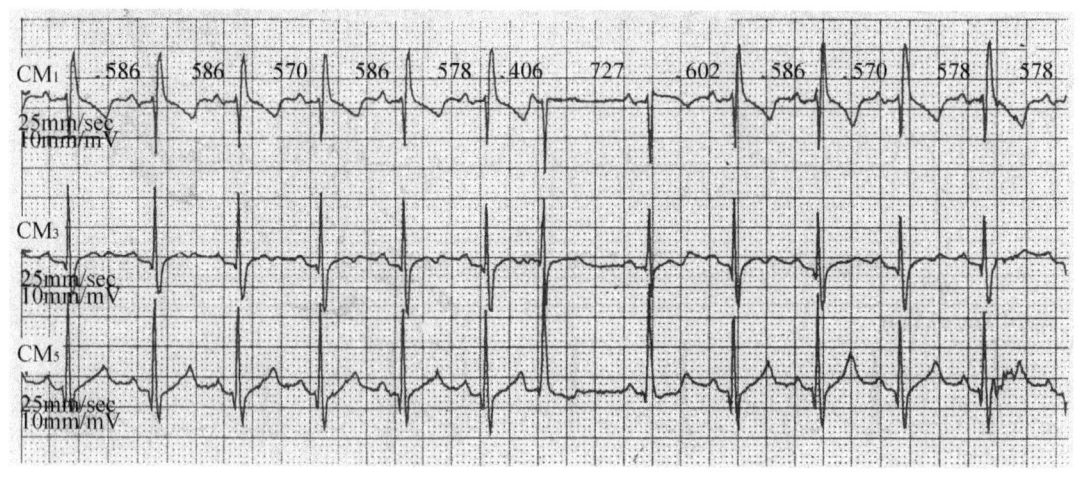

图 10-14 房性早搏波形正常化

【资料】 男性,68 岁。冠心病。

【心电图特征】 ①窦性心率 100 次/min。②第 7 个心搏提早发生,QRS 时限 0.08 s,其前有 P 波,P'-R 间期约为 0.12 s,为波形正常化的房性早搏。房性早搏后第一个窦性 QRS 时限 0.09 s,右束支阻滞图形暂时消失一次(图 10-14)。

【心电图诊断】 1. 窦性心律;2. 不完全性右束支阻滞;3. 房性早搏伴波形正常化。

10-15　房性早搏伴左右束支蝉联现象

房性早搏二联律时,下传 QRS 呈左右束支阻滞图形交替,称为房性早搏伴左右束支蝉联现象。发生机制与室间隔隐匿传导有关。第 1 个房性早搏下传时,左束支处于不应期,沿右束支下传,呈左束支阻滞图形。但房性激动通过室间隔隐匿传导至左束支远端。由于左束支激动较晚,其与下一个窦性心搏的时距缩短,其后不应期也随之缩短,第 2 个房性早搏下传先激动左束支,房性早搏下传的 QRS 波群又呈右束支阻滞图形。此房性激动又可隐匿地激动右束支,使其延迟除极,其与下一个窦性心律的时距变短,其后不应期也随之变短,再一次房性早搏下传时,右束支渡过了不应期,而左束支处于不应期中,房性早搏的 QRS 再次呈左束支阻滞图形。左右束支交替性蝉联现象不断发生,功能性左右束支阻滞图形反复出现(图 10-15)。

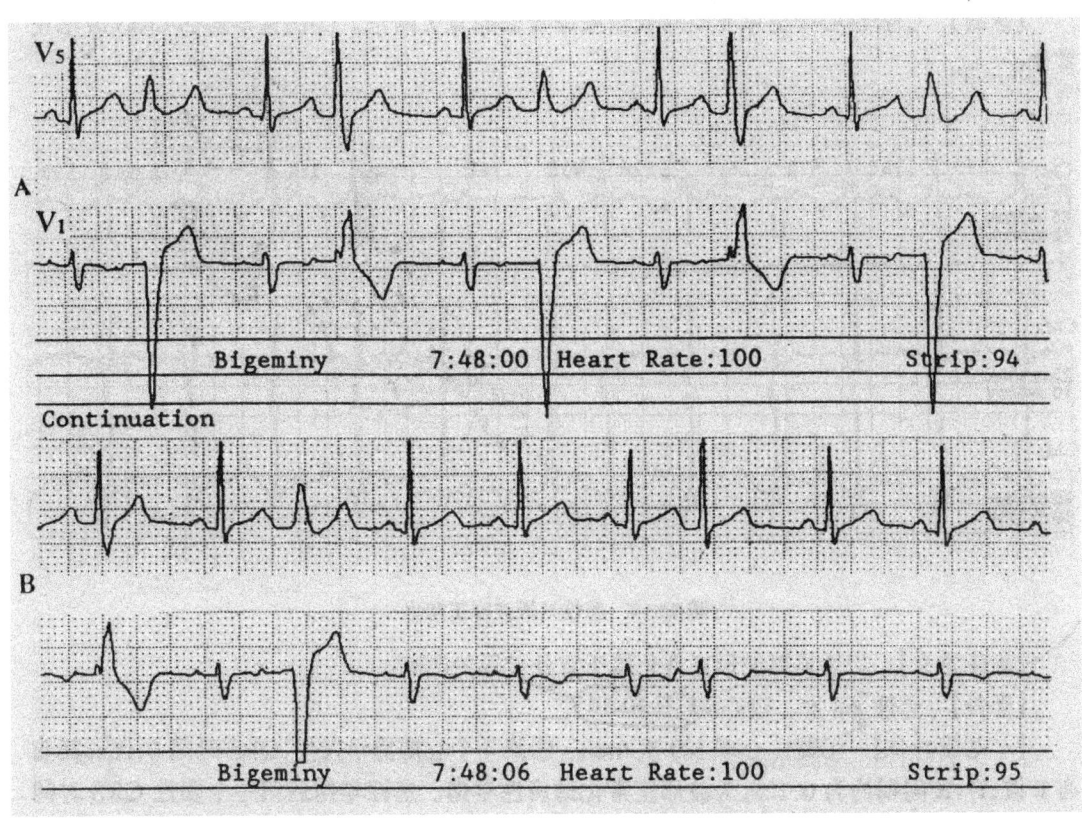

图 10-15　房性早搏二联律伴左右束支的蝉联现象

图 A 与图 B 连续记录。房性早搏形成二联律，下传 QRS 呈左、右束支阻滞图形交替

10-16　房性心动过速

【定义】　起源于心房或肺静脉的心动过速，称为房性心动过速。在各种类型的心律失常中，房性心动过速的发生率仅次于室性心律失常、早搏而居第 3 位。

【发生机制】　房性心动过速的产生机理：①心房内折返，折返环可位于心房的任何部位。激动沿折返环快速折返形成心房内折返性心动过速。②房性起搏点自律性升高引起房性心动过速。

【诊断】　①心动过速的 P′波形态与窦性 P 波不同。②心动过速的频率 100～250 次/min。③P′-R 间期≥0.12 s。④房性心动过速开始以房性早搏形式出现，联律间期较短。终止时有一较长的代偿间歇。⑤房室传导比例可以是 1∶1、2∶1、3∶1、4∶1 或 3∶2、4∶3、5∶4 不等。⑥心率快速者可伴时相性室内差异传导或束支阻滞（图 10-16）。

【临床意义】　偶发的短阵房性心动过速可见于健康人，又可见于器质性心脏病。一般不作处理。反复发作的或持续时间较长的、频率快速的房性心动过速，应积极治疗。多源房性早搏伴发房性心动过速，易诱发心房扑动或心房颤动。可选择性地对某些房性心动过速进行射频导管消融术。

【资料】　男性，74 岁。冠心病、快-慢综合征（图 10-16）。

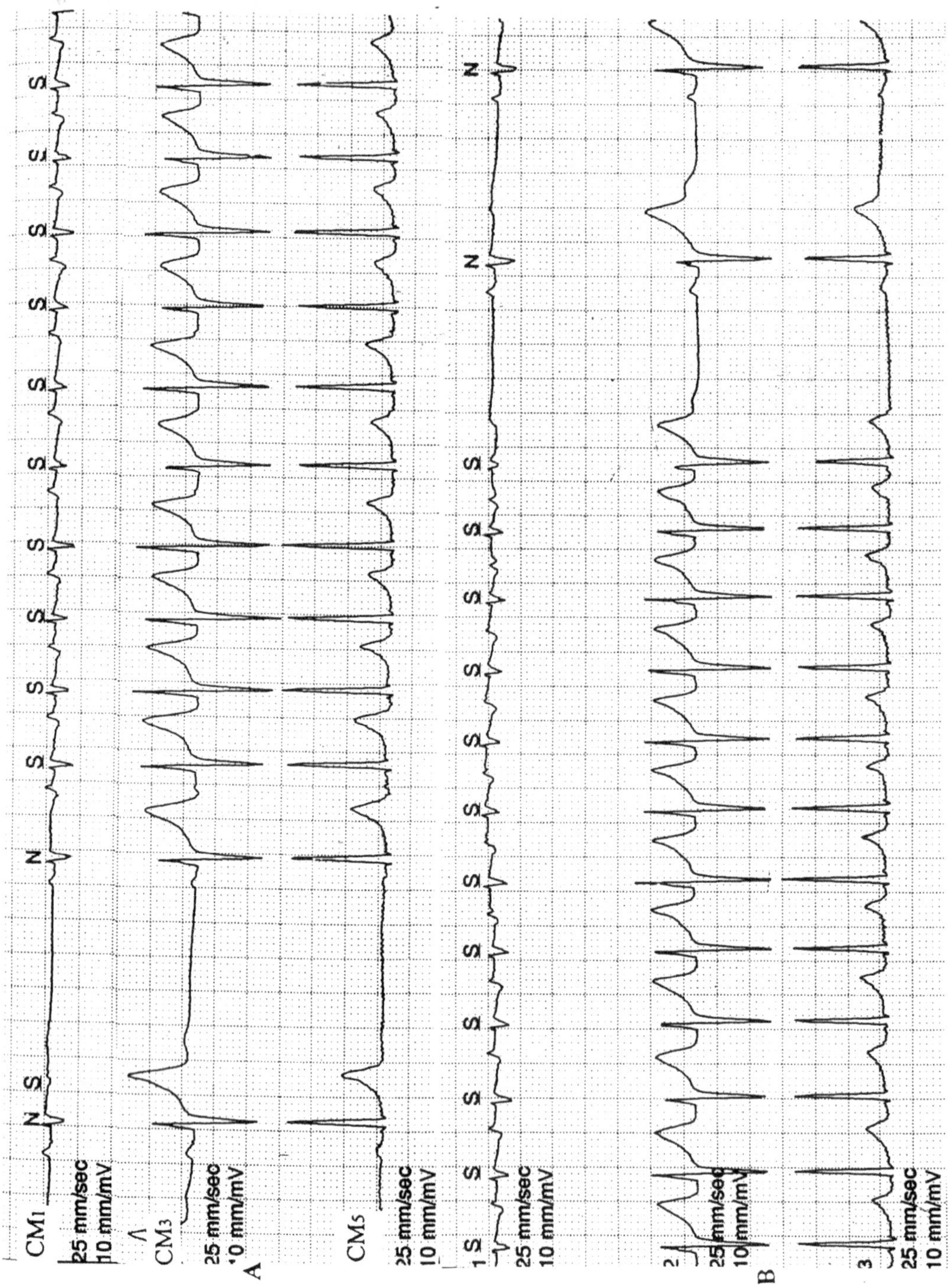

图10-16 短阵房性心动过速

【心电图特征】 图A与图B记录了房性心动过速的发作与终止。N代表正常心搏,单个S代表未下传的房性早搏。连发的S代表房性心动过速。房性心动过速开始,联律间期突然变短,终止时有一代偿间歇,房性心动过速的频率136次/min。P'-R间期0.15 s。房性心动过速终止以后的窦性频率55次/min。

【心电图诊断】 1.窦性心动过缓;2.房性早搏未下传;3.短阵房性心动过速。

10-17　多源房性心动过速

【定义】 心房内多个起源点自律性增高或多发性折返引起的心动过速,称为多源性房性心动过速。

【发生机制】 ①心房内多个起搏点快速发放激动,形成P'波形态不同,P'-P间期不规则的多源性房性心动过速。②心房内多发性折返形成多源性房性心动过速。

【诊断】 ①房性心动过速的频率100～250次/min;②P波形态有3种以上;③P'-P'间期不等;④P'-P'之间有等电位线;⑤P'-R间期不等,都大于0.12 s;⑥可伴有不同程度的房室传导阻滞(图10-17)。

【临床意义】 多源房性心动过速主要由严重的冠心病、慢性阻塞性肺气肿、洋地黄过量、心力衰竭等原因引起,病死率较高,应引起重视。

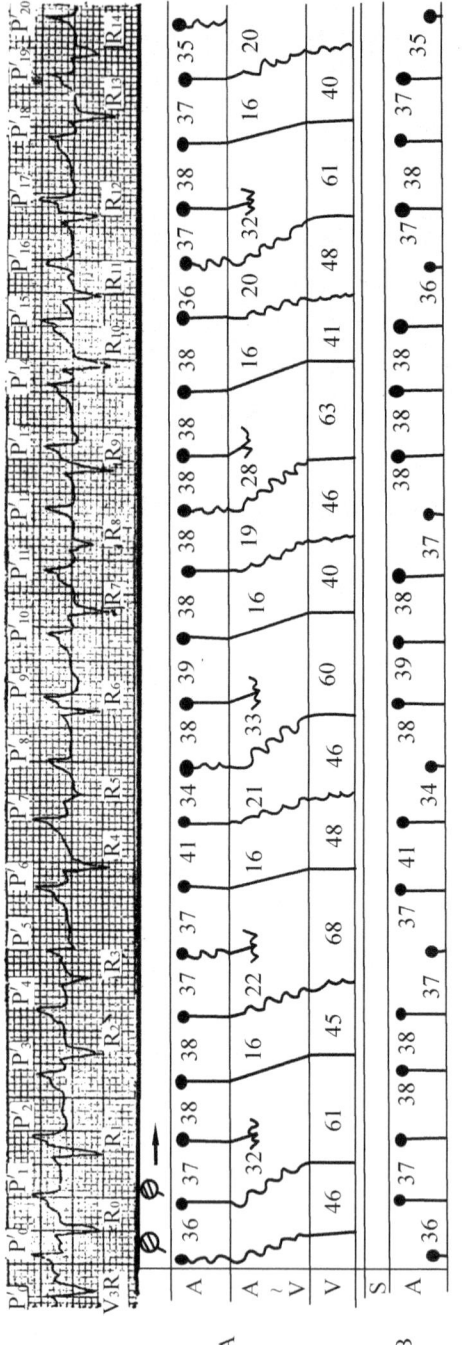

图10-17 多源房性心动过速伴干扰性房室传导阻滞及时相性室内差异传导

1. V_3R导联P波圆顶尖峰形，形态高尖，心房率158次/min，为左房后部心动过速。
2. P'波形态不同，有两种可能：①梯形图A显示单源性房性心动过速伴心房内差异传导；②梯形图B显示多源性房性心动过速；
3. 房室传导比例4:3，为文氏现象；
4. R_3、R_5、R_8、R_{11}形态与其他QRS波群不同，为时相性室内差异传导

10-18　心房扑动(典型)

【定义】　P波消失,代之以波幅相同、波形相同、间距相等的心房扑动的F波。

【发生机制】　心房扑动的产生机制有以下几种解释:①单源环行学说。②单源快速激动学说(图10-18-1)。

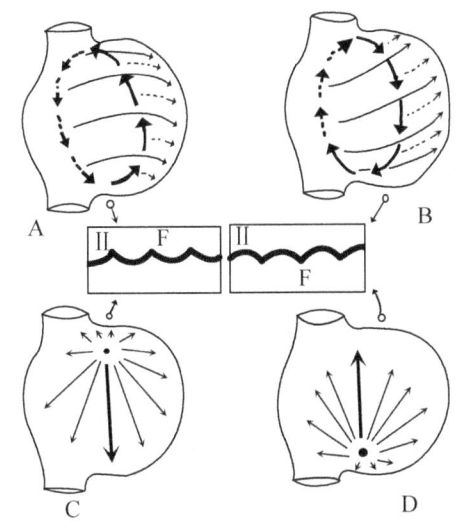

图10-18-1　心房扑动产生原理示意图
A、B单源性环行学说,A的向量环由上向下,B的向量环由下向上;
C、D单源性快速激动形成学说,C起搏点在房上部,D起搏点在房下部。
粗箭头代表母环沿前、后结间束下行或逆行;
弯的细箭头代表子波在心房前壁部分;
虚线的细箭头代表在后壁部分;
长的直箭头代表F波综合向量

【诊断】　典型心房扑动的诊断标准:①P波消失,代之以锯齿状F波,F-F之间无等电位线,F波在Ⅱ、Ⅲ、aVF导联倒置,也最易于在这些导联中得到诊断。②F波频率250～350次/min。应用奎尼丁治疗以后,F波频率可慢至160次/min左右。③房室传导比例可以是1∶1、2∶1、3∶1、4∶1、5∶1、6∶1等。房室传导比例固定、F-R间期固定者,R-R间期匀齐。房室传导比例多变,F-R间期不固定者,R-R间期不等(图10-18-2)。

【临床意义】　引起心房扑动的病因有冠心病、风心病、高血压病等。极少数病因不明,称为特发性心房扑动。药物转复心律无效者,可用导管射频消融术终止心房扑动。

【资料】　男性,60岁。风心病、二尖瓣狭窄合并关闭不全、慢性肾炎。

【心电图特征】　P波消失,代之以锯齿状F波,Ⅱ、Ⅲ、aVF导联F波倒置,F-F之间无等电位线,心房率362次/min。房室传导比例2∶1,心室率181次/min。

【心电图诊断】　心房扑动(典型)。

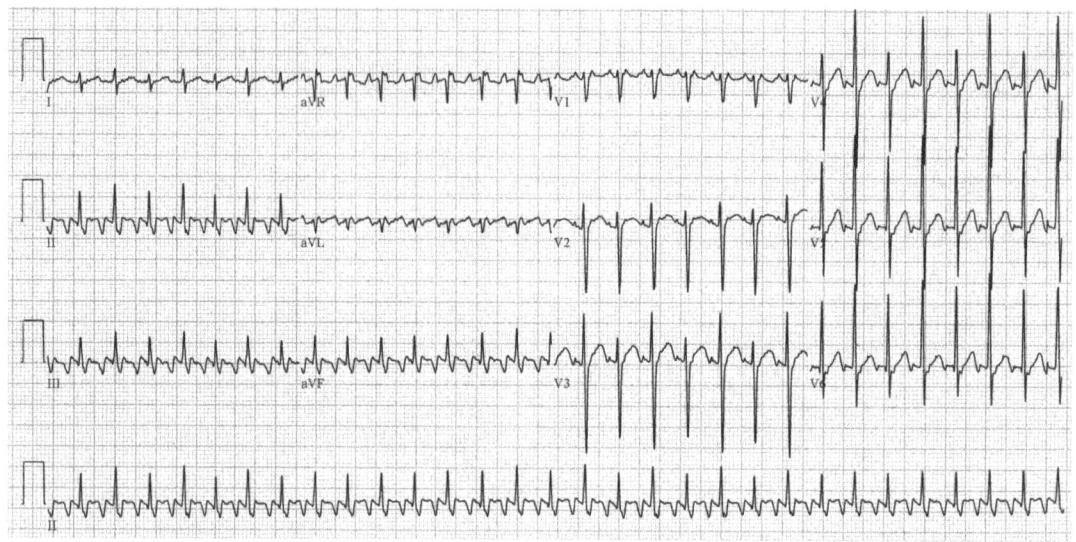

图 10-18-2 心房扑动(典型)

10-19 心房扑动(非典型)

【定义】 比典型心房扑动的频率更快而匀齐的心房扑动,称为非典型心房扑动。

【发生机制】 发生机制尚未完全阐明,主要学说:①快速单源激动学说。②折返学说。非典型心房扑动的产生原理有待于深入研究。

【诊断】 ①心房扑动的 F 波频率高达 350～450 次/min。②F-F 匀齐。③F 波之间有等电位线。④Ⅱ、Ⅲ、aVF、V_4～V_6 导联 F 波直立。⑤在同一患者中,典型与非典型心房扑动可相互转变(图 10-19)。

【临床意义】 非典型心房扑动易转变为心房颤动。对射频导管消融术终止心房扑动(非典型)成功率低。

【资料】 男性,74 岁。冠心病、心房扑动。

【心电图特征】 ①P 波消失,代之以锯齿状 F 波。在 Ⅱ、Ⅲ、aVF 导联及 V_3～V_6 导联,F-F 之间有等电位线,F 波直立,F 波频率 408 次/min。②房室传导比例 3∶1～5∶1,心室率 98 次/min。③有 2 个畸形的 QRS 时限 0.12 s,呈右束支阻滞图形,联律间期较短,是时相性室内差异传导。

【心电图诊断】 1. 心房扑动(非典型); 2. 时相性室内差异传导。

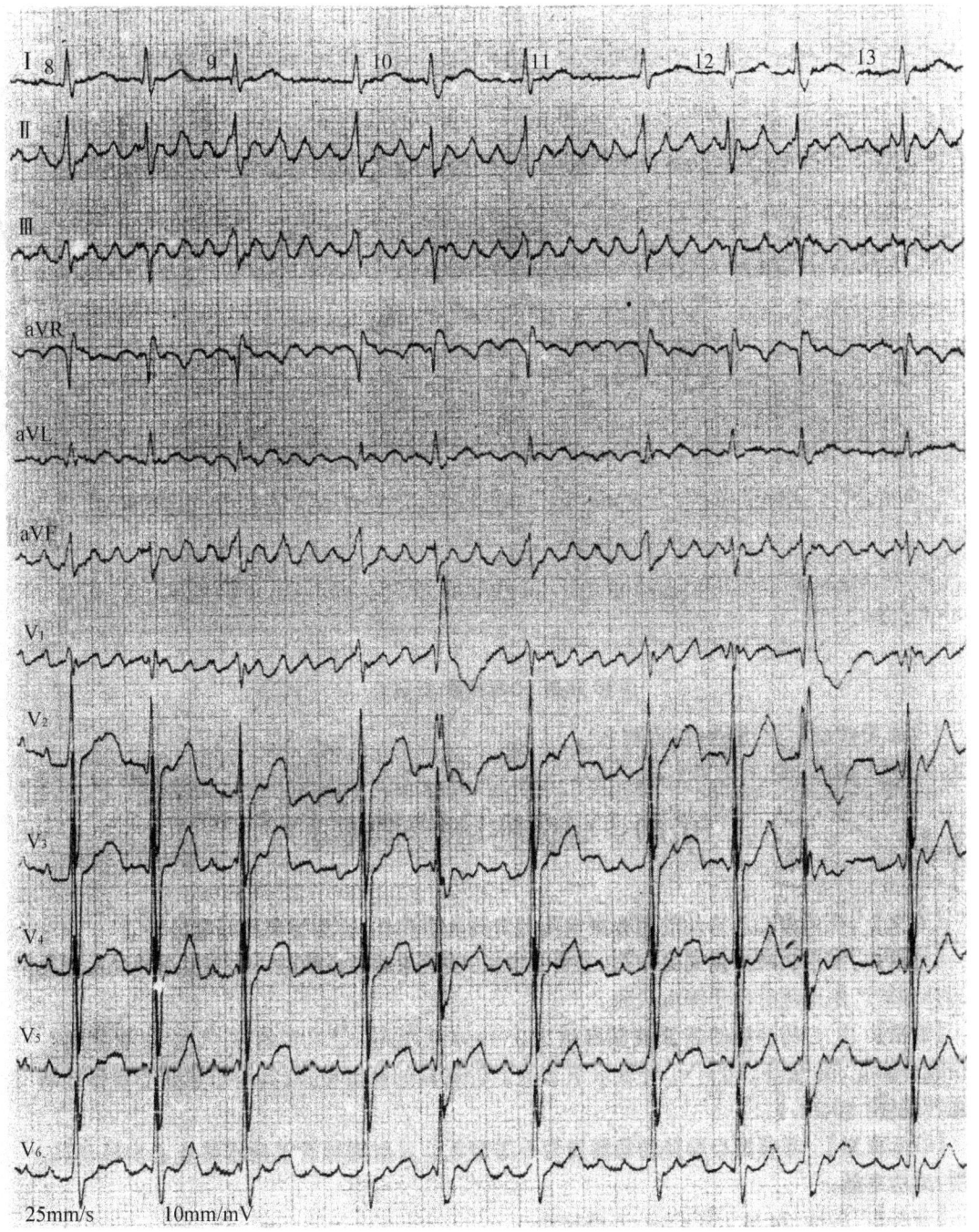

图10-19 心房扑动(非典型)伴室内差异传导

10-20 心房扑动伴室性早搏

【定义】 心房扑动与室性早搏并存。

【发生机制】 心房肌病变、心房肌电生理紊乱,产生心房扑动。同时室性异位起搏点自律性增高,或激动在心室内折返形成室性早搏。

【诊断】 ①P波消失代之以F波。F波频率250~450次/min。②有提早出现的宽大畸形的QRS波群时间≥0.12 s,有较长的类代偿间歇(图10-20)。

【临床意义】 主要针对心房扑动进行治疗,对于偶发室性早搏本身不必予以治疗。对频发的顽固性室性早搏,可考虑用射频导管消融术终止心房扑动与室性早搏。

【资料】 男性,67岁。冠心病、心房扑动。

【心电图特征】 附图选自动态心电图。P波消失,代之以F波,F波频率296次/min。为典型心房扑动。房室传导比例4:1,心室率74次/min。第3个QRS波群提早发生,时间0.14 s,在CM_1导联上其起始向量与窦性相反,有长达2.020 s的类代偿间歇,为室性早搏。

【心电图诊断】 1. 心房扑动(典型); 2. 室性早搏。

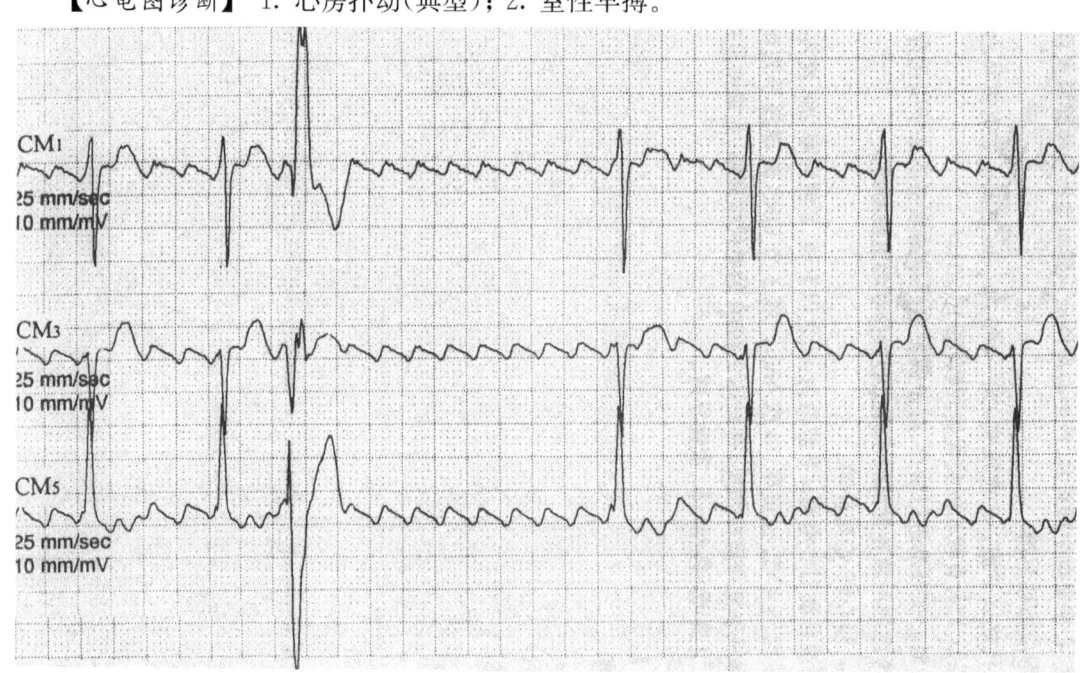

图10-20 心房扑动伴室性早搏

10-21　不纯性心房扑动

心电图上以规则的 F 波为主，其间夹杂有短暂的心房颤动的 f 波（图 10-21）。

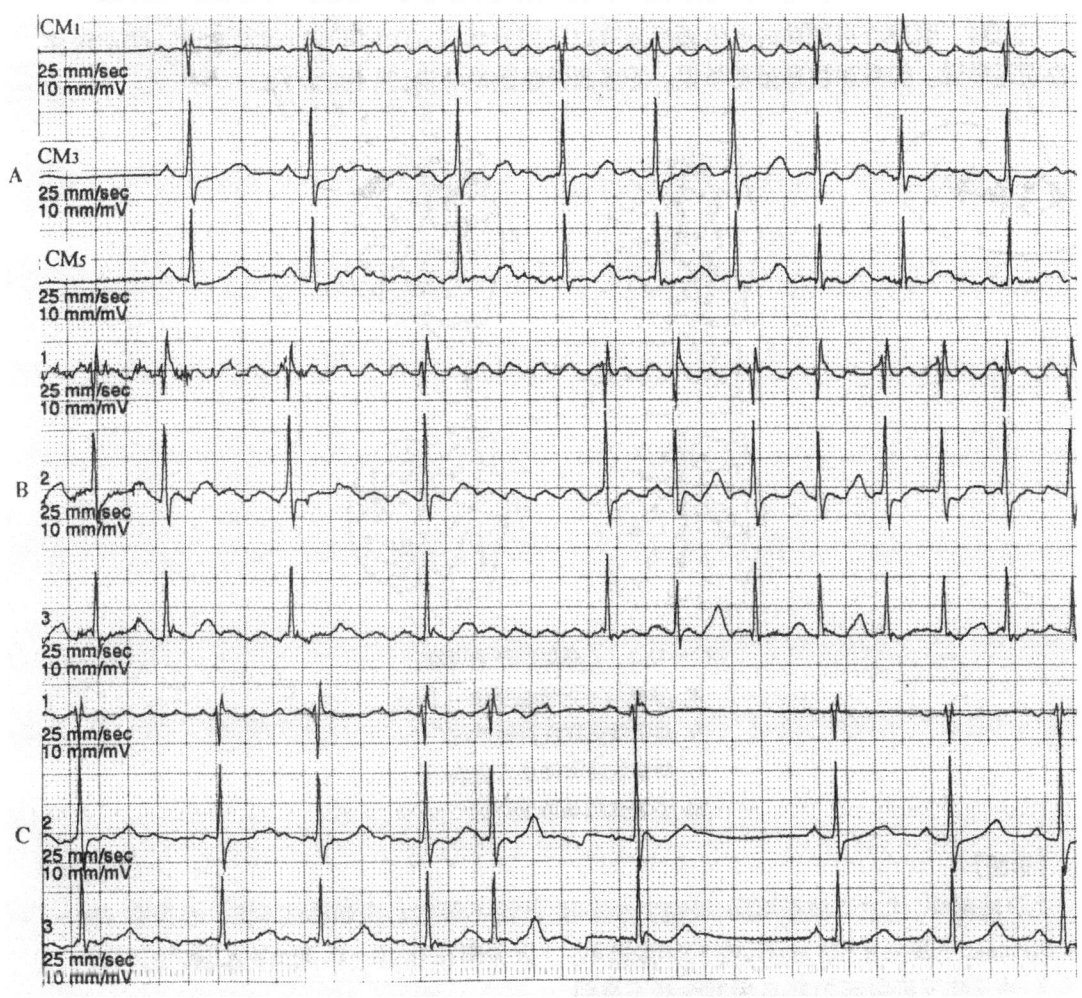

图 10-21　不纯性心房扑动

【资料】　男性，72 岁。冠心病。

【心电图特征】　窦性心律，心率 70 次/min。自第 2 个窦性心搏开始出现心房扑动。从图 B 中测量心房率 309 次/min，房室传导比例 2∶1～6∶1。图 C 由心房扑动转为心房颤动 4 s 恢复窦性心律。

【心电图诊断】　1. 窦性心律；2. 不纯性心房扑动。

10-22　心房颤动

【定义】　心房颤动是指极速而又不规则的房性快速心律失常。

心房颤动的发生率次于窦性心律失常、早搏、房性心动过速而位居第四。在慢性心律失常中，心房颤动的发生率最高。

【发生机制】　引起心房颤动的电生理机制有以下四种学说：①单源环行运动学说。②单源多发性折返学说。③单源快速激动学说。④多源快速激动学说（图10-22-1）。

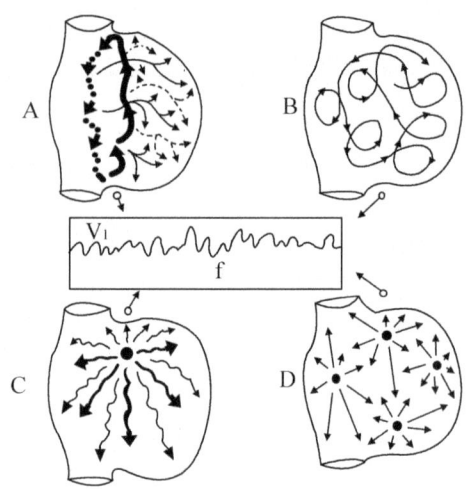

图 10-22-1　心房颤动产生原理
A. 单源性环行折返学说
B. 单源性多发性折返学说
C. 单源快速激动形成学说
D. 多源性激动形成学说

【诊断】

1. P 波消失，代之以波形不同，波幅大小不等，间距不等的心房颤动波 f 波。心房率 350～600 次/min。f 波在 Ⅱ、Ⅲ、aVF、V_1 导联最清楚。f 波振幅在 0.10～0.30 mV。

2. 由 f 波下传引起的 R-R 周期绝对不规则。

【临床意义】　心房颤动是常见的心律失常。引起心房颤动的主要病因有冠心病、风心病、房内阻滞、心肌病等。少数病因不明，称为特发型心房颤动。新近发生的心房颤动需要及时查明病因、预防血栓形成、控制心室率、纠正心衰、用药物或电击复律，或用射频导管消融术终止心房颤动（图10-22-2）。

【资料】　男性，67 岁。冠心病、劳力型心绞痛、前降支中段局限性狭窄 86%，PTCA 术后。心房颤动第 3 天。

【心电图特征】　①P 波消失，代之以快速不规则的心房颤动波（f 波），以 V_1 导联最明显。②心房率约 360 次/min。房室传导比例 3∶1～6∶1，平均心室率 89 次/min。③QRS 电轴 −15°。ST-T 正常。

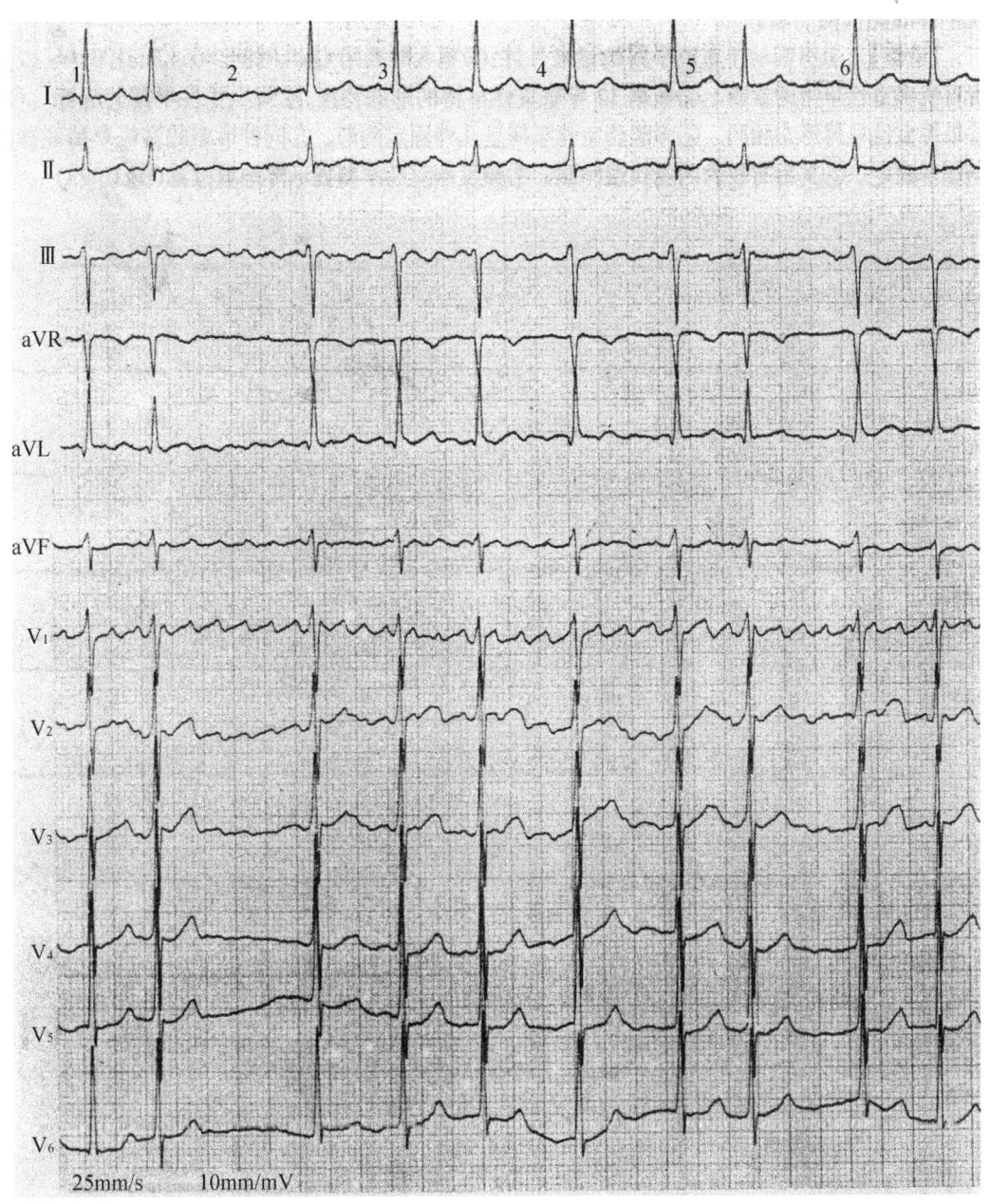

图 10-22-2 冠心病、心房颤动

【心电图诊断】 1. 心房颤动；2. 电轴中度左偏。

10-23 心房颤动伴室性早搏

【定义】 心房颤动与室性早搏并存。

【发生机制】 心房肌病变，心房肌电生理紊乱，导致心房颤动。心室内异位起搏点自律增高或激动在心室内折返产生室性早搏。室性早搏激动逆传至房室交界区，干扰一部分 f 波激动，造成早搏的类代偿间歇。

【诊断】 心房颤动伴室性早搏的诊断条件：①宽大畸形的 QRS 时限 ≥0.12 s，达 0.14 s 以上者可明确室性早搏的诊断。②根据 12 导联室性早搏的形态特征，推测出室性早搏的起源部位。③单源室性早搏形态相同。④多源性室性早搏呈几种固定图形。⑤同种形态的室性早搏联律间期相对固定。⑥其后有较长的类代偿间歇。⑦频发的室性早搏提示洋地黄过量(图 10-23)。

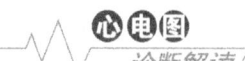

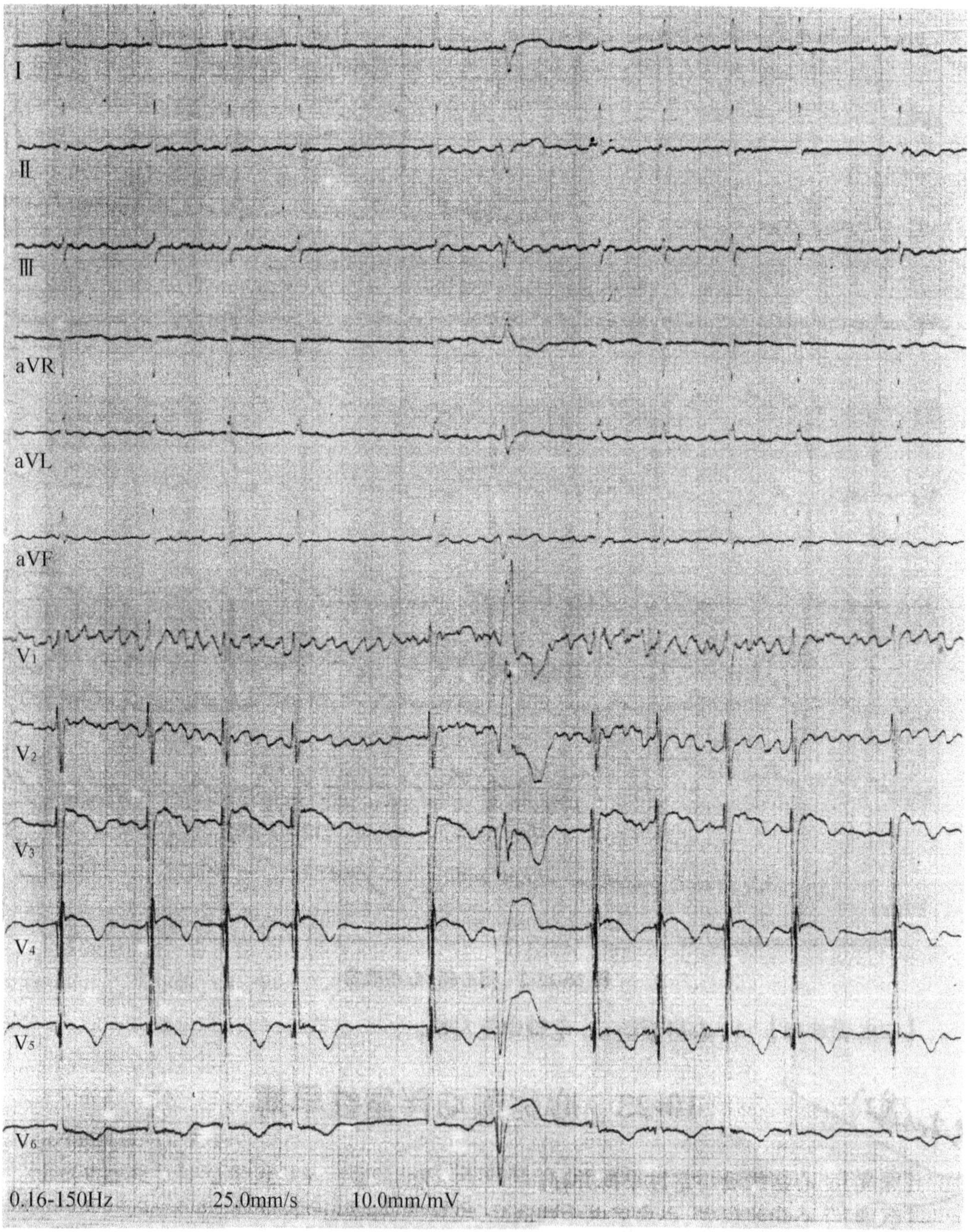

图 10-23　心房颤动伴室性早搏

【临床意义】 心房颤动伴发偶发的室性早搏较为常见,无重要意义。伴发频发多源性或多形性室性早搏提示洋地黄过量。

【资料】 女性,71 岁。冠心病、左房扩大、心力衰竭、心房颤动、左室射血分数(LVEF)40%。

【心电图特征】 P 波消失,代之以 f 波,R-R 周期不规则,平均心室率 100 次/min。第 6 个 QRS 时限 0.12 s,电轴右偏,V_1、V_2 呈 qR 型,V_4、V_5 呈 QS 型,为室性早搏。标肢导联 T 波低平。$V_4 \sim V_6$ 导联 T 波倒置,Q-T 间期 0.352 s。

【心电图诊断】 1. 心房颤动;2. 偶发室性早搏(起自左室侧下部);3. T 波改变。

10-24　心房颤动伴时相性室内差异传导

【定义】 当心房颤动的 R-R 周期短于某一束支有效不应期时,其后下传的 QRS 因伴时相性室内差异传导而畸形。

【发生机制】 心房颤动伴时相性室内差异传导是一种常见的电生理现象。只要记录足够长的心电图,几乎所有的心房颤动都伴有程度不同的时相性室内差异传导。产生差异传导的条件是:①束支及其分支的不应期不一致,右束支不应期最长,最易伴右束支阻滞型室内差异传导。②过早的激动抵达心室。③长-短周期后更易发生差异传导。

【诊断】 时相性室内差异传导的诊断条件:①多呈右束支阻滞图形。②少数呈左束支及其分支阻滞图形。③基础心室率较快。④其前周期较长。⑤联律间期较短。⑥易变性较大。如前周期越长,联律间期越短,差异传导的程度越重。反之,差异传导的程度越轻。⑦其后无类代偿间歇。⑧应用洋地黄心室率减慢以后,差异传导的 QRS 数目会减少或消失(图 10-24)。

【临床意义】 见于快速型心房颤动。需要用药物治疗,控制心室率不宜太快。应与心房颤动合并室性早搏相鉴别。

【资料】 女性,42 岁。风心病、二尖瓣狭窄。

【心电图特征】 P 波消失,代之以 f 波。R-R 周期不规则,平均心室率 145 次/min。两个宽大畸形的 QRS 时限 0.13 s,呈右束支阻滞图形,其前有较长的前周期,后无代偿间歇,符合时相性室内差异传导的诊断条件。

【心电图诊断】 快速型心房颤动伴时相性室内差异传导。

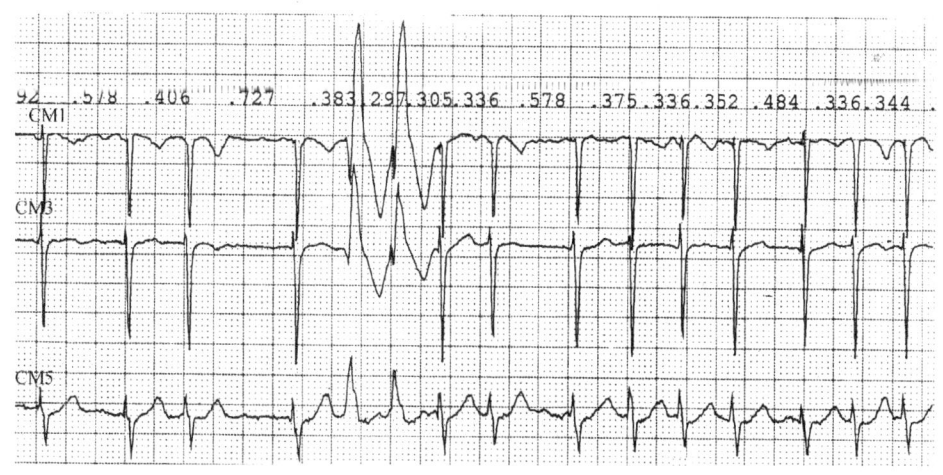

图 10-24　快速型心房颤动伴时相性室内差异传导

10-25　不纯性心房颤动

心电图上以波形不同、间距不等的心房颤动的 f 波为主，其间夹有短时间的波形相同、间距相等的心房扑动的 F 波（图 10-25）。

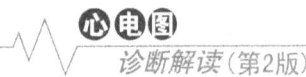

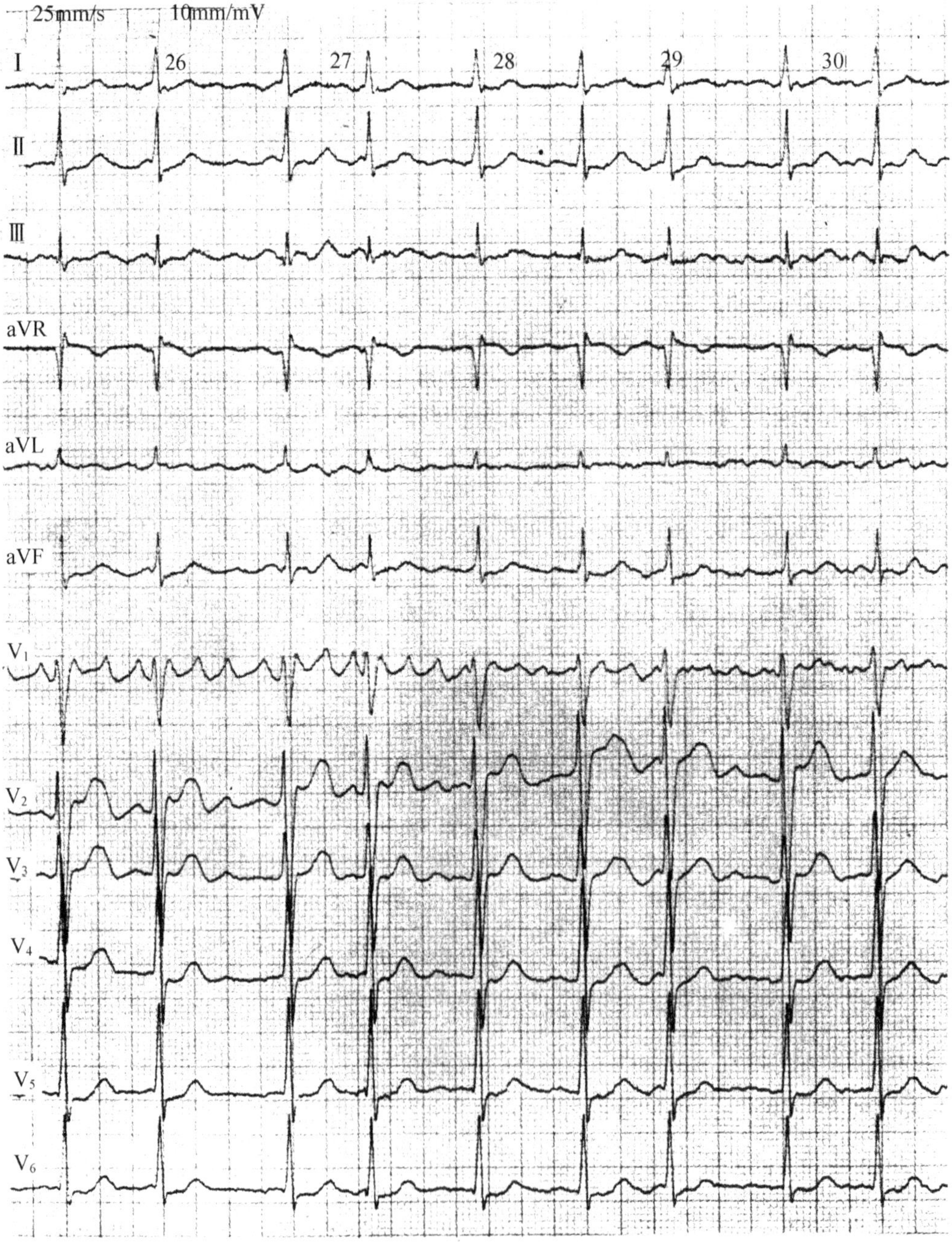

图 10-25　不纯性心房颤动

【资料】 男性,53 岁。风心病、二尖瓣狭窄。

【心电图特征】 12 导同步心电图显示 P 波消失。开始为规则的心房扑动波(F 波),以后转为心房颤动波(f 波),平均心室率 89 次/min。

【心电图诊断】 不纯性心房颤动。

10-26　心房颤动伴极速型心室率

【定义】 心房颤动时的心室率>180 次/min 者,称为极速型心房颤动。

【发生机制】 ①运动可使心房颤动的心室率高达 180 次/min。②心房颤动的 f 波沿旁路下传心室,产生极速型心房颤动。③短 P-R 间期综合征发生心房颤动的心室率可高达 180 次/min 以上。

【临床意义】 对于极速型心房颤动患者应卧床休息、接受治疗,使心室率控制在理想的范围内以后,再转复心律。

【资料】 男性,66 岁。冠心病、心房颤动(图 10-26)。

【心电图特征】 P 波消失代之以 f 波,R-R 间期不匀齐,平均心室率 218 次/min,为极速型心房颤动。QRS 波群有两种形态:①一种波形、时间正常。②另一种 QRS 时限 0.12s,呈右束支阻滞图形,为时相性室内差异传导及右束支蝉联现象。其发生原理是连续的隐匿性右束支传导。快速的 f 波激动下传至左束支,经室间隔隐匿激动右束支,连续的右束支隐匿传导,产生了右束支蝉联现象。R-R 周期一旦变长、右束支蝉联现象立即消失。Ⅱ 、V₅ 导联 ST 段下降,T 波低平。

【心电图诊断】 1.心房颤动伴极速型心室率及右束支蝉联现象;2.ST-T 改变。

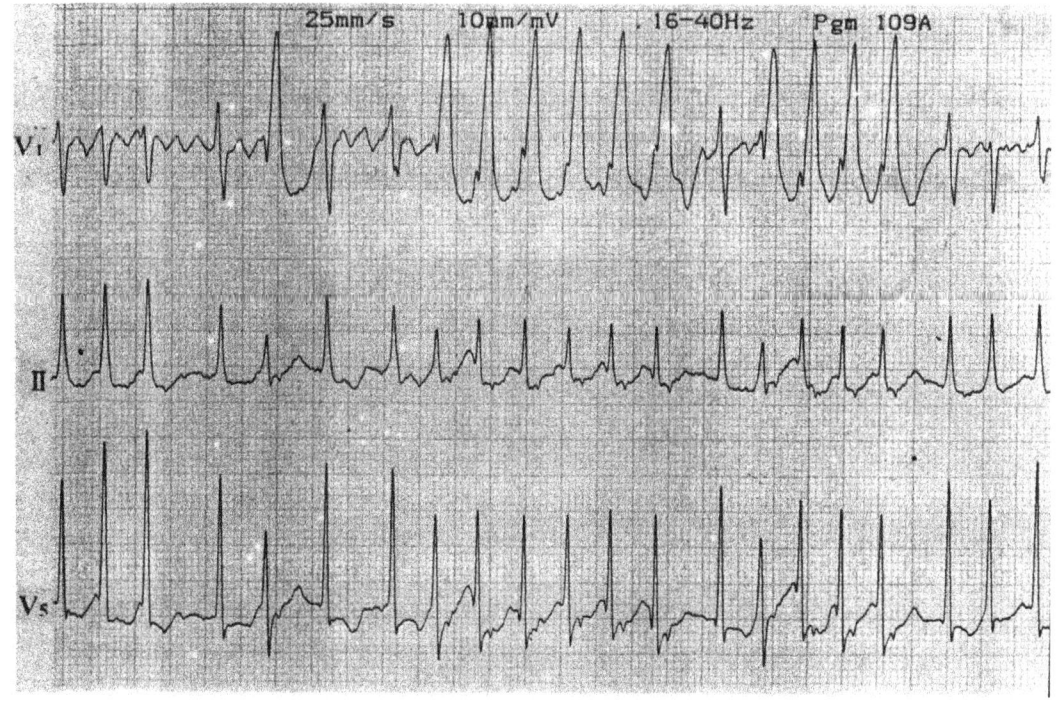

图 10-26　极速型心房颤动伴右束支蝉联现象

10-27 心房颤动伴左束支阻滞

心房颤动与左束支阻滞并存(图 10-27)。

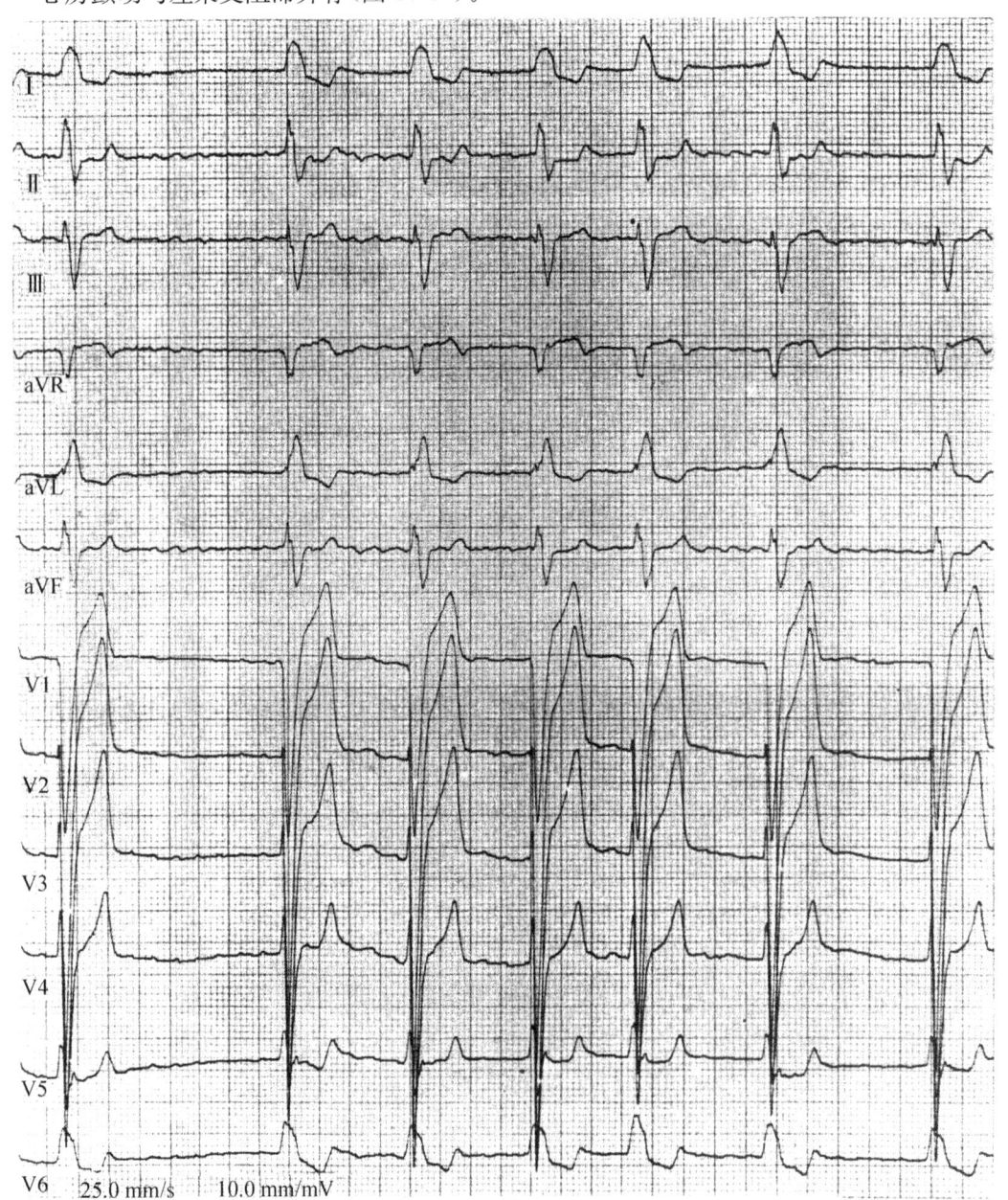

图 10-27 心房颤动伴完全性左束支阻滞

【资料】 男性,77 岁。扩张型心肌病、心房颤动持续 6 年。

【心电图特征】 P 波消失,代之以 f 波。f 波下传引起的 R-R 周期不匀齐,平均心室率 76 次/min。QRS 时限 0.148 s,Ⅰ、aVL、V_6 呈宽大 R 波,V_1 呈 QS 型,完全性左束支阻滞。V_1 ~V_3 导联 ST 段抬高及 T 波直立,属于继发性 ST-T 改变。对应导联Ⅰ、aVL、V_6 的 ST 段下降伴 T 波负正双向或倒置。Q-T 间期 0.344 s。

【心电图诊断】 心房颤动伴完全性左束支阻滞。

10-28　心房颤动伴右束支阻滞

心房颤动与右束支阻滞同时并存(图 10-28)。

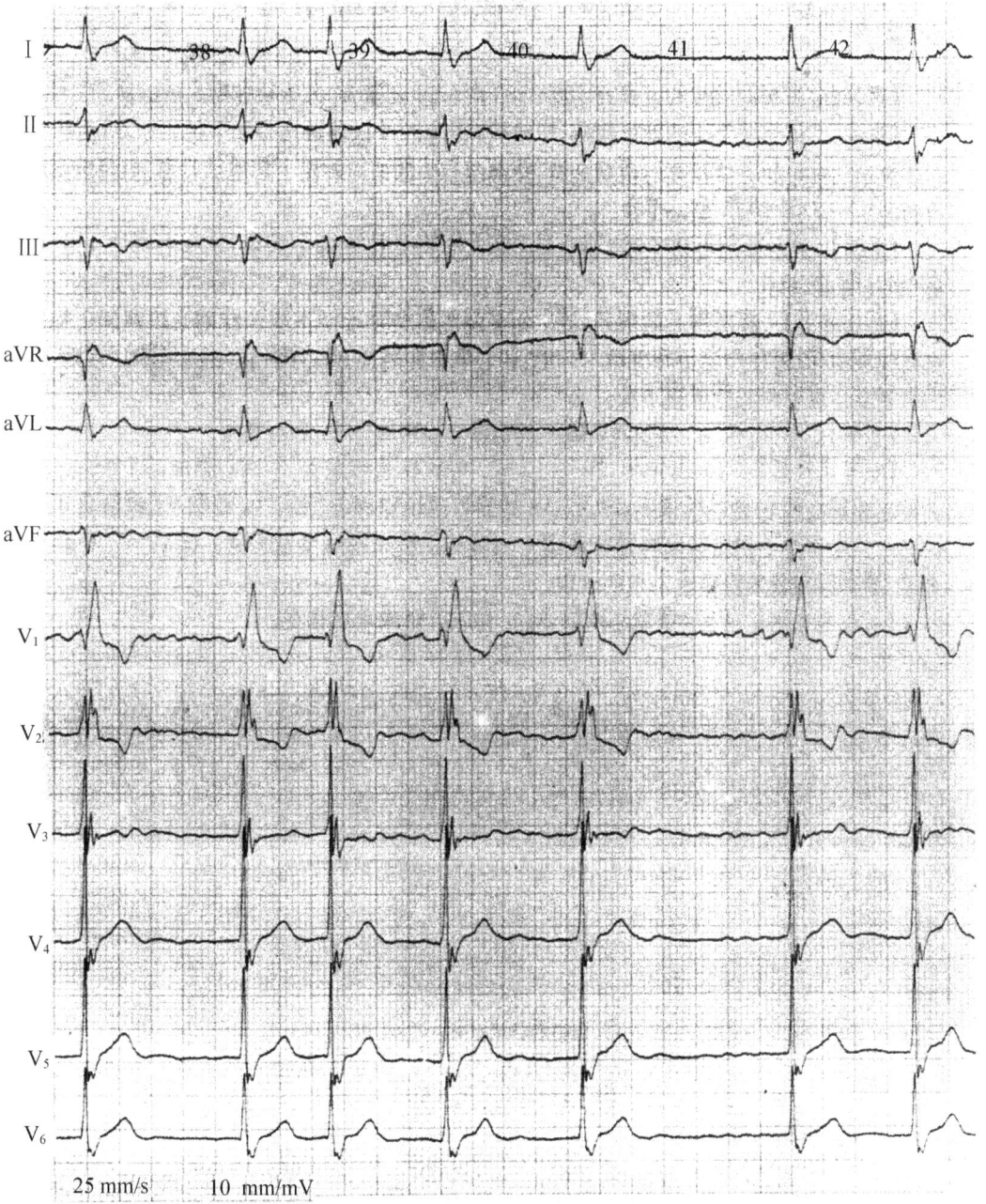

图 10-28　心房颤动合并完全性右束支阻滞

【资料】 男性,71岁。高血压病、冠心病、心房颤动。
【心电图特征】 P波消失,代之以f波。f波下传的R-R周期不匀齐,平均心室率76次/min。QRS时限0.136 s,QRS终末部宽钝,V_1呈rsR'型,为完全性右束支阻滞。
【心电图诊断】 心房颤动合并完全性右束支阻滞。

10-29　心房颤动伴快速型心室率

【定义】 心房颤动时心室率在100~180次/min者,称为心房颤动伴快速型心室率。
【发生机制】 房室结不应期恢复较快,快速的心房颤动f波通过房室结下传心室,引起心房颤动伴快速型心室率。预激综合征并发心房颤动时,快速的心房颤动沿旁路下传激动心室,引起快速型心房颤动。
【诊断】 ①P波消失代之以f波。②f波下传的R-R间隔不匀齐,平均心室率100~180次/min(图10-29)。
【临床意义】 心房颤动伴快速型心室率,见于初发的或新近发生的未经治疗的心房颤动。临床上需要药物治疗,延长房室结和旁路不应期,使心室率控制在60~100次/min。
【资料】 男性,78岁。冠心病、陈旧性前壁心肌梗死9年、心力衰竭。
【心电图特征】 ①P波消失,代之以f波。②R-R间隔不齐,平均心室率141次/min。③前壁心肌梗死的Q波已经消失,但V_3、V_4导联R波振幅较小,V_2~V_4导联ST段抬高0.10~0.15 mV,结合病史仍可诊断陈旧性前壁心肌梗死。梗死部位室壁瘤形成。④V_5、V_6导联T波低平。
【心电图诊断】 1.心房颤动伴快速型心室率;2.陈旧性前壁心肌梗死。

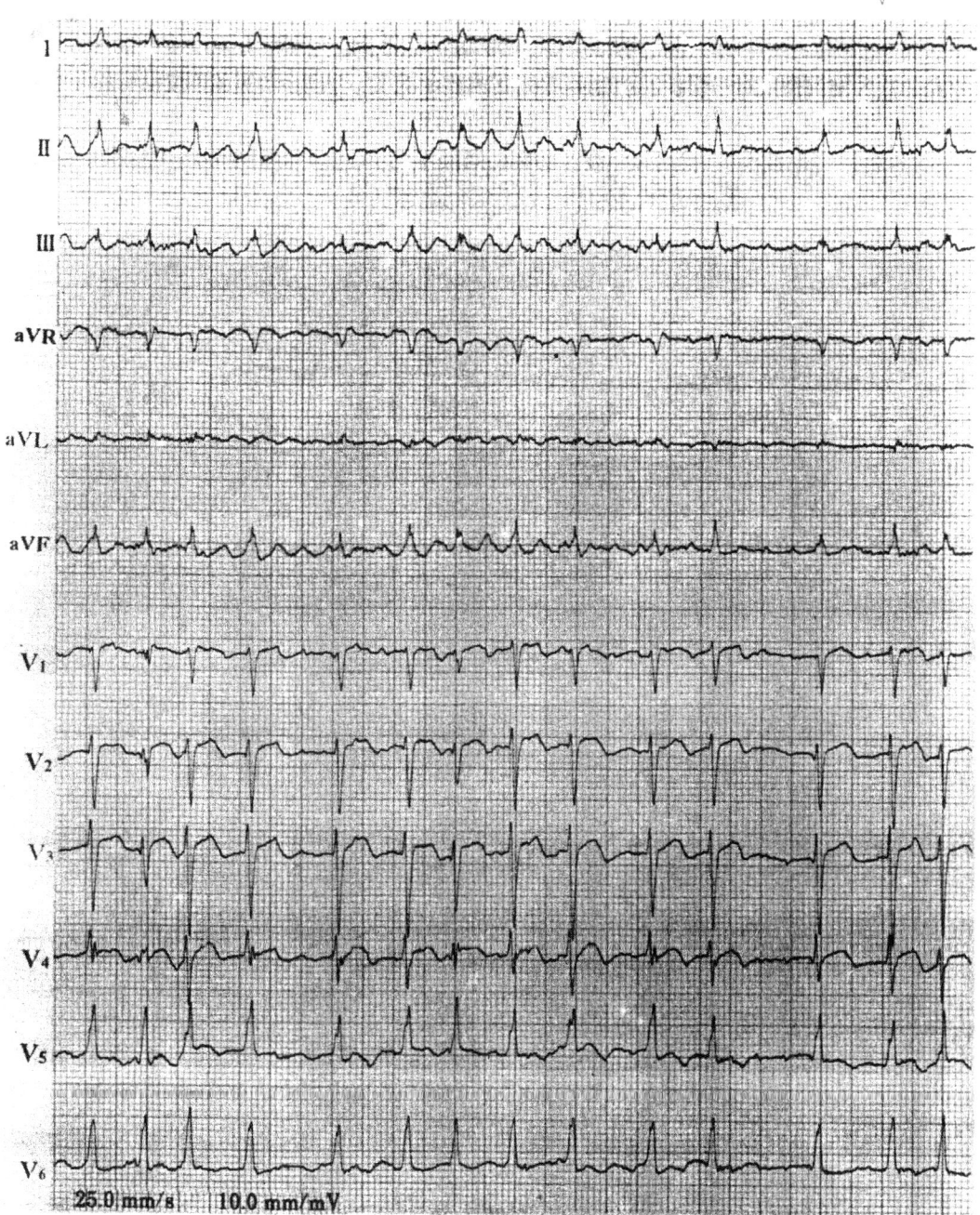

图 10-29 快速型心房颤动

10-30 普通型心房颤动

【定义】 心房颤动的心室率在 60～100 次/min 者,称为普通型心房颤动。

【发生机制】 房室结不应期较长,它起着激动传导的闸门作用。当心房颤动发作时,快速不规则的心房激动进入房室结以后,大部分因干扰、递减传导而不能继续下传,只有少数激动才能下传心室。例如心房颤动时的心房率虽高达 600 次/min,但心室率只有 60～100 次/

min。房室结的这种闸门作用对于保护心功能具有极其重要的意义。否则,快速的 f 波沿旁路下传心室,引起快速的心室反应,可引起心源性休克,甚至猝死。

【诊断】 ①P 波消失,代之以 f 波。②R-R 间隔不匀齐,平均心室率 60～100 次/min(图 10-30)。

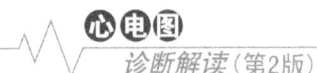

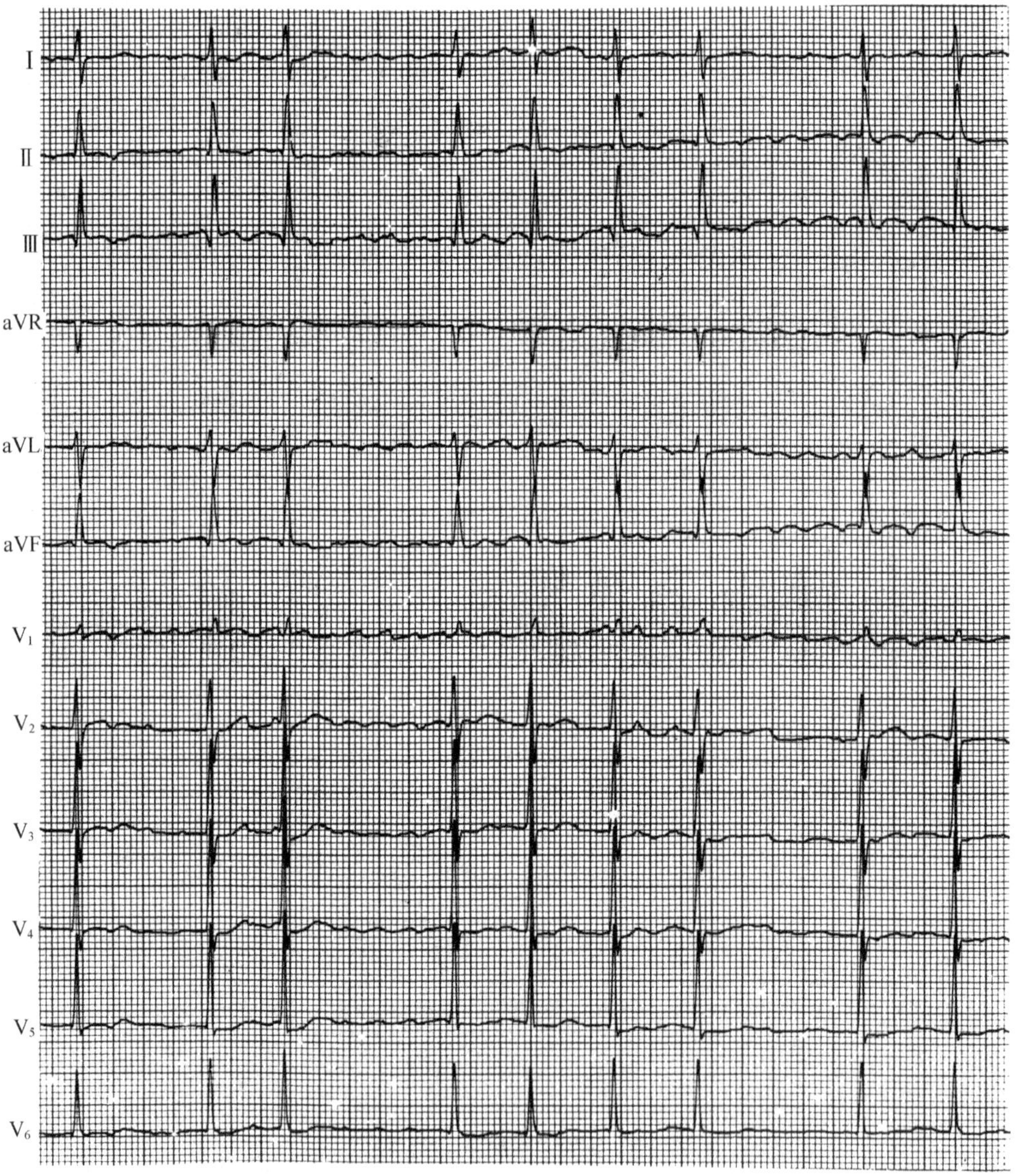

图 10-30 普通型心房颤动

【临床意义】 将心房颤动的心室率控制在 60～100 次/min,是临床上理想的治疗效果。

【资料】 男性,58 岁。高血压、冠心病、心房颤动 5 年。

【心电图特征】 ①P 波消失,代之以 f 波,心房率约 360 次/min。②房室传导比例 3∶1～6∶1,R-R 周期不匀齐,平均心室率 82 次/min。③T 波普遍低平。

【心电图诊断】 1. 普通型心房颤动;2. T 波改变。

10-31　心房颤动合并心室长间歇

【定义】　心房颤动时最长 R-R 间歇≥2.5 s 者,称为心房颤动合并心室长间歇。

【发生机制】　心房颤动合并心室长间歇的产生机制有以下几种解释:①合并二度房室阻滞。②合并隐匿性房室传导。③隐匿性房室传导与房室阻滞并存。

【诊断】　心房颤动时最长 R-R 间歇≥2.5 s(图 10-31)。

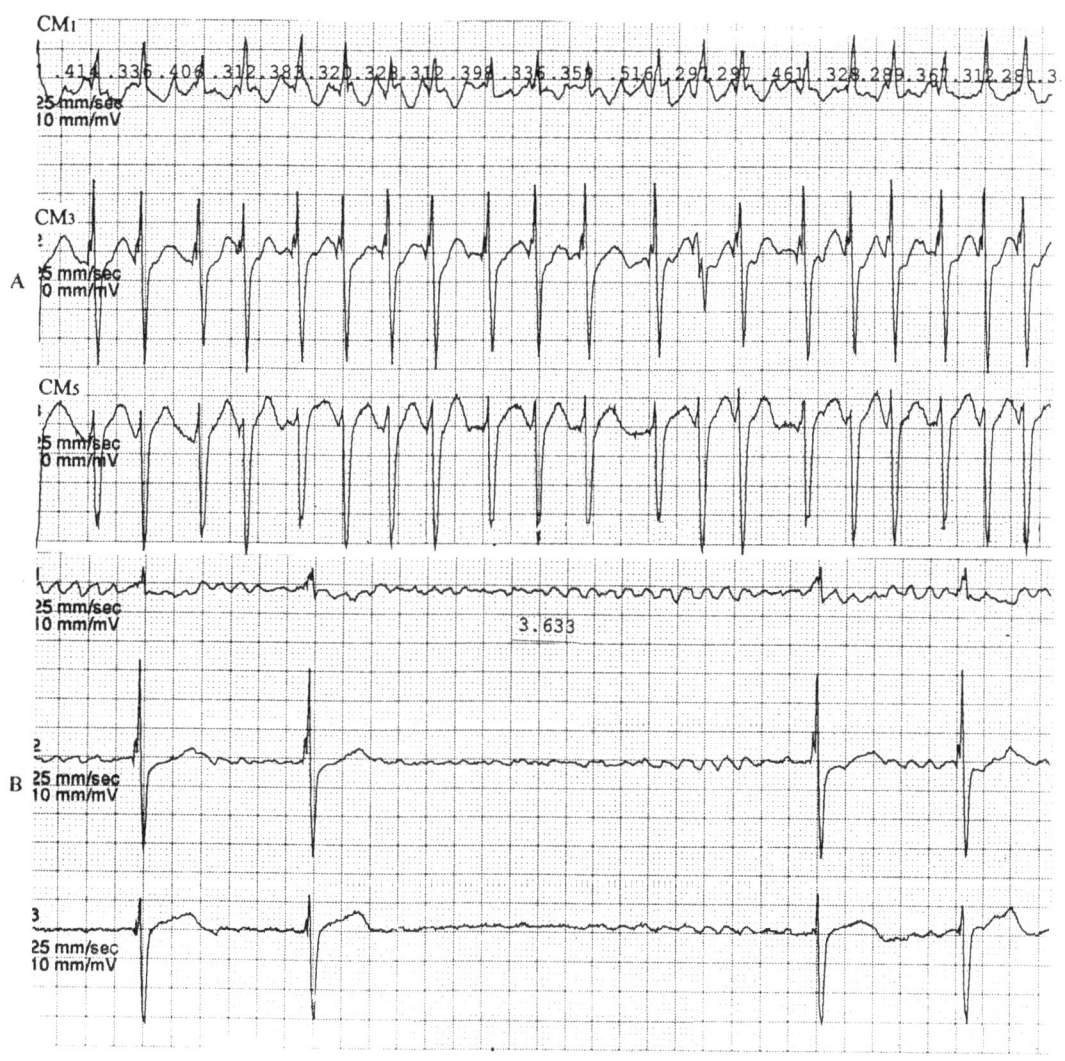

图 10-31　心房颤动合并心室长间歇

【临床意义】　Holter 监测结果显示,几乎所有的心房颤动患者夜间睡眠时都有心室长间歇发生。偶发的、出现于夜间睡眠时的心室长间歇与迷走神经张力增高、隐匿性房室传导及干扰有关,多无重要临床意义,不必特殊处理。心房颤动合并频发的心室长间歇,平均心室率<40次/min 者,提示洋地黄过量或合并二度房室阻滞,是置入永久型人工心脏起搏器的适应证。

【资料】 男性,50岁。扩张型心肌病、心房颤动4年(图10-31)。

【心电图特征】 附图选自动态心电图。图A:记录于床边活动时,P波消失代之以f波,R-R间隔不匀齐,平均心室率169次/min。图B:记录于夜间3点10分睡眠时,心房颤动的f波下传的最长R-R间歇达3.633 s,这种偶发的心室长间歇与睡眠、隐匿性房室传导等因素有一定关系,不一定是房室阻滞所致。

【心电图诊断】 心房颤动合并心室长间歇。

10-32 阵发性心房颤动

【定义】 心房颤动持续数秒至数小时者,称为阵发性心房颤动。在一份心电图上或24小时动态心电图上可以显示出心房颤动的起止情况。可为偶发,也可短阵反复发作。患者有明显的心悸等症状。常为持续性(慢性)心房颤动的先兆。

【发生机制】 在心房肌病变的基础上,房内异位起搏点自律性增高,心房肌兴奋性增强,不应期缩短,激动易发生折返,形成心房颤动。部分心房颤动起自肺静脉。

【诊断】
1. 在窦性心律情况下,窦性P波突然消失,代之以f波,持续数秒至数小时以后突然终止,恢复窦性心律。
2. 心房颤动的R-R周期不规则。
3. 窦性P波增宽切迹(图10-32)。

【临床意义】 对阵发性心房颤动应及时查明原因,采取有效的治疗措施,防止转变为慢性心房颤动。

【资料】 男性,72岁。冠心病、房性快速心律失常(图10-32)。

【心电图特征】 Holter监测24小时,记录到单个房性早搏26 001个,成对房性早搏6 721对。短阵房性心动过速1 809阵,阵发性心房颤动109阵,持续时间3 s~29 min。附图显示出一阵心房颤动的发生及终止情况。图A:窦性心律,心率88次/min。第3个心搏的T波上有一提早的房性P′波并诱发了心房颤动。图C:心房颤动持续31 s自行终止,恢复窦性心动过缓,心率38次/min。表明窦房结受到了心房颤动的抑制,而激动发放的频率显著减慢。窦性P波切迹,P波时限0.12 s,为不全性房内阻滞。

【心电图诊断】 1. 窦性心律;2. 不全性房内阻滞;3. 阵发性心房颤动。

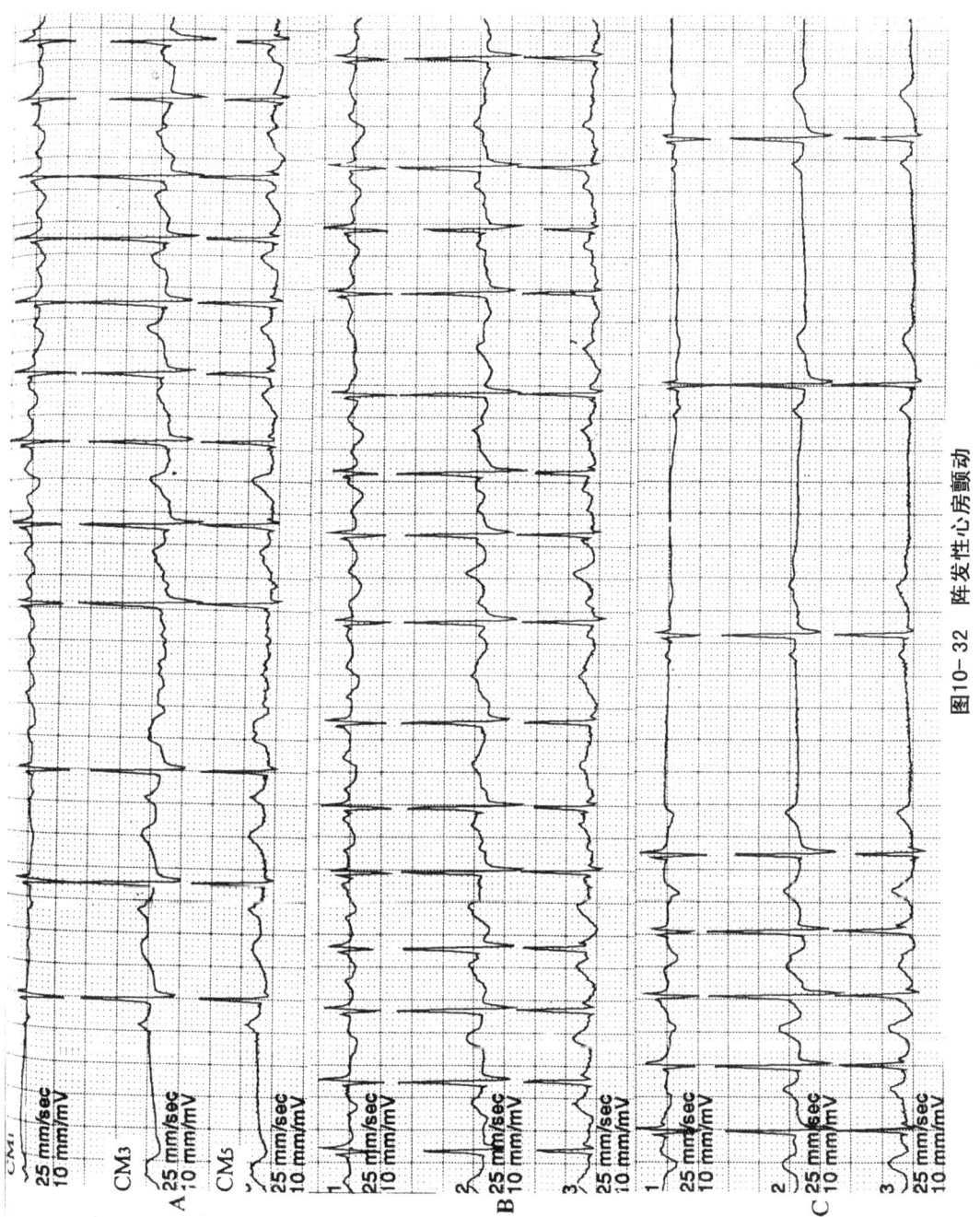

图10-32 阵发性心房颤动

10-33 心房扑动—心房颤动

心房扑动的 F 波与心房颤动的 f 波相互转变,F 波与 f 波所占时间各占一半(图 10-33)。

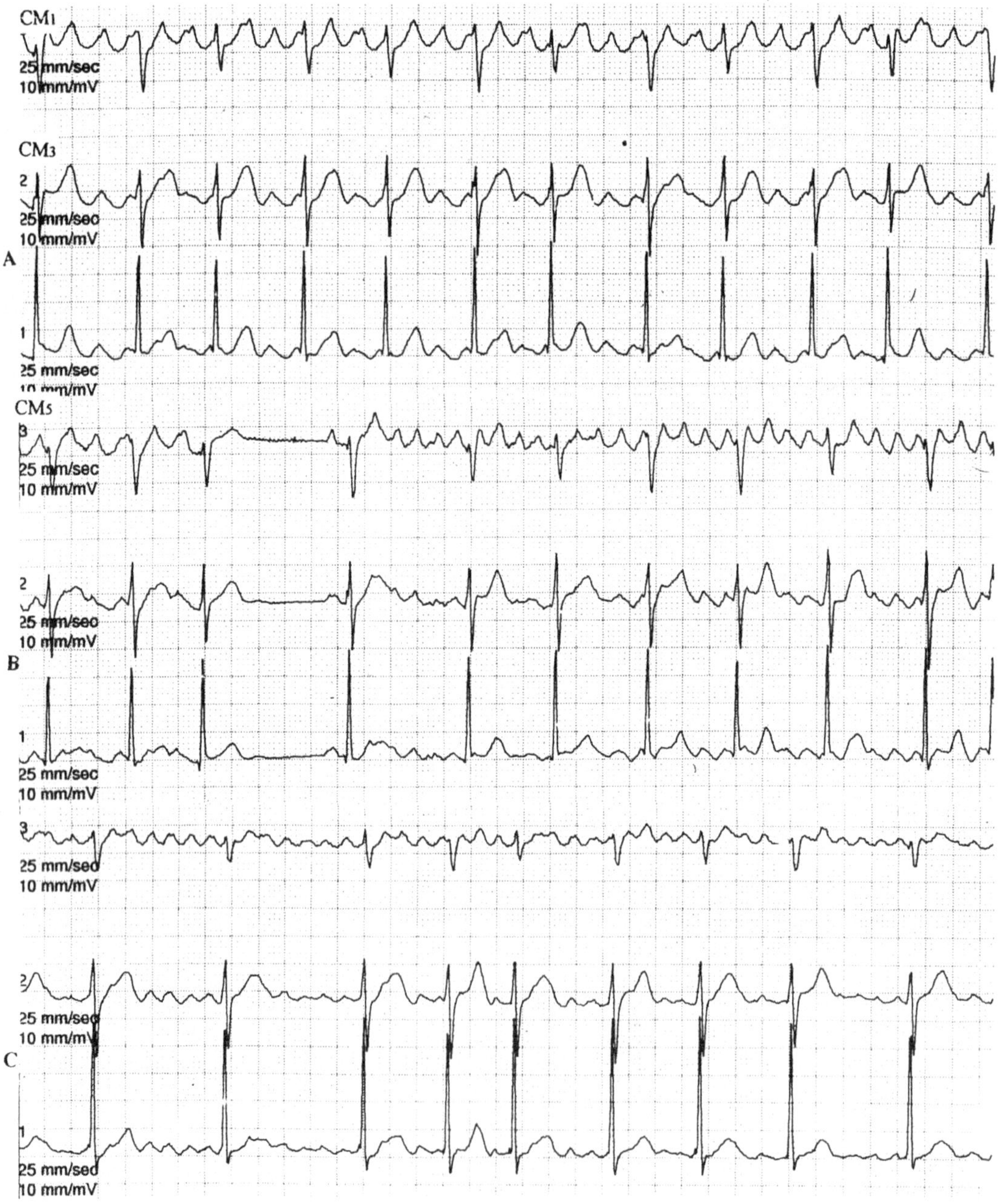

图 10-33 心房扑动—心房颤动

【资料】 男性,69岁。冠心病、房性心律失常。
【心电图特征】 附图选自动态心电图。图 A：P 波消失,代之以波幅相同、间距相等的 F 波,F 波频率 273 次/min,房室传导比例 3∶1,心室率 91 次/min。图 B：心房扑动自行终止,恢复一次窦性心搏之后又发生了心房颤动,f 波频率 364 次/min。房室传导比例 3∶1～6∶1,心室率 86 次/min。
【心电图诊断】 1. 窦性心搏；2. 心房扑动—心房颤动。

10-34　心房颤动伴束支的蝉联现象

【定义】 快速型心房颤动伴连续 3 次或 3 次以上的束支内的差异传导,称为心房颤动伴束支的蝉联现象。

【发生机制】 快速型心房颤动时,下传的 f 波激动沿一侧束支下传心室,并通过室间隔隐匿激动对侧束支,使其不应期延长,下一次激动心室的程序又重复上述现象,产生连续的快速的一侧束支阻滞图形。心房颤动伴束支的蝉联现象多发生于刚刚发生的心房颤动患者。

【诊断】 在快速的心房颤动患者中,心电图上出现快速的连续 3 次或 3 次以上的束支阻滞图形。QRS 时限≤0.12 s,很少≥0.14 s。多呈右束支阻滞图形,与右束支不应期较长有关。少数呈左束支阻滞图形。束支阻滞终止时无代偿间歇。应除外心房颤动伴预激综合征、心房颤动伴室性心动过速(图 10-34-1、图 10-34-2)。

【临床意义】 心房颤动伴束支的蝉联现象是一种常见的电生理现象。心室率减慢以后,束支的蝉联现象随之消失。需要用药物治疗减慢心室率。

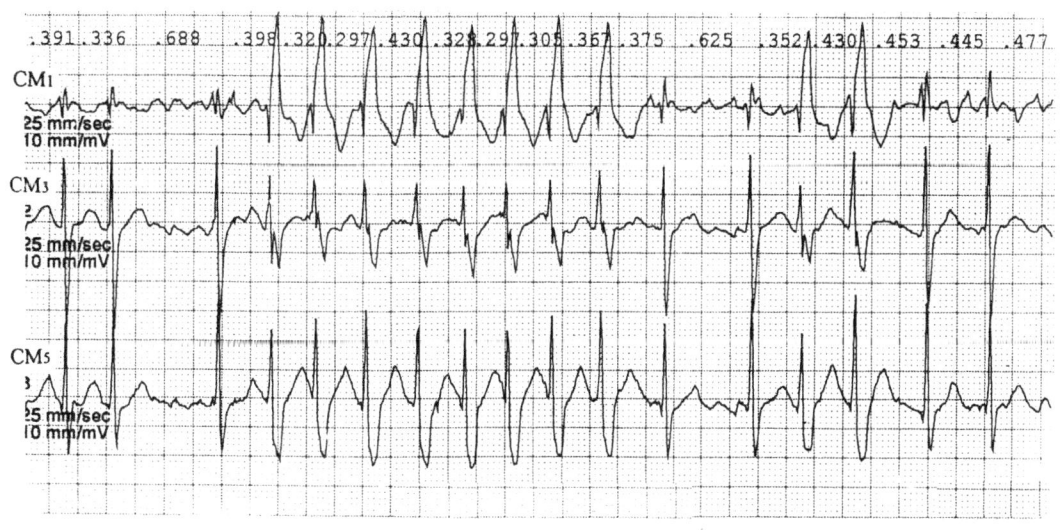

图 10-34-1　快速型心房颤动伴右束支蝉联现象

【资料】 男性,46岁。高血压病、阵发性心房颤动(持续 28 天)。
【心电图特征】 附图取自动态心电图。P 波消失,代之以 f 波。R-R 周期不规则,平均心室率 144 次/min,为快速型心房颤动。连发的 8 个及成对出现的畸形的 QRS 波群时间 0.13 s,呈完全性右束支阻滞图形,为右束支阻滞型室内差异传导及右束支蝉联现象。

【心电图诊断】 快速型心房颤动伴时相性室内差异传导及右束支蝉联现象。

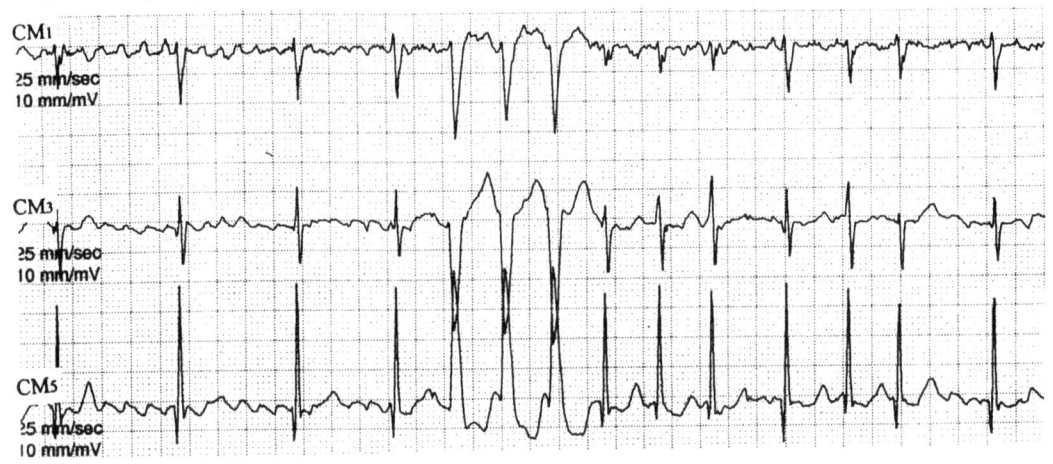

图10-34-2 心房颤动伴左束支蝉联现象

【资料】 男性,69岁。冠心病、心房颤动持续第8天(图10-34-2)。

【心电图特征】 P波消失,代之以f波,R-R周期不匀齐,平均心室率130次/min。连发3个畸形的QRS时限0.12s,呈左束支阻滞图形,无类代偿间歇,为左束支蝉联现象。

【心电图诊断】 快速型心房颤动伴左束支蝉联现象。

10-35 心房颤动伴缓慢型心室率

【定义】 心室率<60次/min的心房颤动,称为心房颤动伴缓慢型心室率。

【发生机制】 房室结不应期延长,可以阻止更多的f波下传心室,其结果是心室率较慢。

【诊断】 心房颤动的心室率<60次/min。平均心室率多在40次/min左右(图10-35)。

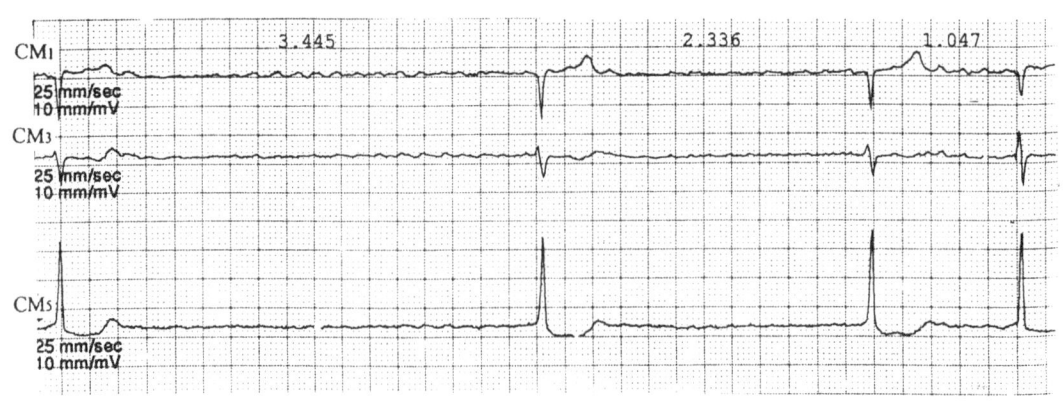

图10-35 心房颤动伴缓慢型心室率

【临床意义】

1. 发生夜间睡眠时的一过性室率过缓,可与迷走神经张力增加有关。多无重要临床意义。

2. 应用洋地黄过程中发生的缓慢型心房颤动,应注意药物过量。

3. 慢性心房颤动,心功能不全者,预后严重,应置入起搏器。

【资料】 男性,34岁。风心病、二尖瓣狭窄、心力衰竭、心房颤动6年、服用洋地黄过量。

【心电图特征】 P波消失,代之以f波。R-R周期不规则,长R-R间歇分别为2.336 s及3.445 s。平均心室率约30次/min。提示洋地黄过量引起的二度房室阻滞。ST_{CM_5}水平型下降0.10 mV。

【心电图诊断】 1.缓慢型心房颤动伴缓慢型心室率;2.ST改变;3.洋地黄过量。

10-36　心房颤动合并二度房室阻滞

【定义】 心房颤动与二度房室阻滞并存。

【发生机制】 心房颤动时,房室结因干扰、隐匿传导等阻止大多数f波不能下传心室,若房室传导系统发生二度房室阻滞,部分激动因阻滞又不能下传心室,这样会造成频发的心室长间歇或出现交界性及室性逸搏。

【诊断】 心房颤动合并二度房室阻滞的诊断存在着争议,有学者主张废除这一诊断。我们认为心房颤动合并二度房室阻滞的现象是存在的,只是诊断上有困难。出现下列情况之一者,可考虑心房颤动合并二度房室阻滞。

1. 心房颤动的心室率<40次/min。
2. 同一份心电图上有3次或3次以上大于2.5 s以上的心室长间歇。
3. 动态心电图上有频发的大于2.5 s以上的心室长间歇(包括清醒状态与睡眠时)。
4. 出现成对的交界性逸搏,其周期>1.5 s。
5. 出现室性逸搏,其周期>2.0 s(图10-36)。
6. 发生心房颤动前就有永久型二度房室阻滞。

【临床意义】 心房颤动合并二度房室阻滞具有重要意义,应用洋地黄者,是药物过量的表现,应停药或减量。慢性心房颤动合并永久型二度以上房室阻滞患者应置入永久型心脏起搏器。

【资料】 男性,71岁。冠心病、心房颤动26年、心力衰竭、洋地黄过量(图10-36)。

【心电图特征】 附图取自动态心电图。P波消失,代之以f波。心室率约32次/min。第2个QRS波群延迟出现,波形与众不同,时间0.14 ms,为室性逸搏,其逸搏间期2.938 s。如此长的间歇内没有f波下传心室,提示二度房室阻滞。

【心电图诊断】 1.心房颤动合并二度房室阻滞;2.室性逸搏;3.洋地黄过量。

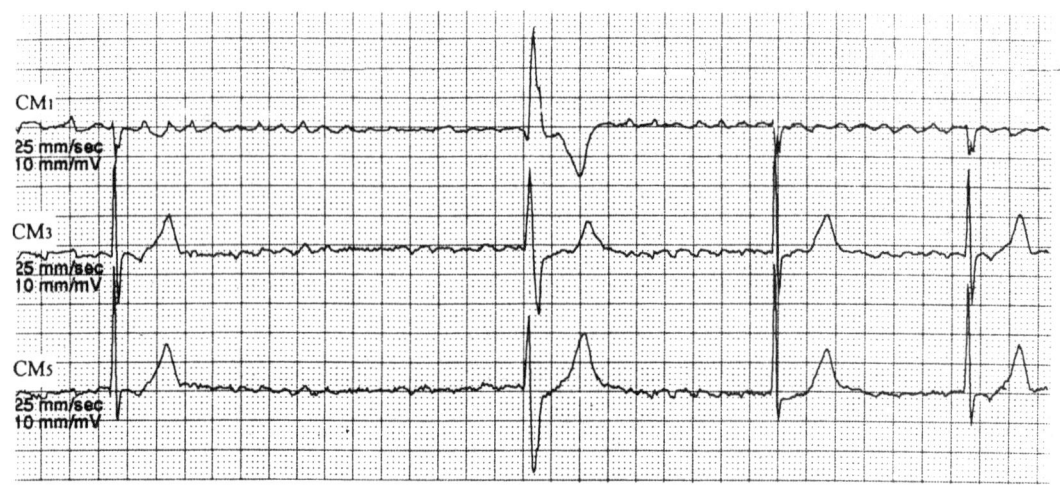

图 10-36 心房颤动合并二度房室阻滞、室性逸搏

10-37 心房颤动伴完全性(三度)房室传导阻滞

【定义】 心房颤动与完全性房室传导阻滞并存。

【发生机制】 在心房颤动情况下,房室之间的传导出现阻滞性中断,所有房波均不能下传心室。心室由交界区起搏点或心室起搏点控制。植入起搏器的患者心室起搏。

【诊断】 1. 心房颤动 f 波频率 350～600 次/min。2. f 与 R 无关系。3. R-R 周期匀齐,室率缓慢常在 60 次/min 以下。控制心室的节律可以是交界性心律、室性心律或心室起搏心律(图 10-37)。

【临床意义】 心房颤动合并完全性房室传导阻滞预后严重,心室率低于 40 次/min 以下者,应及早置入人工心脏起搏器。

【资料】 女性,59 岁。冠心病、心房颤动合并完全性房室阻滞、VVI 起搏 3 年。

【心电图特征】 P 波消失,代之以 f 波。R-R 周期匀齐,心室率 68 次/min。每个 QRS 波群起始部均有一个起搏脉冲信号,Ⅰ、aVL 呈 R 型,Ⅱ、Ⅲ、aVF、V_1～V_6 导联呈 QS 型,为右室心尖部起搏心律。

【心电图诊断】 1. 心房颤动合并完全性房室阻滞；2. 心室起搏心律。

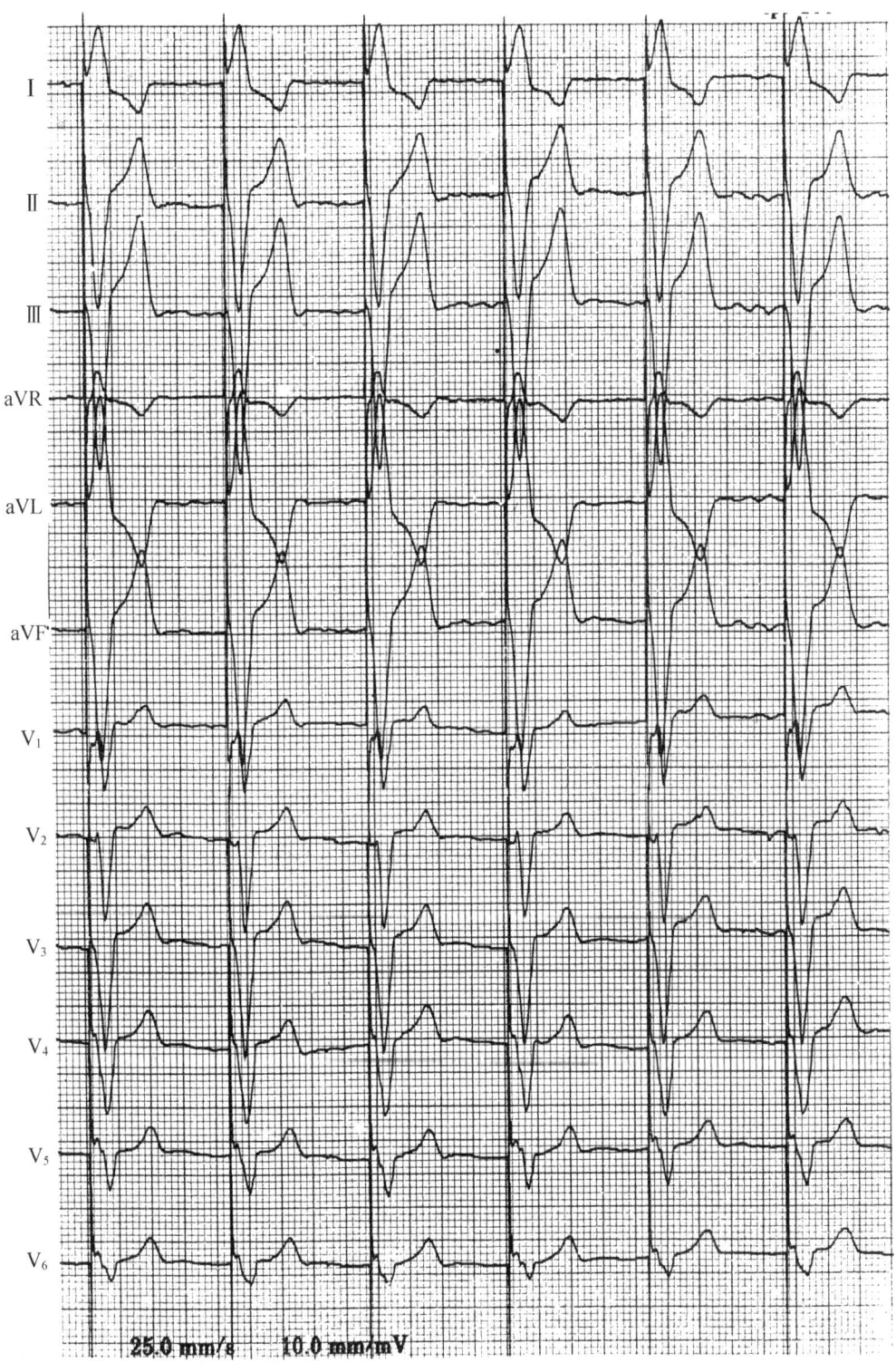

图 10-37 心房颤动合并完全性房室传导阻滞、VVI 起搏

10-38　细波型心房颤动

【定义】　凡 f 波≤0.10 mV 的心房颤动,称为细波型心房颤动。

【发生机制】　病期较长的慢性心房颤动,心房肌存在严重的弥漫性病变、心房肌参与除极的数目减少,产生的 f 波振幅也小,严重的心房肌病变患者,f 波小到在体表心电图上不易观察到。需要做食管导联心电图才能显示出 f 波。

【诊断】　心房颤动的 f 波振幅≤0.10 mV(图 10-38)。

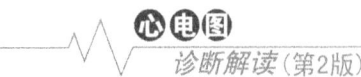

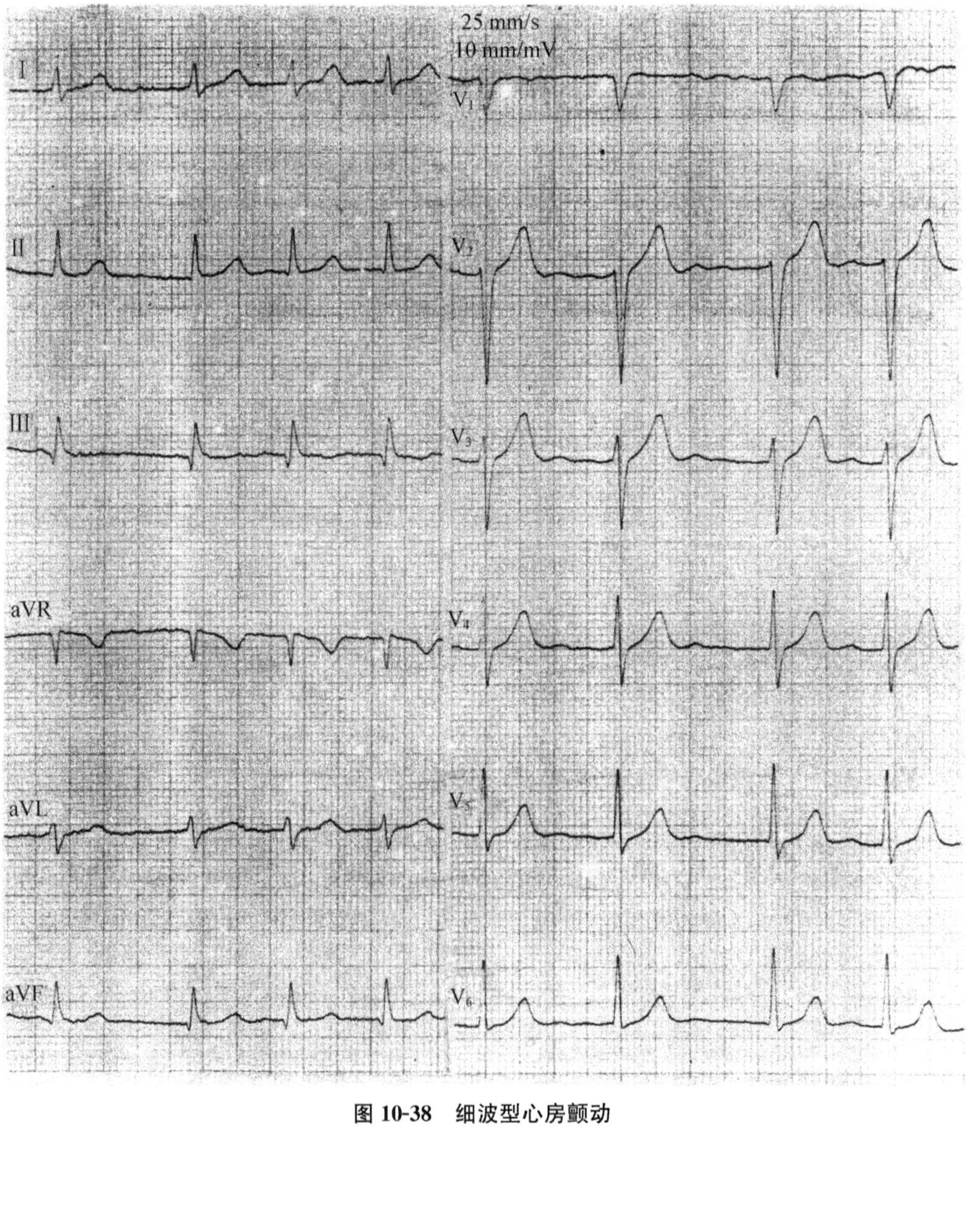

图 10-38　细波型心房颤动

【临床意义】 见于病程较久的冠心病、风心病患者,此型心房颤动对药物或电击复律疗效差,复发率高。

【资料】 男性,68 岁。冠心病、心房颤动持续 5 年。

【心电图特征】 P 波消失,代之以 f 波,f 波振幅<0.10 mV,为细波型心房颤动。R-R 周期不规则,平均心室率 80 次/min。QRS 时限 0.10 s,Q-T 间期 0.36 s。

【心电图诊断】 细波型心房颤动。

10-39　粗波型心房颤动

【定义】 凡 f 波振幅大于 0.10 mV 的心房颤动,称为粗波型心房颤动。

【发生机制】 新近发生的心房颤动,心房肌病变程度较轻,心房肌除极波幅较大,频率相对较慢。

【诊断】 心房颤动的 f 波≥0.10 mV,多在 0.30 mV 以上,个别可达 0.6~1.0 mV(图 10-39)。

【临床意义】 多见于风心病和甲亢等。此型心房颤动对药物或直流电击复律效果好,复发率较低。

【资料】 男性,33 岁。风心病、二尖瓣狭窄合并关闭不全。

【心电图特征】 P 波消失,代之以波形不同,波幅大小不等及间距不规则的心房颤动 f 波。f 波频率约 430 次/min。最大 f 波达 0.80 mV,V_1 导联最典型。房室传导比例 4∶1~8∶1,R-R 间距不规则,平均心室率 72 次/min。

【心电图诊断】 粗波型心房颤动。

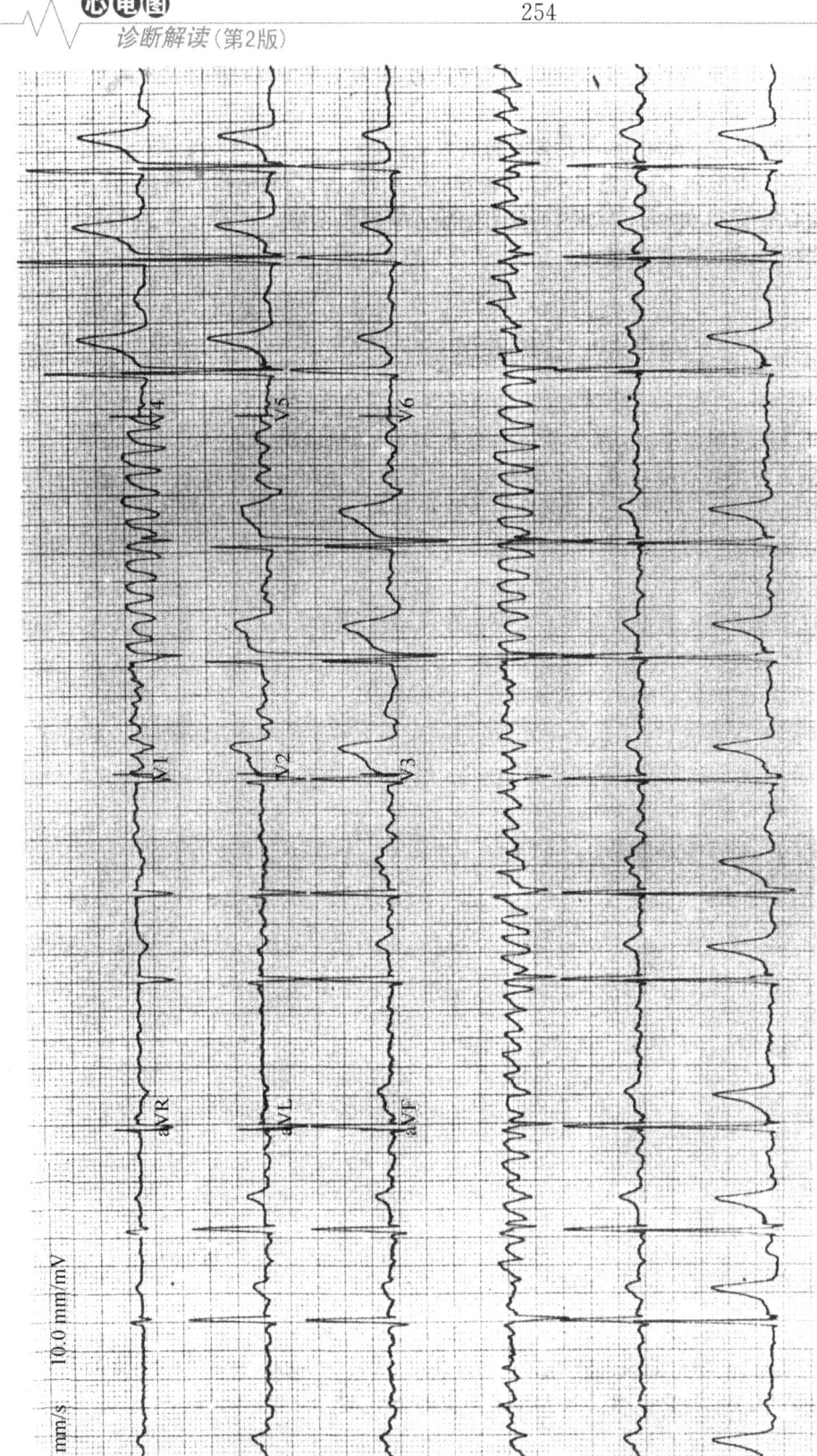

图10-39 粗波型心房颤动

10-40　短阵心房扑动

短阵心房扑动是指心房扑动持续时间短暂仅有数秒钟至数分钟。常规心电图不易记录到,动态心电图监测可以记录到短阵心房扑动的起止情况(图 10-40)。

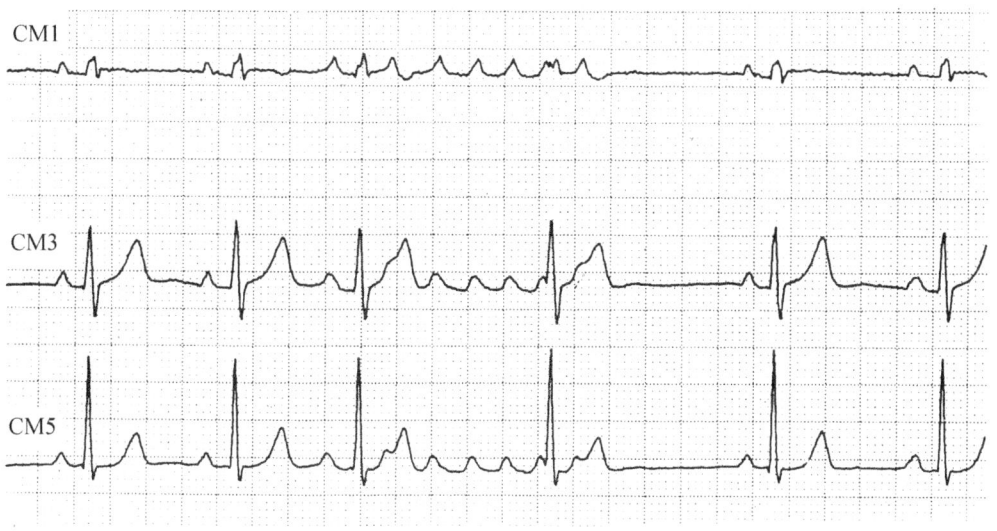

图 10-40　短阵心房扑动

【资料】　男性,67 岁。冠心病。

【心电图特征】　附图选自动态心电图。①开始及最后两个心搏是窦性,其频率约 68 次/min。②第 3 个心搏提早出现,为房性早搏。③第 2 个房性早搏出现于房性早搏的 ST 段与 T 波升支上,从而诱发了心房扑动,由 6 个 F 波组成,F 波频率 300 次/min。只有一个 F 波下传了心室。心房扑动持续时间仅 1.08 s。

【心电图诊断】　1. 窦性心律;2. 短阵心房扑动。

第 11 章　交界性心律失常

交界性心律失常包括交界性停搏、过缓的交界性逸搏与过缓的交界性逸搏心律、交界性逸搏与交界性逸搏心律、加速的交界性逸搏与加速的交界性心律、交界性早搏与交界性心动过速等。

一、交界性停搏

交界性停搏指交界区起搏点丧失自律性,导致暂时性或永久性交界性停搏。常与窦性或房性停搏并存。

1. 短暂交界性停搏　①在较长的心室间歇后应该出现交界性逸搏而不出现者,诊断交界性停搏。②出现室性逸搏,说明有交界性停搏或交界区起搏点自律性降低。

2. 永久性交界性停搏　①出现室性逸搏心律。②心室起搏心律。③交界性逸搏心律消失。

二、过缓的交界性逸搏

(1)在较长的心室长间歇之后延迟出现1个或2个交界性心搏。
(2)逸搏周期>1.5s。交界区起搏点自律性强度降低。

三、过缓的交界性逸搏心律

(1)过缓的交界性逸搏连续出现3次或3次以上。
(2)心室率<40次/min。发生于窦性停搏、高度窦房传导阻滞或完全性房室传导阻滞患者,是装起搏器的指征。

四、交界性逸搏

室上性激动在一定的时间内不能下传心室时,交界区起搏点便被动性地发放1~2次激动,形成交界性逸搏。

交界性逸搏是常见的被动性心律失常。心电图诊断依据:①延迟出现的 P⁻-QRS-T 为交界性。②逸搏周期在 1.0~1.5 s。

五、交界性逸搏心律

①交界性逸搏连续出现3次或3次以上;②其心率40~60次/min。
交界性逸搏心律是常见的被动性心律失常。常在下列心律失常产生的心室长间歇内发

生：① 窦性停搏；②窦房阻滞；③房室阻滞；④窦性心动过缓、早搏、心动过速、心房扑动与心房颤动终止后的代偿间歇。

六、加速的交界性逸搏

加速的交界性逸搏是介于交界性逸搏与交界性早搏之间的主动性心律失常。心电图诊断依据：①略为提早的 P^--QRS-T 波群为交界性。②联律间期在 0.6～1.0 s。

七、加速的交界性心律

加速的交界性心律（非阵发性交界性心动过速）是常见的交界性主动性心律失常。心电图诊断依据：①交界性 P^--QRS-T 波群的频率 61～100 次/min。②与窦性心律并存时，形成干扰性或阻滞性房室脱节。③交界性 R-R 间隔较为匀齐。

八、交界性早搏

提早发生的交界性心搏，称为交界性早搏。心电图诊断依据：
(1) 交界性 P^- 波　可位于交界性 QRS 前、中、后。也可因逆行传导中断无 P^- 波。
(2) 交界性 QRS 波群　①呈正常室内传导；②伴时相性室内差异传导宽大畸形。
(3) 代偿间歇　多数完全，少数不完全。
交界性早搏比房性早搏和室性早搏都少见。

九、自律性交界性心动过速

房室交界区起搏点自律性增高引起交界性心动过速。心电图诊断依据：①快速规则的心动过速起自房室交界区，QRS 正常或伴束支阻滞。②心室率 100～160 次/min。③与窦性心律、心房颤动并存，形成干扰性或阻滞性房室脱节。

十、房室结内折返性心动过速

激动在房室结内快速折返形成房室结内折返性心动过速，分为以下两型：
1. 慢-快型房室结内折返性心动过速（AVNRT）心动过速的折返方式是慢径路前传心室，快径路逆传心房。①心动过速呈室上型。②心率 160～220 次/min。③逆 P^- 常位于 QRS 之中，不易辨认。如能看到 P^- 波，P^--R>R-P^-。V_1 出现终末 r 波。④常由房性早搏诱发，房性 P'-R 间期延长。⑤刺激迷走神经可使心动过速终止。⑥射频消融慢径路，心动过速被根治。慢-快型 AVNRT 常见。

2. 快-慢型 AVNRT
心动过速发作时房室结内快径路前传心室，慢径路逆传心房。①心动过速的频率 100～160 次/min。②P^- 位于 QRS 之前，P^--R<R-P^-。③可由室性早搏诱发。诱发心搏 R-P^- 间

期较长。快-慢型 AVNRT 少见。

十一、阵发性室上性心动过速

阵发性室上性心动过速包括窦房结折返性心动过速、自律性窦性心动过速、心房内折返性心动过速、自律性房性心动过速、房室结折返性心动过速、自律性交界性心动过速及房室折返性心动过速等。有时自体表心电图上不能确定是哪一种类型的室上性心动过速,临床上统称为阵发性室上性心动过速(PSVT)。

PSVT 的诊断依据:①心动过速的 QRS 呈室上型。波形与窦性相同,QRS 时限多≤0.11s。伴束支阻滞、预激综合征者 QRS 宽大畸形。②心室率 100～250 次/min。③R-R 间期大多匀齐。④ 心动过速有突然发生、骤然终止的特点。临床电生理检查有助于诊断与鉴别诊断 PSVT 的起源部位与类型。

11-1 过缓的交界性逸搏

【定义】 在一较长的心动周期内,延缓出现 1 个或连续出现 2 个过缓的交界性心搏,称为过缓的交界性逸搏。

【发生机制】 在窦性停搏、窦房阻滞、房室阻滞引起的较长的间歇内,被动出现交界性心搏,此时交界区起搏点自律性强度已经降低。

【诊断】 延迟出现的交界性逸搏间期>1.50 s,频率<40 次/min(图 11-1)。

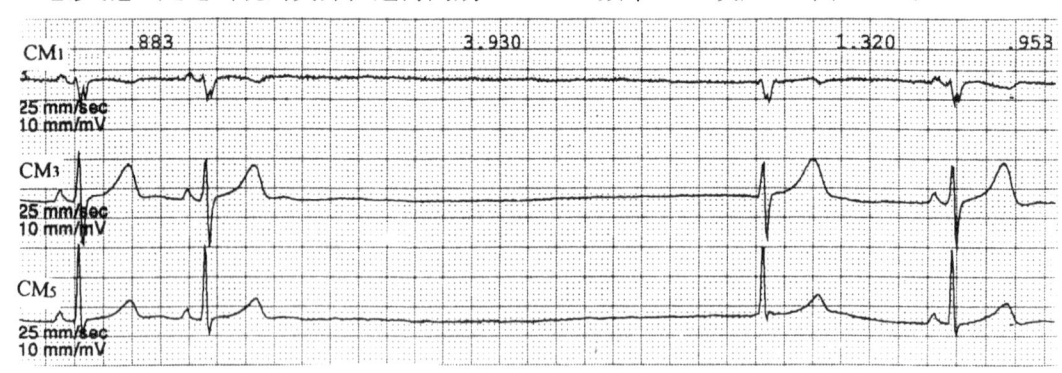

图 11-1 窦性停搏、过缓的交界性逸搏

【临床意义】 过缓的交界性逸搏出现于窦性心动过缓的慢相时,不一定有重要意义。发生于窦性停搏、窦房阻滞时,应及早查明引起原发性心律失常的病因,针对病因治疗。

【资料】 女性,58 岁。冠心病、病窦综合征。

【心电图特征】 基本窦性 P-P 间期 0.883 s,之后出现 5.250 s 的窦性停搏、房性停搏。第 3 个 QRS 波群其前无 P⁻波,波形与窦性 QRS-T 基本相同,为过缓的交界性逸搏,其逸搏周期 3.930 s,频率约 16 次/min。

【心电图诊断】 1. 窦性停搏;2. 过缓的交界性逸搏。

11-2　交界性心动过缓

【定义】　过缓的交界性逸搏连续出现 3 次或 3 次以上,称为交界性心动过缓。

【发生机制】　交界性心动过缓的产生机制必须同时具备以下两条:①窦性停搏、窦房阻滞及房性起搏点抑制时,出现长间歇。②交界区起搏点自律性降低,被动性发放一系列频率过缓的交界性激动,形成交界性心动过缓。

【诊断】　①交界性心动过缓频率<40 次/min。②P⁻-QRS-T 波群为交界性。P⁻波位于 QRS 之前,P⁻-R 间期<0.12 s(图 11-2)。

【临床意义】　持续时间较久的过缓的交界性逸搏心律的频率缓慢,心排血量下降,而引起心源性症状。需要置入人工心脏起搏器。

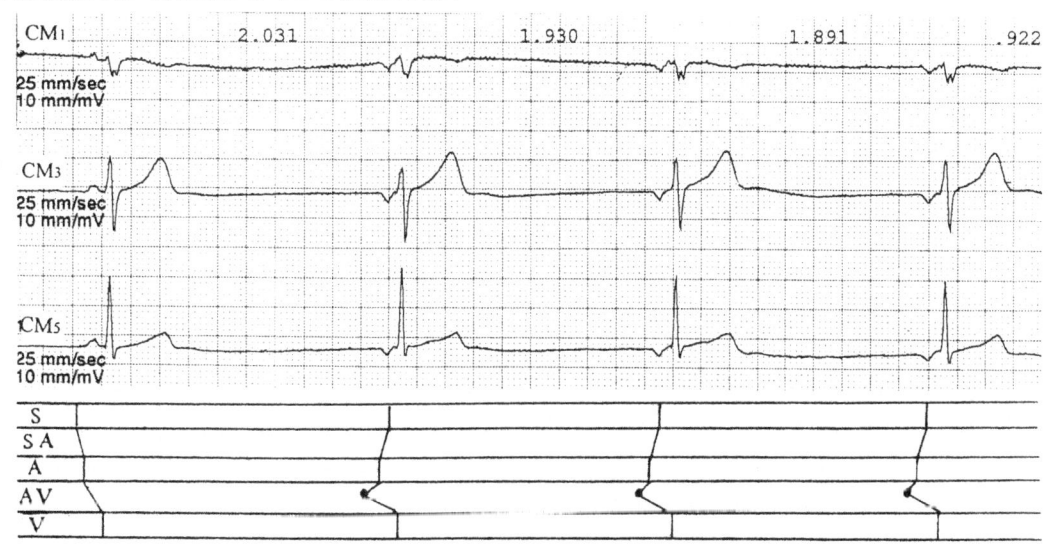

图 11-2　窦性停搏、过缓的交界性逸搏心律

【资料】　男性 58 岁。冠心病、病窦综合征。

【心电图特征】　①第 1 个心搏的 P 波直立,是窦性心搏,以后发生了窦性停搏。②连续出现 3 次交界性 P⁻-QRS-T 波群,P⁻波倒置。P⁻-R 间期 0.11 s。心率 30 次/min。为过缓的交界性逸搏。

【心电图诊断】　1. 窦性停搏；2. 交界性心动过缓心律。

11-3　交界性逸搏

【定义】　延迟出现的交界性心搏,称为交界性逸搏。

【发生机制】　房室交界区存在着自律中心。当窦房结、心房不能按时发放激动或窦房传导阻滞及房室传导阻滞时,交界区起搏点被动性地发放 1 次或连续发放 2 次激动,形成交界性逸搏。

【诊断】

1. 交界性 P⁻-QRS 波群　延迟出现的 P⁻-QRS 波群为交界性。逸搏间期在 1.0～1.5 s,频率 40～60 次/min。

(1)交界性 P⁻波　Ⅱ、Ⅲ、aVF 导联 P⁻波倒置。

(2)交界性 QRS 波群:①多数交界性 QRS-T 波形与窦性 QRS-T 相同。②少数伴非时相性室内差异传导而变形。

(3)P⁻与 QRS 的关系　①P⁻位于 R 之前,P⁻-R<0.12 s。②P⁻位于 R 之中。③P⁻位于 R 之后。④逆向阻滞性传导中断,无 P⁻波。⑤前向阻滞性传导中断,P⁻波后面无 R 波。

2. 窦-交界区干扰现象　交界性逸搏出现以后,如有窦性激动出现,可能会出现干扰现象(图 11-3-1)。

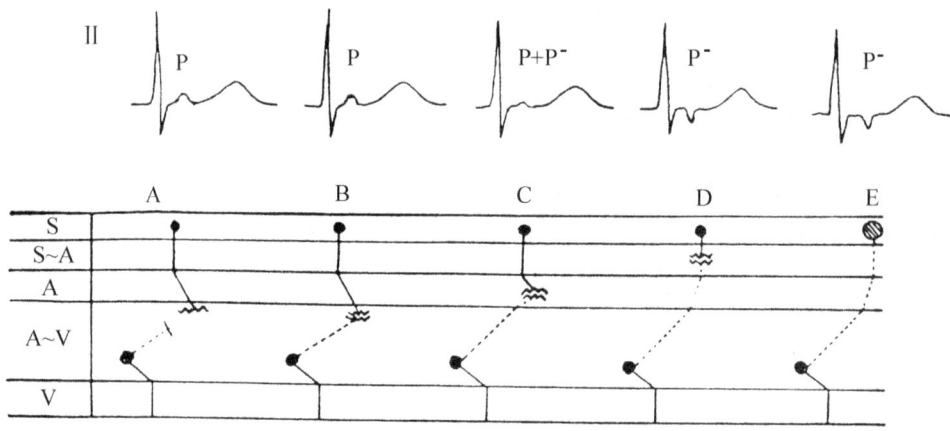

图 11-3-1　窦性激动与交界性逸搏的干扰情况
A. 阻滞性室房传导中断　B. 干扰性房室传导中断　C. 室房传导伴房内干扰而形成房性融合波　D. 室房传导伴窦房结性干扰　E. 室房传导伴窦性节律重整

3. 引发交界性逸搏的心律失常　交界性逸搏继发于下列心律失常之后:①窦性心律不齐的慢相。②窦性心动过缓伴不齐。③窦性停搏。④窦房阻滞。⑤房室阻滞。⑥早搏代偿间歇内。⑦心动过速、心房扑动或心房颤动终止以后的代偿间歇。

【临床意义】　交界性逸搏的出现,是心脏的生理性保护机制之一,应加以保护。临床意义取决于原发性心律失常。

【资料】　男性,55 岁。冠心病、心绞痛、左前降支弥漫性狭窄 72%～90%,右冠状动脉多处狭窄 78%～89%。二支冠状动脉架桥术后。病窦综合征(图 11-3-2)。

【心电图特征】　第 1 个 P-P 间期为窦性,心率 77 次/min。先后出现 2 次房性早搏。第 2 个房性早搏引起 2.76 s 的窦性停搏。在此期间出现 1 次交界性逸搏,逸搏间期 1.49 s,频率 41 次/min。交界性逸搏伴轻度非时相性室内差异传导。

【心电图诊断】　1. 窦性心律;2. 房性早搏引起短暂窦性停搏;3. 交界性逸搏。

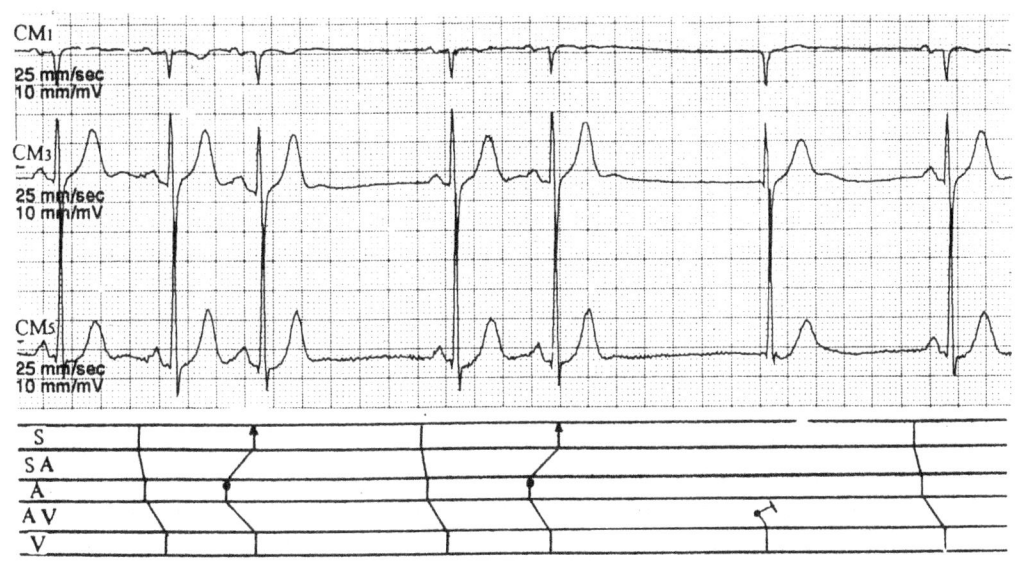

图 11-3-2　房性早搏引起窦性停搏、交界性逸搏

11-4　交界性心律

【定义】　交界性逸搏连续 3 次或 3 次以上,称为交界性心律。

【发生机制】　窦房结自律性降低、窦性停搏、窦房阻滞或房室阻滞情况下,房室交界区起搏点摆脱窦性及房性起搏点频率抑制作用以后,以自身的节律和速率发放激动,形成交界性心律。

【诊断】　①一系列 QRS 波群为交界性,②其频率 40~60 次/min(图 11-4)。

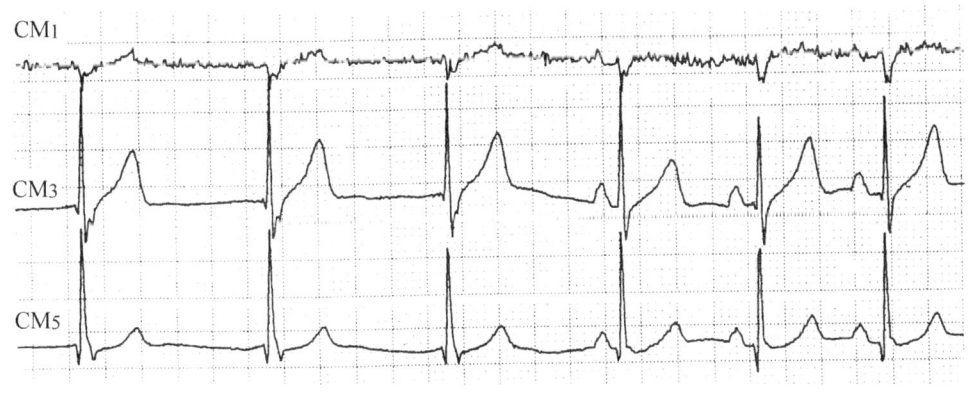

图 11-4　交界性心律

【临床意义】　交界性心律是常见的心律失常。因交界区起搏点的自律性较强而又相对稳定,有不少患者就是靠这种节律维持着生活而无生命危险。

【资料】　男性,61 岁。冠心病、病窦综合征。

【心电图特征】　较长时间内无窦性 P 波,考虑窦性停搏。在窦性停搏期间连续出现 3 个交界性 QRS 波群,其频率 59 次/min。以后恢复窦性心律,心率 83 次/min。

【心电图诊断】 1.窦性停搏；2.交界性心律。

11-5　加速的交界性逸搏

【定义】 加速的交界性逸搏是介于交界性逸搏与交界性早搏之间的一种主动性交界性心律失常。

【发生机制】 窦房结与心房内起搏点自律性轻度降低，房室交界区自律性轻度升高，可引起加速的交界性逸搏。

【诊断】 ①略为提早的 P⁻-QRS 波群为交界性，P⁻-R 间期<0.12 s。有的交界性 QRS 之前无 P 波。②联律间期 0.60～1.0 s(图 11-5)。

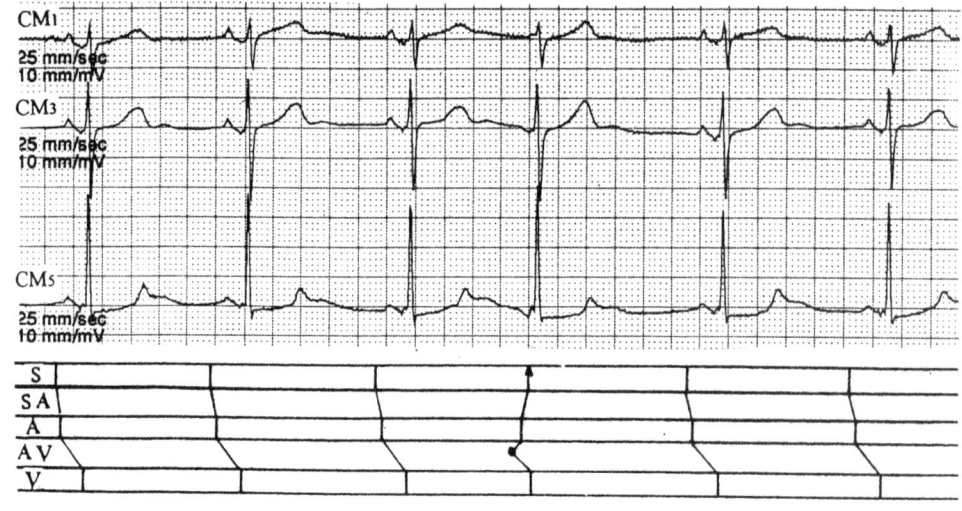

图 11-5　加速的交界性逸搏

【临床意义】 偶发的加速的交界性逸搏无重要意义。频发的加速的交界性逸搏提示药物中毒，也可见于缺血性心脏病。

【资料】 女性，76 岁。冠心病。

【心电图特征】 窦性频率 56 次/min。第 4 个心搏提早出现，联律间期 0.89 s，P⁻-R 间期 0.06 s，代偿间歇不完全，是加速的交界性逸搏。CM₅ 导联 ST 段呈上斜型下降 0.05mV。Q-T 间期 0.48 s。

【心电图诊断】 1.窦性心动过缓；2.加速的交界性逸搏。

11-6　加速的交界性心律

【定义】 房室交界区起搏点自律性轻度升高引起的心律失常，称为加速的交界性心律(原名非阵发性交界性心动过速)。

【发生机制】 窦房结、心房起搏点自律性轻度降低或出现房室阻滞。此时，房室交界区起搏点自律性轻度增高,超过窦性或房性节律的频率时,即出现加速的交界性心律。当窦性或房性起搏点自律性高于交界性起搏点的自律性强度时,后者被抑制。

交界性 P⁻ 与 QRS 波群的关系如图 11-6-1 所示:

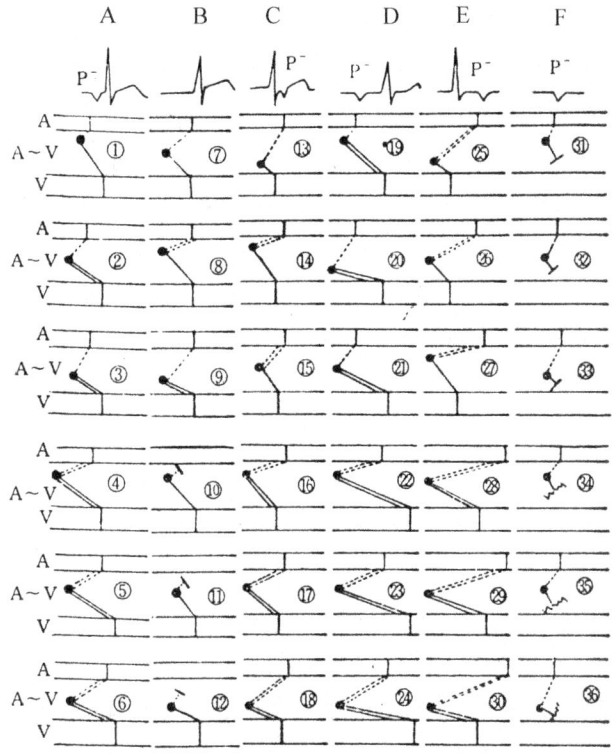

图 11-6-1 交界性心搏的 P-QRS 的时间关系(改自程树槃)

A. P⁻FR≤0.12 s 有六种可能:①交界区上部心搏。②交界区中部心搏伴下行阻滞。③交界区下部心搏伴下行阻滞。④⑤⑥交界区上、中、下部心搏伴双向阻滞,以下行为显

B. 室上性 QRS 波不伴 P 波(包括逆行 P″)有六种可能:⑦交界区中部心搏。⑧交界区上部心搏伴逆行阻滞。⑨交界区下部心搏伴下行阻滞。⑦⑧⑨中逆 P 埋在 QRS 波中而未显现。⑩ ⑪⑫交界区上、中、下部心搏伴逆行阻滞性中断或逆行绝对干扰(即干扰性中断),故无逆 P

C. RP⁻≤0.16 s,有六种可能:⑬交界区下部心搏。⑭交界区上部心搏逆行阻滞。⑮交界区中部心搏伴逆行阻滞。⑯、⑰、⑱:交界区上、中、下部心搏伴双向性阻滞,以逆行阻滞为显

D. P⁻-R>0.12 s,有六种可能:⑲、⑳、㉑交界区上、中、下部心搏伴下行阻滞。㉒、㉓、㉔:交界区上、中、下部心搏伴双向性阻滞,以下行阻滞为显

E. RP⁻>0.16 s 有六种可能:㉕、㉖、㉗:交界区上、中、下部心搏伴逆行阻滞;㉘、㉙、㉚:交界区上、中、下部心搏伴双向性阻滞,以逆行阻滞为显

F. 仅有逆行 P 波不伴 QRS 波,有六种可能:㉛、㉜、㉝:交界区上、中、下部心搏伴下行阻滞性中断;㉞、㉟、㊱:交界区上、中、下部心搏伴下行绝对干扰(即干扰性中断)

【诊断】 ①一系列 P⁻-QRS 波群为交界性,P⁻ 波为逆行性 P⁻ 波,P⁻ 位于 R 之前,P⁻-R<0.12 s。②交界性频率 60～100 次/min。③与窦性心律并存时,常形成干扰性房室脱节(图 11-6-2)。

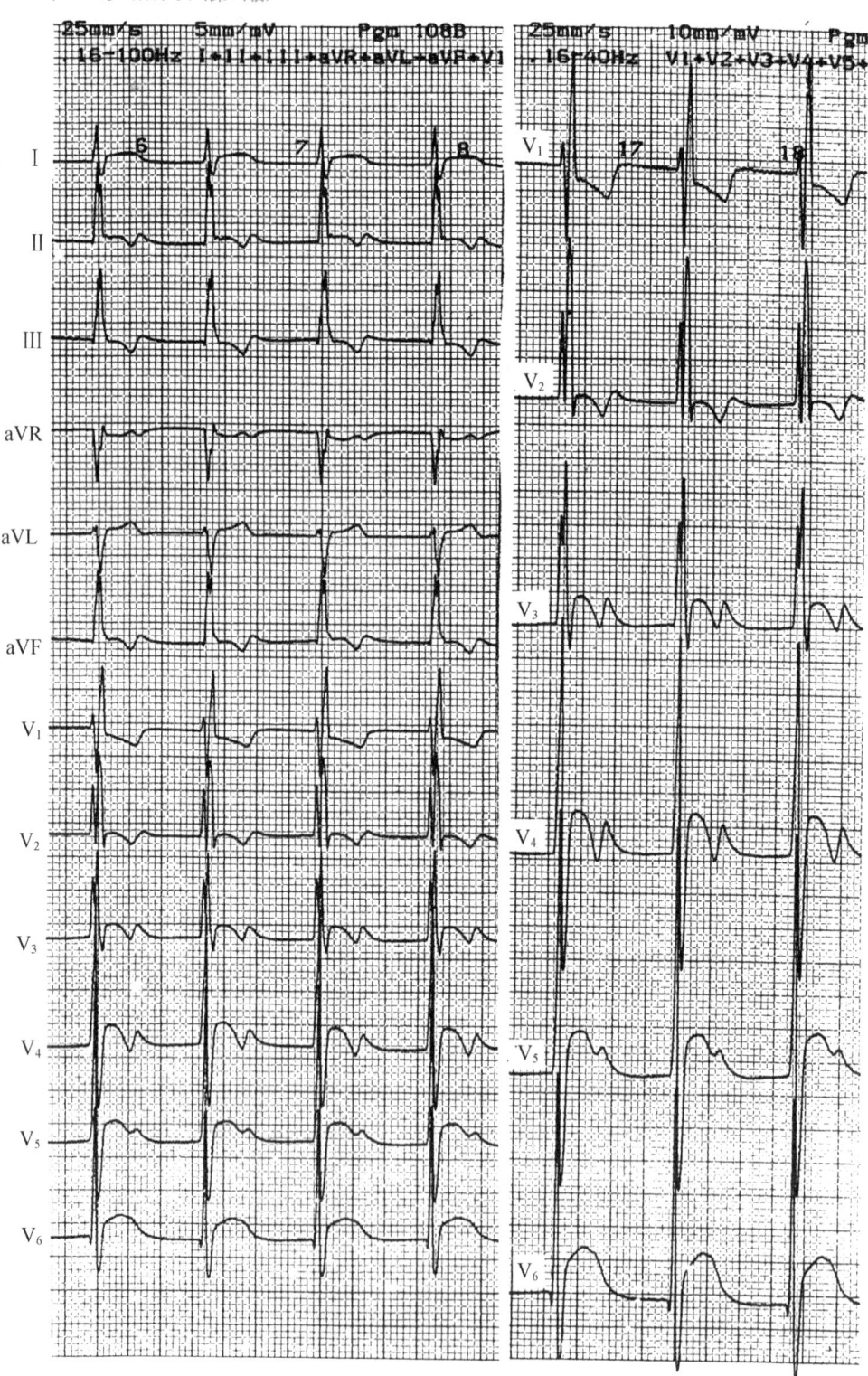

图 11-6-2 加速的交界性心律

【临床意义】 加速的交界性心律常见于心脏外科术后 1 周内、心导管检查过程中、风心病、冠心病等,也可见于无器质性心脏病者。

【资料】 男性,21 岁。先心病、继发孔型房间隔缺损修补术后。

【心电图特征】 心电图记录于房间隔缺损修补术后第 2 天。QRS 起自房室交界区,心率 85 次/min。不见 P 波有 3 种可能:①窦性停搏;②P 波重叠于 QRS 之中;③逆行阻滞,无 P⁻ 波。QRS 时限 0.11 s,V_1 呈 rsR′型,为房间隔缺损引起的右室舒张期负荷增重。V_5、V_6 导联 R 波增高。$V_3 \sim V_6$ 导联 ST 段抬高,是心脏术后引起的心肌损害。

【心电图诊断】 1. 加速的交界性心律;2. 右室舒张期负荷增重;3. 左室电压高;4. ST 改变。

11-7 交界性早搏

【定义】 房室交界区过早发放激动产生的搏动,称为房室交界性早搏,简称交界性早搏。交界性激动一方面逆传与窦性激动在房室结上部发生绝对干扰,另一方面又出现在前向传导中断时,表现为假性二度房室阻滞。

【发生机制】 房室交界区的房结区、结区、结希区和希氏束自律性突然增高,或激动在房室交界区折返产生早搏,发自交界区的激动前传速度快于逆传速度,起搏点又靠下者,交界性 R 波位于交界性 P⁻ 波之前;反之,交界性激动先传入心房,交界性 P⁻ 波位于 R 波之前,P⁻-R 间期<120 ms。交界区的激动同时到达心房与心室,交界性 P⁻ 位于 R 之中。交界性早搏的激动与下传的窦性激动在房室结区心房或窦房交界区发生干扰,产生完全性代偿间歇。有时交界性早搏激动传出阻滞,产生隐匿性交界性早搏。

【诊断】

1. 交界性早搏的基本特征

(1)过早发生的 QRS-T 波群呈室上型 交界性早搏的 QRS-T 波形与窦性 QRS-T 波形相同或基本相同,部分因伴时相性室内差异传导、束支传导阻滞或心室预激波而畸形。

(2)P⁻ 与 QRS 的关系 交界性早搏的 P⁻ 与 QRS 的关系反映了房室传导的时间差别及其起搏点的位置:①P⁻ 位于 QRS 之前,P⁻-R 间期<120 ms。②P⁻ 波位于 QRS 之中。③P⁻ 波位于 QRS 之后(图 11-7-1)。④室房传导中断时,交界性 QRS 前、中、后无 P⁻ 波。舒张晚期的交界性早搏之前可有窦性 P 波,P⁻-R 间期有或多或少的缩短。

(3)代偿间歇 交界性早搏起源点远离窦房结,在逆行心房传导过程中,常与窦性激动在窦房交界区、心房内或房室交界区等部位发生绝对干扰,产生完全性代偿间歇。交界性激动侵入窦房结,将产生不完全性代偿间歇。交界性心律伴发交界性早搏时,代偿间歇多数是不完全的。

交界性激动一方面逆传与窦性激动在房室结上部发生绝对干扰,另一方面又出现前向传导中断时,表现为假性二度房室传导阻滞。隐匿性交界性早搏还可引起间歇性 P-R 间期延长(图 11-7-2、图 11-7-3)。

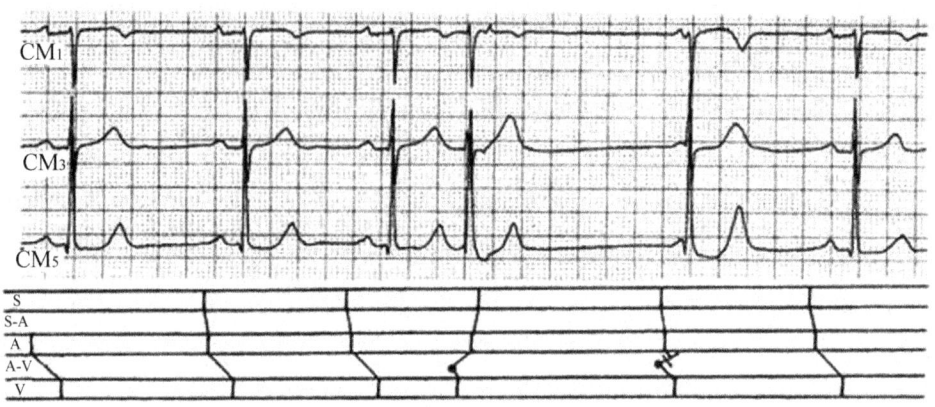

图 11-7-1　交界性早搏，P⁻ 波位于 R 波之后

梯形图显示过早发生的 QRS 波群起自交界区，前传速度快于逆传速度，R 波位于 P⁻ 波之前，R-P⁻ 间期 40 ms。延迟发生的 QRS 波群起自交界区，形成 R-on-P 现象，交界性逸搏

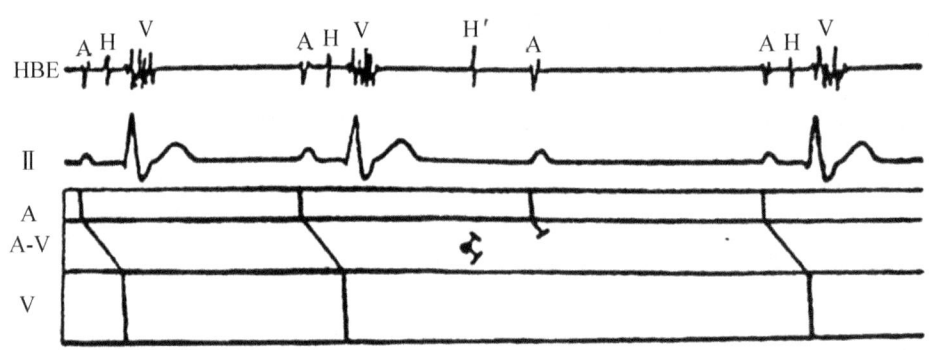

图 11-7-2　隐匿性交界性早搏，干扰一次窦性 P 波未下传心室

Ⅱ导联心电图显示二度房室传导阻滞，希氏束电图证实 A 波前有 H 波，梯形图说明隐匿性交界性早搏干扰了一次窦性 P 波的前传

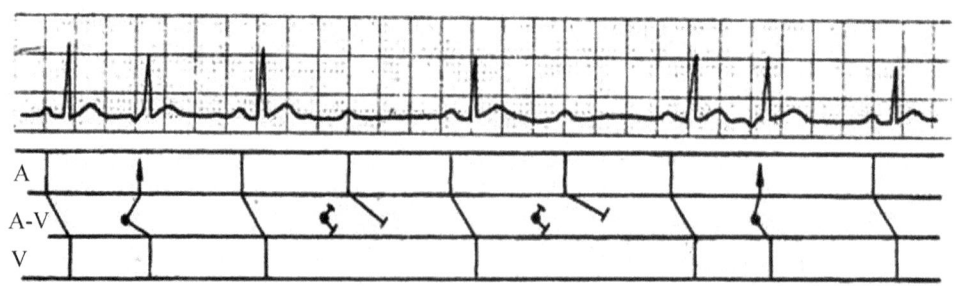

图 11-7-3　隐匿性交界性早搏致假性二度房室传导阻滞

显性与隐匿性交界性早搏并存，未下传的窦性 P 波是隐匿性交界性早搏引起的隐匿性房室干扰

【临床意义】　隐匿性交界性早搏不易与一度房室阻滞和二度房室阻滞相鉴别，His 电图可以得到明确诊断。

11-8 房室结折返性心动过速

【定义】 激动沿房室结双径路折返形成的心动过速,称为房室结折返性心动过速(AVNRT)。约占室上性心动过速的40%。

【发生机制】 房室结双径路是产生AVNRT的解剖基础。双径路中的快径路传导速度快,但不应期较长,而慢径路传导速度慢,但不应期较短(图11-8-1)。

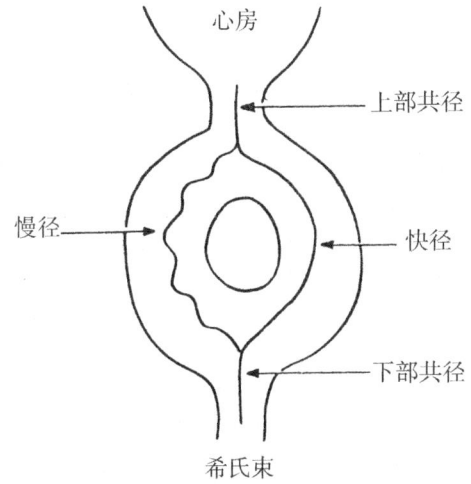

图 11-8-1 房室结折返径路示意图

要证明快、慢径折返限于房室结内,需用电生理学方法阐明快、慢径与心房之间有上部共径;快、慢径与希氏束之间有下部共径

慢-快型AVNRT的折返方式:慢径路前传心室,快径路逆传心房(图11-8-2)。

快-慢型AVNRT的折返方式:快径路前传心室,慢径路逆传心房(图11-8-3)。

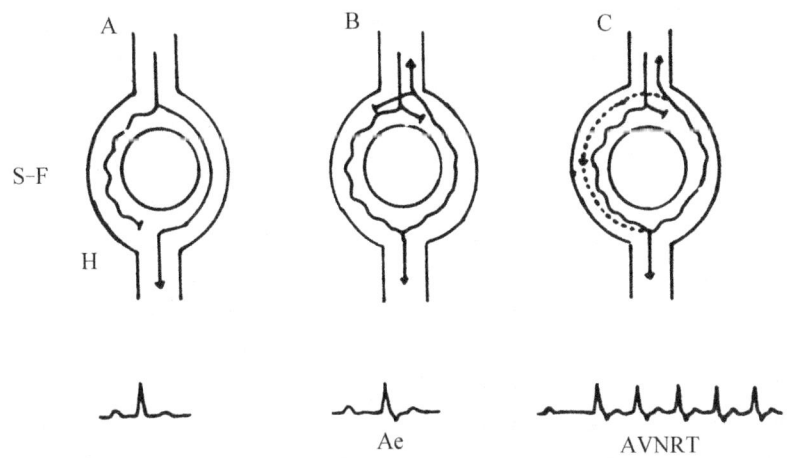

图 11-8-2 慢-快型房室结折返性心动过速发生示意图

图中示意性地画出慢径(S,各帧之左侧)和快径(F,各帧之右侧),快径路传导速度快而不应期长,慢径路传导速度慢而不应期短。H=希氏束,Ae=心房回波,AVNRT=典型的房室结折返性心动过速

A帧:窦性心律时,激动从快径下传,PR间期正常,虽然激动也从慢径下传,但由于希氏束与心室已先被从快径下传的激动所除极,产生不应期,不再被从慢径下传;B帧:房性早搏处于快径之不应期而受阻,从慢径下传激动希氏束与心房,PR间期延长。因慢径传导时间长,快径有时间从不应期中恢复。从慢径下传的激动不但传入希氏束,而且从快径中逆传回到心房,产生心房回波。逆传激动试图再从慢径下传,但由于慢径路尚未从不应期中恢复,不能激下传,故只有一个心房回波;C帧:更早的房性早搏,从慢径下传速度比B帧中更慢,PR间期比B帧中更长不但快径有时间从不应期中恢复,产生心房回波,而且慢径也有时间从不应期中恢复,允许再度前传,反复进行形成AVNRT

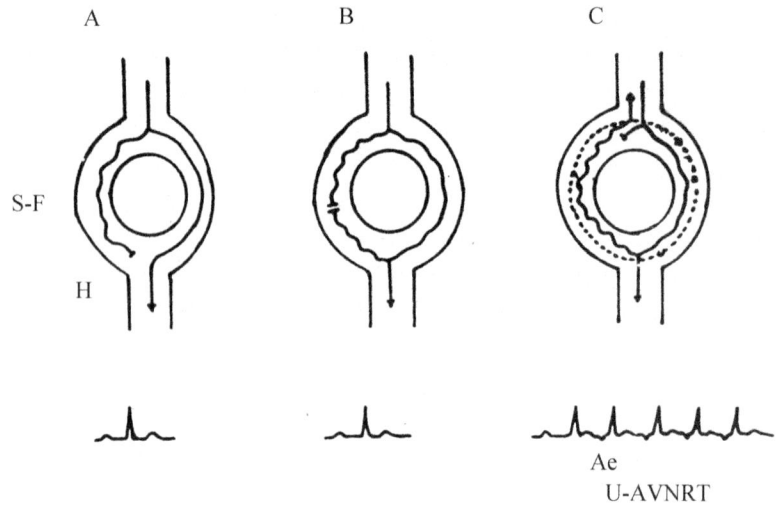

图11-8-3 快-慢型房室结内折返性心动过速折一返示意图

图中示意性地画出慢径(S,各帧之左侧)和快径(F,各帧之右侧),但本图中假设快径的不应期比慢径的不应期长。H:希氏束,Ae:心房回波,U-AVNRT:罕见型房室结折返性心动过速。

A帧:窦性心律时,激动从快径下传,产生正常的PR间期;B帧:房性早搏时,慢径下传受阻(由于不应期长),但这是隐匿性的,心电图上并不直接显示。因为激动从快径下传,PR间期稍有延长。从快径下传的激动不能从慢径逆传,故没有心房回波;C帧:更早的房性早搏,慢径下传受阻,激动从快径下传,PR间期稍有延长。当激动从慢径逆传时,传导速度甚慢,慢径阻滞处有足够时间恢复其应激性,能反复折返,产生室上性心动过速。在这种情况下,从慢径逆传,故RP间期甚长

【诊断】

1.慢-快型AVNRT ①心动过速的频率160~220次/min。②QRS呈室上型,波形正常或伴束支阻滞。③心动过速常由早搏诱发,诱发早搏P'-R间期延长。④心动过速发作时,P⁻波多位于QRS之中,若P⁻位于R之后,R-P⁻<0.08 s。⑤早搏、刺激迷走神经可使心动过速终止。⑥发生束支阻滞时不改变心动过速的周长。⑦可伴有房室及室房阻滞(图11-8-4~图11-8-6)。

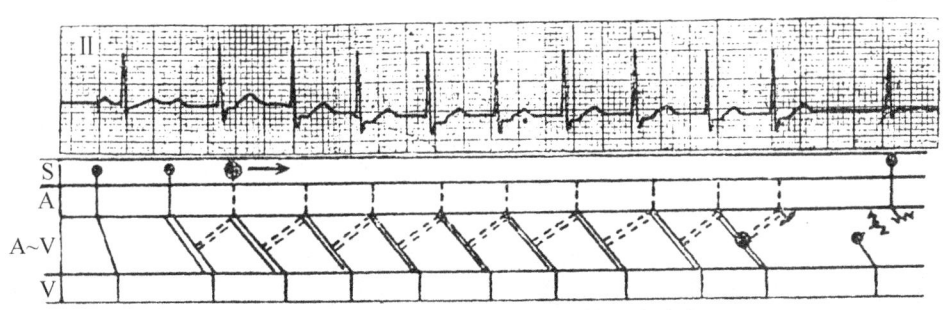

图 11-8-4　慢-快型房室结内折返性心动过速

心动过速由 P-R 间期突然延长开始,表示激动沿慢径路前传心室,再沿快径路逆传心房

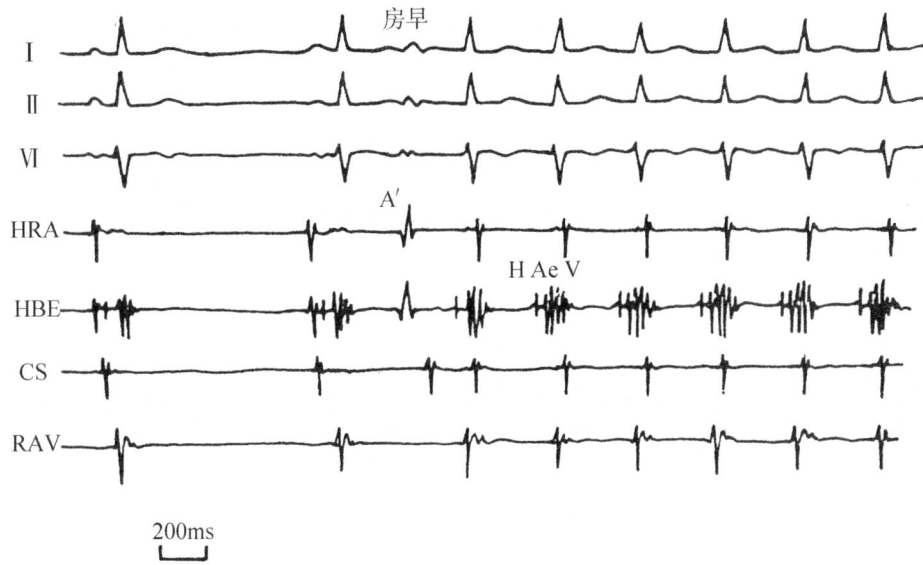

图 11-8-5　自发的慢-快型房室结折返性心动过速

第 1、2 个窦性搏动的 AH、HV 间期正常,第 3 个 P 波是自发的房性早搏,其 AH 间期明显延长,诱发了典型的房室结折返性心动过速,在心动过速过程中,心房激动与心室激动同时发生

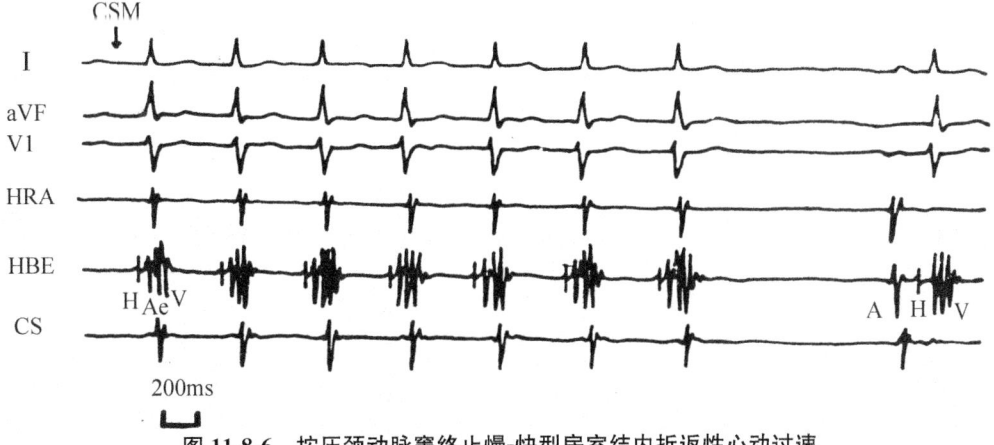

图 11-8-6　按压颈动脉窦终止慢-快型房室结内折返性心动过速

2. 快-慢型 AVNRT ①心动过速为室上型。②心率 100～150 次/min。③P⁻波位于 R 之前，P⁻-R<0.12 s。R-P⁻>P⁻-R(图 11-8-7)。

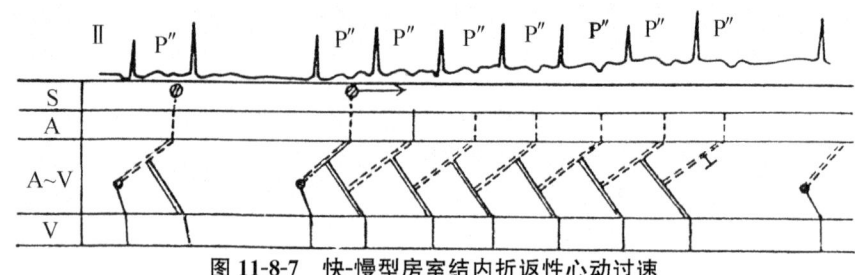

图 11-8-7　快-慢型房室结内折返性心动过速

【临床意义】　在 AVNRT 中，以慢-快型多见，目前开展的射频消融术，一般是消融房室结慢径路，终止 AVNRT。快-慢型少见，同样可被射频消融术所终止。

11-9　自律性交界性心动过速

【定义】　房室交界区起搏点自律性增高引起的心动过速，称为自律性交界性心动过速。

【发生机制】　交界区起搏细胞 4 相自动除极化上升速度增快，自律性增高，产生交界性心动过速。

【诊断】　①心动过速的频率 100～150 次/min。②心动过速的 P⁻-QRS 为交界性，P⁻位于 R 之前，P⁻-R<0.12 s。③心动过速开始有频率逐渐加快的现象。④刺激迷走神经不能使心动过速终止(图 11-9)。

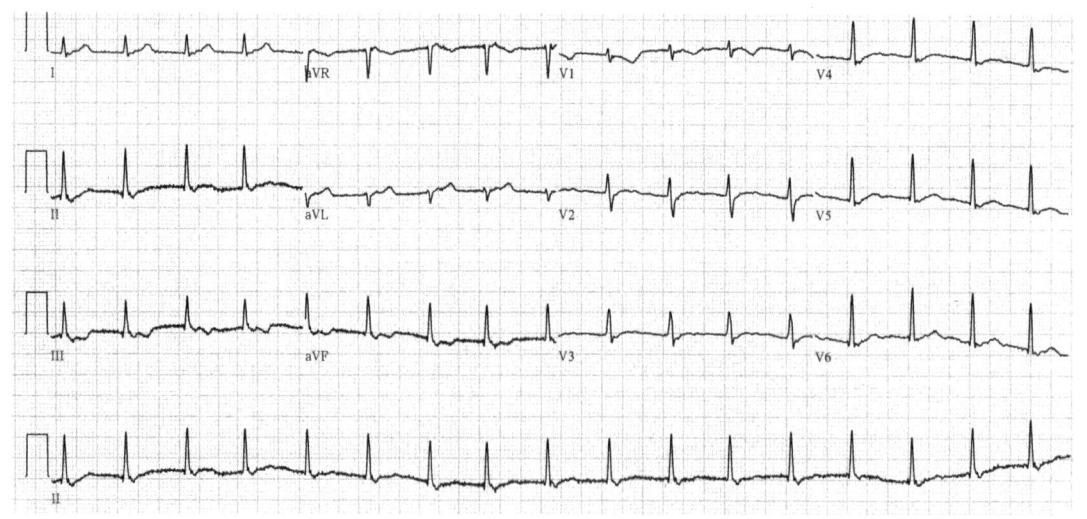

图 11-9　自律性交界性心动过速

【临床意义】　自律性交界性心动过速少见。因频率多在 150 次/min 以下，较少引起循环功能障碍。

【资料】　女性，38 岁；高血压。

【心电图特征】 交界性 $P^-_{II、III、aVF}$ 倒置,R-P$^-$<0.12 s。心率 101 次/min,自律性交界性心动过速。

【心电图诊断】 自律性交界性心动过速。

11-10　阵发性室上性心动过速

【定义】 起源于希氏束分叉处以上部位的心动过速,称为阵发性室上性心动过速(PSVT)。

PSVT 是下列心动过速的总称:①窦房折返性心动过速;②自律性房性心动过速;③心房内折返性心动过速;④1∶1 下传的心房扑动;⑤房室结内折返性心动过速;⑥自律性交界性心动过速;⑦房室传导性心动过速;⑧房室折返性心动过速。

【发生机制】 PSVT 的发生机制主要是折返与自律性增高。

【诊断】 ①心动过速的 QRS 时限≤0.11s。②QRS 前后无 P 波或看不到相关的心房波。③心室率 100～220 次/min。④不能区分心动过速起源于心房或交界区,不能确定是折返性心动过速,还是自律性心动过速。又能除外室性心动过速者,可诊断 PSVT。必要时应做电生理检查,明确 PSVT 的起源部位和性质(图 11-10)。

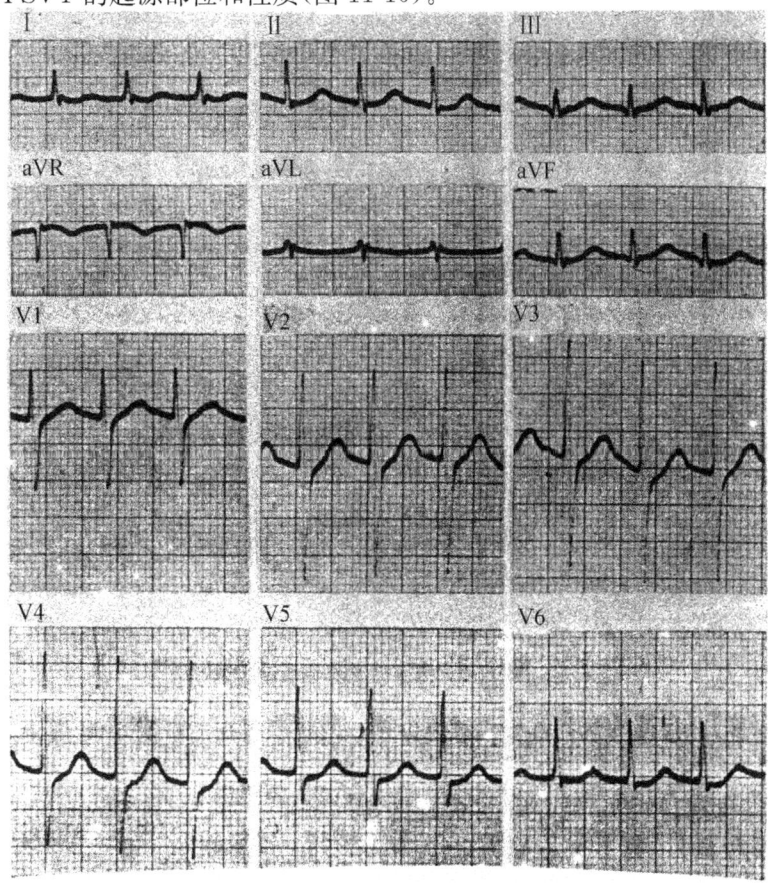

图 11-10　阵发性室上性心动过速

【临床意义】 PSVT 是常见的心动过速,体表心电图不能确定类型者,可行电生理检查及射频消融术。

【资料】 男性,75 岁。阵发性心悸 2 小时入院。

【心电图特征】 心动过速的特征:①心动过速突然发作。②心动过速的频率 146 次/min。③QRS 时限 0.09 s。④无法确定 QRS 前、中、后是否有 P 波。提示 PSVT。

【心电图诊断】 阵发性室上性心动过速。

11-11 双重性交界性心动过速

房室交界区存在着一个双向性阻滞区,阻滞区上端与下端各有一个起搏点,分别控制着心房和心室的活动。两个起搏点自律性强度中度升高,产生了双重性交界性心动过速。

房室交界区双向阻滞区,阻止了上部起搏点的激动下传,又阻止了下部起搏点的激动不能逆传。上、下部起搏点分别以各自的频率发放激动,互不干扰。心电图特征是:①P⁻-P⁻匀齐,P⁻$_{Ⅱ、Ⅲ、aVF}$倒置,心房率>100 次/min。②R-R 匀齐,QRS 起源于交界区,心室率>100 次/min。③P⁻与 R 完全无关系(图 11-11)。

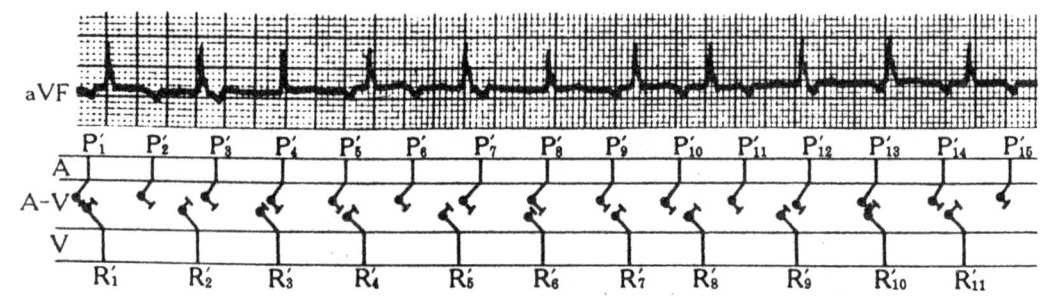

图 11-11 双重性交界性心动过速

11-12 房室传导性心动过速

【定义】 窦性激动分别沿着房室结快慢径路下传,引起两次心室除极,形成的心动过速称为房室传导性心动过速。房室结双径路是常见的电生理现象,然而由房室结双径路引起的房室传导性心动过速实属少见。

【发生机制】 一次窦性激动分别沿着房室结快慢径路下传,引起两次心室除极,形成房室传导性心动过速。

【心电图特征】 窦性激动沿快径路下传,慢径路阻滞时,PR 间期正常。沿慢径路传导,快径路阻滞时,PR 间期显著延长。沿快慢径路先后下传心室时,1 个 P 波面面跟随 2 个 QRS

波群。酷似交界性早搏二联律。第 2 个 QRS 波群时间可以正常,也可因伴时相性室内差异传导而畸形(图 11-12)。

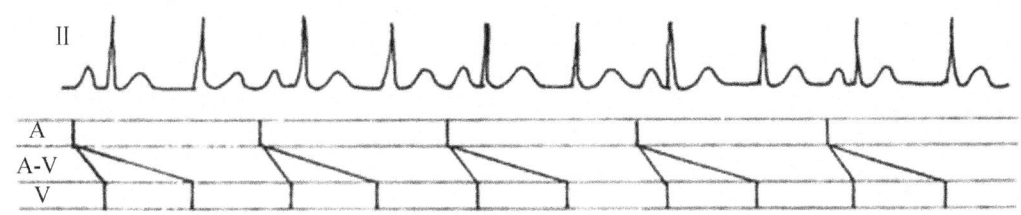

图 11-12　窦性心律,1∶2 房室传导性心动过速示意图

窦性心律,心房率 60 次/min。P 波沿快、慢径路传至心室,产生快-慢型房室传导性心动过速

【临床意义】　窦性心律的频率范围在 70～90 次/min,心室率可达 140～180 次/min,患者可有心悸、头晕等症状。

第 12 章　室性心律失常

室性心律失常包括：心室停搏（心室起搏点自律性强度为 0 级）、过缓的室性逸搏与过缓的室性逸搏心律（自律性强度降低为 1 级）、室性逸搏与室性逸搏心律（自律性"正常"为 2 级）、加速的室性逸搏与加速的室性心律（自律性强度为 3 级）、室性早搏与室性心动过速（自律性强度为 4 级）、心室扑动（自律性强度为 5 级）、心室颤动（自律性强度为 6 级）。0 级、5 级与 6 级为致命性室性心律失常。

一、心室停搏

1. 短暂心室停搏　心室起搏点暂时丧失自律性，导致短暂心室停搏。停搏时间超过 8s，会引起晕厥发作。心电图诊断依据：①QRS-T 波群暂时消失，出现心室长间歇（>3s）。②见于严重的器质性心脏病，频发心室停搏，应及时起搏。

2. 永久性心室停搏　心室起搏点永久性丧失。QRS-T 波群消失，心电图描记出一条直线。在心室停搏的最初几分钟内，可能会有心房波。最终是全心停搏。

二、过缓的室性逸搏

①延迟出现的 QRS 为室性，波形宽大畸形，其前无相关的心房波。QRS 时限≥0.12s。②逸搏周期>3.0 s。

三、过缓的室性逸搏心律

①过缓的室性逸搏连续出现 3 次或 3 次以上。②心室率<20 次/min。③为临终时的心电图改变。

四、室性逸搏

窦性、房性及交界性激动不能到达心室时，心室内起搏点被动性发放 1～2 次激动，形成室性逸搏。心电图诊断依据：①在一个较长的心室间歇后出现 1 个或 2 个宽大畸形的 QRS-T 波群。② 逸搏周期 1.5～3.0 s。

五、室性逸搏心律

①室性逸搏连续出现 3 次或 3 次以上。②心室率 20～40 次/min。③室性 R-R 周期常伴有不齐。④还会与室上性下传的激动形成室性融合波。

六、加速的室性逸搏

加速的室性逸搏是一种介于室性逸搏与室性早搏之间的主动性室性心律失常；是室内起搏点自律性强度轻度增高引起的。心电图诊断依据：①略为提早的 QRS 宽大畸形，其前无 P′ 波，有时可见被干扰的窦性 P 波，或与窦性、房性激动形成室性融合波。②联律间期在 0.60～1.50 s。

七、加速的室性心律

加速的室性心律(原名非阵发性室性心动过速)是窦房结自律性降低，室内起搏点自律性强度轻度升高引起的主动性室性心律失常。

心电图诊断依据：①一系列宽大畸形的 QRS 波群起源于心室，QRS 之前无相关的 P 波(除外室性融合波)，希氏束电图 V 前无 H，或 H-V 缩短。②心室率 60～100 次/min。③常有室性融合波。④如有室上性 QRS 插入，加速的室性心律被重整节律。

八、室性早搏

1. 基本特征　提早发生的室性 QRS 波群称为室性早搏；是由激动折返或室性起搏点自律性增高引起的。

(1) 室性早搏的 QRS 时限

1) 室间隔早搏的 QRS 时限多在 0.10～0.11 s。
2) 分支性早搏 QRS 时限 0.11～0.14 s。
3) 肌性早搏 QRS 时限 0.12～0.16 s，严重心肌病变，QRS 时限大于 0.16 s。

(2) 室性早搏的 QRS 形态

1) 室间隔早搏波形与窦性 QRS-T 大同小异。
2) 分支性早搏：呈对侧束支或对侧分支加右束支阻滞图形。
3) 肌性早搏，宽大畸形。右室肌性早搏，类似左束支阻滞图形。左室肌性早搏，类似右束支阻滞。

(3) 代偿间歇

1) 代偿间歇完全多见。
2) 代偿间歇不完全少见。
3) 无代偿间歇见于插入性早搏。

2. 分类与分型

(1) 根据室性早搏形态分类：

1) 单源性室性早搏　①早搏形态相同；②联律间期可固定，也可不固定。
2) 多源性室性早搏　①室性早搏形态不同；②联律间期不等。
3) 多形性室性早搏　①室性早搏形态不同；②联律间期固定。

(2) 二联律

1）显性室性早搏二联律　主导节律的 QRS 波群与室性早搏交替发生形成二联律。

2）隐匿性室性早搏二联律　室性早搏二联律伴间歇性传出阻滞,引起两个室性早搏之间的窦性 QRS 数目呈奇数分布,(2x＋1)。

（3）三联律

1）真三联律　一个室上性 QRS 后面跟随两个室性早搏,并重复 3 次或 3 次以上。

2）伪三联律

①显性室性早搏三联律　每两个室上性 QRS 波群后面跟随一个室性早搏,重复 3 次或 3 次以上。

②隐匿性室性早搏三联律　室性早搏三联律伴间歇性传出阻滞时,使两个室性早搏之间的窦性心搏数目变为 2.5、8、11、14…(其数目为 3x＋2)。

（4）R-on-T 现象室性早搏　指早搏起自 T 波顶峰上,相当于心室易颤期,严重心肌缺血、损伤、坏死、电解质紊乱时,R-on-T 现象室性早搏易引发心室颤动。

（5）R-on-P 现象室性早搏　室性早搏出现于 P 波顶峰上,形成 R-on-P 现象。有学者认为 R-on-P 现象室性早搏比 R-on-T 现象室性早搏更易诱发室性心动过速。其机理不详。

九、室性心动过速

1. 单形性室性心动过速　①一系列室性 QRS-T 波形相同(不包括室性融合波)。②心室率多在 100～220 次/min 之间。③ 一般持续时间仅数秒钟至数分钟,持续数小时者相对少见。④可被射频消融术所终止。

2. 多形性室性心动过速　①室性心动过速的 QRS-T 波群呈连续性的变化。②节律不规则。③心室率 200～250 次/min。④可自行终止,也可演变为心室颤动。⑤基础心率的 Q-T 间期正常或延长。

3. 多源性室性心动过速　①室性心动过速的 QRS 主波方向及形态明显不同。②R-R 间期不规则。③心室率 100～200 次/min。④多数持续时间不到 10s。

4. 扭转型室性心动过速　①室性 QRS-T 波群形态与一般的室性心动过速不同,QRS 主波方向围绕基线进行上下扭转。②心室率 150～280 次/min。③自行发作自行终止。④每阵持续时间多在数秒钟,持续时间长者可发展成为心室颤动。⑤基础心律的 Q-T 间期正常或延长。

5. 双向性心动过速　①心动过速的 QRS 主波方向上、下交替。②心室率大于 100 次/min。

双向性心动过速 QRS 时限一种正常,另一种大于 0.12 s。

双向性心动过速产生机制尚未完全阐明:①认为两种 QRS 均起源于室上伴交替性束支或分支 阻滞。②一种起源于室上;另一种起源于心室。③两种 QRS 都起源于心室。

6. 心室扑动　①P-QRS-T 波群消失,代之以快速、规则、大幅度的"正弦曲线样"波动。②心室率 180～250 次/min,是致命性室性快速心律失常,少见。

7. 心室颤动　①P-QRS-T 波群消失,代之以连续、快速、不规则的心室颤动波。②心室率大于 100 次/min。③患者意识丧失,测不到血压,瞳孔散大、全身抽搐。应尽快电击除颤。

12-1　阻滞型心室停搏

【定义】　由房室阻滞引起的心室停搏,称为阻滞型心室停搏。

【发生机制】　由二度房室阻滞向高度或完全性房室阻滞发展过程中,可出现短暂的、较久的或永久型的心室停搏。阻滞部位多在双束支水平。

【诊断】　①连续数个P波因阻滞未下传心室。②心房颤动时出现>3 s以上的心室长间歇。③可伴有或不伴有过缓的交界性逸搏或室性逸搏(图12-1)。

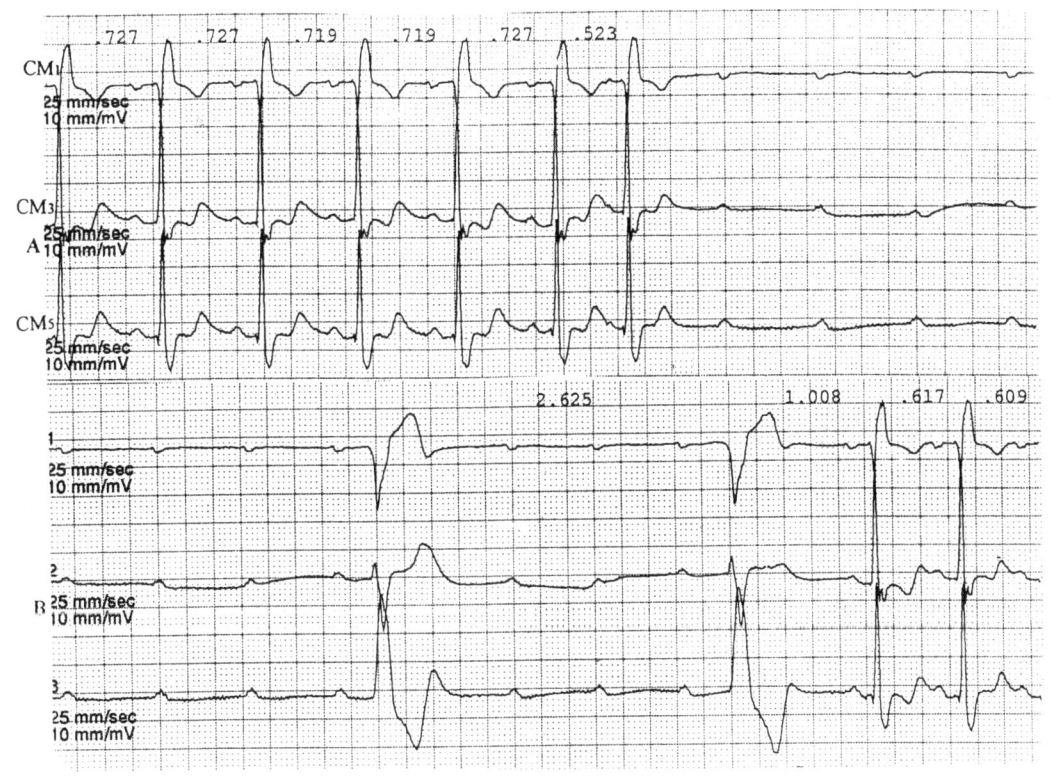

图 12-1　阻滞型心室停搏

【临床意义】　较长时间的停搏,发生晕厥或阿-斯综合征,甚至引起猝死,紧急心室起搏可挽救患者的生命。

【资料】　男性,43岁。风心病、主动脉瓣狭窄合并关闭不全换瓣术时引起房室传导阻滞。

【心电图特征】　图A与图B连续记录。图A:窦性心律,完全性右束支阻滞。房性早搏之后出现一系列窦性P波因阻滞未下传心室。图B:出现2个过缓的室性逸搏。

【心电图诊断】　1.窦性心律;2.房性早搏;3.高度房室阻滞;4.短暂心室停搏;5.过缓的室性逸搏。

12-2　全心停搏

【定义】　心脏所有起搏点均丧失自律性,心房与心室机械性舒缩停止。
【机理】　各种疾病发展到最终阶段,心脏各级起搏点都已经丧失自律性。心肌丧失了兴奋性。心房与心室完全丧失电活动。
【诊断】　P-QRS-T 波群消失,描记出一条直线。
【临床意义】　全心停搏是所有心脏停搏中最严重的一种类型,人类的死亡最终都是全心停搏(图 12-2)。

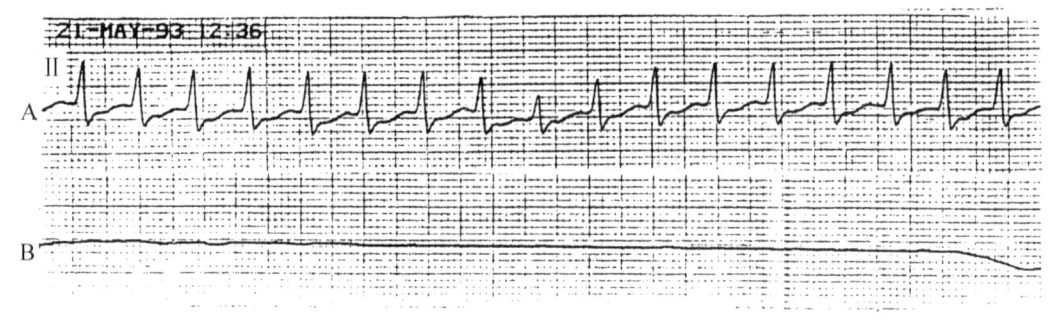

图 12-2　全心停搏

【资料】　女性,45 岁。肝右叶巨大血管瘤切除术后 4 小时突发全心停搏死亡。
【心电图特征】　图 A:不能确定 P 波,窄 QRS 心动过速,心室率 166 次/min。图 B:全心停搏。
【心电图诊断】　1. 室上性心动过速;2. 全心停搏。

12-3　室性逸搏

【定义】　室性起搏点被动性地发放 1 次或连续 2 次激动形成的心搏,称为室性逸搏。
【发生机制】　在较长的间歇期内,室性起搏点以自身的频率发放激动,形成室性逸搏。主导心律的频率高于室性逸搏心律时,室性逸搏消失。在心房颤动时伴发室性逸搏,提示合并有二度房室阻滞。
【诊断】　①延迟发生的 QRS 波群宽大畸形时间≥0.12 s。②逸搏间期在 1.50～3.0 s,频率 20～40 次/min(图 12-3)。

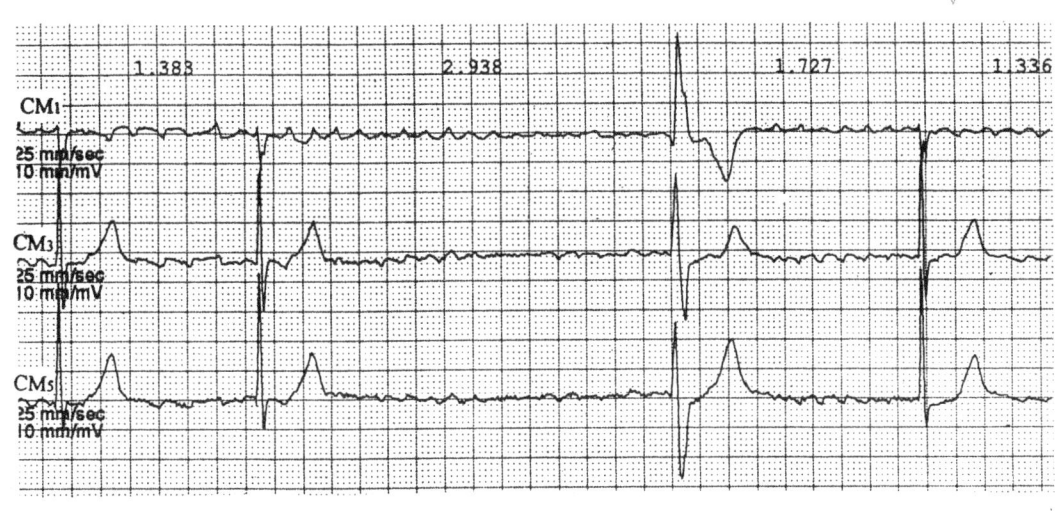

图 12-3　心房颤动、室性逸搏、二度房室阻滞

【临床意义】　室性逸搏属于被动性心律失常。它的发生,说明窦房结自律性降低,交界区起搏点自律性降低或丧失,在房室阻滞患者中伴发的室性逸搏,提示阻滞部位在房室结水平远端,预后差。出现频发的室性逸搏,因心室率缓慢,易引起脑、心、肾等重要器官的供血不足所致的临床症状,是置入心脏起搏器的指征。

【资料】　男性,71 岁。冠心病、心房颤动。

【心电图特征】　P 波消失,代之以心房颤动的 f 波。R-R 周期不规则。第 3 个 QRS 时限 0.13 s,CM_1 呈 qR 型,类似右束支阻滞图形,逸搏间期 2.94 s,属于室性逸搏。同时提示有二度房室传导阻滞。

【心电图诊断】　1. 缓慢型心房颤动；2. 室性逸搏；3. 二度房室阻滞。

12-4　室性逸搏心律

【定义】　室性逸搏连续出现 3 次或 3 次以上,称为室性逸搏心律。

【发生机制】　当窦性停搏、窦房阻滞或房室阻滞时,心脏为避免停搏带来的危害,心室起搏点便发放一系列激动,形成室性逸搏心律。同时也说明房性起搏点自律性与交界性起搏点自律性强度都已经降低。心脏起搏点的储备能力已几乎耗竭。

【诊断】　①一系列 QRS 波群宽大畸形时间≥0.12 s,其前无相关的 P 波。希氏束电图显示 V 前无 H 波。②心室率 20～40 次/min(图 12-4)。

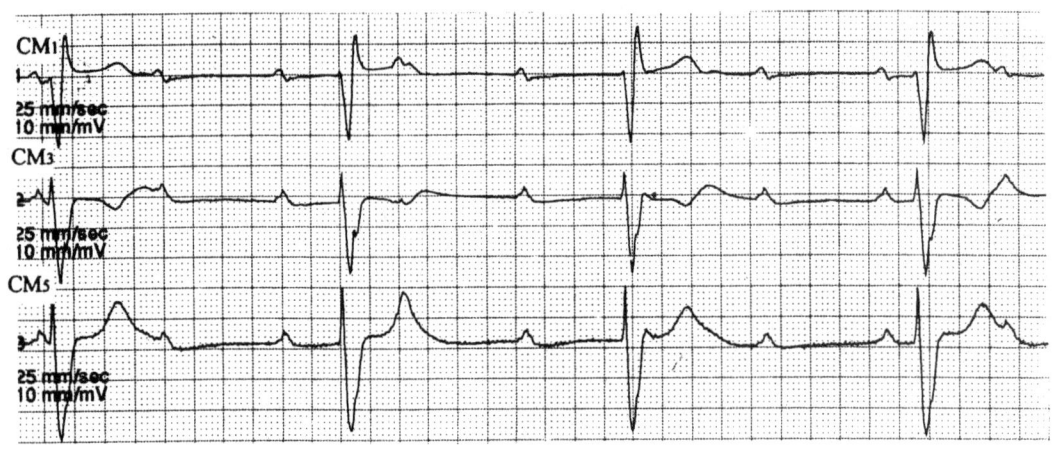

图 12-4　窦性心律、三度房室阻滞、室性逸搏心律

【临床意义】　心室起搏点属于第四级起搏点,自律性最低,最不稳定,最易停搏引起死亡。应行起搏治疗。

【资料】　男性,56 岁。冠心病、三度房室阻滞。

【心电图特征】　①窦性 P 波顺序发生,心房率 60 次/min。②一系列 QRS 波群宽大畸形时间 0.18 s,R-R 周期基本规则,心室率 30 次/min,为室性逸搏心律。③P 与 R 完全无关系。

【心电图诊断】　1. 窦性心律；2. 三度房室阻滞；3. 室性逸搏心律。

12-5　加速的室性逸搏

【定义】　室内异位起搏点自律性强度轻度增高引起的 1 至 2 个连续的心搏,称为加速的室性逸搏。它比室性逸搏来得早,但又比室性早搏来得晚,是介于室性逸搏与室性早搏之间的一种主动性室性心律失常。

【发生机制】　室性异位起搏点自律性强度比窦房结和房室交界区都低,每分钟发生 20～40 次激动。若室性异位起搏点自律性强度轻度增高,主导节律的频率较慢时,就有机会发生加速的室性逸搏。

【诊断】　①宽大畸形的 QRS 时限≥0.12 s,其前无相关的 P 波。②联律间期在 0.60～1.5 s。③主导节律常是窦性心动过缓、窦房阻滞、窦性停搏及房性早搏未下传心室引起的心室长间歇后,发生加速的室性逸搏(图 12-5)。

【临床意义】　加速的室性逸搏发生于窦性心动过缓、未下传的房性早搏之后等,发生于急性心肌梗死患者中,提示冠脉再通。在心电图上加速的室性逸搏应与室性逸搏及室性早搏区别开来。

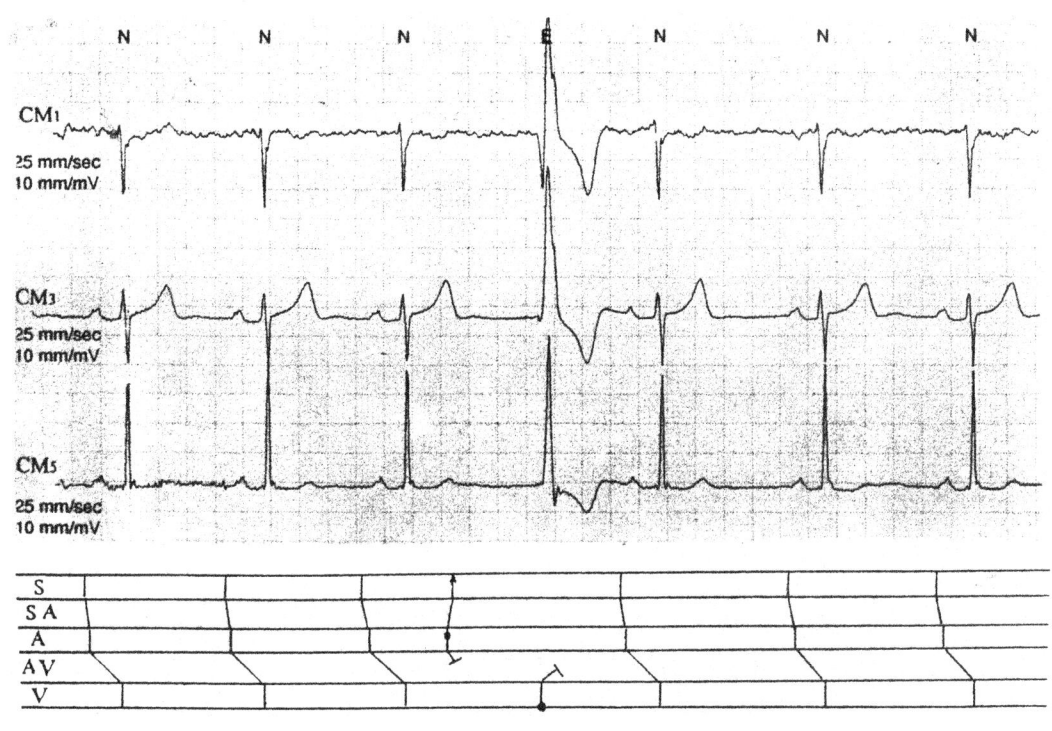

图 12-5 加速的室性逸搏

【资料】 男性,63岁。冠心病。

【心电图特征】 图 12-5 取自动态心电图。窦性心律,心率 62 次/min。P-R 间期 0.20 s,T_{CM_5} 低平。第 3 个心搏的 T 波上有一因干扰未下传的房性早搏。第 4 个 QRS 宽大畸形时间 0.16 s,逸搏周期 1 s,频率 60 次/min,属于加速的室性逸搏。

【心电图诊断】 1. 窦性心律;2. 房性早搏未下传;3. 加速的室性逸搏。

12-6 加速的室性心律

【定义】 室性起搏点自律性强度轻度增高引起的室性自主节律,称为加速的室性心律(原名非阵发性室性心动过速)。

【发生机制】 窦性、房性、交界区起搏点自律性轻度降低,而室性起搏点自律性轻度升高,在摆脱高位起搏点的频率抑制作用情况下,便发放一系列激动,形成加速的室性心律。

【诊断】 ①一系列宽大畸形的 QRS 波群为室性。②心室率 40～100 次/min。③与窦性心律竞争过程中经常发生室性融合波(图 12-6)。

【临床意义】 加速的室性逸搏心律发生于急性心肌梗死时,提示闭塞的冠状动脉再通。发生于应用洋地黄过程中,提示洋地黄过量。

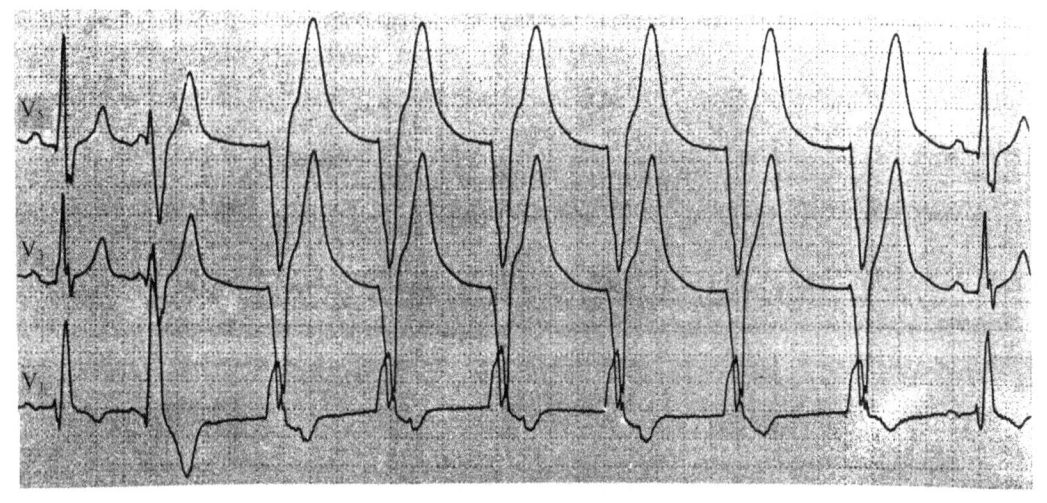

图 12-6 加速的室性心律

【资料】 男性,56 岁。冠心病。

【心电图特征】 窦性 P 波 0.11s,为不全性房内阻滞。窦性 QRS 时限 0.14s,V_1 呈 rsR' 型,为完全性右束支阻滞。第3个至第8个QRS波群宽大畸形,其前无 P 波,心室率66 次/min,是加速的室性心律。第2 个 QRS波群是室性融合波。

【心电图诊断】 1. 窦性心律;2. 不全性房内阻滞;3. 一度房室阻滞;4. 完全性右束支阻滞;5. 加速的室性心律;6. 室性融合波。

12-7 室性早搏

【定义】 提早发生的室性搏动,称为室性早搏。在各类早搏中,室性早搏发生率仅次于房性早搏而居第二位。

【机制】 室性早搏虽然多见,但发生机制至今仍未完全阐明。目前有以下 几种解释:①室内起搏点自律性中度增高产生早搏。②韦登斯基促进作用。③后除极学说。④微折返学说(图 12-7-1)。

【诊断】 ①提早发生的 QRS 宽大畸形时限≥0.12 s。②其前无 P 波。③多数伴有完全性代偿间歇。即早搏联律间期加代偿间歇之和等于两个窦律周期。在室性早搏的 ST、T、U 波中或后面可以看到一个因干扰未下传的窦性 P 波。④希氏束电图显示 V 前无 H,为肌性室性早搏;V 前有 H,H-V 缩短,为分支性早搏。⑤根据室性早搏形态及时间,可以推测出它的起源部位。

【临床意义】 单纯室性早搏不一定有危险性。我们自动态心电图上观察到不少频发室性早搏患者,24 小时室性早搏数达万次以上,而无室速发生。在急性心肌缺血、损伤和急性心肌梗死、药物中毒、电解质紊乱等情况下发生的多源性、成对室性早搏有一定危险性,易诱发室性心动过速,严重者引起心室颤动。应引起高度重视。

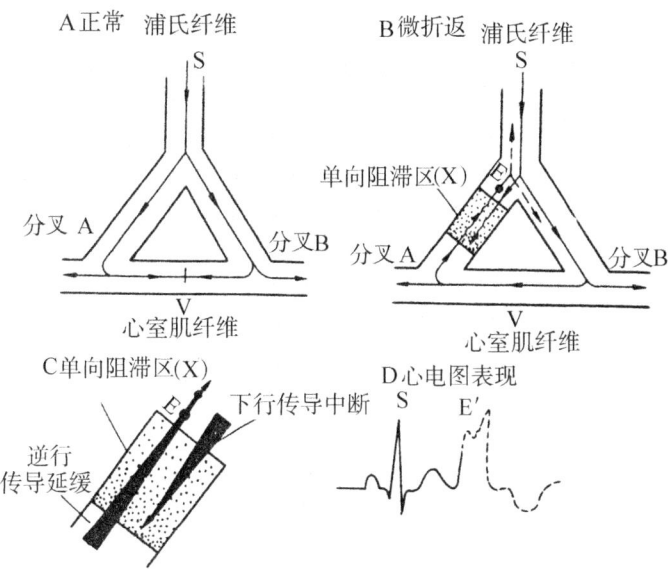

图 12-7-1　微折返的形成

A. 正常情况　B、D. 微折返和室早的形成　C. 单向阻滞区重点显示局限性阻滞区的递减传导所形成的单向阻滞（阻滞性下行传导中断，加上阻滞性逆行传导延缓）（改自 Watanabe）

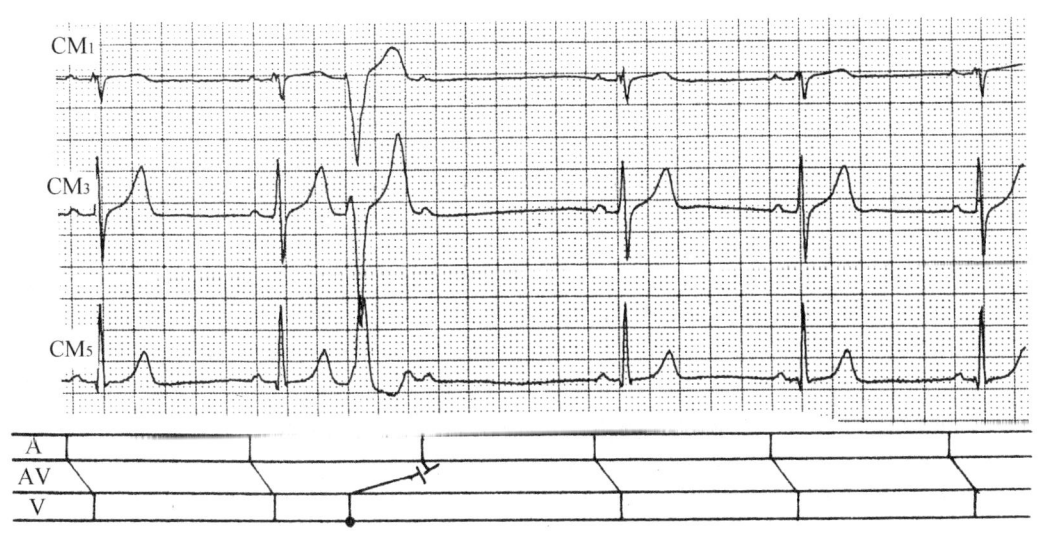

图 12-7-2　室性早搏

【资料】　男性，68岁。冠心病、室性早搏（图12-7-2）。

【心电图特征】　窦性频率52次/min。第3个QRS宽大畸形时限0.14 s，其前无P波，其后有一个因干扰而未下传的P波，有完全代偿间歇。为典型的室性早搏。

【心电图诊断】　1.窦性心动过缓；2.室性早搏。

12-8　室性早搏定位诊断

【定义】　根据心电图上室性早搏的特征,可以推测出起源部位,对于临床药物治疗或射频消融室性早搏有很大帮助。凡是心电图工作者和医师,都应当会对室性早搏做出定位诊断。

【发生机制】　用单极概念和心向量观点导出室性早搏所在部位(图12-8)。

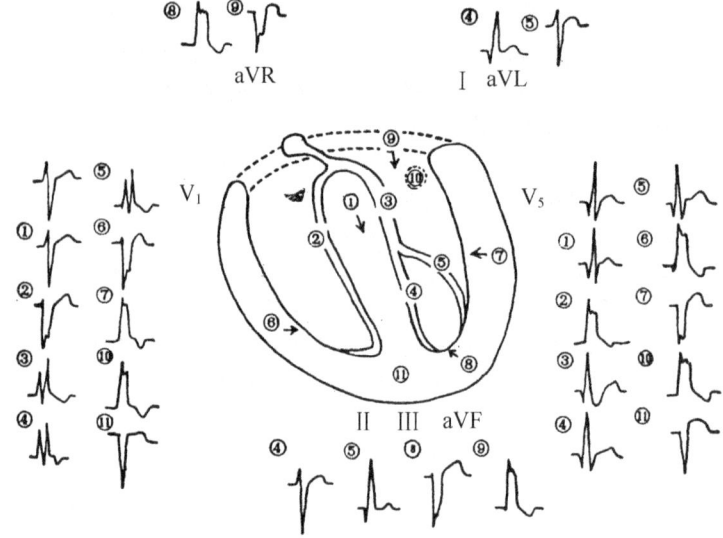

图12-8　11种不同的室性起搏点激动所产生QRS-T波模型
起搏点:①高位室间隔　②右束支　③左束支　④左束支后分支　⑤左束支前分支　⑥右心室壁　⑦左心室壁　⑧心尖部　⑨心底部　⑩后壁　⑪前壁

【诊断】
1. 室间隔早搏　波形与窦性QRS大同小异,室性QRS时限≤0.11 s。
2. 右束支性早搏　呈左束支阻滞图形。
3. 右室肌性早搏　类似左束支阻滞图形。
4. 右室流出道早搏　类似左束支阻滞,电轴正常,多为特发性。
5. 右室心尖部早搏　Ⅰ、aVL呈R型、Ⅱ、Ⅲ、aVF、$V_1 \sim V_4$均为QS型,有的V_5、V_6也呈QS型。
6. 左束支主干早搏　呈右束支阻滞图形。
7. 左后分支性早搏　呈右束支阻滞加左前分支阻滞图形,多为特发性。
8. 左前分支性早搏　呈右束支阻滞加左后分支阻滞图形。
9. 左室后壁早搏　$V_1 \sim V_6$ QRS主波向上。
10. 左室侧壁早搏　V_1、V_2 QRS主波向上,V_5、V_6 QRS主波向下。

【临床意义】　起源于左室的早搏多为器质性。起源于右室流出道的早搏和左后分支处早搏多为特发性,射频消融终止室性早搏成功率高。

12-9 右室流出道早搏

【定义】 早搏起源于右室流出道。

【发生机制】 ①右室流出道有一起搏点自律性增高引起早搏。②激动在右室流出道折返引起早搏。

【诊断】 ①室性早搏呈左束支阻滞图形，即 I、V_5、V_6 呈单向 R 波，V_1、V_2 呈 rS 型。②室性早搏电轴正常。

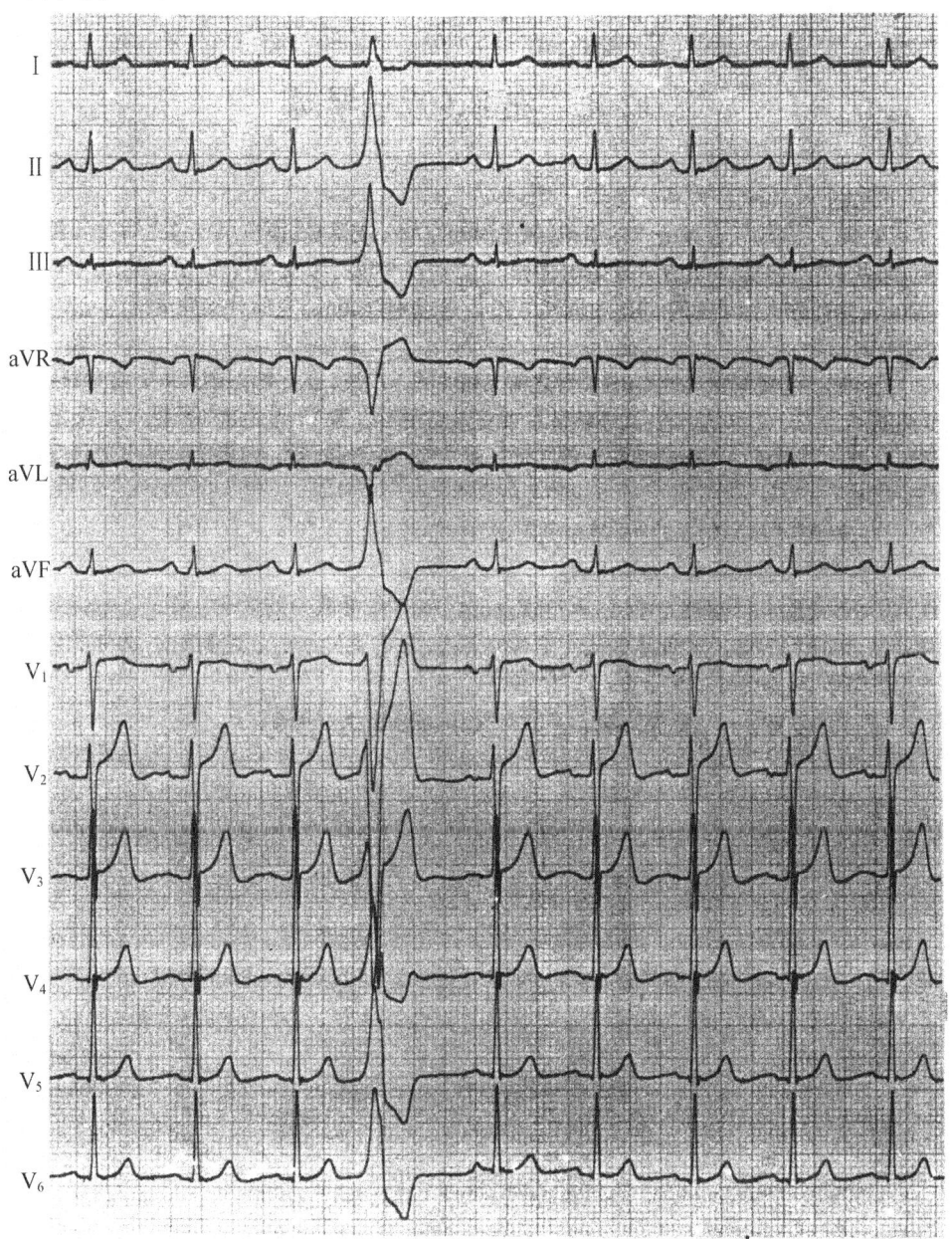

图 12-9　右室流出道早搏

【临床意义】 特发性室性早搏多起自右室流出道。频发的右室流出道早搏可被射频导管消融术终止。

【资料】 男性,58岁。特发性早搏持续3年(图12-9)。

【心电图特征】 ①$P_{II、III、aVF、V_4\sim V_6}$直立,为窦性心律,心率86次/min。②QRS-ST-T正常。③第4个QRS提早出现,其前无P波,时间0.14 s,有完全代偿间歇,呈左束支阻滞图形,额面室性早搏QRS电轴正常,为右室流出道早搏。

【心电图诊断】 1. 窦性心律;2. 右室流出道早搏。

12-10　左前分支性早搏

【定义】 早搏起自左前分支。

【发生机制】 起源于左前分支的早搏,最先引起左前分支除极,而右束支及左后分支激动较晚,呈现右束支阻滞加左后分支阻滞图形。左前分支与右束支和左后分支除极时间差别<40 ms,左前分支性早搏的QRS时限≤0.12 s。若差别≥40 ms,左前分支性早搏QRS时限>0.12 s。

【诊断】 ①提早出现的QRS波群之前无相关的心房波,希氏束电图显示V前有H波,H-V间期<20 ms。②早搏形态:胸导联呈右束支阻滞图形。即V_1呈rsR′、R型,V_5、V_6的S波宽钝。肢体导联呈左后分支阻滞图形。即电轴右偏,III呈qR型。③代偿间歇多数是完全的(图12-10)。

【临床意义】 左前分支性早搏见于器质性心脏病。

【资料】 女性,53岁。高血压。

【心电图特征】 窦性心律,心率70次/min。$V_4\sim V_6$导联T波低平。第3个QRS波群提早出现,其前无P波,代偿间歇完全。早搏的形态,肢导呈左后分支阻滞图形,胸导联呈右束支阻滞图形,早搏起自左前分支。

【心电图诊断】 1. 窦性心律;2. T波改变;3. 左前分支性早搏。

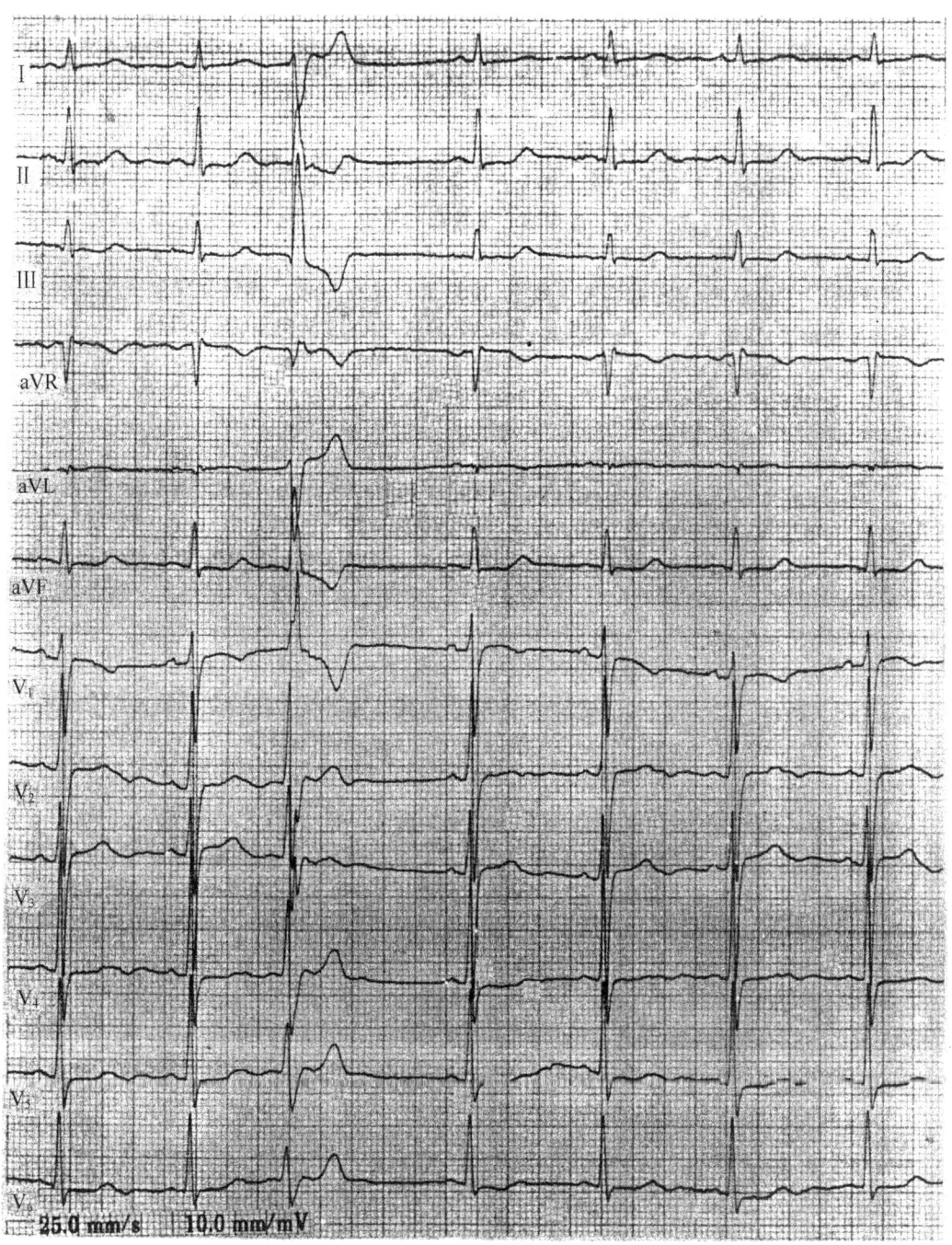

图 12-10　左前分支性早搏

12-11 左室后上部早搏

【定义】 早搏起源于左室后上部。

【发生机制】 早搏起自左室后上部,在横面心室除极向量由后向前,投影在 V_1～V_6 导联轴正侧,出现以 R 波为主的 QRS 波群。在额面心室除极向量由上而下,投影在 Ⅱ、Ⅲ、aVF 导联正侧,出现以 R 波为主的 QRS 波群。

【诊断】 ①提早的 QRS 波群宽大畸形,其前无 P 波或 H 波。多伴有完全性代偿间歇。②室性早搏形态:横面 V_1～V_6 导联及 Ⅱ、Ⅲ、aVF 导联 QRS 主波向上(图 12-11)。

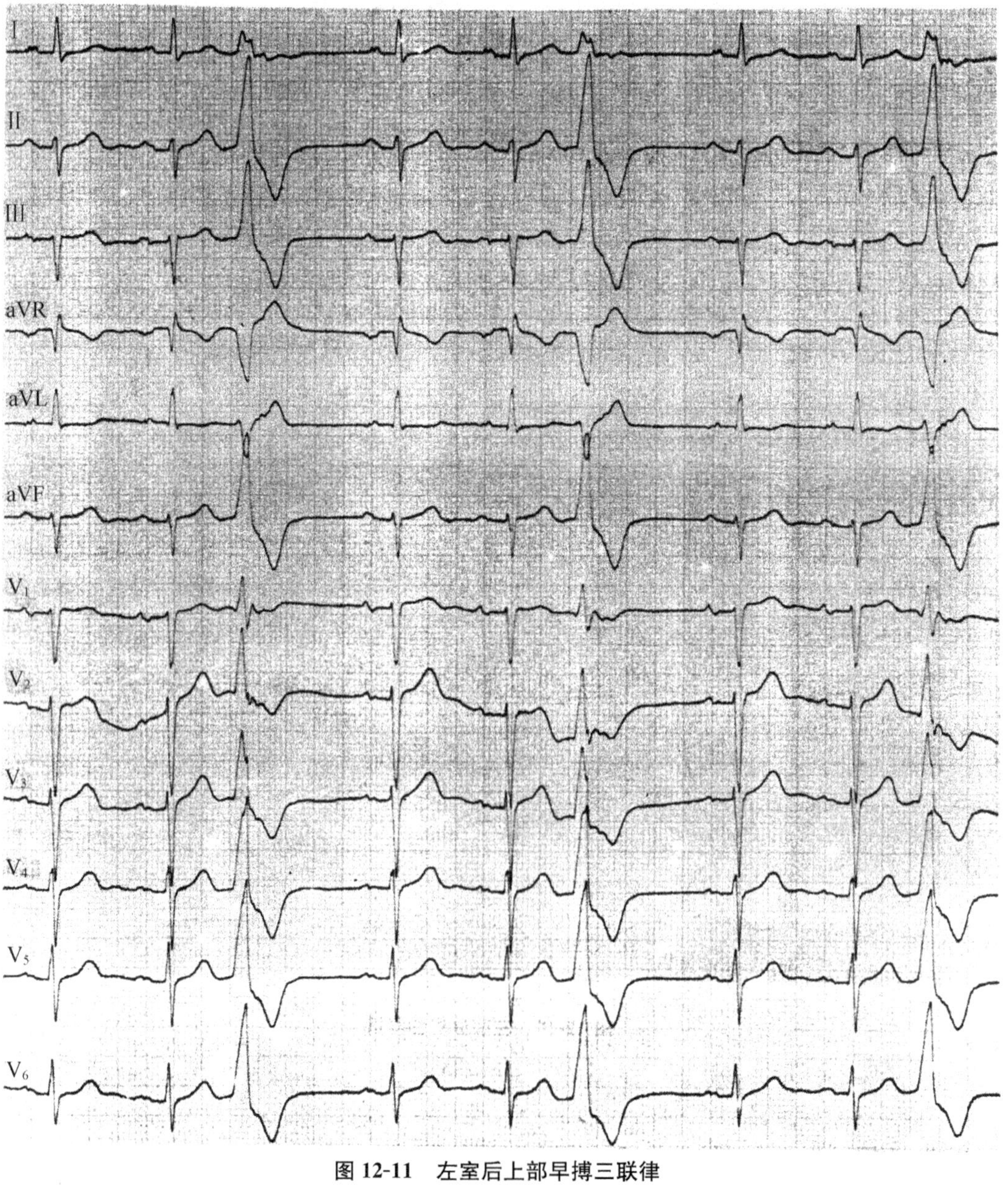

图 12-11 左室后上部早搏三联律

【临床意义】 左室性早搏见于器质性心脏病,不具有危险性,可以不予治疗。在心肌缺血、损伤、心肌梗死的患者中发生的 R-on-T 现象室性早搏、成对多源、多形性室性早搏、特宽型室性早搏应采取积极防治措施。

【资料】 男性,70 岁。冠心病。

【心电图特征】 窦性心律,心率 74 次/min。P-R 间期 0.20 s,QRS 时限 0.098 s,QRS 电轴 -52°。Ⅱ、Ⅲ、aVF 呈 rS 型,$S_Ⅲ>S_Ⅱ$,aVL 呈 IRs 型,左前分支阻滞。室性早搏形成三联律,QRS 时限 0.13 s,Ⅰ、Ⅱ、Ⅲ、aVF、V_1~V_6 导联主波向上,早搏起源于左室后上部。

【心电图诊断】 1. 窦性心律;2. 左前分支阻滞;3. 左室后上部早搏三联律。

12-12　左室流入道早搏

【定义】 早搏起自左室流入道。

【发生机制】 左室流入道位于左室后下部。该部位发放的早搏激动最先引起左后分支附近的心室肌除极,而左室前壁及右室除极较晚,早搏类似右束支阻滞加左前分支阻滞图形。

【诊断】 ①提早的 QRS 之前无相关的 P 波,代偿间歇完全。②早搏形态,肢导呈现电轴左偏,类似左前分支阻滞图形。胸导类似右束支阻滞图形,V_1 呈 R、qR、R s 型,V_5、V_6 呈 RS、rS 型,又与典型的右束支阻滞波形不同。③早搏的 QRS 时限≥0.12 s。

【临床意义】 左室流入道早搏比较常见,多为特发性。少数见于冠心病、心肌病、高血压等。射频消融终止此型室性早搏成功率高。

【资料】 男性,46 岁。高血压、心肌病、冠状动脉造影正常(图 12-12)。

【心电图特征】 窦性心律。Ⅱ、Ⅲ、aVF、V_4~V_6 导联 ST 段呈水平型、下斜型下降 0.10 mV 左右伴 T 波平坦或倒置。室性早搏形成二联律,QRS 时限 0.16 s,肢导电轴左偏 -41°,胸导类似右束支阻滞图形。早搏起自左室流入道。

【心电图诊断】 1. 窦性心律;2. ST-T 改变;3. 左室流入道室性早搏二联律。

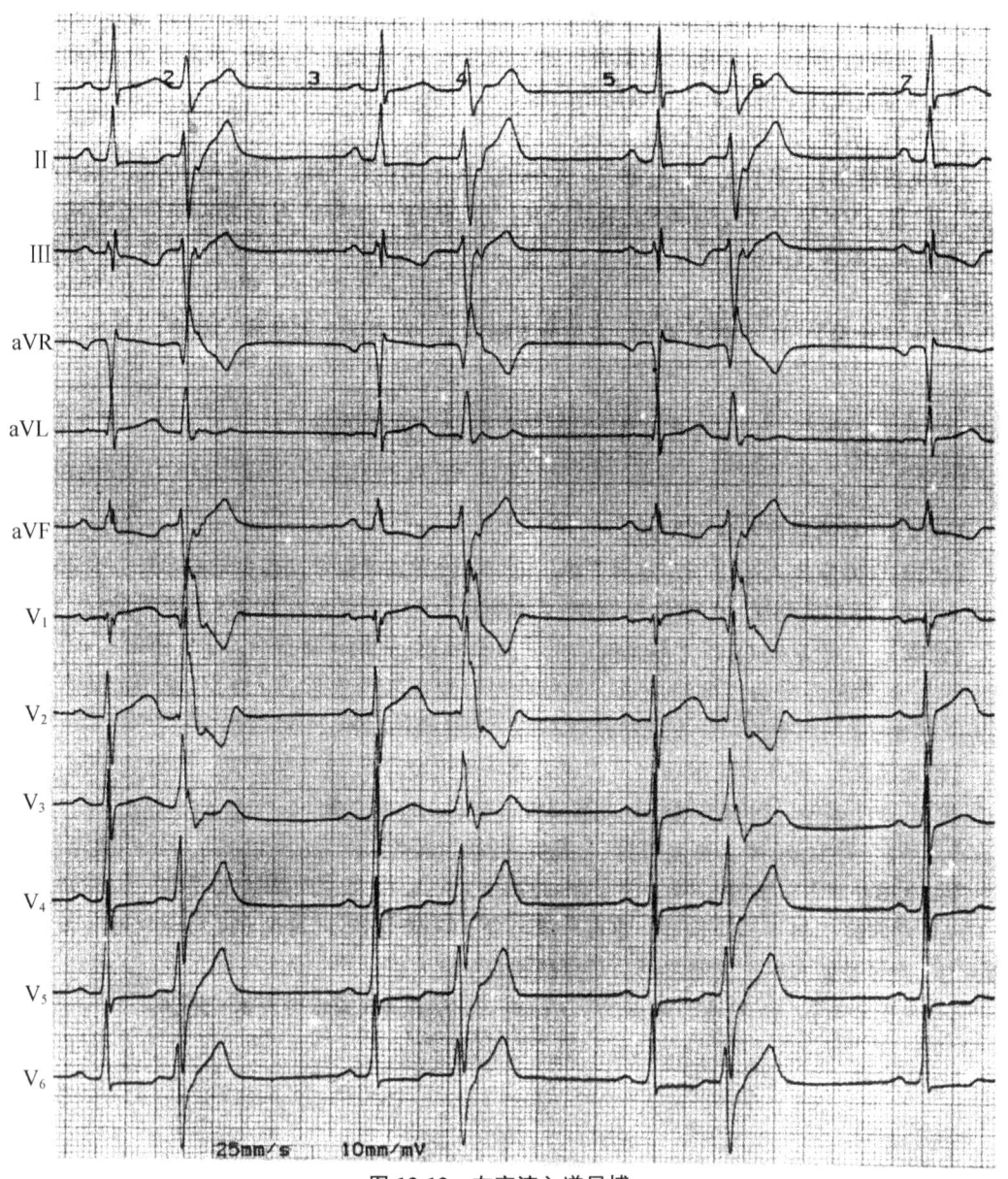

图 12-12 左室流入道早搏

12-13 室性早搏伴延期的代偿间歇

插入性室性早搏,引起下一次窦性心搏干扰性 P-R 间期延长,室性早搏后第 2 个(或第 3 个)窦性 P 波落入前一窦性心搏的绝对不应期内未下传心室,引起一个长的间歇,称为延期的代偿间歇。我们观察到室性早搏引起延期的代偿间歇,基本心律为窦性,常伴有一度房室阻滞或二度 I 型房室阻滞(图 12-13)。

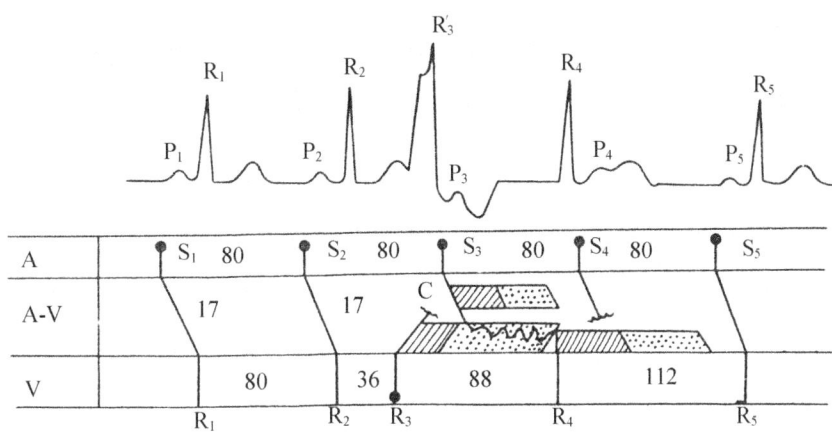

图 12-13 插入性室性早搏的延期的代偿间歇

插入性室性早搏(R'_3)逆传入交界区(梯形图中C),相对干扰了早搏后第一个窦 P(P_3)致 P_3R_4 间期延长(0.88 s),并引起延期的代偿间歇(R_4-R_5 时间为 1.12 s),后者是 P_3 在缓慢地通过交界区时所产生新的生理性不应期,绝对干扰了早搏后第二个窦 P(P_4)的下传

12-14 室性早搏引起窦房结恢复时间延长

【定义】 室性早搏激动逆行传入窦房结,引起窦房结功能恢复时间异常延长。

【发生机制】 在窦房结起搏功能低下或病窦综合征的患者,室性早搏激动逆行上传直达窦房结,引起窦房结抑制,使下一次窦性 P 波延迟出现。表现为室性早搏后的 P⁻-P 间歇异常延长。

【诊断】 室性早搏的 P⁻至下一个窦性 P 波间距＞1.5 s。即室性早搏伴特超代偿间歇(代偿间歇大于 2 倍窦律周期)(图 12-14)。

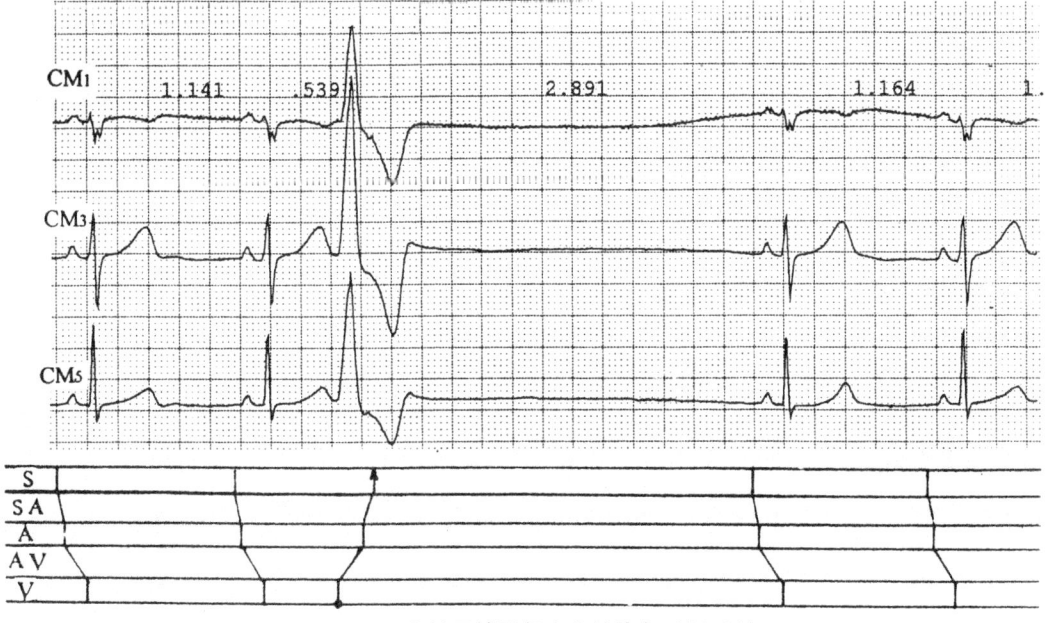

图 12-14 室性早搏引起窦房结恢复时间延长

【临床意义】 室性早搏引起窦房结恢复时间延长见于窦房结起搏功能低下或病窦综合征患者。

【资料】 男性,56岁。冠心病、病窦综合征。

【心电图特征】 窦性频率53次/min。第3个心搏宽大畸形时间0.16 s,其前无P波,室性早搏。室性早搏的ST段内有一逆行P⁻波,P⁻-P间期长达2.60 s,说明室性早搏激动逆行传入窦房结,引起窦房结功能恢复时间延长(>1.50 s)。

【心电图诊断】 1.窦性心动过缓;2.室性早搏引起窦房结功能恢复时间延长。

12-15　洋地黄过量引起室性早搏二联律

【定义】 患者在服用洋地黄过程中发生的室性早搏二联律,是洋地黄毒性反应。停用洋地黄以后室性早搏消失。

【发生机制】 中毒剂量的洋地黄可使心室肌起搏点自律性增高,产生室性早搏,或激动在心室内折返形成室性早搏二联律。洋地黄中毒还可引起心室肌早期后除极产生室性早搏。

【诊断】 在洋地黄治疗过程中发生频发室性早搏,特别是室性早搏二联律,是洋地黄过量的表现。停用洋地黄以后室性早搏数目显著减少或消失(图12-15)。

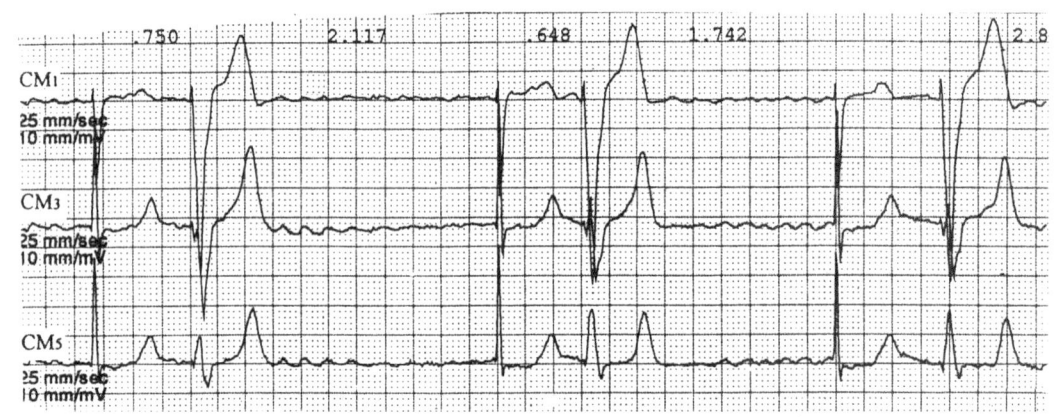

图12-15　心房颤动伴室性早搏二联律

【临床意义】 及时发现洋地黄中毒引起的室性早搏二联律,应及时停药。继续服用洋地黄,患者有死于洋地黄中毒所致的心室颤动的危险。

【资料】 男性,71岁。冠心病、心房颤动、心力衰竭、洋地黄中毒。

【心电图特征】 P波消失,代之以波幅不同,间距不等的心房颤动的f波。f波下传的QRS时限0.80 s,ST_{CM_3,CM_5}水平下降0.10mV,Q-T间期0.46 s。室性早搏形成二联律,有较长的类代偿间歇,提示洋地黄中毒。

【心电图诊断】 1.心房颤动伴室性早搏二联律;2.ST改变;3.洋地黄过量。

12-16　成对单形室性早搏

【定义】　室性早搏连续出现 2 次,波形相同者,称为单形成对室性早搏。

【发生机制】　成对单形室性早搏的发生机制:①室性起搏点自律性突然增高,形成单形成对室性早搏。②折返学说。激动沿固定的折返环路折返,引起心室除极的程序相同,产生了波形与时间相同的成对单形室性早搏。

【诊断】　①成对出现的宽大畸形的 QRS 时限≥0.12 s,其前无相关的 P 波。②室性早搏形态与时间相同。③成对室性早搏取代 1~2 个窦性心搏,代偿间歇完全(图 12-16)。

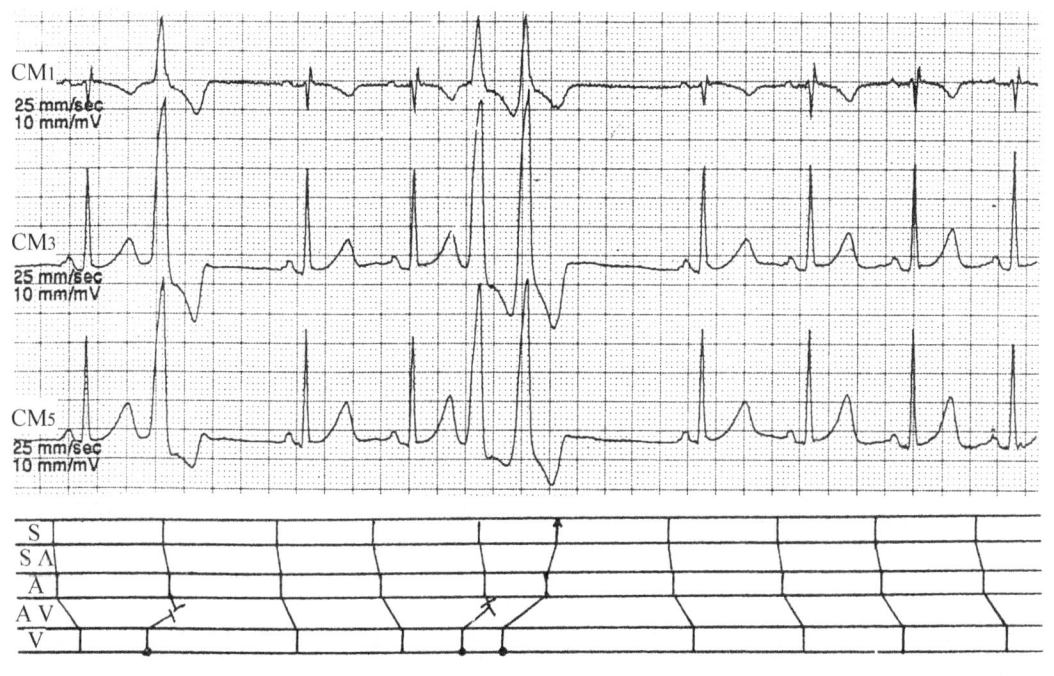

图 12-16　成对单形室性早搏

【临床意义】　成对单形室性早搏比单发单形室性早搏少见,但比单发室性早搏更易诱发室性心动过速。

【资料】　女性,37 岁。特发室性早搏。

【心电图特征】　窦性心律,心率 80 次/min。单个及成对发生的室性早搏形态和时间完全相同,为单形成对室性早搏。单个室性早搏伴完全性代偿间歇。单形成对室性早搏中,第 2 个室性早搏激动逆行上传,引起窦房结节律重整,表现为不完全代偿间歇。

【心电图诊断】　1. 窦性心律;2. 单形成对室性早搏。

12-17　成对多形室性早搏

【定义】 成对发生的室性早搏形态不同,联律间期相等者,称为成对多形室性早搏。

【发生机制】 目前一致的看法认为多形性室性早搏的发生机制是折返。激动在心室内折返径路不同,产生了不同形态的室性早搏,又因折返周期相同,室性早搏的联律间期固定。

【诊断】 ①成对出现的室性早搏,其前无相关的 P 波;②早搏波形不同,联律间期固定(图 12-17)。

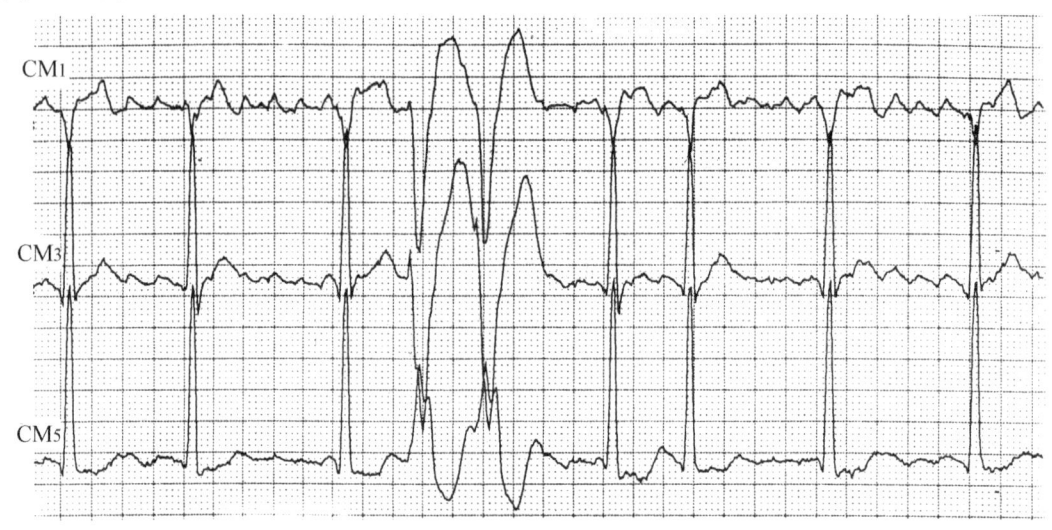

图 12-17　成对多形室性早搏

【临床意义】 成对多形室性早搏见于器质性心脏病、洋地黄过量等。

【资料】 男性,69 岁。冠心病、陈旧性下壁心肌梗死、心力衰竭、洋地过量。

【心电图特征】 P 波消失,代之 f 波,R-R 周期不规则,平均心室率 76 次/min。QRS 时限 0.12 s,为不定型室内阻滞。ST_{CM_5} 下降 0.10 mV 伴 T 波低平。成对出现的 QRS 时限达 0.20 s,波形略有不同,联律间期固定,为多形特宽型室性早搏。

【心电图诊断】 1. 心房颤动;2. 不定型室内阻滞;3. 特宽型成对多形室性早搏。

12-18　成对多源室性早搏

【定义】 成对出现的室性早搏形态不同,联律间期不等。

【发生机制】 ①心室内有 2 个异位起搏点先后发放激动,形成成对多源室性早搏。②多发生折返。激动在心室内折返部位不同,折返径路的传导速度不同,产生了成对多源室性早搏。

【诊断】 ①成对出现的室性早搏,其前无相关的心房波。②成对室性早搏形态与时间不同,联律间期不等。③不伴有逆行心房传导者,代偿间歇是完全的(图 12-18)。

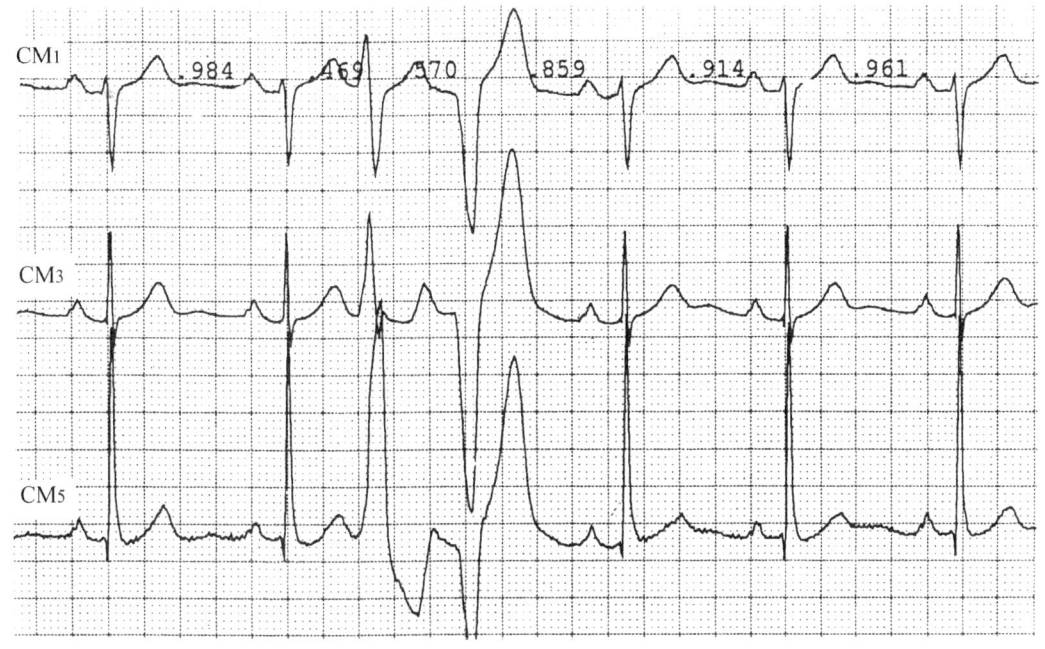

图 12-18 成对多源室性早搏

【临床意义】 成对多源室性早搏多见于器质性心脏病患者。严重的器质性心脏病患者发生的成对多源室性早搏易诱发多源室性心动过速。

【资料】 男性,59 岁。冠心病、高血压。

【心电图特征】 窦性心律,心率 62 次/min。P-R 间期 0.20 s,R_{CM_5} 2.9 mV,是左室肥大的表现。成对出现的 QRS 波群宽大畸形,波形与时间不同,联律间期分别为 0.44 s 及 0.55 s。代偿间歇完全。

【心电图诊断】 1. 窦性心律;2. 成对多源室性早搏。

12-19 室性早搏二联律

【定义】 一次基本心律的心搏与一次室性早搏交替,重复出现 3 次或 3 次以上,称为室性早搏二联律。

【发生机制】 ①室性起搏点自律性增高,形成室性早搏二联律。②激动在心室内折返形成二联律。

【诊断】

1. 单形室性早搏二联律 室性早搏形态相同,联律间期相等。
2. 特宽型室性早搏二联律 室性早搏二联律的 QRS 时限≥0.16 s。
3. 多形室性早搏二联律 室性早搏联律间期相等,波形不同。
4. 多源室性早搏二联律 室性早搏联律间期不等,波形不同。

【临床意义】 非器质性心脏病患者发生的单形性室性早搏二联律,可以用射频消融术终止室性早搏。缺血性心脏病发生的室性早搏二联律治疗包括改善心肌供血情况,用抗心律失常药物控制室性早搏(图 12-19)。

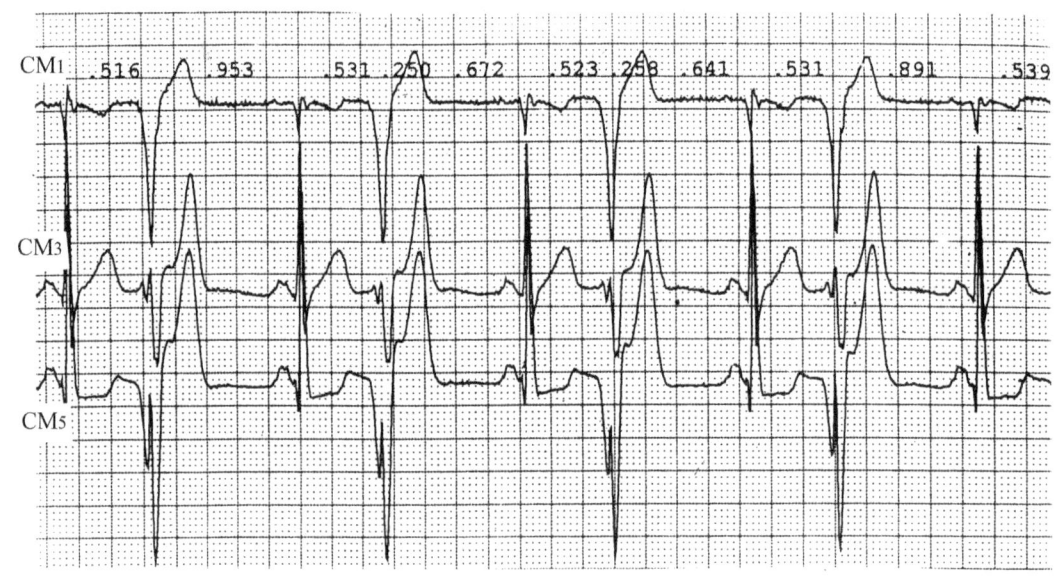

图 12-19 室性早搏二联律

【资料】 男性,60 岁。冠心病、高血压病。

【心电图特征】 窦性心搏与室性早搏交替发生形成二联律。窦性 QRS 时限 0.10 s,R_{CM_5} 3.0 mV,ST_{CM_5} 下降 0.15 mV,为左室肥大。室性 QRS 时限 0.17 s。

【心电图诊断】 1. 窦性心律;2. 左室肥大;3. 特宽室性早搏二联律。

12-20 隐匿性室性早搏二联律

【定义】 两个室性早搏之间夹有的窦性搏动的数目呈奇数分布,称为隐匿性室性早搏二联律。

【发生机制】 隐匿性室性早搏二联律实质上是一种持久的、连续的联律间期固定型的室性早搏二联律,伴有间歇性的、不定比例的传出阻滞。

【诊断】 ①在较长的心电图记录中,室性早搏的联律间期固定。②两个室性早搏之间的窦性心搏数目呈奇数分布,如 1、3、5、7、9、11 等,其数目为 2x+1。③如能见到显性二联律,诊断更为肯定(图 12-20)。

【临床意义】 与显性室性早搏二联律相同。室性早搏二联律不伴有室性心动过速者,不一定要特殊治疗。顽固性室性早搏二联律,可用射频导管消融术根治。

【资料】 女性,53 岁。特发性室性早搏。

【心电图特征】 附图取自动态心电图,记录速度为 12.5 mm/s。窦性心搏与室性早搏交替组成显性二联律。第 4 个窦性心搏后面室性早搏传出阻滞 1 次,而使 2 个室性早搏之间的窦性心搏数目变为 3 个,暂时成为隐匿性室性早搏二联律。

【心电图诊断】 1.窦性心律；2.显性及隐匿性室性早搏二联律。

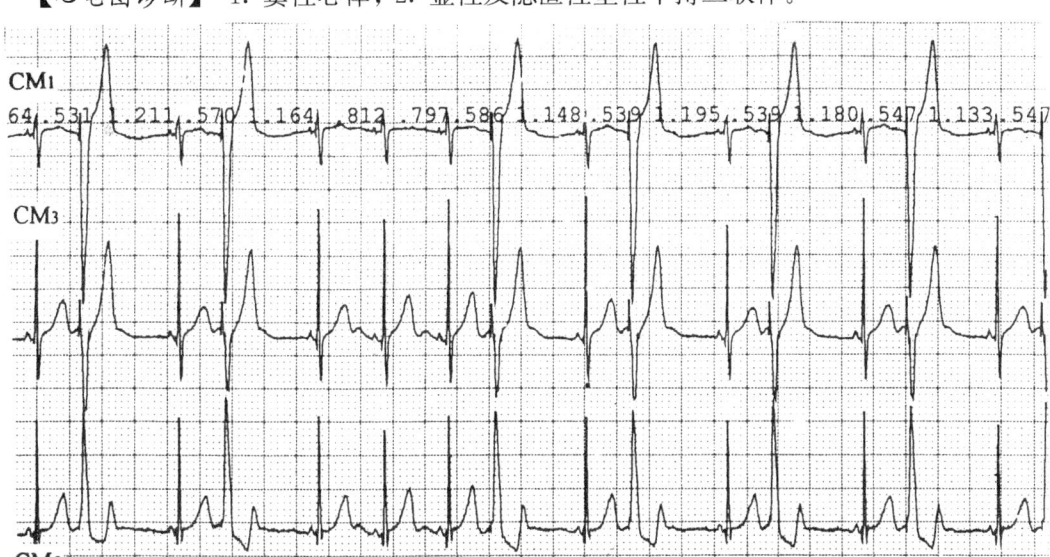

图 12-20　显性及隐匿性室性早搏二联律

12-21　心房颤动伴室性早搏二联律

【定义】　心房颤动的 f 波下传 QRS 波弱与室性早搏交替形成二联律。

【发生机制】　心房颤动时 f 波下传的 R-R 周期绝不匀齐，发生室性早搏二联律时联律间期固定（差别<0.08 s），其机制是折返所致。

【诊断】　①P 波消失代之以 f 波，f 波下传的 QRS 时限正常或呈束支阻滞图形。②形成室性早搏二联律时，早搏宽大畸形，联律间期固定，而代偿间歇不一致。若代偿间歇一致，为交界性逸搏——室性早搏二联律（图 12-21）。

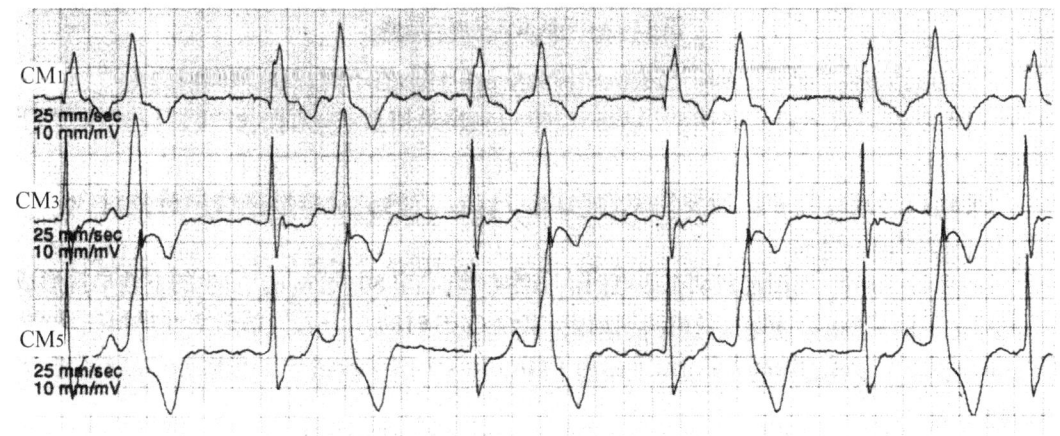

图 12-21　心房颤动伴室性早搏二联律

【临床意义】 应注意洋地黄过量、电解质紊乱等。

【资料】 男性,66岁。冠心病、心力衰竭、洋地黄过量。

【心电图特征】 ①P波消失代之以f波。②f波下传的QRS时限0.14 s,呈右束支阻滞图形。③提早的QRS时限0.14 s,联律间期固定,代偿间歇不等,为单形性室性早搏二联律。

【心电图诊断】 1.心房颤动;2.完全性右束支阻滞;3.室性早搏二联律。

12-22 室性早搏三联律

每两个基本心搏后面跟随一个室性早搏并重复出现3次或3次以上者,称为室性早搏三联律(又称假三联律)。这种形式出现的室性早搏三联律比真性室性早搏三联律多见,临床上提到的室性早搏三联律,就是此型三联律。在频发室性早搏中,室性早搏三联律是常见的表现形式。

1. 单形性室性早搏三联律 形成三联律的室性早搏形态相同(图12-22)。

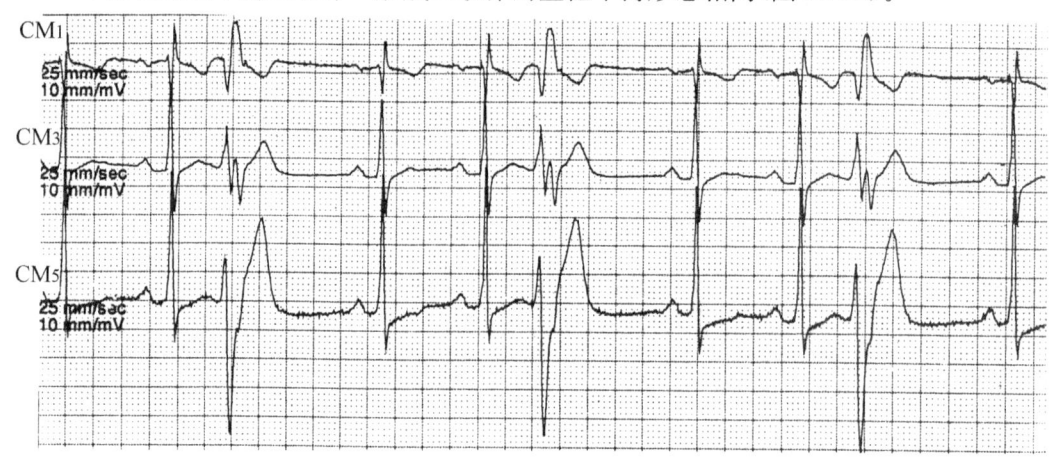

图12-22 单形室性早搏三联律

2. 多形性室性早搏三联律 形成三联律的室性早搏形态不同,而联律间期固定。

3. 多源性室性早搏三联律 形成三联律的室性早搏形态不同,联律间期差别又大于0.08s。

【资料】 男性,47岁。特发性室性早搏。Holter监测显示单形室性早搏数目36 710个/24小时(图12-22)。

【心电图特征】 附图选自动态心电图。窦性心律,心率80次/min。室性早搏形成三联律。室性早搏形态相同,联律间期固定,室性QRS时限0.16 s,单形室性早搏三联律。早搏后第1个窦性心律的ST段呈上斜型下降0.10 mV伴T波低平。患者冠状动脉造影结果正常。

【心电图诊断】 1.窦性心律;2.单形室性早搏三联律伴早搏后ST-T改变。

12-23　隐匿性室性早搏三联律

【定义】　两个室性早搏之间夹有的窦性搏动的数目为 $3x+2$ 者,称为隐匿性室性早搏三联律。

【发生机制】　显性室性早搏三联律,即每 2 个窦性搏动后面跟随 1 个室性早搏,重复出现 3 次以上。显性室性早搏三联律传出阻滞 1 次,两个室性早搏之间的窦性心搏数目 5 个,连续传出阻滞 2 次者,两个室性早搏之间的窦性心搏数目为 8 个。

【诊断】　①在较长的心电图记录中,室性早搏联律间期固定。②两个室性早搏之间的窦性心搏数目为 $3x+2$,如 2、5、8、11、14 等。如能见到显性室性三联律,则诊断更为肯定(图 12-23)。

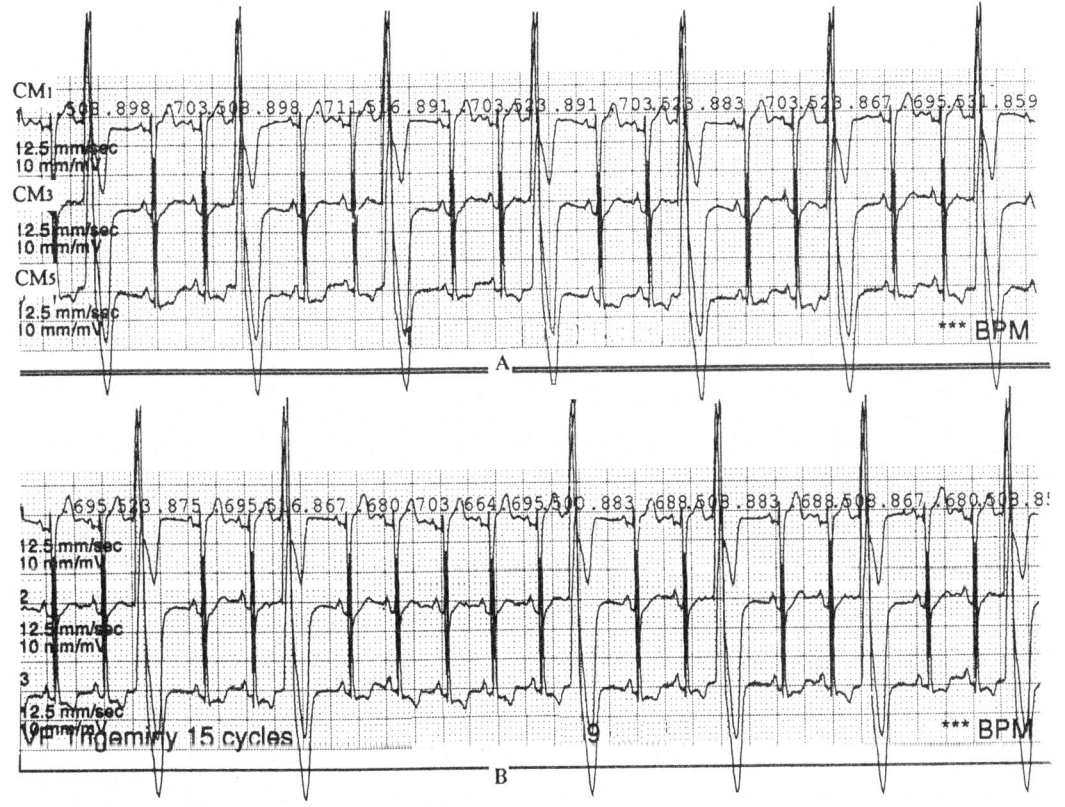

图 12-23　显性及隐匿性室性三联律

【临床意义】　室性早搏频发时可形成三联律,伴有传出阻滞时,成为隐匿性室性三联律。临床意义与显性室性三联律相同。

【资料】　男性,60 岁。冠心病、三支病变、冠状动脉旁路移植术后。

【心电图特征】　附图选自动态心电图。记录速度为 12.5 mm/s。图 A 室性早搏三联律。图 B 呈现三联律的室性早搏暂时传出阻滞 1 次,而使两个室性早搏之间夹有的窦性心搏数目成为 5 个。窦性心搏的 ST_{CM_5} 呈水平型下降 0.10 mV 伴 T 波倒置。

【心电图诊断】　1. 窦性心律；2. 显性及隐匿性室性早搏三联律；3. 冠状动脉供血不足。

12-24　插入性室性早搏

【定义】　室性早搏插入于一个基本心律的心动周期之中,而使早搏代偿间歇。

【发生机制】　产生插入性室性早搏的基本条件是:①主导节律的频率较慢,为室性早搏的插入提供了必要的条件。否则,基本节律为心动过速,室性早搏就不能插入于一个心动周期中。②室性早搏出现适中,即不早不晚。否则,过早将遇到心室肌绝对不应期而不能显现出来,过晚时又干扰了下一次窦性 P 波下传,而使室性早搏伴完全性代偿间歇。③室性早搏激动不能逆行心房传导。否则,将引起窦性节律顺延,产生不完全性代偿间歇。④有时插入性早搏可引起下一个 P-R 间期干扰性延长(图 12-24)。

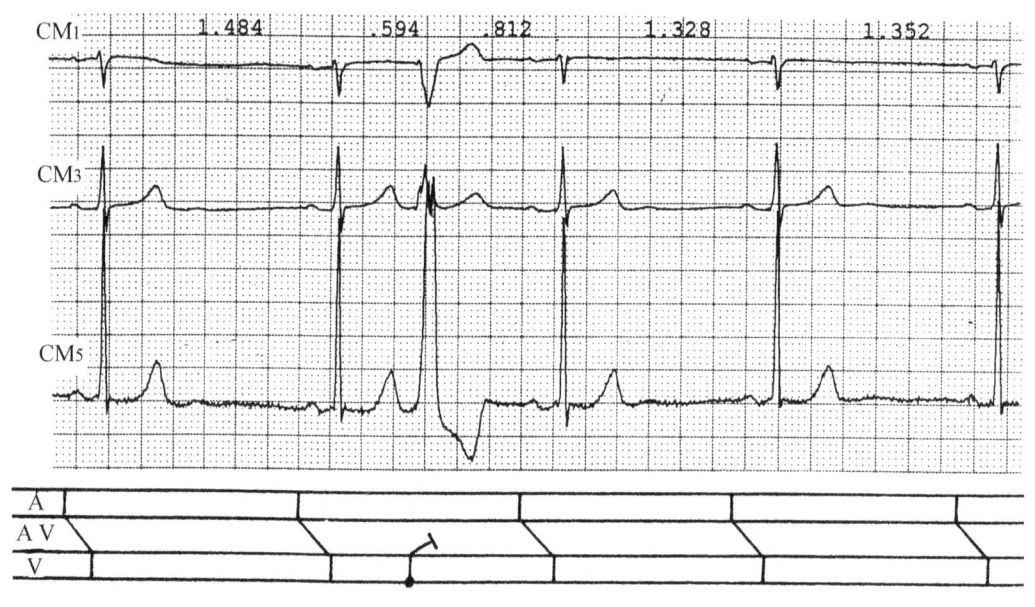

图 12-24　插入性室性早搏

【临床意义】　连续的插入性室性早搏,听诊不易与其他心律失常相鉴别。心电图检查是快速、简便的方法。因插入性室性早搏是名副其实的额外收缩,患者心悸等症状更明显。这类患者不宜用负性心率的药物,因为心率越慢,插入性室性早搏出现的机会越多。

【资料】　男性,77 岁。冠心病、高血压病。

【心电图特征】　①窦性心动过缓,心率 39 次/min。②R_{CM_5} 2.90 mV,是高血压性左室肥大。③第 3 个宽大畸形的 QRS 波群之前无 P 波,插入于第 3 个窦性心动周期之中,为插入性室性早搏。

【心电图诊断】　1. 窦性心动过缓;2. 左室肥大;3. 插入性室性早搏。

12-25　室性早搏掩盖右束支阻滞

无室性早搏时,下传 QRS-T 呈右束支阻滞图形,发生室性早搏二联律以后,右束支阻滞图形暂时消失或右束支阻滞程度显著减轻。其机制是室性早搏形成二联律时,它产生的较长的代偿间歇,为右束支恢复反应期(或动作电位 3 相)提供了足够长的时间保障,室性早搏后的窦性激动抵达右束支时,已完全恢复正常传导速度,右束支阻滞消失。室性早搏消失以后,窦律周期相对变短,右束支动作电位 3 相尚未完全恢复,窦性激动下传至右束支时,传导速度减慢或传导中断,出现右束支阻滞(图 12-25)。

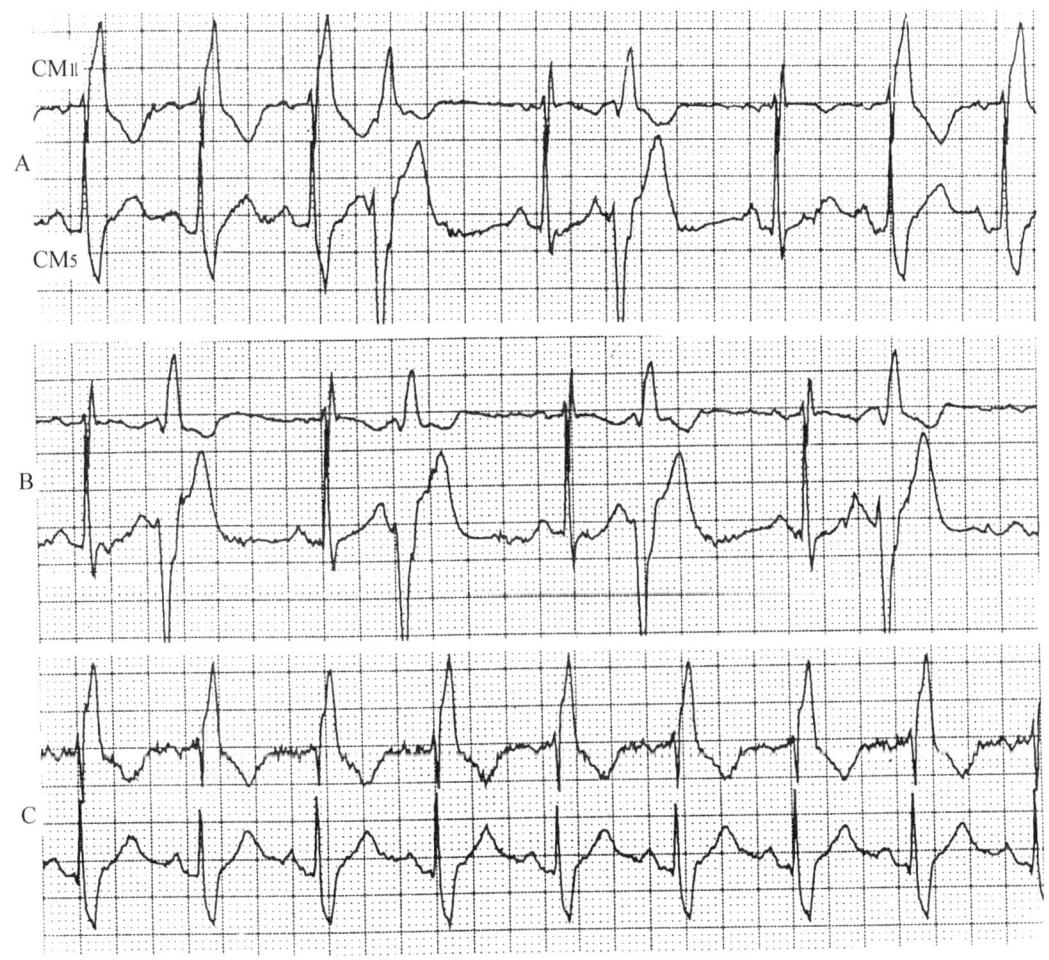

图 12-25　室性早搏二联律掩盖右束支阻滞

【资料】　男性,67 岁。高血压、冠心病。

【心电图特征】　图 A:窦性心律,心率 93 次/min,P-R 0.15 s,QRS 时限 0.14 s,CM_1 呈 rsR' 型,典型的完全性右束支阻滞图形。第 4 个与第 6 个 QRS 波群提早发生,宽大畸形,其前无 P' 波,有完全代偿间歇,室性早搏。室性早搏后第 1 个窦性 QRS 时限 0.09 s,轻度 I 度右束支阻滞。图 B：室性早搏形成二联律，右束支阻滞程度显著减轻。图 C：室性早搏消失，窦性心律 88 次/min，再现完全性右束支阻滞。

【心电图诊断】 1. 窦性心律；2. 室性早搏二联律掩盖完全性右束支阻滞。

12-26　R-on-P 现象室性早搏诱发室性心动过速

【定义】 室性早搏出现于窦性 P 波顶峰上，称为 R-on-P 现象室性早搏。有学者认为 R-on-P 现象室性早搏比 R-on-T 现象室性早搏更易诱发室性心动过速。

【发生机制】 R-on-P 现象室性早搏诱发室性心动过速的机制不清楚。可能是心房收缩牵拉心室，引发室性早搏与室性心动过速。

【诊断】 略为提早的室性 QRS 波群起始于 P 波顶峰上，伴有完全性代偿间歇。

【临床意义】 R-on-P 现象室性早搏比 R-on-T 现象室性早搏多见。不是所有的 R-on-P 现象室性早搏都能诱发室性心动过速，也很难预测哪些 R-on-P 现象室性早搏能诱发室性心动过速。一般认为 R-on-P 现象室性早搏不直接引发心室颤动（图 12-26-1、图 12-26-2）。

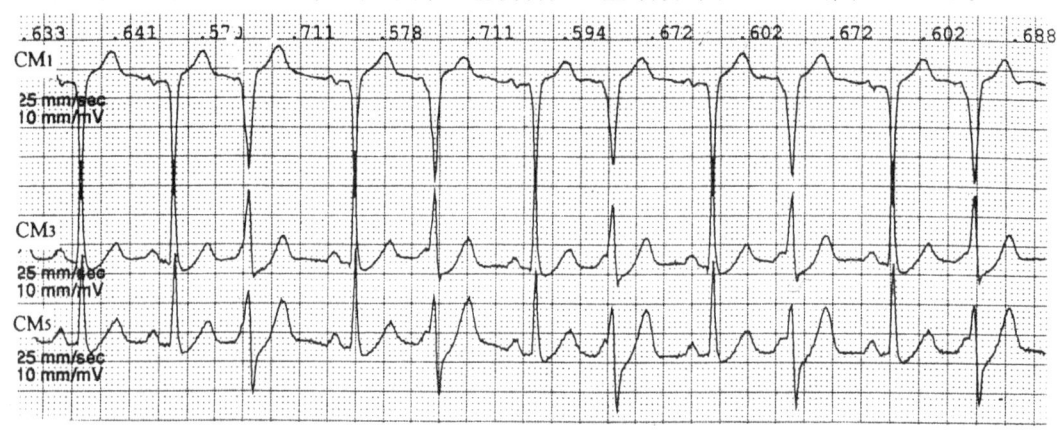

图 12-26-1　R-on-P 现象室性早搏二联律

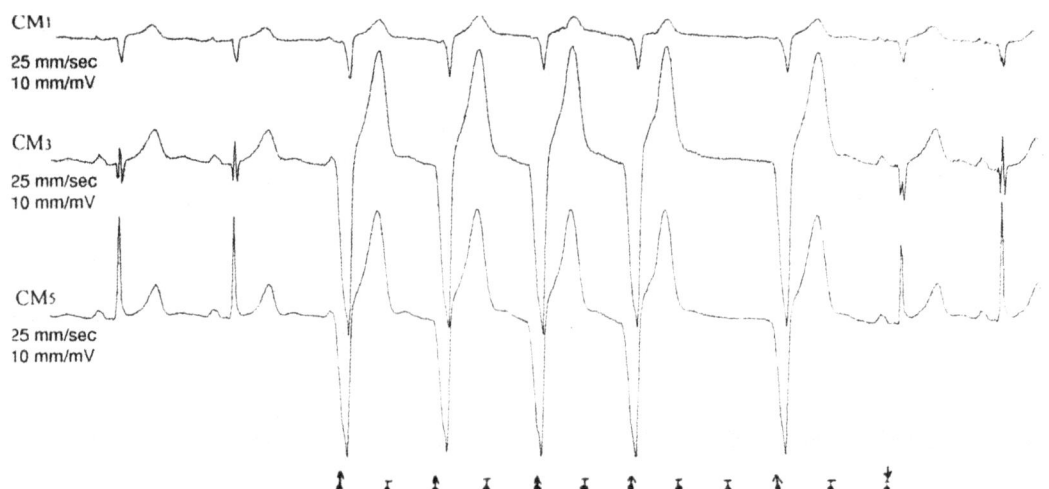

图 12-26-2　R-on-P 现象室性早搏诱发室性心动过速伴传出阻滞

【资料】 男性,53岁。冠心病(图 12-26-1)。

【心电图特征】 ①窦性心律,心率 93 次/min。②室性早搏起自 P 波顶峰上,形成 R-on-P 现象室性早搏二联律。Holter 监测 24 小时,发生 R-on-P 现象室性早搏 288 次,无一次诱发室性心动过速。

【心电图诊断】 1. 窦性心律;2. R-on-P 现象室性早搏二联律。

【资料】 男性,36 岁。冠心病、急性前间壁心肌梗死第 13 天(图 12-26-2)。

【心电图特征】 ①窦性心律,心率 74 次/min。②CM_1 呈 QS 型,CM_3 呈 qRs 型,为急性前间壁心肌梗死波形。③室性早搏起自 P 波顶峰上诱发了室性心动过速。室速 R-R 之间有一公约数字约为 0.36 s,计算出室性心动过速的频率是 166 次/min。室速伴 2∶1～3∶1 传出阻滞。倒数第 2 个 QRS 波群是室性融合波。

【心电图诊断】 1. 窦性心律;2. 急性前间壁心肌梗死;3. R-on-P 室性早搏;4. 诱发室性心动过速伴传出阻滞;5. 室性融合波。

12-27　R-on-T 现象室性早搏与心室颤动

【定义】 室性早搏出现于 T 波顶峰上,称为 R-on-T 现象室性早搏。

【发生机制】 R-on-T 现象室性早搏的发生,标志着心室肌不应期缩短,兴奋性增高。在 T 波顶峰前 30 ms 及 T 波顶峰后 40 ms(历时 70 ms)内,心室肌的复极化过程正处于由绝对不应期向相对不应期的过渡阶段,此期发生的室性早搏易诱发室性心动过速或心室颤动,称此期为心室易颤期。我们观察到心肌缺血、损伤、坏死、电解质紊乱、药物中毒等发生的 R-on-T 现象室性早搏易诱发室性心动过速甚至心室颤动。无严重器质性心脏病发生的 R-on-T 现象室性早搏不一定都能诱发室性心动过速。

【诊断】 室性早搏出现于 T 波顶峰上。部分急性心肌缺血患者发生的 R-on-T 现象室性早搏有诱发室性心动过速或心室颤动的危险性。

【临床意义】 R-on-T 现象室性早搏是一种特殊类型的室性早搏。应采取积极防治措施,预防恶性室性心律失常的发生。

【资料】 男性,45 岁。冠心病、变异型心绞痛(图 12-27-1)。

【心电图特征】 心电图记录于变异型心绞痛发作时,CM_1 导联 ST 段呈损伤型抬高 0.65 mV。冠状动脉造影显示左前降支中段狭窄 70%。室性早搏形成短暂二联律。在成对室性早搏中,最后一个室性早搏出现于前一个室性早搏的 T 波顶峰上,形成 R-on-T 现象室性早搏,未诱发出室性心动过速。

【心电图诊断】 1. 窦性心律;2. 急性心肌损伤;3. R-on-T 现象室性早搏。

【资料】 男性,51 岁。冠心病、心绞痛、前降支中段局限性狭窄 90%,PTCA 后植入支架 4 天,突发缺血型心室颤动猝死(图 12-27-2)。

【心电图特征】 图 12-27-2 为动态心电图记录于心绞痛持续发作时,CM_3 导联 ST 段下降 0.85 mV,CM_5 导联下降 0.20 mV。室性早搏发生于 T 波顶峰上诱发了心室颤动,经抢救无效死亡。

【心电图诊断】 1. 窦性心动过速;2. 急性心内膜下心肌损伤;3. R-on-T 现象室性早搏诱发心室颤动。

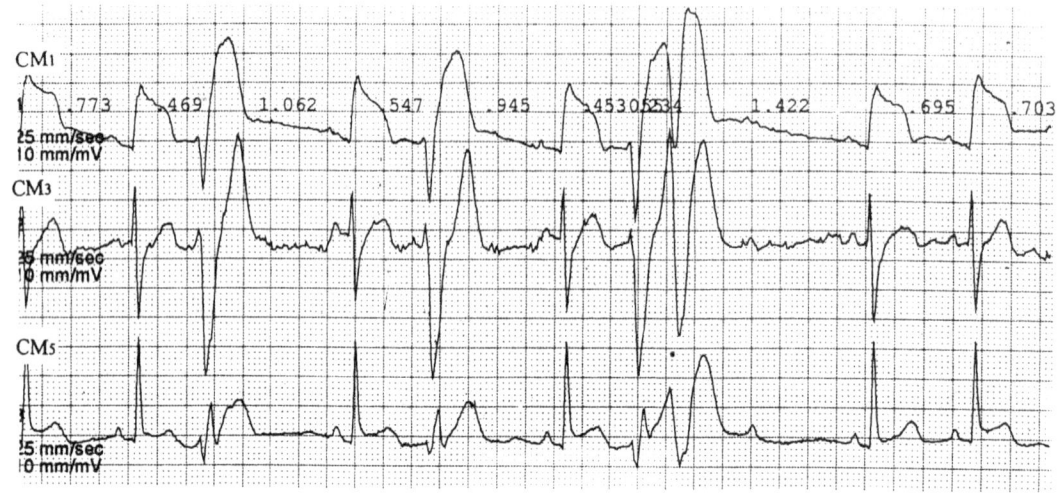

图 12-27-1 变异型心绞痛发作时诱发 R-on-T 现象室性早搏

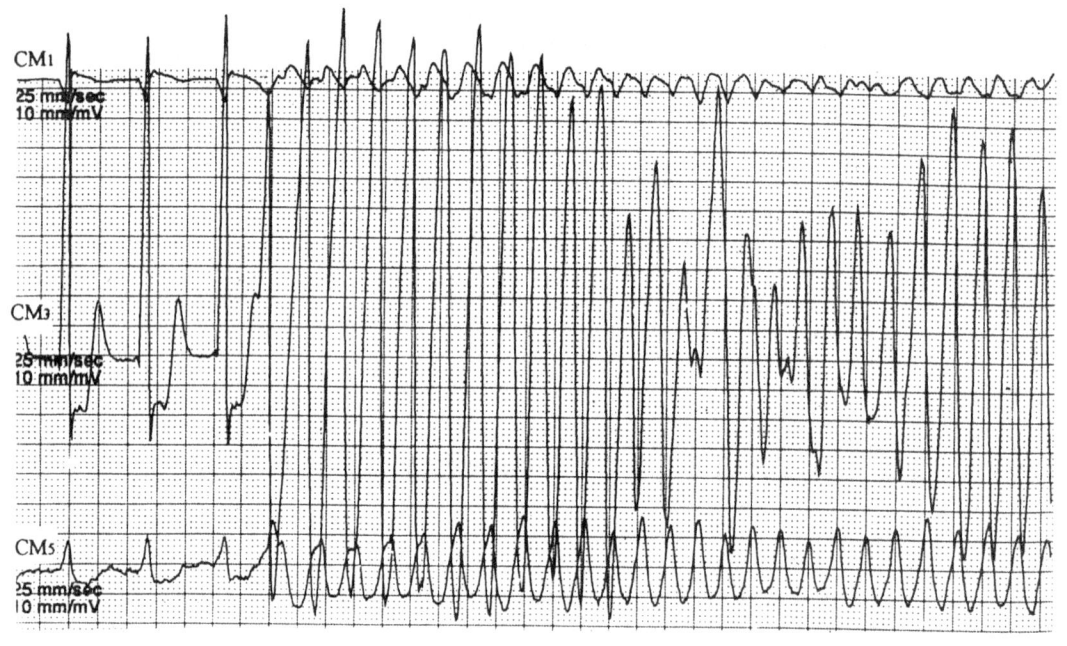

图 12-27-2 急性心内膜下心肌损伤、R-on-T 现象室性早搏诱发心室颤动

12-28 室性早搏终止束支阻滞

【定义】 有时发生室性早搏以后,左或右束支阻滞暂时消失。

【发生机制】 室性早搏终止束支阻滞,说明束支阻滞的发生机理是隐匿传导引起的束支蝉联现象。双侧束支不应期和传导速度不一致时,激动先沿传导速度快的一侧束支下传心室,再通过室间隔隐匿传至对侧束支,由于对侧束支激动较晚,不应期向后伸延,出现对侧束支阻滞。下一次窦性激动又沿传导速度较快的一侧束支下传,再次通过室间隔隐匿传至对侧束支,再次出现对侧束支阻滞,隐匿传导持续发生,对侧束支阻滞始终存在。如有室性早搏发生,可终止束支内的隐匿性传导,束支阻滞消失。

【诊断】 ①心电图上有典型的束支传导阻滞;②发生室性早搏以后束支阻滞暂时消失。

【临床意义】 室性早搏终止束支阻滞,证明束支并没有断裂,束支阻滞的程度不是三度(图 12-28)。

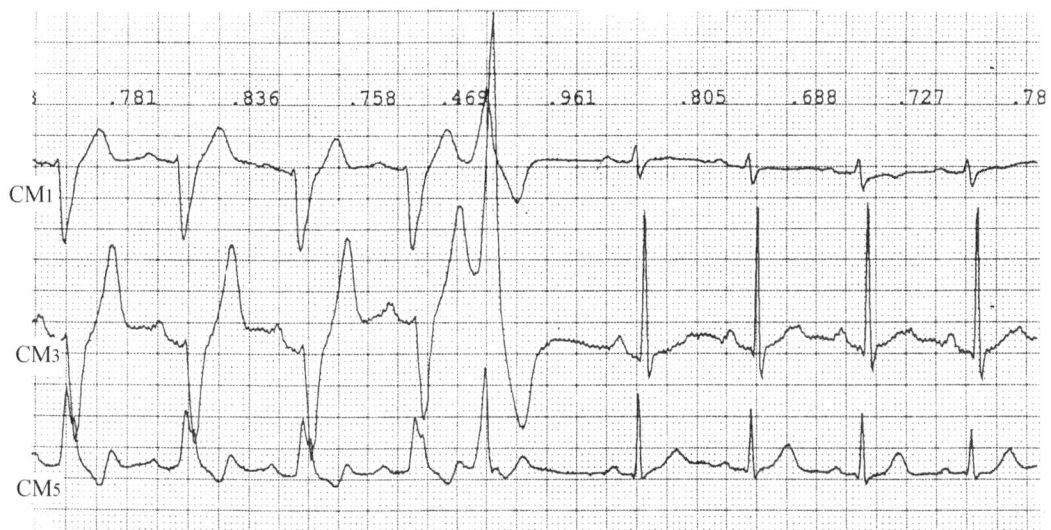

图 12-28 室性早搏终止左束支阻滞

【资料】 男性,45 岁。高血压病、左束支阻滞。

【心电图特征】 窦性心律,心率 78 次/min。P-R 间期 0.20 s,QRS 时限 0.14 s,呈完全性左束支阻滞图形。提早出现的宽大畸形的 QRS 波群是室性早搏,有完全性代偿间歇。室性早搏以后左束支阻滞消失。其机制是室性早搏终止了左束支内的蝉联现象,即室性早搏以前的窦性激动沿右束支下传,通过室间隔连续隐匿激动左束支,使左束支不应期后延而发生阻滞。室性早搏发生以后,左右束支都处于不应期,隐匿左束支传导消失,左束支阻滞消失。

【心电图诊断】 1. 窦性心律;2. 室性早搏终止左束支阻滞。

12-29 具有危险性的急性缺血性室性早搏

【定义】 缺血性室性早搏,是指急性心肌缺血时发生的室性早搏,缺血缓解以后,室性早搏随之消失。急性缺血性室性早搏,是引发室性心动过速或心室颤动的发动机,是诱发猝死的主要原因之一。因此,将急性缺血时发生的室性早搏,称为具有危险性的室性早搏。

【发生机制】 冠状动脉粥样硬化斑块破裂出血,痉挛或完全或不完全血栓性闭塞等急性病变,可立即引起心肌缺血、损伤,严重者发生急性心肌坏死或猝死。急性心肌缺血也可发生于冠状动脉狭窄基础上,运动使心肌耗氧量突然增加,心肌供需矛盾情况下发生。后者常在休息以后,心肌缺血得到缓解。急性心肌缺血若是冠状动脉痉挛引起的,痉挛可以引起病变部位血管高度狭窄或急性闭塞。持续时间短暂者引起一过性心肌缺血,持续性管腔闭塞并有血栓形成将导致急性心肌梗死。

冠状动脉阻塞,可立即引起缺血性 ST-T 改变。特征性缺血性心电图改变,是反映急性心肌缺血最可靠的指标之一。当发生急性心肌缺血、损伤或梗死等,缺血区域的心室肌与健康部位的心室肌的除极化和复极化速度不一致,有利于激动折返,形成室性早搏,引发室性心动过速或心室颤动。

动物实验研究和临床心电图上观察到,缺血性室性早搏引发心室颤动的情况有以下几种:①心室颤动由 R-on-T 现象室性早搏诱发。在绝对不应期的终末阶段和相对不应期的最初阶段,容易诱发心室颤动,这一短暂时期称为心室易颤期(vulnerable phase)。心室易颤期相当于心电图上 T 波顶峰前及后 0.03~0.04 s 内,历时 0.07 s。室性早搏落在 T 波顶峰上,即 R-on-T 现象室性早搏,可诱发室性心动过速或心室颤动。早期后除极与 2 相折返也产生联律间期较短的室性早搏。②心室颤动由舒张晚期室性早搏诱发,发生机制可能与晚期后除极等因素有关。

【诊断】 心电图、动态心电图和运动心电图是检出急性心肌缺血最重要的基本技术,急性缺血性室性早搏的心电图表现为以下几种类型:

1. 急性缺血性 ST 段下降 是急性心内膜下心肌缺血→损伤的表现。缺血性 ST 段下降的形态呈水平型、下斜型或低垂型≥0.10 mV,持续时间在 1 分钟以上。QX/QT≥50%,R-ST 夹角≥90°。原有 ST 段下降者,在原有基础上再下降大于 0.10 mV。原有 ST 段抬高者,急性心肌缺血发作时,可暂时回至基线,或下降的幅度较小,不足以达到判定心肌缺血的标准。根据 ST 段下降的导联,可以判定心内膜下心肌损伤的部位。ST 段下降至少出现在两个或两个以上相邻的导联上。心肌损伤大多发生于左室前壁、心尖部及下壁心内膜下心肌,ST 段下降多见于 V_3~V_6 及 Ⅱ、Ⅲ、aVF 导联,与前降支病变发生率高有关。ST 段下降的幅度>0.20 mV 者,冠状动脉造影常显示多支病变,ST 段下降的程度愈重,冠状动脉病变支数愈多。

2. 急性损伤性 ST 段抬高 急性心肌缺血引起的 ST 段抬高的同时有严重心绞痛发,见于变异型心绞痛、部分不稳定型心绞痛,及心肌梗死超急性损伤期。ST 段抬高的程度多在 0.20~2.0 mV。缺血缓解以后,ST 段立即回至基线。原有 ST 段抬高者,变异型心绞痛发作时,ST 段可进一步显著抬高。

ST 段抬高是穿壁性心肌损伤的表现。冠状动脉造影显示相关的某一支冠状动脉发生了几乎闭塞或完全闭塞。持续时间长者,不可避免地发展成为急性心肌梗死。

ST 段抬高的导联上 T 波高耸,QRS 振幅增大,QRS 时限延长,常有心律失常。

ST 段抬高有时也可伴有 T 波倒置或正负双向,ST 段呈凸面向上,与急性心肌梗死充分发展期的图形相类似。

3. 缺血性高耸 T 波 急性心肌缺血引起的缺血性 T 波改变呈现一过性。缺血缓解以后,T 波又很快恢复原状。

急性心内膜下心肌缺血发作时,缺血部位的导联上 T 波异常高尖,两肢对称,基底部变窄,Q-T 间期缩短,是急性冠状动脉闭塞的早期心电图表现。

4. 缺血性 T 波倒置 急性心外膜下心肌缺血,T 波倒置,呈冠状 T 波。急性穿壁性心肌缺血在缺血部位的导联上 T 波倒置进一步增深,伴有 QT 间期延长。

5.出现一过性急性心肌梗死波形　严重心肌缺血,可使损伤区心肌暂时丧失除极能力,出现一过性异常 Q 或 QS 波。持续时间短者只有数十分钟,长者可达数日。Q 波的产生机制是损伤区心肌处于电静止状态,血供改善以后,心肌梗死波形消失。

6.出现缺血性室性早搏　急性心肌缺血过程中可以发生各种类型心律失常。以室性早搏较为常见,可以是偶发的,也可以形成室性二联律或三联律,可为单形性、多形性或多源性室性早搏。不论哪种类型的室性早搏,都有诱发室性心动过速或心室颤动的危险性(图 12-29-1、图 12-29-2)。

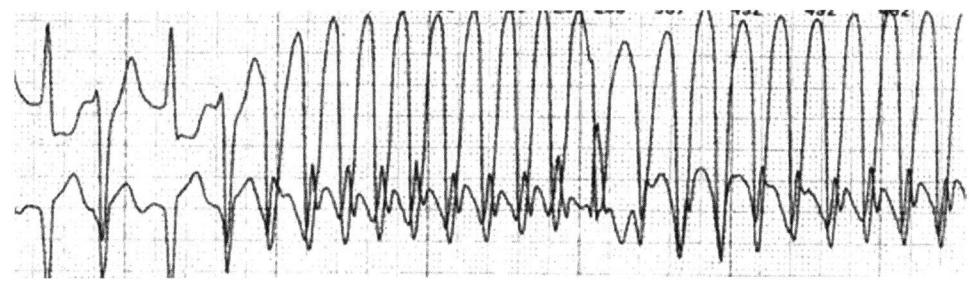

图 12-29-1　缺血性室性早搏引发室性心动过速
第 1 通道模拟 V_5 导联心电图,ST 显著下降,第 2 个室性早搏引发了室性心动过速

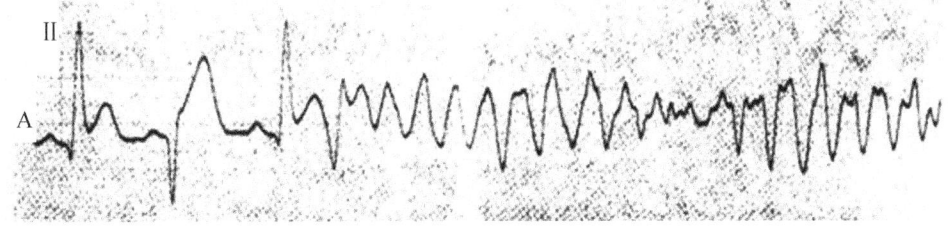

图 12-29-2　室性早搏引发心室颤动
Ⅱ导联心电图 ST 抬高,第 2 个室性早搏引发了心室颤动

【临床意义】　室性早搏不仅见于正常人群,更多地见于器质性心脏病患者。在心脏病专家门诊中,因早搏而就诊的患者占相当多的比例。因室性早搏住院治疗的患者也很常见。笔者分析了 1058 例住院患者的 12 导同步动态心电图资料,房性早搏发生率为 84.88%(898/1058)、室性早搏 72.97%(772/1058)。

尽管室性早搏很常见,判断室性早搏是良性的还是恶性的,必须结合临床。但是,急性心肌缺血时发生的室性早搏具有诱发室性心动过速或心室颤动的危险性临床上是明确,应引起高度重视,积极防治缺血性室性早搏,对于降低缺血性猝死具有重要意义。

12-30　单形性室性心动过速

【定义】　起自希氏束分叉部位以下,由 3 个或 3 个以上波形相同的室性 QRS - T 波群组成的频率大于 100 次/min 的心动过速,称为室性心动过速(VT)。

【发生机制】　单形性 VT 的发生机制大多数是折返。VT 能被程序刺激诱发和终止,程序刺激能引起 VT 的周期重整和拖带现象,是折返性 VT 的证据(表 12-30,图 12-30-1 ~图 12-30-5)。

表 12-30 室速常规检查的程序刺激方案

1 个心室期前刺激——右室心尖部,右室流出道

　　　　　　窦性心律时;驱动起搏周长 600 ms 和 400 ms

2 个心室期前刺激——右室心尖部,右室流出道

　　　　　　窦性心律时;驱动起搏周长 600 ms 和 400 ms

3 个心室期前刺激——右室心尖部,右室流出道

　　　　　　窦性心律时;驱动起搏周长 600 ms 和 400 ms

快速心室起搏——右室心尖部,起搏周长自 400 ms 开始,直至丧失 1∶1 夺获

采用以下方式重复上述方案:其他驱动起搏周长

　　　　　　右室其他部位

　　　　　　1~2 个左室部位

　　　　　　异丙肾上腺素

　　　　　　普鲁卡因酰胺

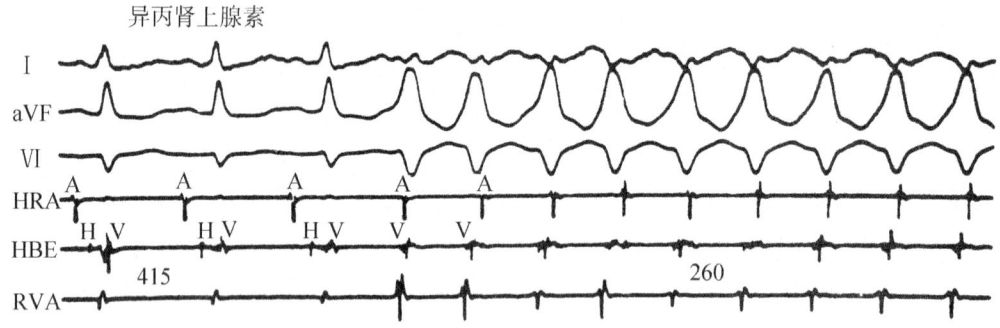

图 12-30-1 窦性心律时静脉滴注异丙肾上腺素诱发了持续性单形室速

患者有运动诱发室速的病史。在异丙肾上腺素静脉滴注时,窦性周长缩短为 415ms,室速自动地发生

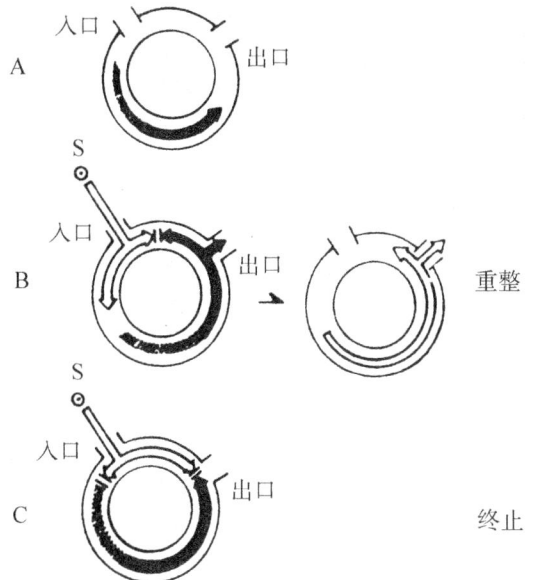

图 12-30-2　折返环对期前刺激的反应
图 A：折返环有入口和出口，激动在环内运行，实心部分为绝对不应期，点状区为相对不应期，白区为应激期
图 B：一个期前激动进入折返环内发生双向传导，逆向激动与前一次激动碰撞而抵消。顺向激动可以继续向前传导，并经折返环出口传出至周围心肌，从而使心动过速的周期重整
图 C：一个期前刺激逆向与前一次激动相碰撞，而顺向地进入了前一波阵面的不应期而发生阻滞时，心室过速被终止

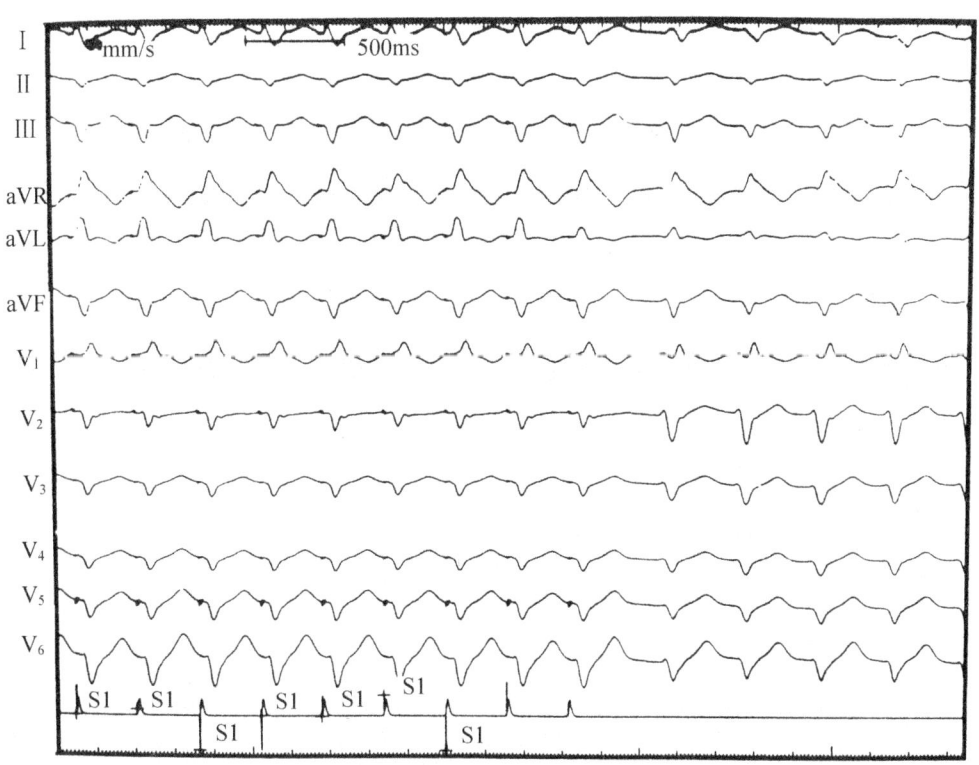

图 12-30-3　短阵快速心室刺激引发单形室性心动过速
12 导联同步记录的心电图顺序排列，连续 9 个快速心室刺激周长 320 ms（频率 175 次/min）引发了单形室性心动过速，室性心动过速开始的 R-R 比其后的 R-R 周期长，符合折返性心动过速的发生机制规律。自发性室性心动过速的形态与刺激的 QRS-T 波形方向一致，但振幅可有不同

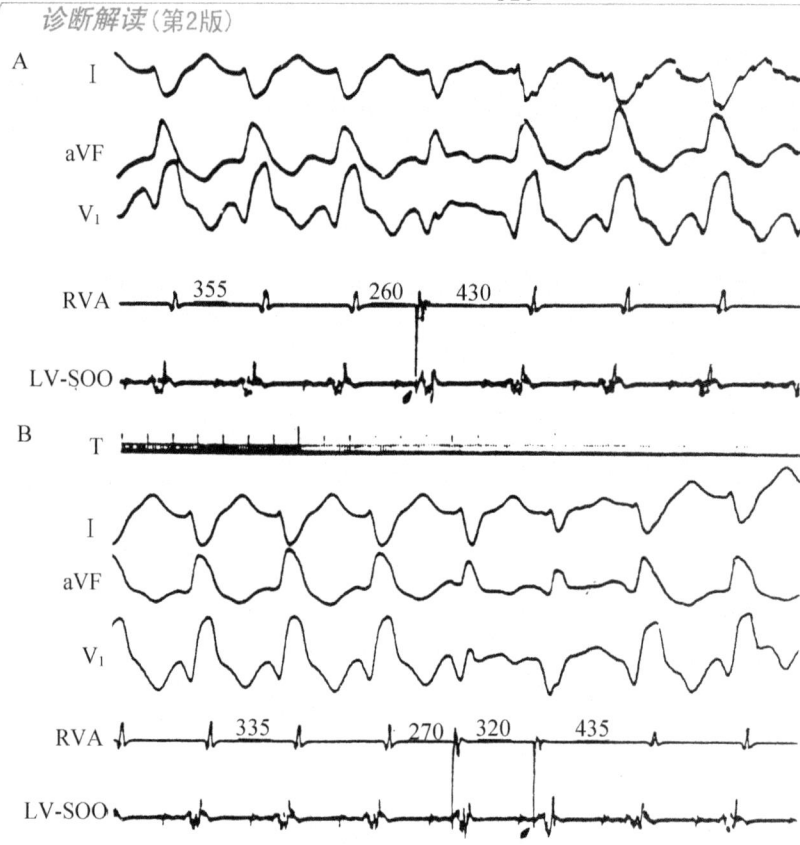

图 12-30-4 期前刺激引起室性心动过速的周期重整

Ⅰ、aVF、V_1、右室心尖部(RVA)和左室室速起源处电图(LV-SOO)自上而下顺序排列。VT 呈右束支阻滞图形,周长 355 ms。图 A 联律间期为 260 ms 的期前刺激引起 VT 周期重整,回复周期 430 ms。图 B 连续 2 个期前刺激引起 VT 周期重整,回复周期略短于 VT 周期

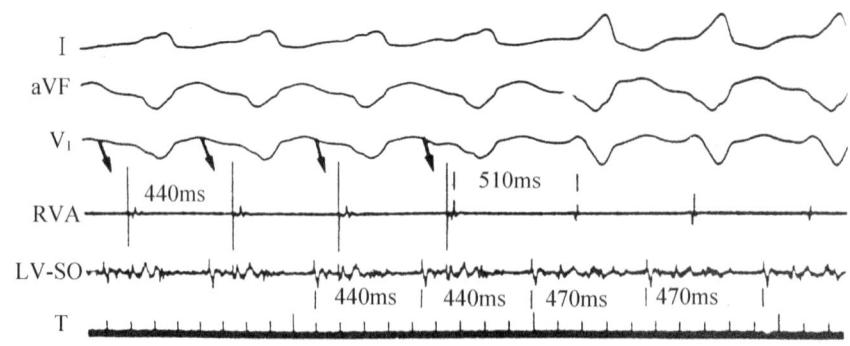

图 12-30-5 室速拖带,回复周期＝起搏周期

导联Ⅰ、aVF 和 V_1 与自右室心尖部(RVA)和左室起源处(LV-SO)记录的心内电图,自上而下顺序排列。以起搏周长为 440 ms 进行超速起搏,LV-SO 被顺向地夺获。起搏终止后,室速恢复。自 LV-SO 上最后一个起搏的间期至第一个非起搏的激动之间的间期是 440 ms,等于起搏周期。自 RVA 测定的回复周期是 510 ms。自 RVA 释出刺激之前,LV-SO 上的收缩期前电位没有发生改变,表明是局部融合(引自 Josephson ME. 1993)

【诊断】 单形性 VT 的诊断条件：①心动过速起源于心室，QRS 时限≥0.12 s。②其前无 P 波，V 前无 H 波或 H-V 缩短。③心室率 100～240 次/min。④VT 波形相同。⑤多数 VT 为短阵偶发，一般不超过 10 s 自行终止。少数 VT 为持续性，并可发展成为心室颤动。

【临床意义】 频率较慢的持续时间短暂的，偶发的 VT 不必引起惊慌，无明显诱因者可以不予治疗。频率快速的持续时间较长的恶性 VT，应及时采取药物治疗、射频消融术或电击复律。

12-31 特发性室性心动过速

【定义】 无明显器质性心脏病依据或致心律失常因素存在基础上发生的阵发性室性心动过速(VT)，称为特发性 VT。

【发生机制】 特发性 VT 的产生机制主要是折返激动所致。单源快速激动或触发活动也可产生特发性 VT。

【诊断】

1. 分型

(1) 短阵反复发型特发性 VT ①VT 频率＞100 次/min。②VT 呈短阵反复发作，24 小时可达数十阵至上千阵不等。③自行发作，自行终止，每阵由 3～10 余个室性 QRS 组成。④VT 波形一致。

(2) 持续性 VT ①每阵 VT 发作持续时间大于 30 s。②心室率＞100 次/min。

2. 特发性 VT 的起源部位 特发性 VT 可以起源于心室的不同部位，但多起源于右室流出道和左室流入道这两个部位。VT 起源于右室流出道，呈左束支阻滞图形，QRS 电轴正常。VT 起自左室流入道，类似右束支阻滞加电轴显著左偏图形。12 导同步心电图可对 VT 进行定位诊断(图 12-30)。

【临床意义】 目前文献报道的射频终止 VT，主要是指特发性 VT。射频消融 VT 成功率比其他原因引起的 VT 成功率高。

【资料】 男性，16 岁。特发性 VT(图 12-31)。

【心电图特征】 图 A：心动过速的频率 150 次/min。QRS 时限 0.13 s。类似右束支阻滞加左前分支阻滞图形，VT 起自左室流入道近心尖部，射频消融术后 VT 消失。图 B：显示窦性心动过缓、心电图正常。

【心电图诊断】 1. 窦性心动过缓；2. 特发性左室流入道 VT，经射频消融术后终止。

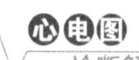

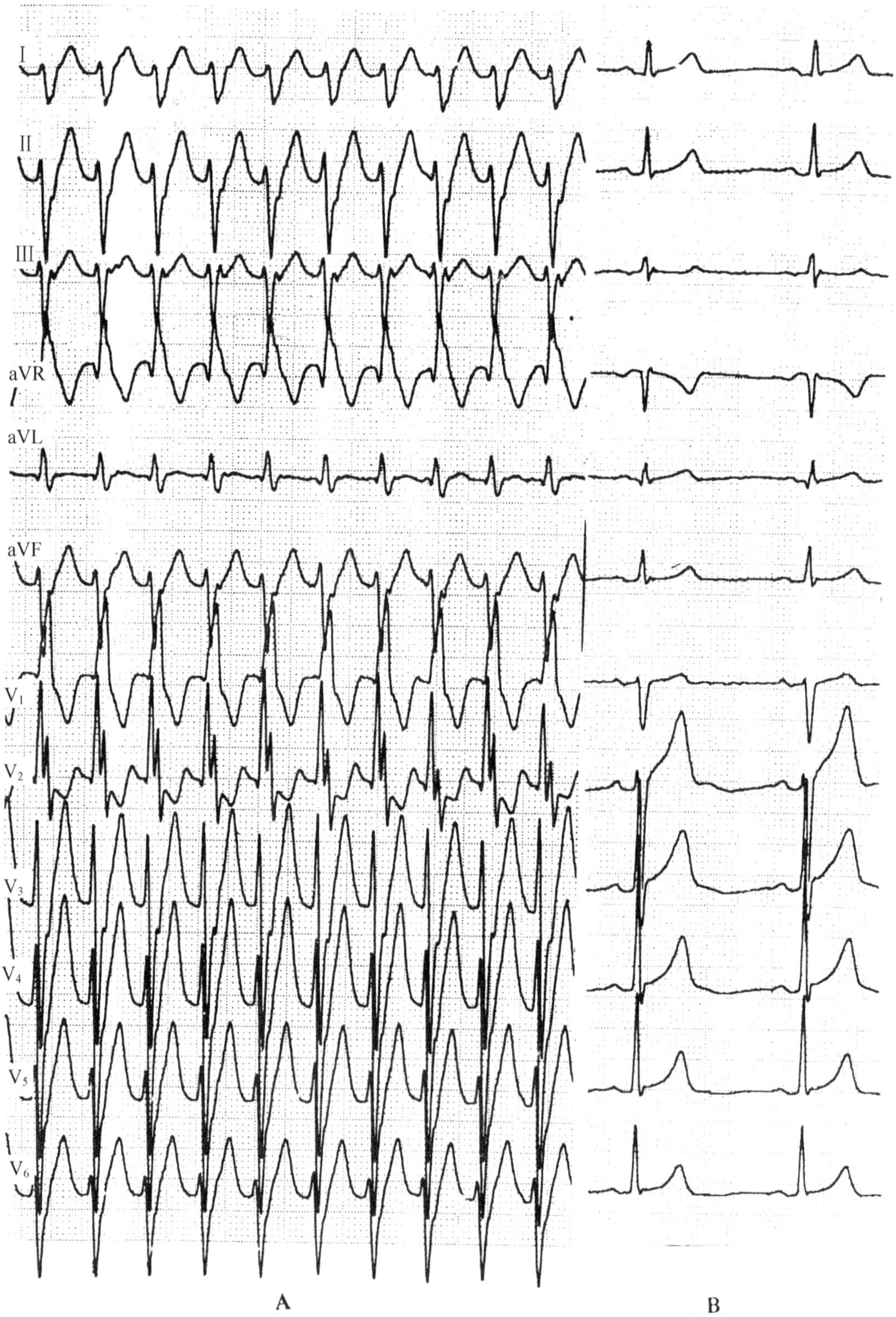

图 12-31　起自左室流入道的特发性 VT

12-32 多源性室性心动过速

【定义】 波形不同、间距不等的室性心动过速(VT),称为多源性 VT。

【发生机制】 ①多源激动学说 心室内有多个起源点,快速竞相发放激动,形成成多源性 VT。②多发性折返学说 心室内有多处折返环参与了多源性 VT 的形成。

【诊断】 ①VT 的心室率>100 次/min。②VT 的 R-R 周期不匀齐。③VT 的波形呈现两种以上的形态(不含室性融合波)(图 12-32)。

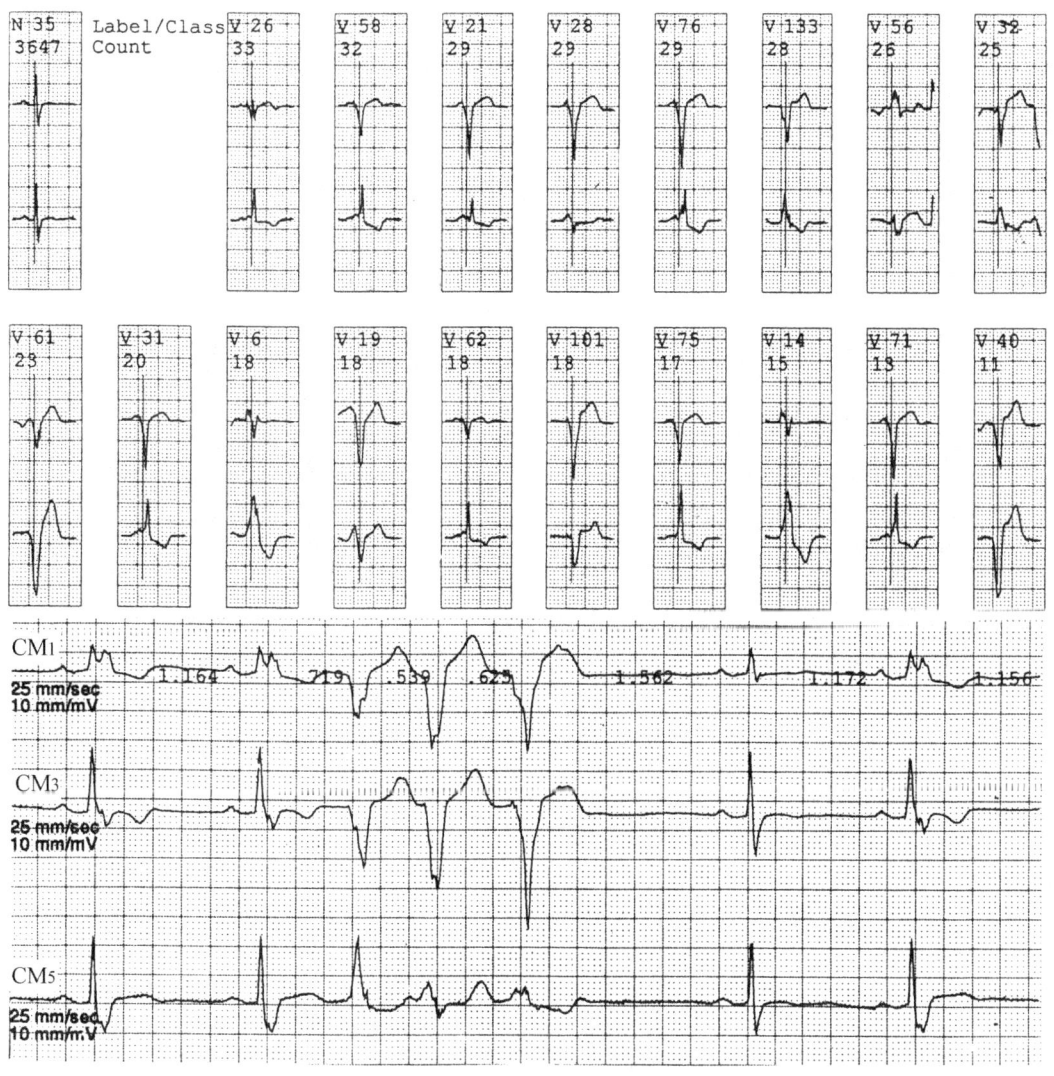

图 12-32 多源室性心动过速

【临床意义】 多源性 VT 少见。由多源室性早搏构成的短阵 VT 无重要意义。快速的、持续时间较长的多源性 VT 有诱发心室颤动的危险性,应及时查明病因,果断采取有效的治疗措施。

【资料】 男性,69岁。冠心病、陈旧性前壁及下壁心肌梗死。

【心电图特征】 上图为室性 QRS 形态模板图,室性 QRS 呈现多种形态。下图窦性心动过缓,心率 53 次/min。P-R=0.20s,QRS 时限 0.17s,呈右束支阻滞图形。3 个多源室性早搏组成了一阵短阵多源 VT,其频率 103 次/min。VT 后第一个窦性 QRS 时限变窄,右束支阻滞暂时消失 1 次。CM_3、CM_5 导联 T 波倒置较浅。

【心电图诊断】 1. 窦性心动过缓；2. 几乎完全性右束支阻滞；3. 短阵多源室性心动过速。

12-33　多形性室性心动过速

【定义】 连续变化的室性 QRS-T 波形,心室率>100 次/min 的室性心动过速(VT),称为多形性 VT。

【发生机制】 多形性 VT 的发生机制是多发性快速折返所致。

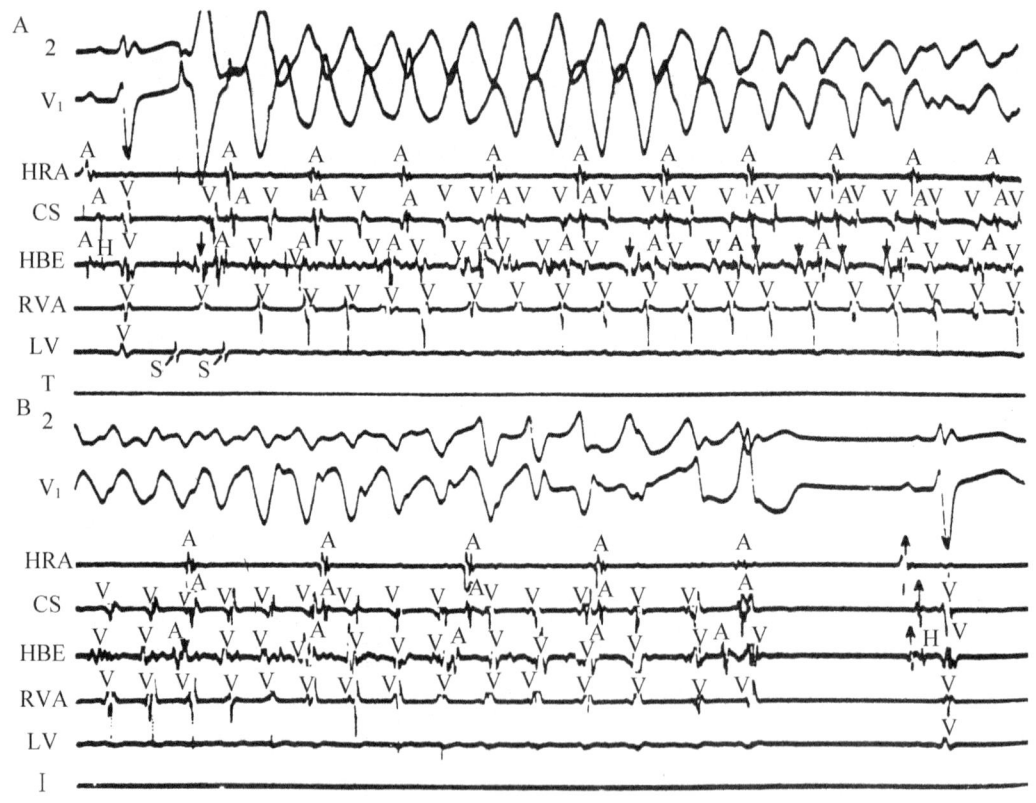

图 12-33　左室期前刺激诱发多形室速

体表导联Ⅱ和 V_1 与自右房高部(HRA)、冠状静脉窦(CS)、希氏束区域(HBE)、右室心尖部(RVA)和左室间隔中部(LV)记录心电图,自上而下顺序排列。A 图左侧第 1 个搏动是窦性搏动,在其后自左侧间隔上部释出 2 个期前刺激(标记为 S,S),两者的配对间期分别为 280 ms 和 240 ms,诱发了多形室速/室颤。多形室速/室颤发生后,在 CS 和 RVA 的心电图呈加快的界限分明的心电图(V 波),而在 HBE 和 LV 的心电图则呈现"局部颤动"(室波是界限不清,大小不等,形状互异和间隔不齐的低振幅波)。在图 A 和图 B 内(A 和 B 是连续记录的),于多形室速/室颤时,LV 导联上呈不规则的波动起伏的低振幅波,而 RVA 和 CS 导联始终保持规则的界限分明的心室波(V 波)[引自 Josephson ME 等. 1979]

【诊断】 多形性室性心动过速的诊断只能依靠心电图：①室性心动过速的频率100～250次/min。②QRS波形不同,但变化是连续的,如有QRS极性扭转者,列为扭转型室性心动过速。③VT常由500～700 ms联律间期的室性早搏诱发,又可自行终止。④可转化成心室颤动。⑤基本心律的Q-T间期缩短、正常或延长。

【临床意义】 多形性VT的频率较快,持续时间较长者,可引起晕厥。应及时查明病因,针对原发病和多形性VT进行治疗。对于反复发作的病例,植入人工自动起搏除颤器(图12-33)。

12-34 扭转型室性心动过速

【定义】 QRS波群主波方向围绕基线进行扭转的心动过速,称为扭转型室性心动过速(TdP)。

【发生机制】 ①多发性折返学说 心室肌传导减慢、复极不均匀与多发性折返,产生了QRS主波方向围绕基线扭转。②早期后除极 R-on-T现象室性早搏诱发室性心动过速,被认为是早期后除极所致。

【诊断】

1.基本特征 TdP的基本特征:①快速宽大畸形的QRS波群主波方向围绕基线上下扭转。②心动过速的频率 在100～280次/min。③基本心律的Q-T间期延长(图12-34)。

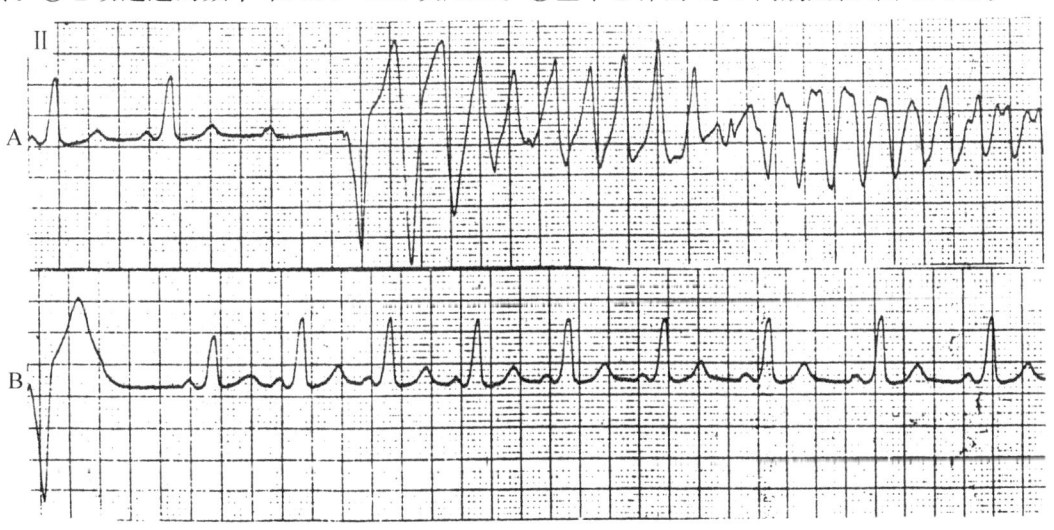

图12-34 扭转型室性心动过速

2.(1)肾上腺素能依赖型TdP 活动引起心率加快时发生TdP。

(2)间歇依赖型TdP 基本心律的Q-T间期延长、传导阻滞、巨T倒置。

(3)Q-T间期正常的TdP 多为窦性心律,Q-T间期正常,有TdP发作。

【临床意义】 TdP是少见的一种特殊类型的室性心动过速,治疗措施是根治病因。肾上腺素能依赖型TdP首先药物是β-阻滞剂。间歇依赖型TdP心室起搏治疗有效。Q-T间期正常的TdP使用Ⅰ、Ⅲ类抗心律失常药物有效。

【资料】 男性,58岁。预激综合征。射频消融术引起房室传导阻滞。

【心电图特征】 图A与图B非连续记录。窦性QRS呈预激波形。P波未下传时,右室起搏。R-on-P现象室性早搏诱发了扭转型室性心动过速,QRS主波围绕基线上下扭转,心室率达270次/min。扭转室性心动过速自行终止。

【心电图诊断】 1.窦性心律;2.预激综合征;3.二度房室传导阻滞;4.右室起搏心电图;5.扭转型室性心动过速。

12-35　双向性心动过速

【定义】 心动过速的QRS波群主波方向发生上下交替性改变者,称为双向性心动过速。双向性心动过速少见,持续时间较短,病死率高。

【发生机制】 对双向性心动过速的起源部位和发生机制尚未完全阐明,有如下几种解释:

1.双向性心动过速起源于室上

(1)双向性心动过速起源于室上,下传心室伴交替性左束支传导阻滞及右束支阻滞。

(2)双向性心动过速起源于室上,下传心室伴交替性左前分支阻滞及左后分支阻滞。

2.双向性心动过速的一种QRS起源于室上,另一种QRS起源于心室,两者QRS波群交替发生,形成双向性心动过速。

3.双向性心动过速起源于心室　心室内两个相距较远的起源点交替发放激动,形成双向性室性心动过速。一个起源点可位于左室,另一个起源点位于右室;或者一个起源点位于心室底部,另一个起源点位于心尖部。心动过速的QRS波群宽大畸形,方向相反。

【诊断】 双向性心动过速患者的基本心脏节律大多是心房颤动,少数是窦性心律或其他心律失常。窦性QRS与室性早搏交替者,不能称为双向性心动过速。

1.窄QRS波群双向性心动过速　两种波形不同的窄QRS波群心动过速交替,QRS时限<110 ms(图12-35-1)。

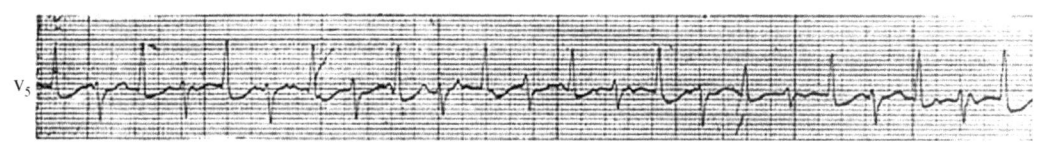

图12-35-1　双向性窄QRS波群心动过速

女性,29岁。围产期心肌病。QRS波群主波方向上下交替,主波向上的QRS波群形态相同,QRS时限0.07 s,主波向下的QRS波群时限小于0.12 s,心室率160次/min,双向性窄QRS心动过速

2.一种QRS呈室上型,另一种QRS宽大畸形　两种波形不同的QRS波群交替。室上性QRS时限可正常,也可呈束支及分支阻滞图形。

3.宽QRS波群的双向性心动过速　双向性心动过速的QRS波群均增宽畸形,R-R间距相同,也可不同(图12-35-2、图12-35-3)。

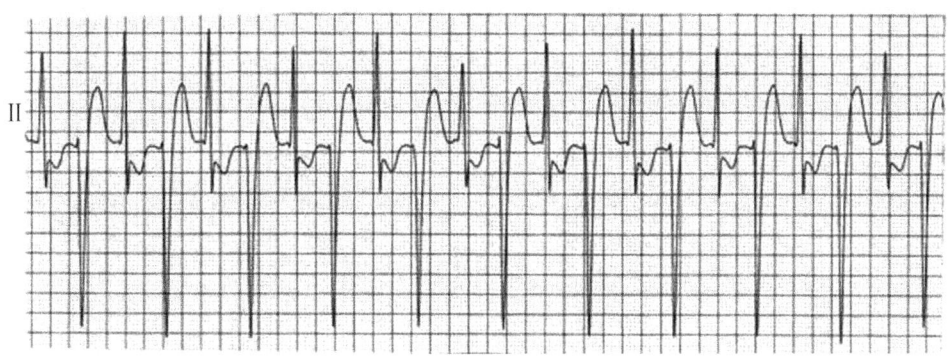

图 12-35-2　双向性室性心动过速

男性，63 岁。两种形态的 QRS 波群交替，频率 130 次/min，双向性室性心动过速

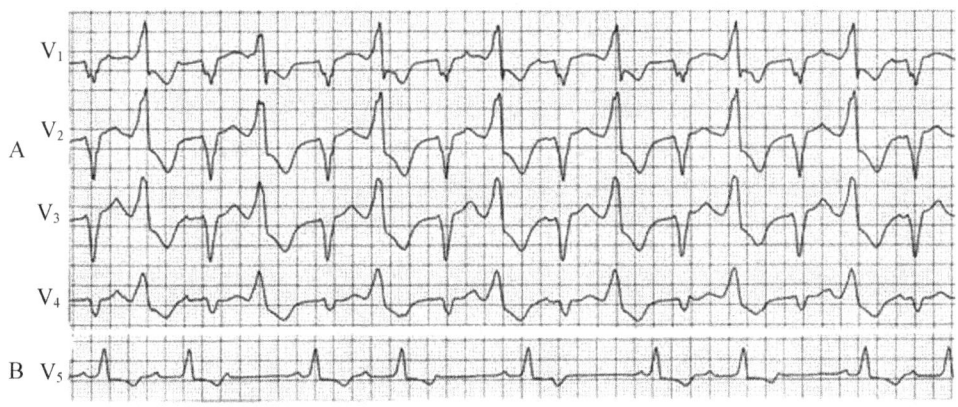

图 12-35-3　扩张性心肌病双向性心动过速

男性，35 岁。扩心病。图 A：宽 QRS 波群主波方向上下交替，R-R 间期短长交替，心室率 101 次/min。图 B：V_6 导联窦性心律，二度一型房室传导阻滞，左束支传导阻滞，房性早搏

多导联同步记录的心电图可以观察到双向性心动过速的 QRS 波形，在另一些导联上可以主波方向一致。因此，多导联同步记录心电图可以发现单导联记录所观察不到的双向性心动过速。

【临床意义】　发生于严重器质性心脏病、心力衰竭、洋地黄中毒时的双向性心动过速，预后不良，双向性心动过速发作，可引起无器质性心脏病的青年人猝死。双向性心动过速也可作为濒死节律出现，预示心脏停搏行将发生。

12-36　并行心律性室性心动过速

【定义】　受保护的心室内起搏点快速发放激动形成的心动过速，称为并行心律性室性心动过速。

【发生机制】　心室内起搏点周围出现了传入性阻滞，主异节律的激动不能通过阻滞区，改变室性起搏点的自律性的周期。有时室性起搏点又可发生传出阻滞。被保护的室性起搏点发出一系列快速激动，形成并行心律性室性心动过速。

【诊断】 ①室性心动过速的频率 100～240 次/min。②多次插入的窦性心搏 或主导节律为异位心律的激动不能改变室性心动过速周期。这些基本心律的激动是指落入并行心律性室性心动过速周期的反应期内。③常有室性融合波(图 12-36)。

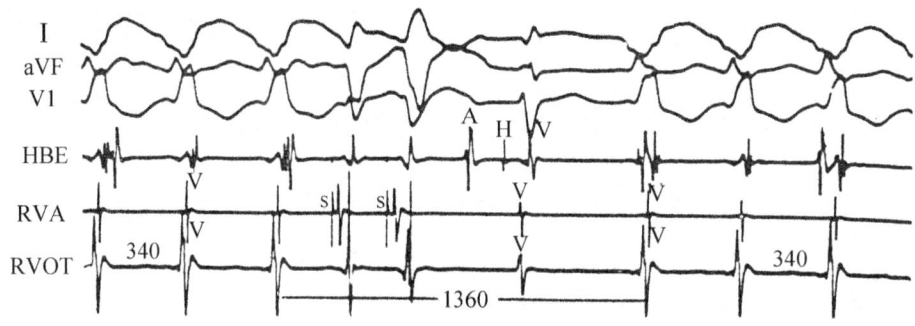

图 12-36 并行心律性室性心动过速

自发持续性室性心动过速类似右束支阻滞图形,其周长 340 ms。在第 3 个室性 QRS 之后,自右室(RVA)给予2个期前刺激,导致一段间歇,发生一次窦性激动夺获心室,继而室性心动过速重新开始,两阵室性心动过速的周期 1 360 ms,恰好是室速周长(340 ms)的 4 倍。表明室速存在保护性传入阻滞机制,为并行心律性室性心动过速

【临床意义】 并行心律性室性心动过速少见,主要见于冠心病、高血压等。有可能被认为一般的室性心动过速。

12-37 心室扑动

【定义】 QRS-T 波形消失,代之以"正弦曲线"样波动,是一种致命性室性心律失常。

【发生机制】 ①单点快速激动学说 心室内起搏点快速发放激动形成心室扑动。②折返学说 激动沿母环折返,沿途发出规律的子波,形成心室扑动。

【诊断】 ①QRS-T 波形消失,代之以快速、连续、匀齐的"正弦曲线"样波形。形状与心室颤动的 F 波相似,但波幅更大,时间更宽。②心室率 200～300 次/min。

【临床意义】 心室扑动属于致命性心律失常,已经发生应立即电击复律(图 12-37)。

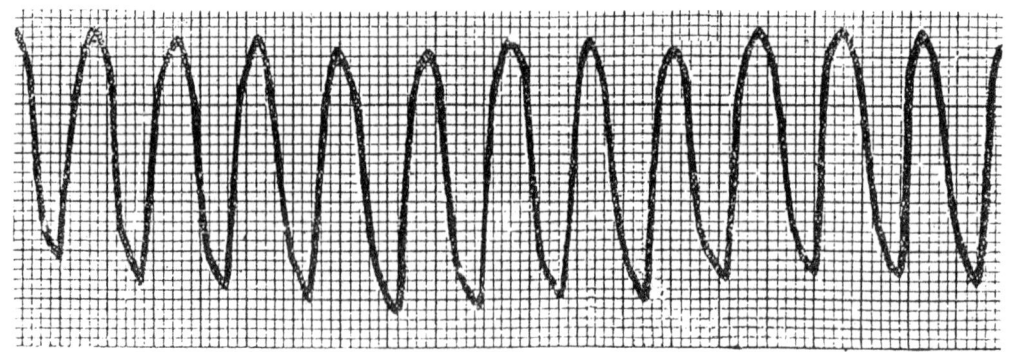

图 12-37 心室扑动

12-38 心室颤动

【定义】 QRS-T波群消失,代之以快速、波形大小不同的心室颤动波。

【发生机制】 ①快速多源激动学说 心室内多个起搏点快速发放激动形成心室颤动。②多发性微折返学说 心室内有多发性折返环路快速折返形成心室颤动。

【诊断】 ①QRS-T波群消失,呈现快速的、波形大小不等、间距不同的心室颤动波。②心室率180～500次/min。

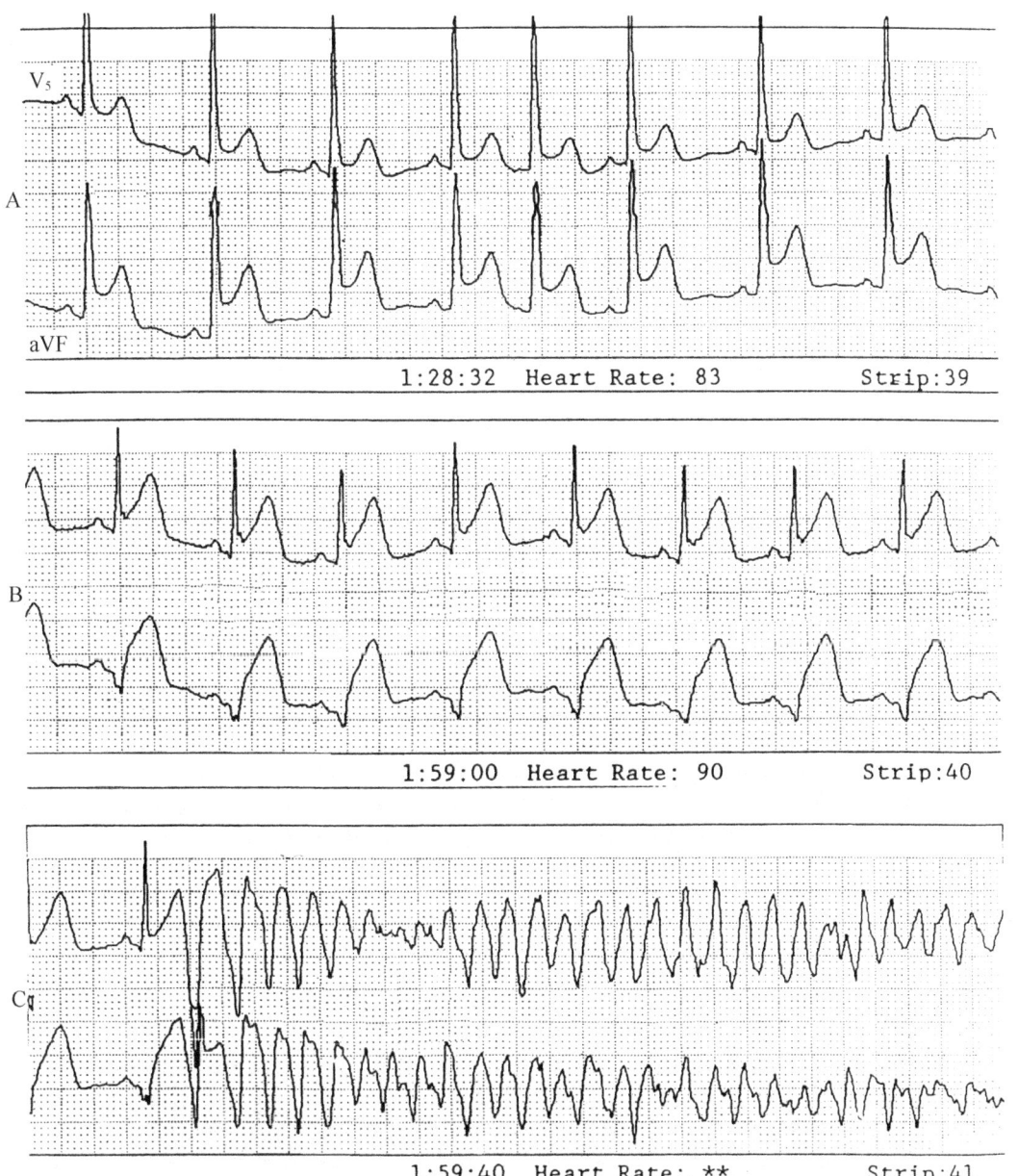

图 12-38 心室颤动

心室颤动常由 R-on-T 室性早搏诱发，或由室性心动过速转变而来。

临床上将心室颤动分为以下两型：①粗波型心室颤动　波形振幅≥0.5 mV，电击复律成功率高；②细波形心室颤动　电击复律成功率低。

【临床意义】　引起心室颤动的原因有严重的器质性心脏病、各种疾病晚期、触电等。一旦发生心室颤动，应立即采取一切可以使心室颤动终止的措施除颤。

【资料】　男性，71 岁。急性心肌梗死（图 12-38）。

【心电图特征】　图 A：急性损伤型 ST 段抬高。图 B：发生了急性下壁心肌梗死，aVF 呈 QS 型。图 C：R-on-T 现象室性早搏诱发了心室颤动而死亡。

【心电图诊断】　1. 窦性心律；2. 房性早搏；3. 急性下壁心肌梗死；4. 心室颤动。

12-39　心室脱节

【定义】　心脏两个起搏点互不干扰地激动心室，形成双重室性节律，称为心室脱节。属罕见心律失常。

【发生机制】　心室内有一块心室肌周围出现了双向性阻滞，"保护"着阻滞圈内的心室肌不受外来激动的入侵。阻滞圈内的起搏点发放激动，形成异位室性节律，包括室性逸搏心律、室性心动过速或心室颤动。而阻滞圈外的心室肌由窦性、房性或交界激动控制，形成阻滞性室内脱节。

【诊断】　排除各种干扰伪差以后才考虑心室脱节的诊断：①有两种心室波群：一种为窦性、房性、交界性或室性，为主导节律；另一种为阻滞圈内的心室节律，只有是心室颤动时才能得到诊断。②阻滞圈内的节律若是室性逸搏心律及室性心动过速，其 QRS 与主导节律的 QRS 波可互相重叠，形成心室重叠波，但不是室性融合波（图 12-39）。

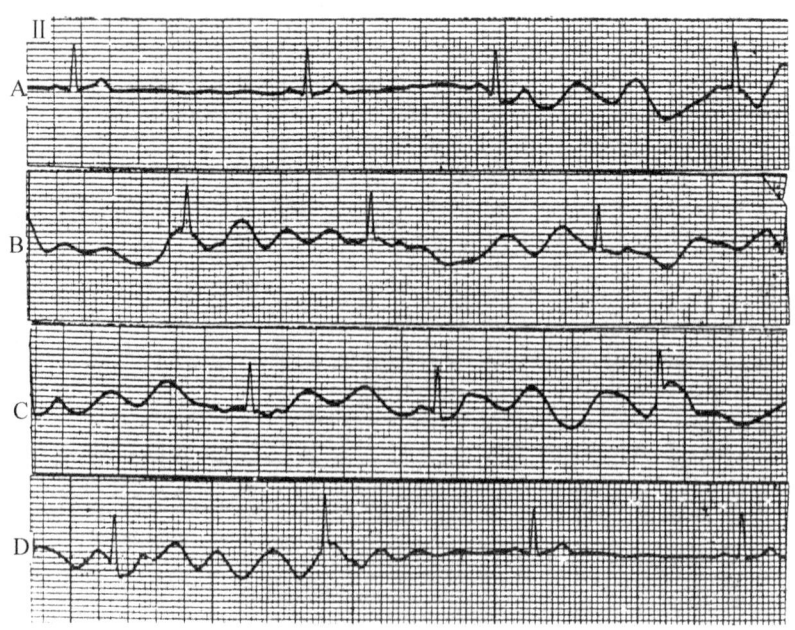

图 12-39　心室脱节心电图

【临床意义】 见于各种疾病晚期,临终前的心电图改变。

【资料】 患者女性,16岁。临床诊断:白血病。

【心电图特征】 图12-39为连续记录的Ⅱ导联心电图。窦性心率约为38次/min。Q-T间期280 ms。宽大不规则的波形在排除各种原因所致的干扰或伪差之后,提示为心室脱节。阻滞圈内的节律为心室颤动。记录下这心电图不久患者死亡。

【心电图诊断】 1.显著的窦性心动过缓伴不齐；2.心室脱节—心室颤动。

12-40 宽QRS心动过速鉴别诊断流程图

宽QRS心动过速包括:①室性心动过速,占80%；②房室结折返性心动过速伴有固定或功能性束支传导阻滞,约占15%；③旁路前传的房室折返性心动过速,发生率5%。12导联心电图是至今鉴别诊断宽QRS心动过速的最重要简便的方法。

1991年Brugada等提出了4步法及补充的3步法鉴别室性心动过速与室上性心动过速:支持室性心动过速诊断有:①胸前导联QRS波无RS形；②在胸导联RS间期>100 ms；③房室分离；④V_1、V_6导联图形特点:右束支阻滞图形时,其V_1导联呈单相、双相波；左束支阻滞图形时,V_1导联R波>30 ms,RS>60 ms或S波有切迹,V_6呈QS形或QR形(图12-40-1A、B)。

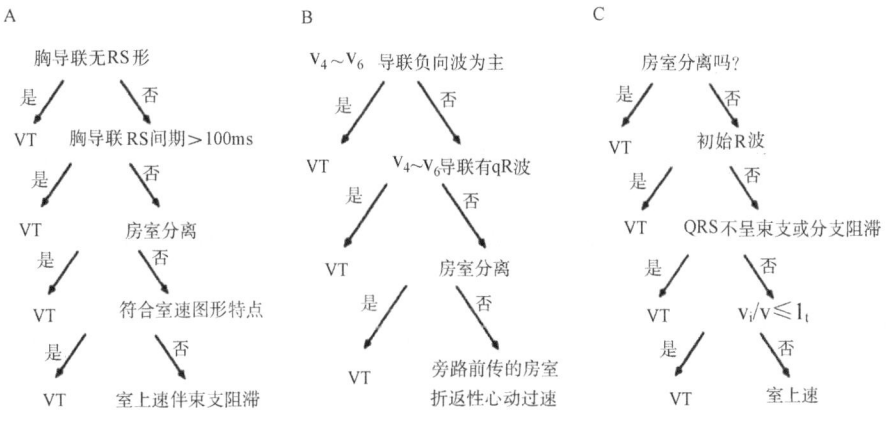

图12-40-1 鉴别宽QRS心动过速的流程图

A:Brugada 4步流程图；B:Brugada 3步流程图；C:Vereckei等提出的新4步流程图

2007年Vereckei等又提出4步法新流程图鉴别诊断宽QRS心动过速。该流程图(图12-40-1C)适用于节律规整的宽QRS心动过速。新4步法:

第1步 是否存在房室分离,如果存在则诊断室性心动过速；

第2步 观察aVR导联是否初始就是大R波,在aVR导联QRS波呈R形或RS形诊断室性心动过速,如果呈qR形不能诊断室性心动过速；

第3步 QRS波是否符合束支传导阻滞或分支传导阻滞图形,如不符则不能诊断为室性心动过速；

第4步 测量心室初始激动速度(v_i)与终末激动速度(v_t)之比,$v_i/v_t \leq 1$诊断为室性心动过速。v_i是心室初始除极或激动传导40 ms时的振幅值(mV),而v_t是心室终末除极或激动前 40 ms 时振幅值(mV)(图 12-40-2)。

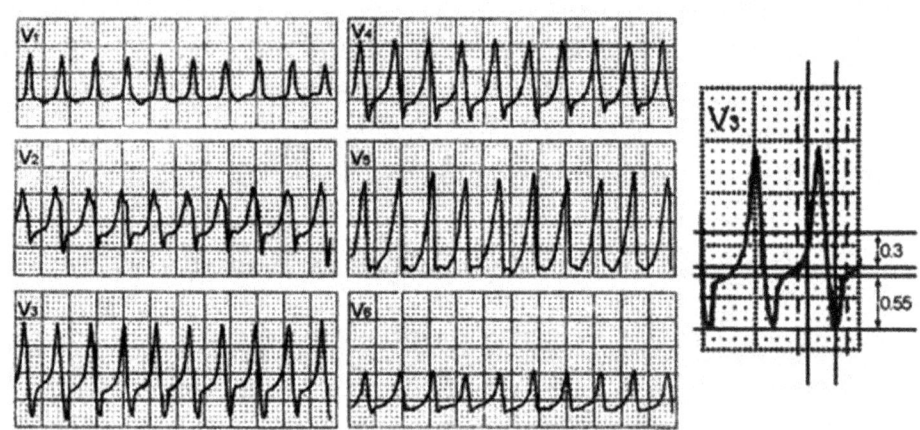

图 12-40-2　v_i/v_t 值的测量及鉴别宽 QRS 心动过速
$v_i=0.3$ mV，$v_t=0.55$ mV，$v_i/v_t<1$，诊断为室性心动过速

测量 v_i、v_t 值必须是心室激动 QRS 波群起点与终点清晰可认的导联。同步多导联心电图，可选 QRS 波始点及终点明确的某一导联，从此点划直线以确定多导联的始、终点；选择 QRS 波呈双相或多相波的导联，其 R 波要高、S 波又深的导联。以选择胸导为主，多选用 V_3 导联，再次之为 V_2 导联。个别也可选用肢体导联；④v_i 和 v_t 值取绝对值，不分正负。测量方法，从 QRS 波始点后移 40 ms 处测其电绝对值为 v_i；从 QRS 波终点前移 40 ms 处测其电压绝对值为 v_t，$v_i/v_t>1$ 为室上速，$v_i/v_t\leqslant 1$ 为室速。

宽 QRS 心动过速 QRS 波图形不符合束支或分支传导阻滞，表明心动过速不可能为室上性，只能是起源于心室的室性心动过速。

遇到宽 QRS 心动过速一定要注意结合临床病史及其他方法综合判断，尽量减少失误。

第13章 传导阻滞

心脏传导阻滞是指心脏传导组织不应期病理性延长或传导组织连续性中断引起的激动传导速度减慢或传导中断。

一、分类与分型

1. 根据阻滞部分不同而分类
(1) 窦房阻滞
(2) 心房内阻滞
(3) 房室阻滞
(4) 室内阻滞：①右束支阻滞；②左束支阻滞；③左前分支阻滞；④左后分支阻滞；⑤中隔支阻滞等。
2. 根据阻滞程度不同而分类
(1) 一度阻滞　激动通过该传导组织的时间延长。
(2) 二度阻滞
Ⅰ型：传导时间逐搏延长，直到传导中断，结束一次文氏周期，以后又开始新的周期变化（又称文氏现象）。多发生于房室结区。
Ⅱ型：漏搏前无传导时间逐渐延长的文氏现象。
(3) 高度阻滞　半数以上激动因阻滞未下传。
(4) 几乎完全性阻滞　几乎全部激动不能通过阻滞区下传，偶有下传者。
(5) 三度(完全性)阻滞　全部激动都不能通过病变区下传。
3. 根据阻滞时相不同而分类
(1) 3相阻滞　动作电位3相复极不全，激动受阻于动作电位3相。有两种类型：①房性早搏伴3相阻滞，多属于生理现象。②心率加快后发生的传导阻滞，多为病理现象。
(2) 4相阻滞　激动受阻于动作电位4相，可能是病理现象。
(3) 与时相无关的阻滞　阻滞消失与显现，与心动周期长短变化无关。

二、窦房阻滞

窦房结发放的激动受阻于窦房交界区。
一度与三度窦房阻滞不易在体表心电图上得到明确诊断。只有依靠记录腔内窦房结电图。
二度Ⅰ型窦房阻滞：①窦房传导时间逐渐延长，表现为P-P间期逐搏缩短，传导中断以后出现一个长的P-P周期。②长P-P周期短于两个短P-P周期。③窦房传导比例3∶2、4∶3、5∶4、6∶5、7∶6…窦房传导比例大于7∶6以上者，窦房传导文氏现象变为不典型。

二度Ⅱ型窦房阻滞　漏搏引起的长 P-P 周期相等,并且是基本窦性 P-P 周期的倍数。

三、房内阻滞

1. **不全性房内阻滞**　①P 波时限≥110 ms。②双峰间距≥40 ms。③见于冠心病、糖尿病等。

2. **局限性完全性心房肌阻滞(心房脱节)**　有一块心房肌四周出现了双向阻滞,即窦性激动不能通过阻滞区控制受保护的这块心房肌。阻滞圈内的起搏点发放激动控制这块心房肌,产生房性 P′波或 F 波及 f 波。但阻滞圈内的起搏点发放的激动又不能传出,更不会下传心室。① 心电图上出现两组心房波:一种是窦性 P 波,并下传心室。另一种为房性 P′波,不论出现于心动周期的任何时相,其后都无 QRS -T 波群。②P 与 P′波可以重叠产生房性重叠波。

3. **弥漫性心房肌阻滞(窦-室传导节律)**　见于高钾血症。血钾升高以后,心房肌先受到抑制,窦房结发放的激动沿结间束经房室结下传心室。因为心房肌没有激动。QRS 波群之间无 P 波。①随着血钾逐渐升高,P 波逐渐减小直至消失。②因心室肌也受到不同程度的抑制,QRS 波群宽大畸形,酷似室性节律。高钾血症 被纠治以后,逐渐出现 P 波,直至恢复原状。

四、房室阻滞

房室阻滞是常见而又重要的阻滞。阻滞部位可以位于心房内、房室结、希氏束及束支水平。阻滞程度愈重、阻滞部位越是靠下,预后愈严重。持久型的Ⅱ型以上的房室阻滞都是置入起搏器的指征。

1. **一度房室阻滞**　P-R 间期>210 ms。

2. **二度房室阻滞**

Ⅰ型　P-R 间期逐搏延长直至 QRS 漏搏,结束一次文氏周期。以后又出现新的房室传导的文氏周期。房室传导比例 3∶2,4∶3,5∶4,6∶5,7∶6,8∶7…7∶6 以上者文氏现象变得不典型。阻滞部位多在结内。

Ⅱ型　P-R 间期固定加 QRS 漏搏。阻滞部位在希氏束远端者,逸搏的 QRS 宽大畸形。

3. **高度房室阻滞**　①半数以上 P 波因阻滞未下传心室。②心房颤动伴高度房室阻滞时,出现短阵交界性、室性逸搏心律或心室起搏心律。

4. **几乎完全性房室阻滞**　①几乎所有窦性 P 波都不能下传心室。②心房颤动时出现连续的交界性或室性逸搏心律。③ 偶有心室夺获。

5. **三度(完全性)房室阻滞**　①全部心房波都不能下传心室。②心房波与 QRS 无关系。③出现交界性、室性逸搏心律或心室起搏心律。

五、束支阻滞

1. **单支阻滞**

(1)**右束支阻滞**　①QRS 时限≥120 ms(完全性)、或在 100～119 ms(不完全性)。②QRS 终末部分宽钝,V_1 呈 rsR′型。

(2)左束支阻滞 ①QRS 时限≥120 ms。②Ⅰ、V_5、V_6 呈单向切迹 R 波,V_1、V_2 呈 rS 或 QS 型。③P-R 间期≥0.12 s。④Ⅰ、V_5、V_6 导联 ST 段下降,T 波双向或倒置,V_1、V_2 导联 S 波增深,ST 段抬高,T 波直立。不完全性左束支阻滞的 QRS 时限<0.12 s。

2. 双束支阻滞 指左加右束支阻滞。阻滞程度可以相同或不同,可以同步或非同步。表现为多种类型。

3. 双支阻滞 指右束支阻滞加上左束支的一个分支阻滞。

4. 分支阻滞 指左前分支、左后分支及中隔支阻滞。

5. 三支阻滞 指右束支阻滞加左前分支阻滞加左后分支阻滞。

6. 四支阻滞 指右束支阻滞加左前分支阻滞加左后分支阻滞加中隔支阻滞。

7. 不定型室内阻滞 ①QRS 时限≥0.12 s。②QRS 波形不呈束支阻滞或分支阻滞图形。

8. 弥漫性心室肌阻滞(心室脱节) 发生机制与心房脱节相似。属于罕见心律失常。

13-1 窦房阻滞

【定义】 发生于窦房交界区之间的传导障碍,称为窦房阻滞。

记录窦房结电图可将窦房传导阻滞分为一度、二度及三度。但在体表心电图上只能识别二度窦房阻滞。

【发生机制】 ①二度Ⅰ型窦房阻滞 窦房交界区存在着递减性传导,窦房传导时间逐搏延长,直至传导中断,结束一次文氏周期。②二度Ⅱ型窦房阻滞 激动进入窦房交界区的绝对不应期而发生传导中断。漏搏前的窦房传导时间固定(图 13-1-1)。

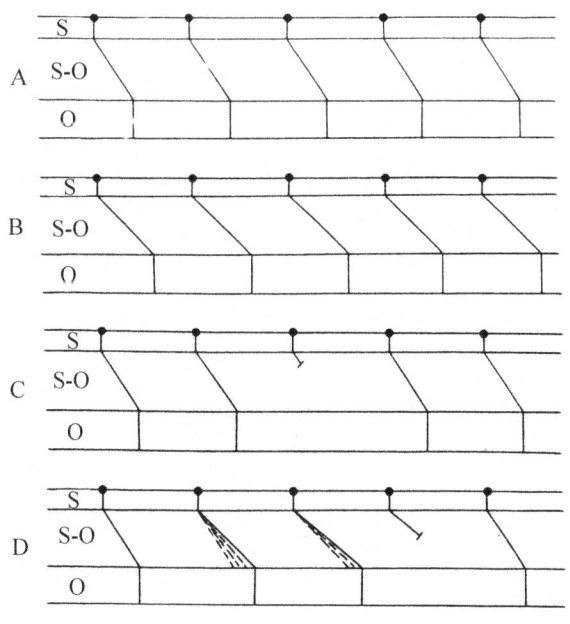

图 13-1-1 窦房传导阻滞示意图

A. 正常窦房传导 B. 一度窦房传出阻滞 C. 二度Ⅱ型窦房阻滞 D. 二度Ⅰ型窦房阻滞

【诊断】

1. 二度Ⅰ型窦房阻滞 ①窦房传导时间逐渐延长,但增量逐渐减小,表现为 P-P 间期逐渐缩短,继之一次窦房传导中断,出现一个长的 P-P 间期。②长 P-P 间期＜两个窦性 P-P 间期之和。③长 P-P 间期后的第一个短 P-P 间期是所有短 P-P 周期中的最长者(图 13-1-2)。

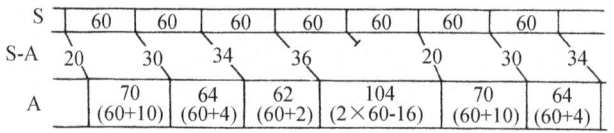

图 13-1-2　二度Ⅰ型窦房阻滞示意图

2. 二度Ⅱ型窦房阻滞　P 波漏搏产生的长 P-P 间期是正常 P-P 间期的倍数(图 13-1-3)。

【临床意义】 多数窦房传导阻滞是冠心病、急性心肌炎、心肌病、药物中毒等引起的。发生于卧床休息或夜间睡眠时的二度窦房阻滞可能是迷走神经张力增高所致。

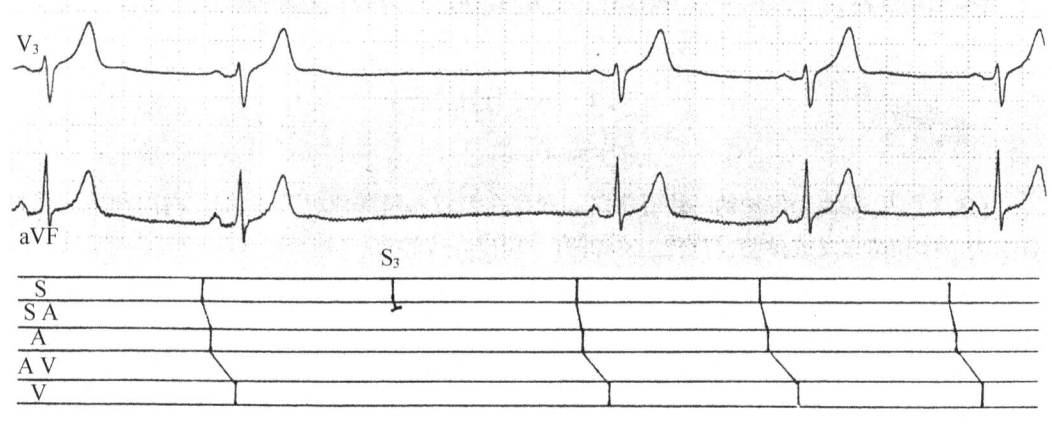

图 13-1-3　二度Ⅱ型窦房传导阻滞

S_3 代表窦房阻断 1 次,造成一个长 P-P 周期,恰是正常 P-P 周期的 2 倍

13-2　心房内阻滞

【定义】 发生于心房内的传导障碍,称为心房内阻滞。

【发生机制】 切断心房内的 Bachmann 束,可出现心房内阻滞。

【诊断】 ①P 波时限≥0.11 s。②P 波双峰间距≥0.04 s。③除外左房肥大(图 13-2)。

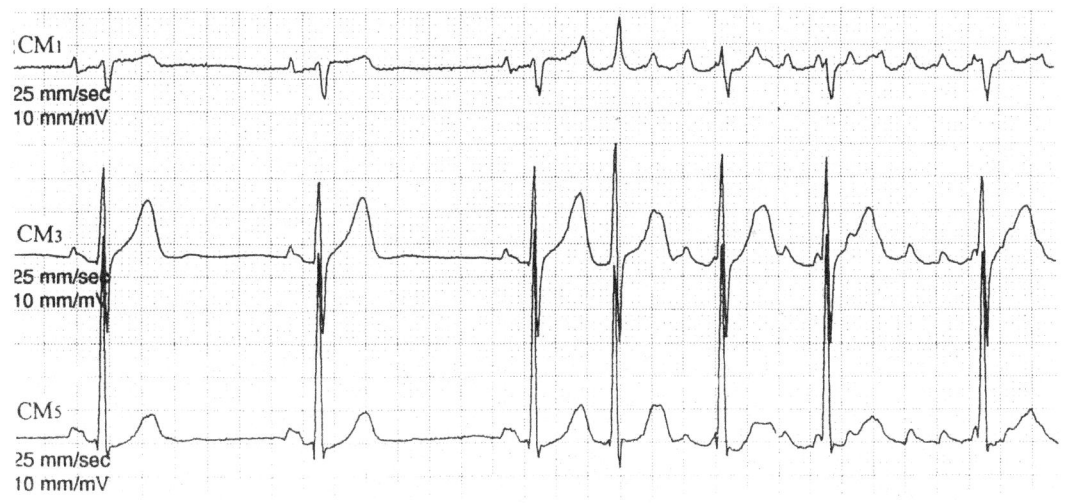

图 13-2 心房内阻滞

【临床意义】 心房内阻滞患者易发生房性早搏、房性心动过速、心房扑动或心房颤动。

【资料】 男性,67 岁。冠心病、慢-快综合征。

【心电图特征】 ①窦性 P 波频率 44 次/min。②P 波时限 120 ms。③自第 3 个 T 波开始发生心房扑动,心房率 280 次/min。房室传导比例 1∶1～5∶1。

【心电图诊断】 1.窦性心动过缓;2.心房内阻滞;3.阵发性心房扑动。

13-3 心房脱节

【定义】 心房内受保护的一块心房肌周围存在着双向阻滞情况下,阻滞圈内的起搏点可按自身的节律和速率发放激动,与窦性心律并存。形成心房脱节(又称局限性完全性房内阻滞)。

【发生机制】 在心房肌病变情况下,某一块心房肌周围出现了双向性阻滞。即窦性激动不能进入到阻滞圈内,改变阻滞圈内起搏点的自律性周期。圈内异位起搏点控制这块心房肌产生 P′波或 F 及 f 波。因存在传出阻滞,P′波(F 或 f 波)又不能下传心室引起房性 QRS 波群。

【诊断】 ①心电图上有规律出现的窦性心律,即窦性 P-QRS-T 波群。②有规律出现的 P′波,一般 P′波小于 P 波,不论 P′波出现于心动周期的任何时相,都不能下传心室。③阻滞圈内的心房肌可以产生心房扑动或心房颤动。此时窦性 P 波与心房颤动的 f 波并存。④窦性 P 波与房性 P′波可相互重叠产生房性重叠波。⑤房性心率多在 30～60 次/min。

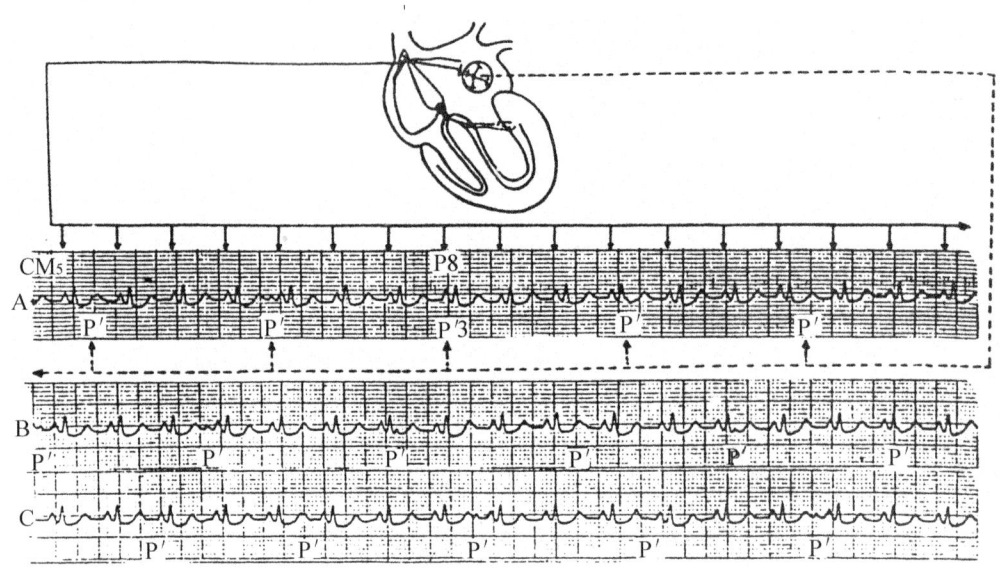

图 13-3 心房脱节

【临床意义】 心房脱节属于少见心律失常。见于危重症心脏病患者,部分是临终前心电图表现。

【资料】 患者女性,79岁。临床诊断:慢性喘息型支气管炎急性发作、慢性阻塞性肺气肿、慢性肺心病、呼吸衰竭、右心衰竭、酸中毒(图 13-3)。

【DCG 特征】 取 CM_5 导联分析心律失常。A~C 为连续记录的 DCG。有两种节律:一种为窦性 P-QRS-T,心率 115 次/min,P 波波形变尖,振幅大于 1/2R 波,提示肺型 P 波,P-R 间期 0.10 s,QRS 时限 0.06 s,为加速的房室传导;另一种规律出现的房性异位 P′波,波形直立,振幅较小,频率 39 次/min,不论 P′波发生于心动周期的任何时期,均未能下传心室,在除外各种干扰因素的影响之后,考虑为心房脱节。

【DCG 诊断】 ①窦性心动过速。②短 P-R 间期综合征。③心房脱节。④肺型 P 波。⑤ST 段改变。⑥房性重叠波。

注意:应排除各种原因所致的干扰和伪差以后,才能考虑心房脱节的诊断。

13-4 一度房室阻滞

【定义】 房室间的传导延缓,称为一度房室传导阻滞。

【发生机制】 房室结相对不应期延长,窦性激动落入房室交界区的相对不应期,发生阻滞性 P-R 间期延长。

希氏束电图显示一度房室阻滞的部位可以在心房内、房室结、希氏束或双束支水平,但多在房室结(图 13-4-1、图 13-4-2)。

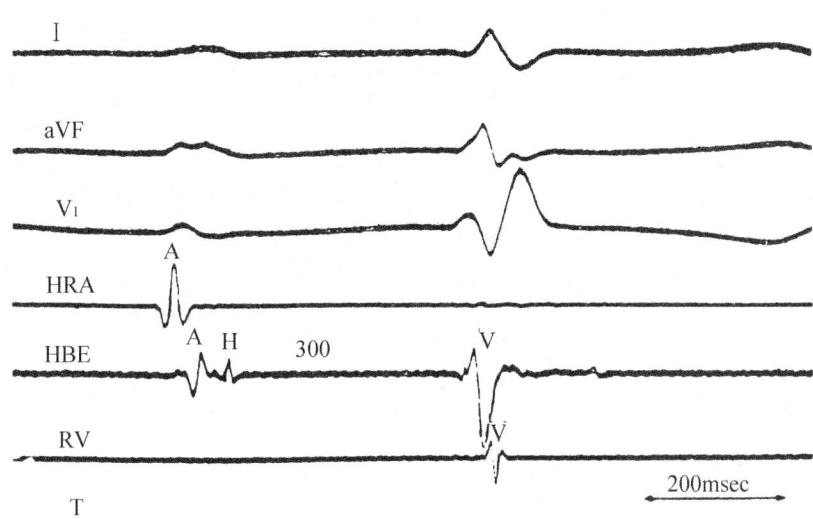

图 13-4-1　一度房室阻滞(结内 阻滞)

P-R 间期 320 ms 提示一度 AVB。其中 H-V 45 ms 属正常，而 A-H 长达 250 ms，提示房室结内阻滞

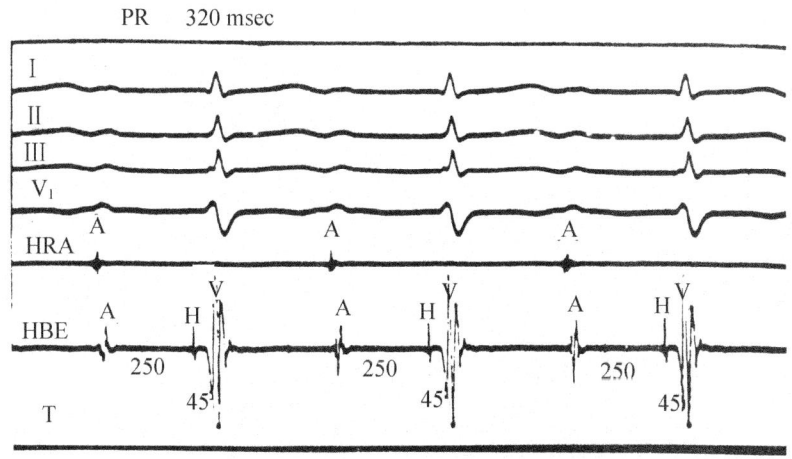

图 13-4-2　一度房室阻滞(希氏束 远端阻滞)

【诊断】　①P R 间期＞0.21 s(成人)或＞0.18 s(儿童)。②P R 间期大于心率最高值。③同一份心电图上，心率无明显变化，P-R 间期动态变化＞0.04 s。

【临床意义】　一度房室阻滞见于冠心病、心肌炎、心肌病、先心病等。卧位时发生的一度房室阻滞，可能是迷走神经张力增高的结果。

【资料】　男性，77 岁。冠心病(图 13-4-3)。

【心电图特征】　①窦性心率 58 次/min。②P-R 间期 0.46 s。③Ⅰ、V_5、V_6 导联 T 波低平。

【心电图诊断】　1. 窦性心动过缓；2. 一度房室阻滞；3. T 波改变。

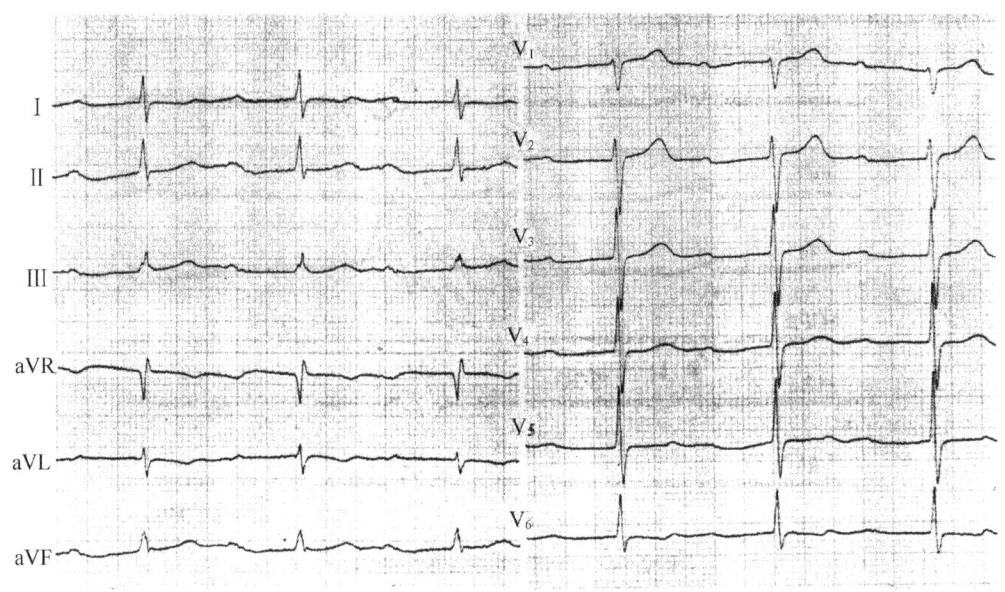

图 13-4-3 一度房室传导阻滞

13-5 二度Ⅰ型房室阻滞

【定义】 二度Ⅰ型房室阻滞是指房室传导时间逐搏延长直至 QRS 漏搏。最早由 Wenckebach 所描述,又称文氏现象(或文氏周期)。

【发生机制】

1. 房室传导阻滞由不应期延长所致(图 13-5-1)。

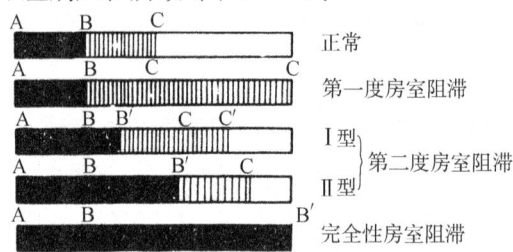

图 13-5-1 至三度房室阻滞时不应期的变化

每条横线全长表示一个心动周期,黑色部分表示绝对不应期,淡色部分表示相对不应期,白色部分表示不应期已过

①正常人,心率在 60～100 次/min 时,绝对不应期(AB 段)与相对不应期(BC 段)大约相等,两者之和小于心动周期的一半

②第一度房室阻滞,绝对不应期(AB 段)无变化,相对不应期(BC 段)可占据心动周期的其余部分或占其大部

③Ⅰ型第二度房室阻滞,绝对不应期及相对不应期均程度相等或不等的延长

④Ⅱ型第二度房室阻滞,仅绝对不应期延长

⑤完全性房室阻滞,绝对不应期占据整个心动周期,因此无相对不应期和应激期心电图上,P-R 间期正常,表示房室传导正常;P-R 间期延长,表示相对不应期延长;心室脱漏(P 后无 QRS)表示绝对不应期延长

2. 递减传导 动作电位通过阻滞区时,振幅越来越小,传导速度越来越慢,直到传导中断1次,结束1次文氏周期(图13-5-2)。

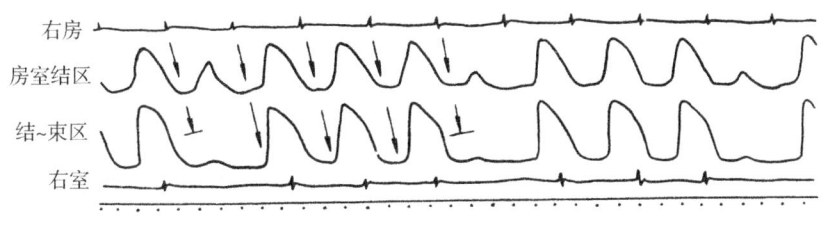

图13-5-2 递减性传导导致二度Ⅰ型(文氏现象)4∶3房室阻滞

第一、四行为右房电图及右室电图,第二、三行是细胞内微电极的电位曲线。

3. 阻滞部位 可在心房内、房室结、希氏束或束支以下,多在房室结(图13-5-3)。

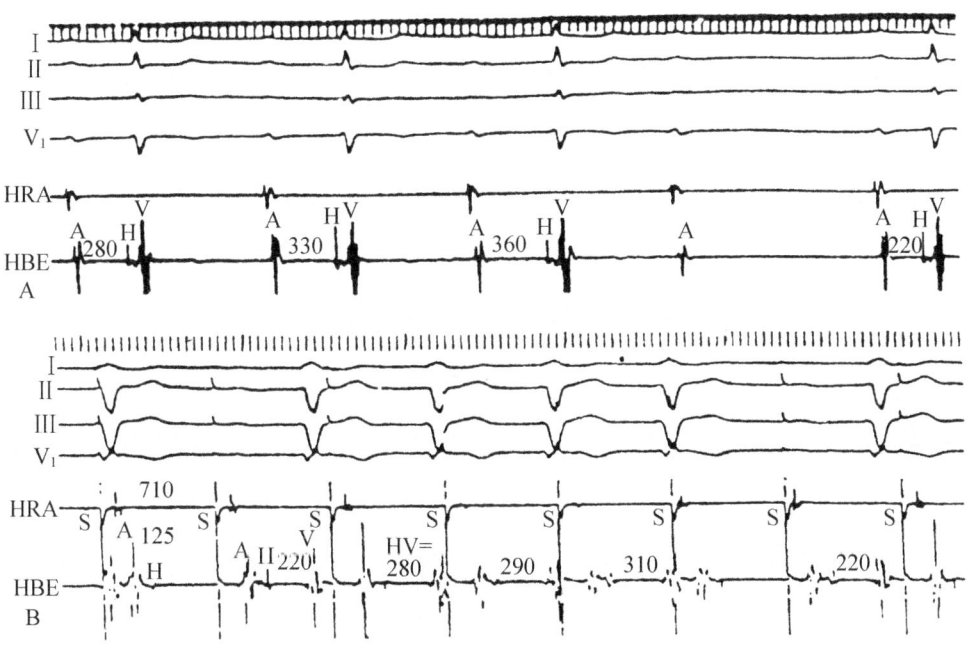

图13-5-3 二度Ⅰ型房室阻滞(结内阻滞)

A. A-H间逐渐延长,直至脱落 B. H-V间逐渐延长,直至脱落

【诊断】 ①P-R间期逐搏延长,直至发生QRS漏搏,结束1次文氏周期,以后又开始新的文氏周期。②QRS漏搏引起的长R-R间期小于两个短R-R间期之和(图13-5-4、图13-5-5)。

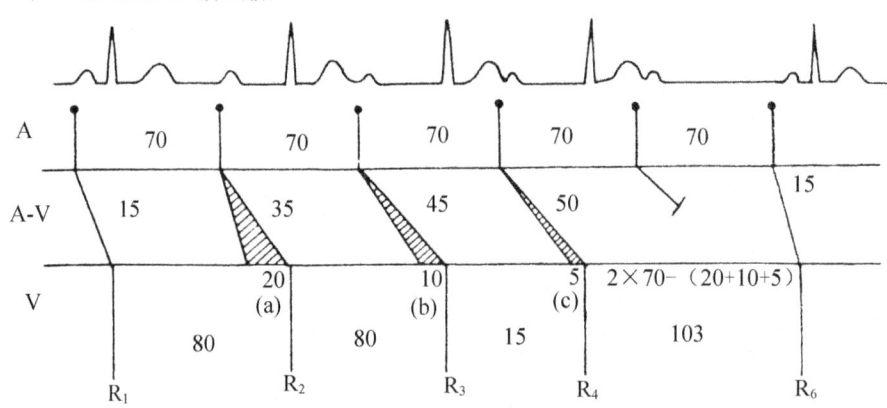

图 13-5-4　二度 Ⅰ 型房室阻滞示意图

文氏周期开始，P-R 间期 0.15 s，以后逐搏延长，由 0.35 s 延长至 0.50 s，之后 QRS 漏搏，结束一次文氏周期。P-R 间期在逐搏延长，但递增量在减小（分别为 0.20 s、0.10 s 及 0.05 s）

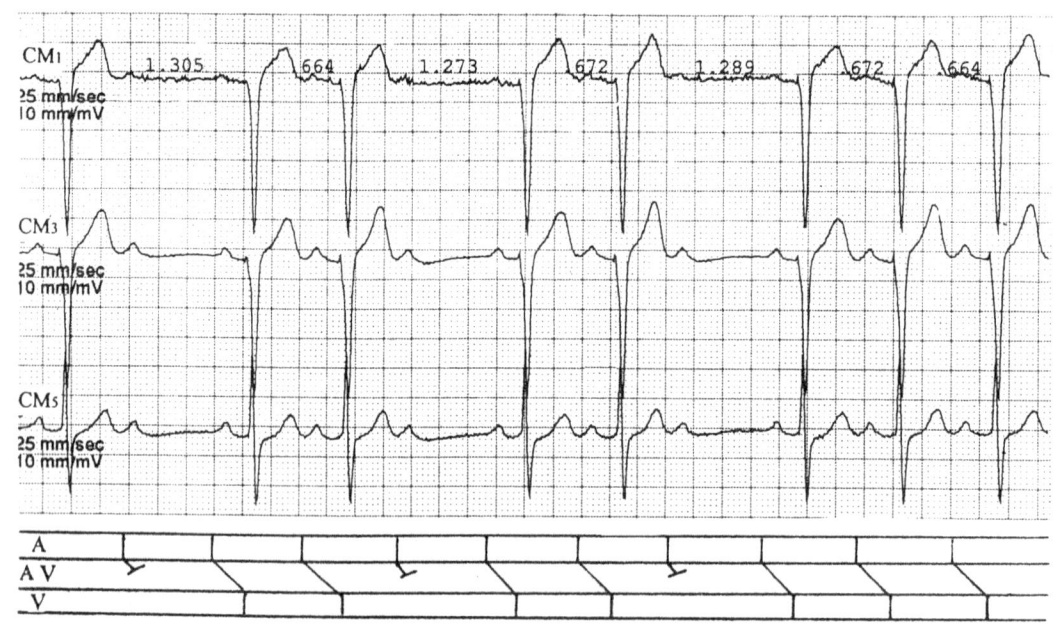

图 13-5-5　3∶2 二度 Ⅰ 型房室阻滞

【临床意义】　结内阻滞预后较好，束支以下阻滞，发展成为高度以上房室阻滞者，应植入永久型心脏起搏器。

【资料】　男性，69 岁。冠心病、陈旧性前间壁心肌梗死（图 13-5-5）。

【心电图特征】　①P-P 匀齐。②P-R 间期 0.17 s、0.28 s，P 波因阻滞未下传心室，房室阻滞的比例是 3∶2。

【心电图诊断】　1. 窦性心律；2. 二度 Ⅰ 型房室阻滞（3∶2）。

13-6 二度Ⅱ型房室阻滞

【定义】 房室传导时间固定加 QRS 漏搏者,称为二度Ⅱ型房室阻滞。

【发生机制】
房室传导组织不应期突然延长,导致部分 P 波未下传心室。
房室阻滞的部位 80% 在希氏束水平以下,少数在希氏束近端(图 13-6)。

【诊断】 P-R 间期固定加 QRS 部分漏搏。房室传导比例 2∶1,3∶2,4∶3,5∶4 不等。

【临床意义】 因阻滞部位多在束支水平,有晕厥发作者应置入起搏器。

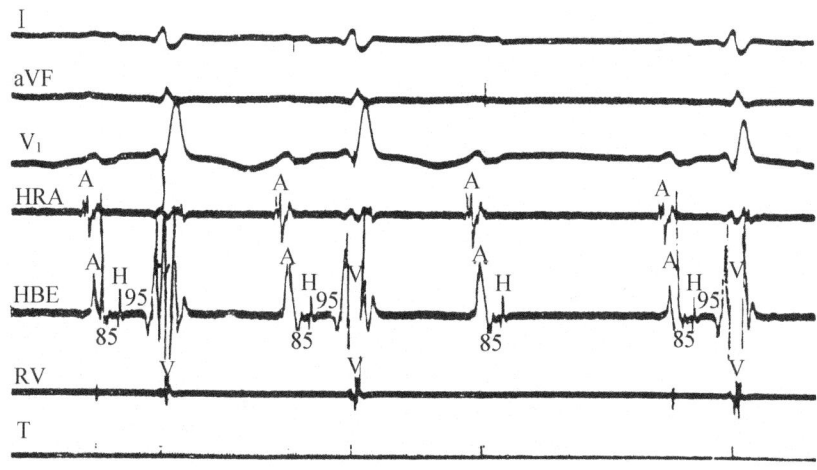

图 13-6 二度Ⅱ型房室阻滞(希氏束远端阻滞)
激动通过房室交界区能下传时 A-H 和 H-V 间期均固定不变,分别为 85ms 和 95ms,第 3 个 A-H 波后突然阻滞,不伴有 V 波,提示希氏束远端阻滞

13-7 2∶1 房室阻滞

【定义】 房室传导比例为 2∶1 的房室阻滞。

【发生机制】 2∶1 房室阻滞可以是二度Ⅰ型,也可以是Ⅱ型。阻滞部位前者多在结内,后者多在束支水平。

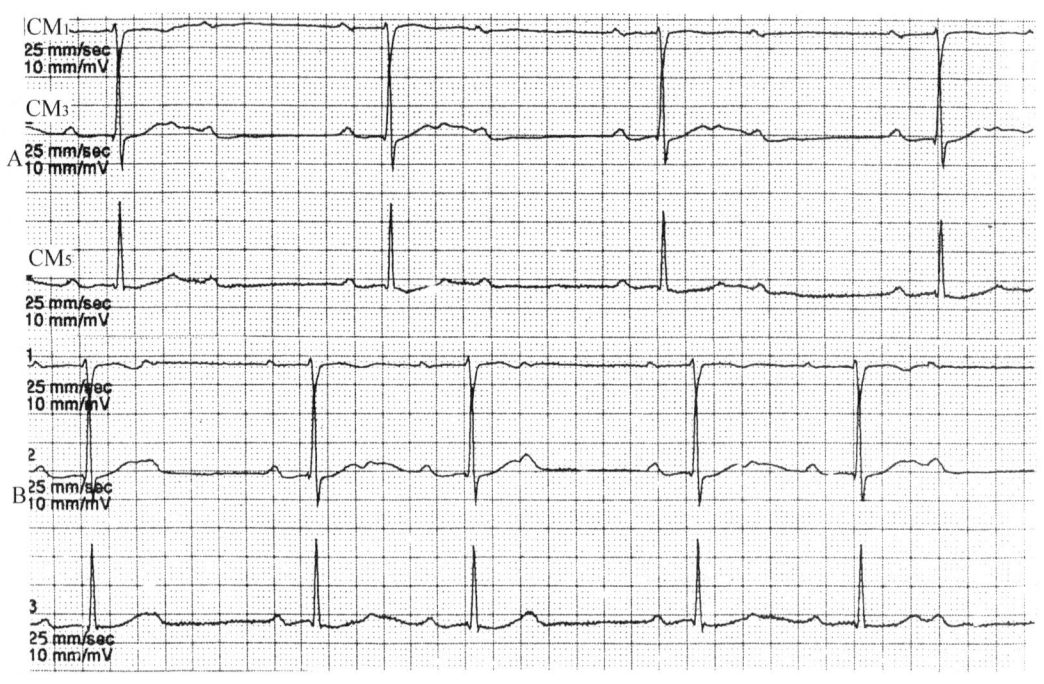

图 13-7　2∶1 二度 Ⅰ 型房室阻滞
A. P-R 延长加 2∶1 房室阻滞　B. 变为 3∶2 房室阻滞时，P-R 间期在逐搏延长

【诊断】　①半数 P 波下传心室，半数 P 波因阻滞未下传心室。②记录较长时间或改变体位、改变房室传导比例以后，可区分 Ⅰ 型或是 Ⅱ 型(图 13-7)。

【临床意义】　对于 2∶1 房室阻滞，应行 Holter 监测，如有向高度房室传导阻滞发展的趋势时，应置入起搏器。

13-8　高度房室阻滞

【定义】　连续 2 个以上的 P 波未下传心室或半数以上 P 波未下传心室者，称为高度房室阻滞。

【发生机制】　房室交界区或束支以下水平的传导组织的不应期病理性延长。房室阻滞的程度比二度重，而又比三度轻。

【诊断】
1. 窦性心律伴高度房室阻滞
(1) 半数以上 P 波因阻滞未下传心室。
(2) 连续 2 个以上的 P 波未下传心室(图 13-8)。
2. 心房颤动伴高度房室阻滞　心房颤动伴交界性或室性逸搏心律。

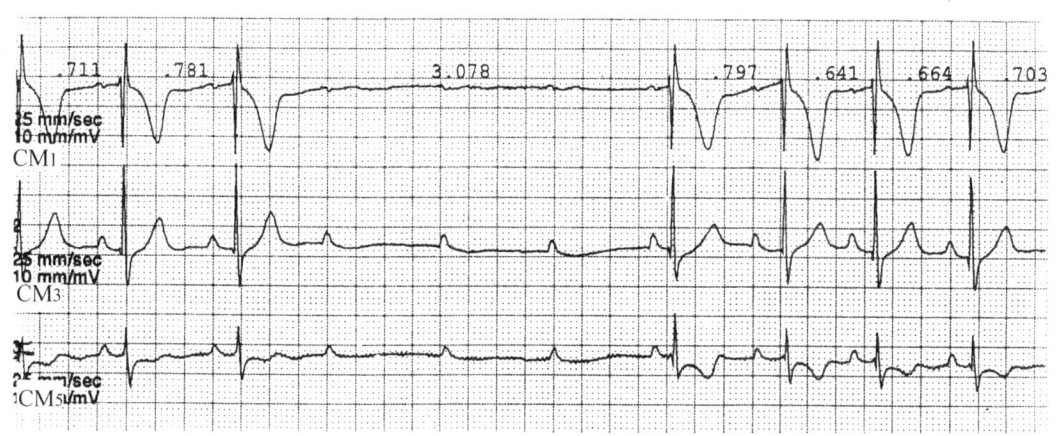

图 13-8 高度房室阻滞

【临床意义】 高度房室阻滞的患者应及时置入起搏器。一过性高度房室阻滞伴晕厥发作者,也应采取临时起搏术。

【资料】 男性,28 岁。急性心肌炎。

【心电图特征】 ①窦性心律,心率 80 次/min。②连续 3 个 P 波因阻滞未下传心室。③下传 QRS 呈不完全性右束支阻滞图形。④CM_1、CM_5、ST 下降伴 T 波倒置。

【心电图诊断】 1. 窦性心律;2. 高度房室阻滞;3. 不完全性右束支阻滞;4. ST-T 改变。

13-9　三度房室阻滞

【定义】 全部室上性激动均因阻滞未下传心室,称为三度房室阻滞(或称完全性房室阻滞)。

【发生机制】 ①房室结不应期病理性延长占据整个心室周期,使全部激动受阻于房室传导系统未下传心室。②手术损害了房室传导系统。③房室传导系统发育缺陷。

阻滞部位在房室结,逸搏的 QRS 正常,阻滞部位在希氏束远端者,逸搏的 QRS 宽大畸形(图 13-9-1)。

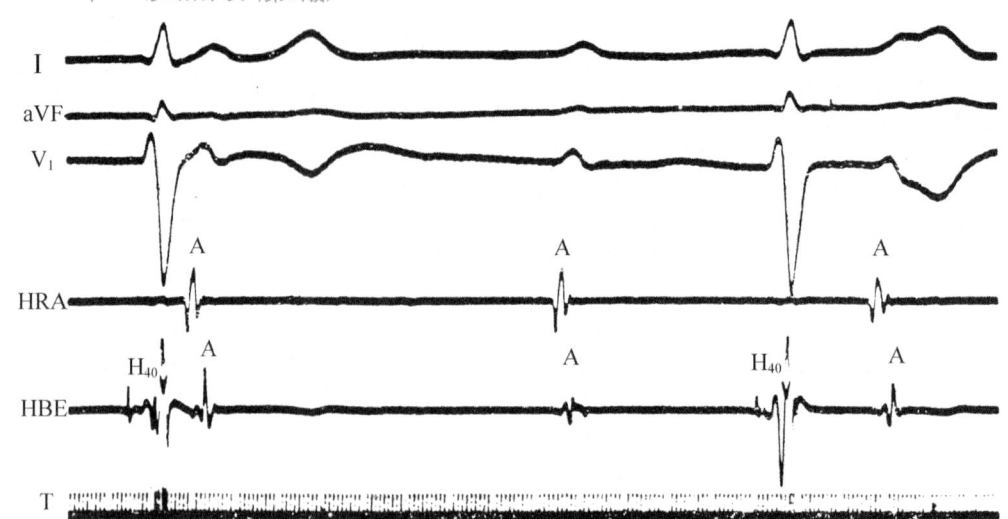

图 13-9-1 三度房室阻滞(结内阻滞)

全部 A 波不能下传,A 后无 H 波,而 V 波前有 H,H-V 固定为 40 ms,V 波不宽

【诊断】

1. 心房节律　心房由窦性、房性或交界区控制。

2. 心室节律　为交界性或室性逸搏心律,心室率<60 次/min。节律基本规则。置入起搏器的患者,为心室起搏心律。

3. 心房波与心室波完全无关系,不论心房波出现于心室周期的哪个部位,均不能下传心室。心房率>心室率(图 13-9-2)。

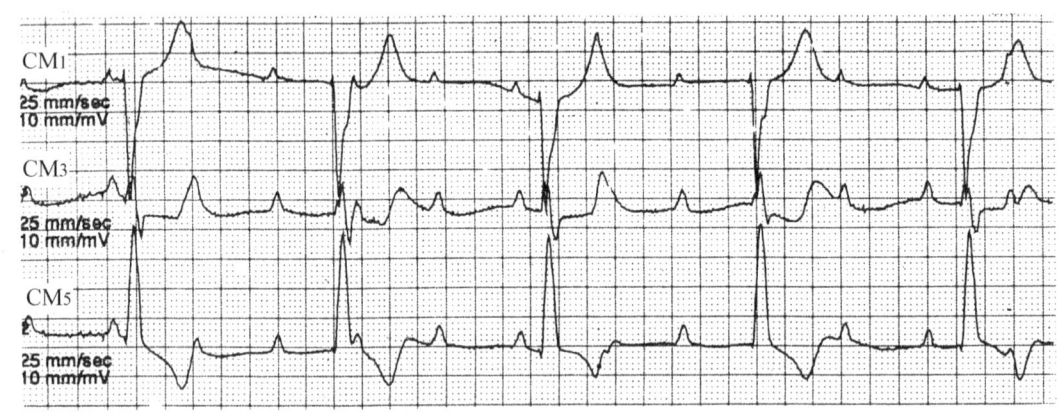

图 13-9-2 三度房室阻滞(远端阻滞)

【临床意义】　三度房室阻滞伴宽 QRS 逸搏心律,是置入起搏器的指征。

【资料】　男性,66 岁。冠心病。

【心电图特征】　窦性 P 波频率 106 次/min。P 0.30 mV。R-R 规则,心室率 41 次/min,QRS 时限 0.14 s。P 与 R 完全无关系。提示阻滞在房室结远端。

【心电图诊断】　1. 窦性心动过速;2. 三度房室阻滞;3. 室性逸搏心律;4. 右房肥大。

13-10　完全性右束支阻滞

【定义】 完全性右束支阻滞是指发生于右束支内的阻滞性传导延缓或传导中断。

【发生机制】 右束支阻滞以后，QRS起始向量仍正常，而终末向量指向右前方，QRS运行时间延长。投影在 V_1 导联上形成 rsR′型。QRS终末部分宽钝（图13-10-1）。

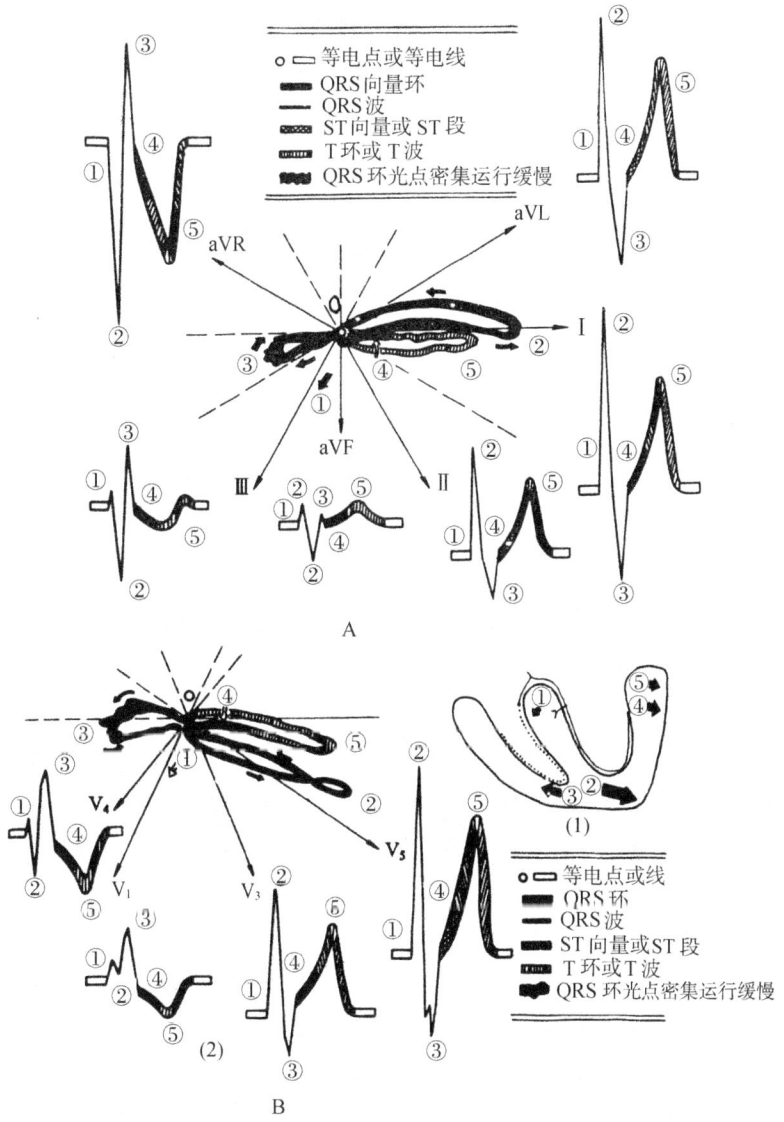

图 13-10-1　完全性右束支阻滞的 QRS-T 环投影在心电图导联轴上形成的 QRS-T 波群
图A：额面 QRS-T 环投影在肢体导联轴上形成肢体导联心电图。QRS 终末部分宽钝，aVL、Ⅰ、Ⅱ 导联均呈 Rs 型，aVF 呈 rsr′型，Ⅲ 与 V_1 导联相似呈 rsR′型，aVR 呈 QR 型
图B：横面 QRS-T 环投影在胸壁导联轴上形成胸导联心电图。V_1 呈 rsR′型，V_2 呈 rR′型，V_3 以左各导联呈 Rs 型
(1)心室除极和复极程序；(2)向量环及其投影

【诊断】 ①QRS 时限≥120 ms。②V_1 或 V_2 呈 rsR′、R 型。③QRS 终末部分宽钝(图 13-10-2)。

【临床意义】 完全性右束支阻滞是最多见的心室内阻滞的一种类型。病因有高血压病、冠心病、扩张型心肌病、先心病、房间隔缺损、法洛四联症根治术后等。也有相当多数的右束支阻滞找不到明确的原因。

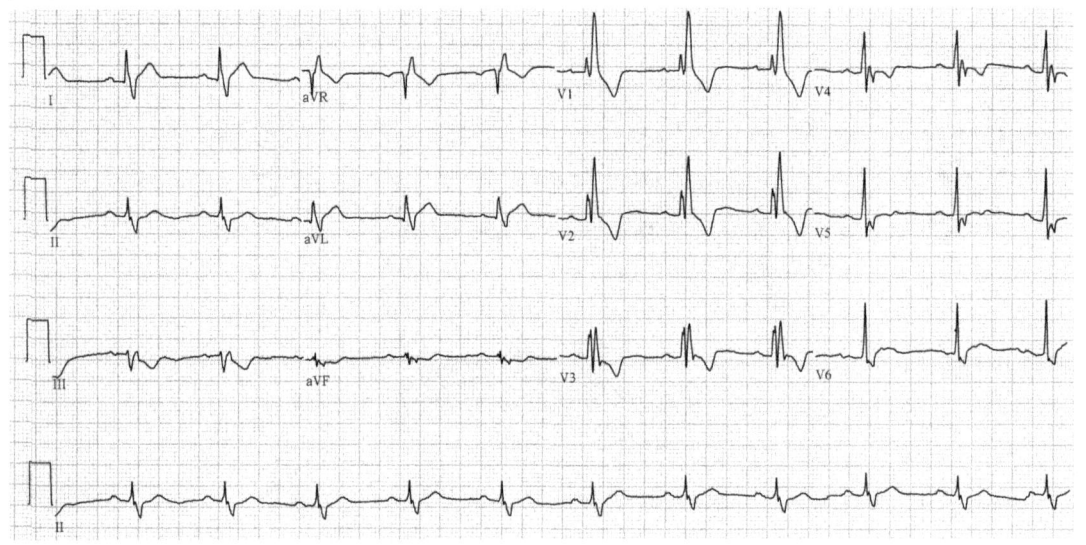

图 13-10-2 完全性右束支阻滞

【资料】 男性,40 岁。高血压。

【心电图特征】 ①窦性心率 67 次/min。②QRS 时限 140 ms,V_1 呈 rsR′型,QRS 终末部分宽钝。

【心电图诊断】 1. 窦性心律;2. 完全性右束支阻滞;3. V_1～V_4 导联 T 波倒置。

13-11 不完全性右束支阻滞

【定义】 右束支阻滞 QRS 时限≤119 ms。

【发生机制】 右束支传导速度比左束支慢 25ms 以上,即可产生不完全性右束支阻滞。

【诊断】 ①QRS 时限≤119 ms。②QRS 波形与完全性右束支阻滞的图形相同。即 V_1 呈 rsR′型,QRS 终末部分宽钝(图 13-11)。

【临床意义】 在成年人,不完全性右束支阻滞见于高血压、冠心病、心肌病、心肌炎。儿童应注意先心病。

【资料】 男性,68 岁。冠心病、劳力型心绞痛。

【心电图特征】 ①窦性心律,心率 62 次/min。②QRS 时限 92 ms,QRS 电轴左偏－34°,V_1 呈 rsr′型,Ⅰ、V_5、V_6 的 S 宽钝,右束支阻滞。电轴左偏及 V_1 的 r′不高,可能是合并有左前分支阻滞,并且抵消了向右的 QRS 终末向量,使 V_1 的 r′变小。

【心电图诊断】 1. 窦性心律;2. 不完全性右束支阻滞;3. 左前分支阻滞。

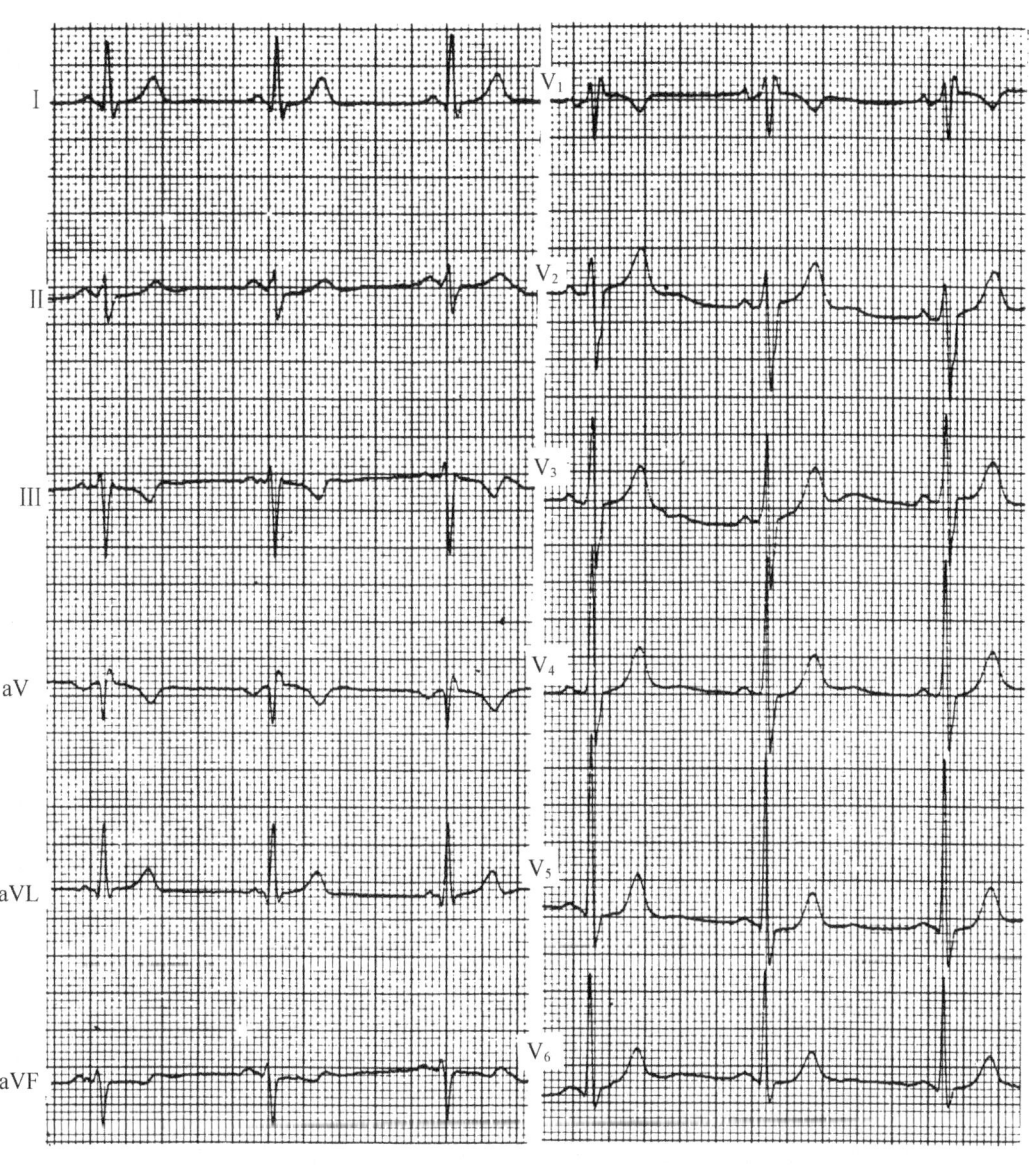

图 13-11　不完全性右束支阻滞

13-12　完全性左束支阻滞

【定义】　发生于左束支内的传导延缓或传导中断,称为左束支阻滞。

【发生机制】　①左束支传导延缓,左束支比右束支晚激动 40 ms 或左束支传导速度显著减慢,可产生完全性左束支阻滞图形。②心脏手术损害了左束支。出现左束支传导阻滞(图 13-12-1)。

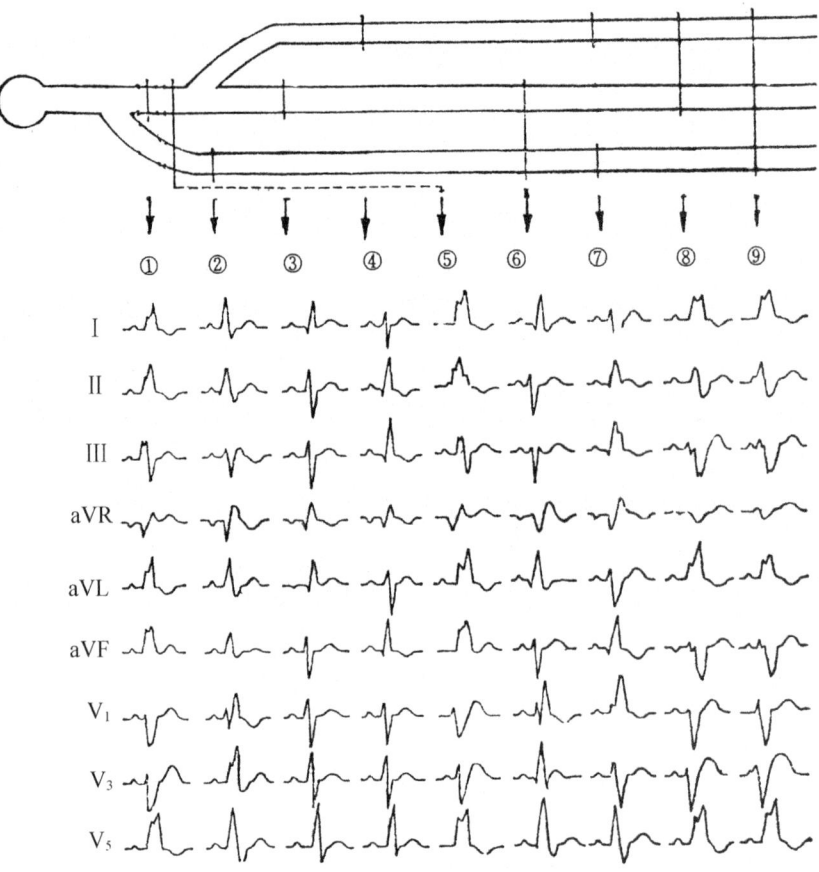

图 13-12-1　完全性束支阻滞的心电图改变

①完全性左束支阻滞

②完全性右束支阻滞

③左前分支阻滞

④左后分支阻滞

⑤完全性双侧束支阻滞(心室自身性节律、节律点在右束支上)

⑥完全性右束支、左前分支阻滞

⑦完全性右束支、左后分支阻滞

⑧完全性左前分支、左后分支阻滞

⑨完全性右束支、左前分支、左后分支阻滞(心室自身性节律、节律点在右束支上)

①~④为单支阻滞

⑤~⑧为双支阻滞

⑨为三支阻滞

左束支阻滞以后,QRS 环运行方向和方位发生了改变。额面 QRS 环运行时间延长,环体偏向左方。在横面(水平面)QRS 起始向量向左,最大向量指向左后,终末向量向左向前,投影在 Ⅰ、V_5、V_6 导联轴正侧,出现单向 R 波。V_1、V_2 导联呈 QS 或 rS 型(图 13-12-2)。

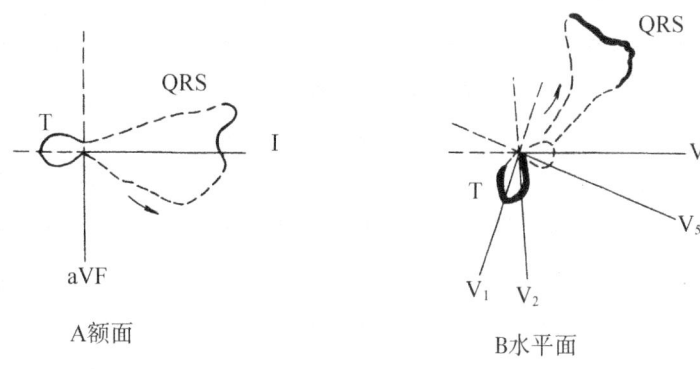

图 13-12-2　左束支阻滞的心向量图

图 A 额面：QRS 环初起向量指向左方，环主体较正常偏向左上方，呈逆钟向运行，时间达 0.13s，环的中部光点密集，运行迟缓。T 环未闭合，ST 向量指向右上方

图 B 水平面：QRS 环初起向量指向左前方，但迅即转向左后方，呈顺钟向运行，时间达 0.13s，环的中部光点密集，运行迟缓，终末向量并未回到零点，直接与 T 环相连，ST 向量指向右前方，T 环指向前方，呈圆形

【诊断】　①QRS 时限≥120 ms。②Ⅰ、V_5、V_6 呈 R 型，V_1、V_2 呈 QS 或 rS 型，S 波增深增宽。③QRS 电轴轻度或中度左偏。④继发性 ST-T 改变。以 R 波为主的导联 ST 段下降，T 波倒置或双向。以 S 波为主的 V_1、V_2 导联 ST 段呈上斜型抬高，T 波直立。

【临床意义】　完全性左束支阻滞比右束支阻滞少见，主要病因有高血压、冠心病、心肌病。极少数完全性左束支阻滞查找不到病因。单纯左束支阻滞不一定治疗。合并房室阻滞或右束支阻滞者应植入起搏器。

【资料】　男性，70 岁。冠心病（图 13-12-3）。

【心电图特征】　窦性心率 90 次/min，P-R 间期 184 ms，QRS 时限 147 ms，Q-T—392 ms，QRS 电轴 23°。Ⅰ、aVL、V_5、V_6 呈 R 型，V_1 呈 QS 型，V_2、V_3 呈 rS 型。Ⅰ、aVL、V_5、V_6 导联 ST 段下降，Ⅰ、aVL、V_6 导联 T 波倒置。$V_1 \sim V_3$ 导联 ST 段上斜型抬高 0.30~0.50 mV 伴 T 波直立。呈典型的完全性左束支阻滞图形。

【心电图诊断】　1. 窦性心律；2. 完全性左束支阻滞。

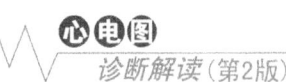

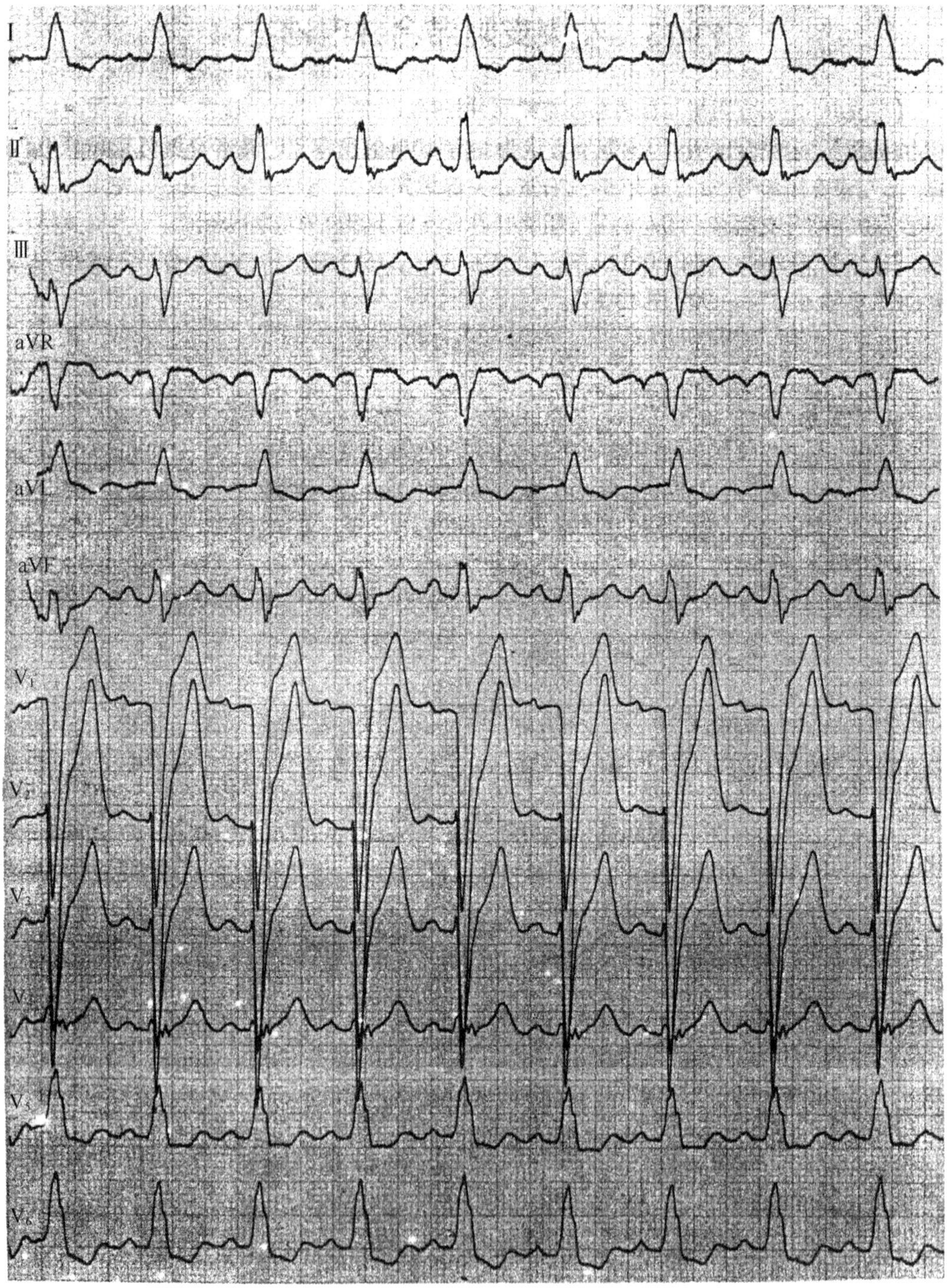

图 13-12-3　完全性左束支阻滞

13-13　左束支阻滞合并电轴左偏

【定义】 左束支阻滞与显著电轴左偏同时并存。

【发生机制】 未完全阐明：①少数学者认为约有10%的左束支阻滞本身就可有显著电轴左偏。②左束支阻滞时，沿右束支传导，右室心尖部最先激动，电轴明显左偏。③左束支主干传导延缓加左前分支阻滞。④左前分支阻滞合并分支以下部位的左室内阻滞。

【诊断】 ①QRS时限≥120 ms。②Ⅰ、aVL、V₆呈R型，V₁、V₂呈QS或rS型。③额面QRS电轴−45°～−90°（图13-13）。

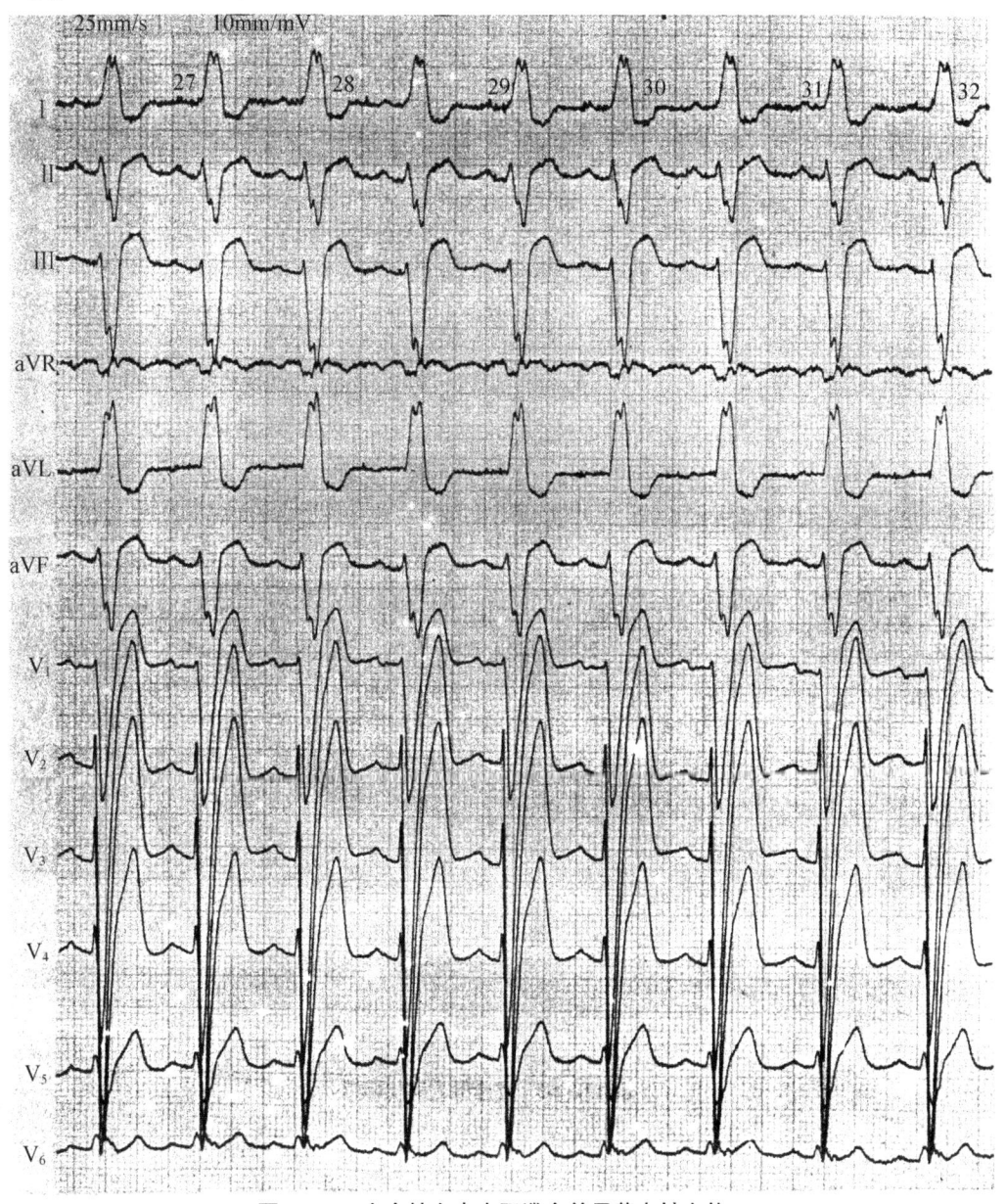

图13-13　完全性左束支阻滞合并显著电轴左偏

【临床意义】 完全性左束支阻滞合并显著电轴左偏的 QRS 时限多明显延长，患者年龄偏大。

【资料】 男性,65 岁。冠心病、心力衰竭。

【心电图特征】 ①窦性心律,心率 85 次/min。②P-R 间期 210 ms,一度房室传导阻滞。③QRS 时限 164 ms,Ⅰ、aVL、V_6 呈 R 型,$V_1 \sim V_5$ 均为 rS 型,典型的左束支阻滞。④QRS 电轴—53°。

【心电图诊断】 1. 窦性心律；2. 一度房室传导阻滞；3. 完全性左束支阻滞合并显著电轴左偏。

13-14 不完全性左束支阻滞

【定义】 不完全性左束支阻滞是指发生于左束支内的传导延缓。

【发生机制】 左束支传导速度比右束支慢 25ms,就可产生不完全性左束支阻滞。

【诊断】 ①QRS 时限轻度延长至 100～119 ms。②Ⅰ、V_5、V_6 呈 R 型,V_1、V_2 呈 QS 或 rS 型,S 波增深。③Ⅰ、aVL、V_5、V_6 导联 ST 段轻度下降伴 T 波低平、双向或倒置(图 13-14)。

【临床意义】 不完全性左束支阻滞易被误诊为左室肥大。实际上左室肥大常伴有不完全左束支阻滞。引起不完全性左束支阻滞的病因有高血压病、冠心病、心肌病等。

【资料】 男性,30 岁。高血压病。

【心电图特征】 ①窦性频率 58 次/min。P-R 间期 190 ms。②Ⅰ、Ⅱ、aVL、V_5、V_6 呈 R 型,V_1 呈 QS 型,V_2 呈 rS 型,V_2 的 S=4.25 mV。③Ⅰ、Ⅱ、aVL、V_5、V_6 的 ST 段下降伴 T 波倒置。$V_1 \sim V_3$ 导联 ST 段抬高伴 T 波直立。

【心电图诊断】 1. 窦性心动过缓；2. 不完全性左束支阻滞；3. 左室肥大。

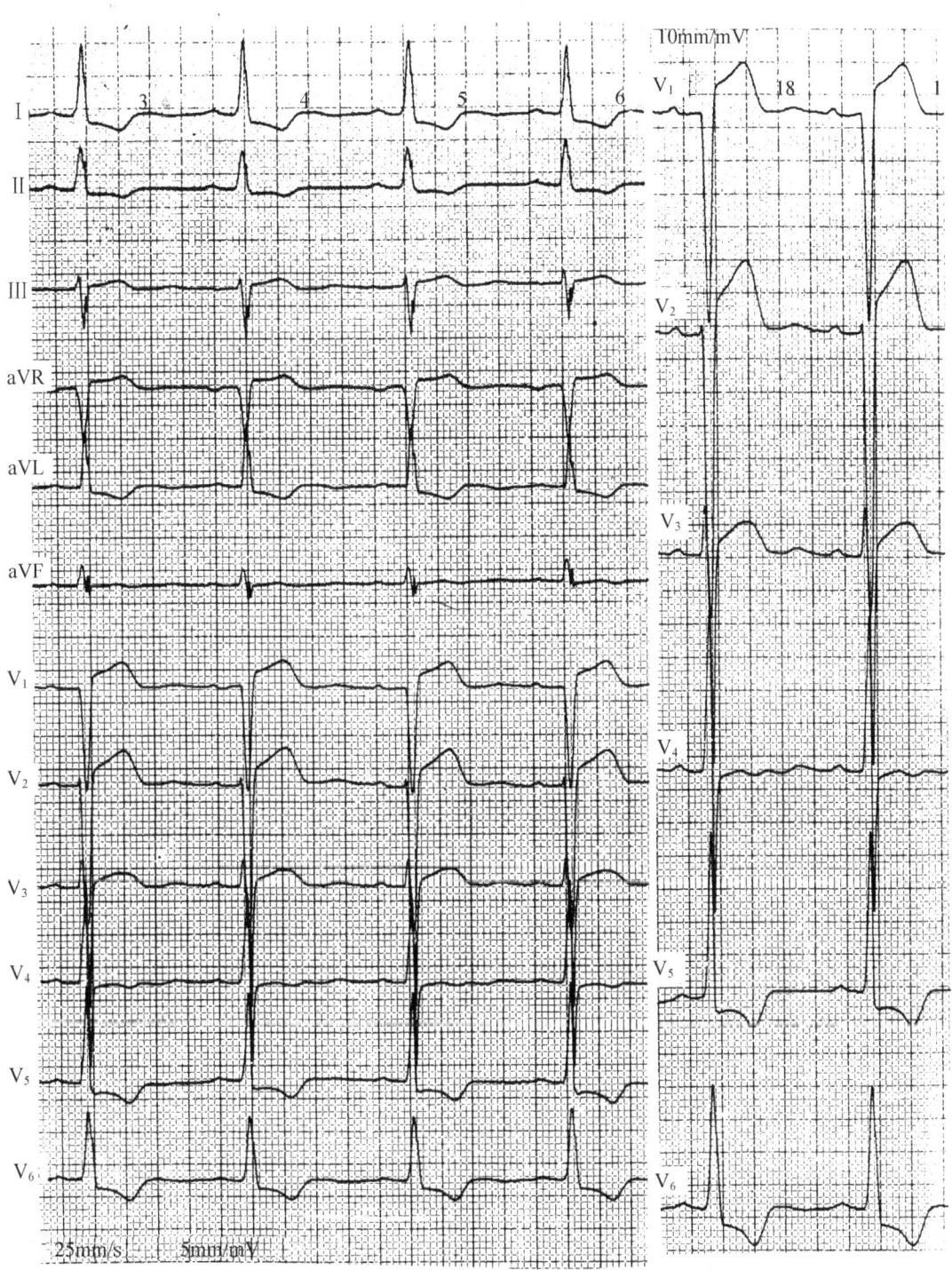

图 13-14 不完全性左束支阻滞

13-15　中隔支阻滞

中隔支是分布于室间隔左侧面中央部的一组传导组织,它与左前分支和左后分支构成了左束支三分支传导系统。

中隔支阻滞以后,QRS向前向量增大,使V_1、V_2导联R波增高,V_5、V_6导联q波消失。心电图诊断依据:①V_1～V_6出现较高R波。②V_2的R>V_5的R。③V_5、V_6无q波。④QRS时限<110 ms。

诊断中隔支阻滞应先除外右室肥大、后壁心肌梗死、A型预激综合征及逆钟向转位等(图13-15)。

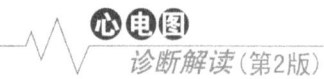

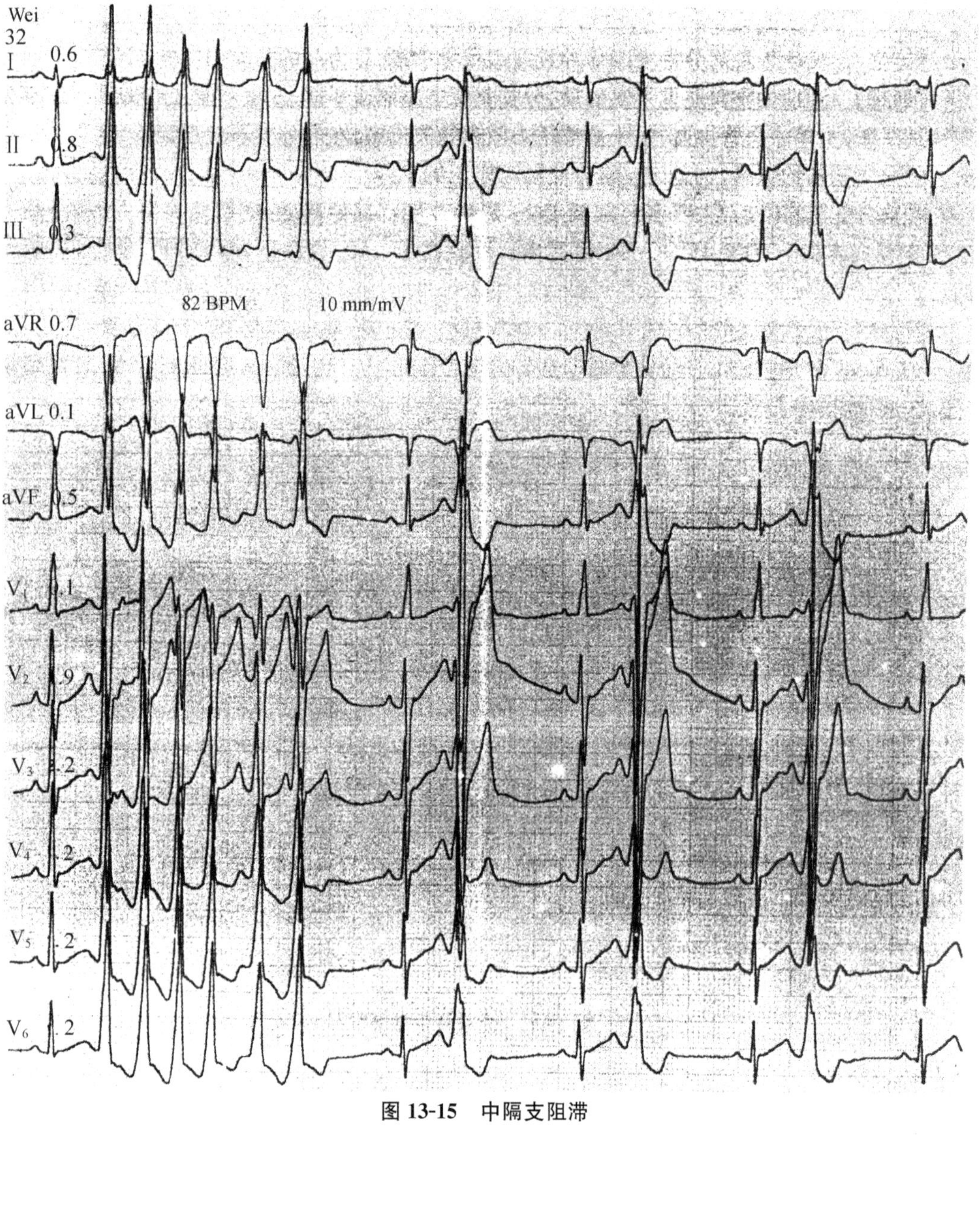

图 13-15　中隔支阻滞

【资料】 男性,63 岁。冠心病、稳定型心绞痛、前降支中段狭窄 68%。

【心电图特征】 心电图记录于左室造影过程中。窦性心搏的 P-R 间期 140 ms;QRS 时限 80 ms,Q-T 间期 400 ms。QRS 电轴轻度右偏。V_1 呈 R 型,V_1 导联 R 波>V_5、V_6 导联 R 波,提示中隔支阻滞。出现短阵室性心动过速,类似左束支传导阻滞图形,提示心动过速起自右室上部。室性心动过速频率 167 次/min。心动过速终止以后,室性早搏形成二联律。

【心电图诊断】 1. 窦性心律;2. 中隔支阻滞;3. 左室造影诱发室性早搏及短阵室性心动过速。

13-16　左前分支阻滞

【定义】 发生于左前分支上的传导延缓或传导中断,称为左前分支阻滞(LAH)。

【发生机制】 左前分支自左主干发出后,分支支配室间隔前半部、左室前壁及心尖部。左前分支又细又长,由单一血管供血,位于血流压力较高的流出道,左前分支不应期较长,这些都是造成左前分支阻滞的原因,也是比左后分支阻滞多见的原因。

左前分支阻滞以后,主要引起额面 QRS 环的改变。起始 QRS 向量指向下方偏右,最大 QRS 向量向左向上,在 -45°~-90°,反映在 Ⅰ、aVL 导联呈 qR 型,Ⅱ、Ⅲ、aVF 呈 rS 型。

【诊断】 ①额面 QRS 电轴 -45°~-90°。②aVL 呈 qR、qRs 型,R_{aVL}>$R_{I、aVR}$,Ⅱ、Ⅲ、aVF 呈 rS 型,$S_Ⅲ$>$S_Ⅱ$。③胸导联呈顺钟向转位图形,V_5、V_6 呈 RS 型,R 波降低,S 波增深(图 13-16)。

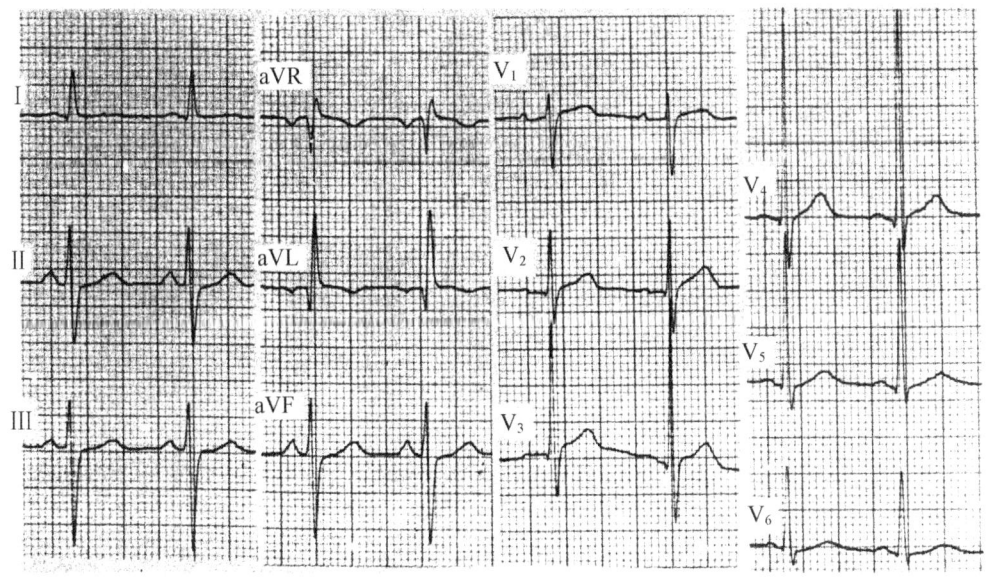

图 13-16　左前分支阻滞

【临床意义】 左前分支阻滞的病因有冠心病、高血压、糖尿病、心肌病、心肌炎等,少数病人查找不到病因。

【资料】 男性,70岁。冠心病。

【心电图特征】 窦性心律,心率90次/min。P-R间期0.128 s,QRS时限0.88 s,QRS电轴-43°,aVL呈qR型,$R_{aVL}>R_{aVR,I}$,$S_{III}>S_{II}$,据上述特征可诊断左前分支阻滞。

【心电图诊断】 1. 窦性心律;2. 左前分支阻滞。

13-17 左后分支阻滞

【定义】 发生于左后分支内的传导延缓或传导中断,称为左后分支阻滞(LPH)。

【发生机制】 左后分支支配室间隔下部及心室后壁。左后分支阻滞少见,原因与左后分支较短、位于压力较低的流入道、有双重血供及不应期较短有关。左后分支阻滞以后,主要引起额面QRS环改变,起始QRS向量向左向上,最大QRS向量向右向下,在I、aVL导联形成rS型,II、III、aVF导联呈qR型。

【诊断】 ①额面QRS电轴>+110°。② I、aVL呈rS型,II、III、aVF呈qR型(图13-17)。

诊断左后分支阻滞时,应先除外右室肥大、肺气肿、垂位心等。

【临床意义】 左后分支阻滞少见,心电图上很少做出这样的诊断。见于冠心病、心肌梗死等。

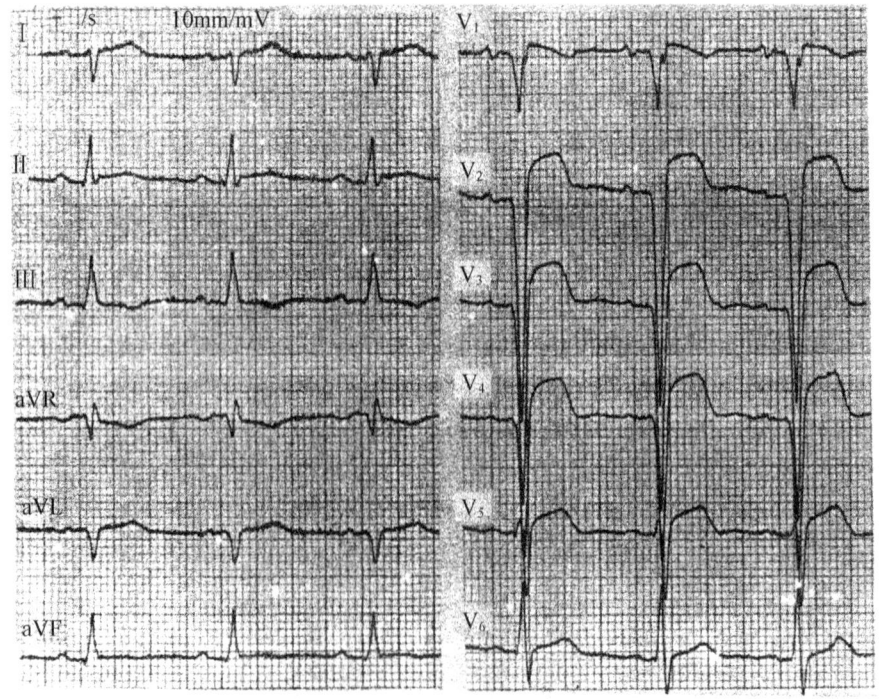

图13-17 左后分支阻滞

【资料】 男性,58岁。急性前壁心肌梗死第4天并发左后分支阻滞。

【心电图特征】 窦性心律,心率77次/min,P-R间期0.156 s,QRS时限0.10 s,QRS电轴+111°,Ⅰ呈rS型,Ⅲ呈qR型,提示左后分支阻滞。V_1~V_4导联呈坏死型QS波。V_5导联r波显著减小,S波增深。V_1~V_5导联ST段呈损伤型抬高0.05~0.50 mV。

【心电图诊断】 1.窦性心律;2.左后分支阻滞;3.急性前间壁、前壁心肌梗死。

13-18 阵发性双束支阻滞

阵发性双束支阻滞指左束支阻滞与右束支阻滞阵发性同步或非同步发生(图13-18)。

【资料】 男性,81岁。冠心病、急性心肌梗死。

【心电图特征】 图A:窦性心律,心率88次/min。P-R间期180 ms,QRS时限150 ms,QRS终末部分宽钝,QRS电轴-70°,Ⅱ、Ⅲ、aVF、V_1~V_6导联出现坏死型QS、Q及q波,V_2、V_3导联ST段弓背状抬高0.10~0.20 mV,为广泛前壁及下壁心肌梗死合并右束支阻滞加左前分支阻滞。

图B:记录于图A后不久转为完全性左束支阻滞,QRS时限120 ms,广泛前壁及下壁心肌梗死被掩盖。

【心电图诊断】 1.窦性心律;2.广泛前壁、前壁、前侧壁及下壁心肌梗死;3.完全性右束支阻滞加左前分支阻滞;4.左束支阻滞掩盖广泛前壁及下壁心肌梗死波形。

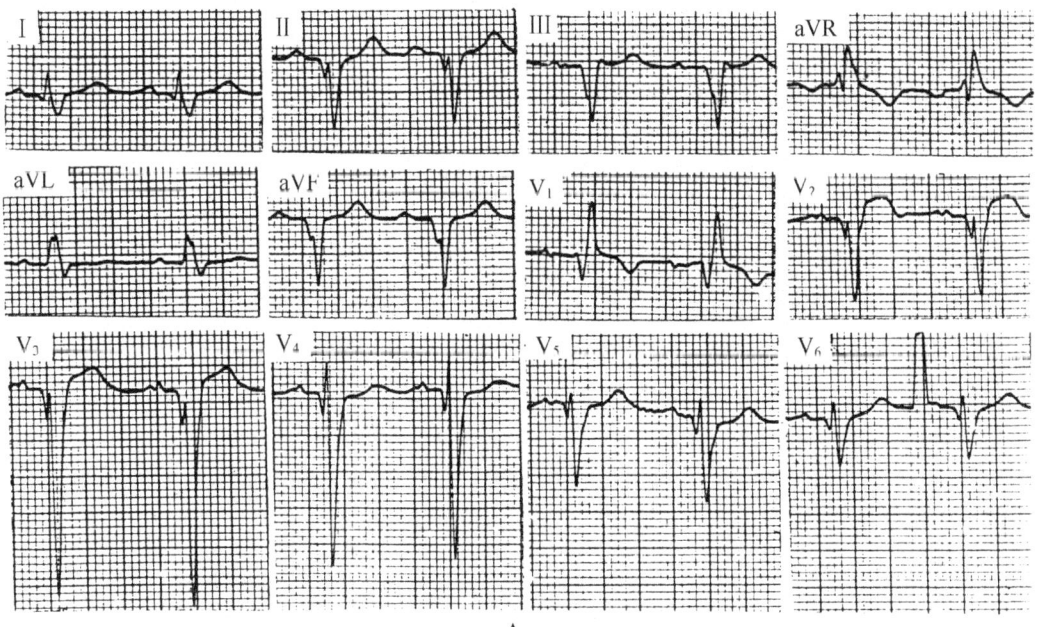

A

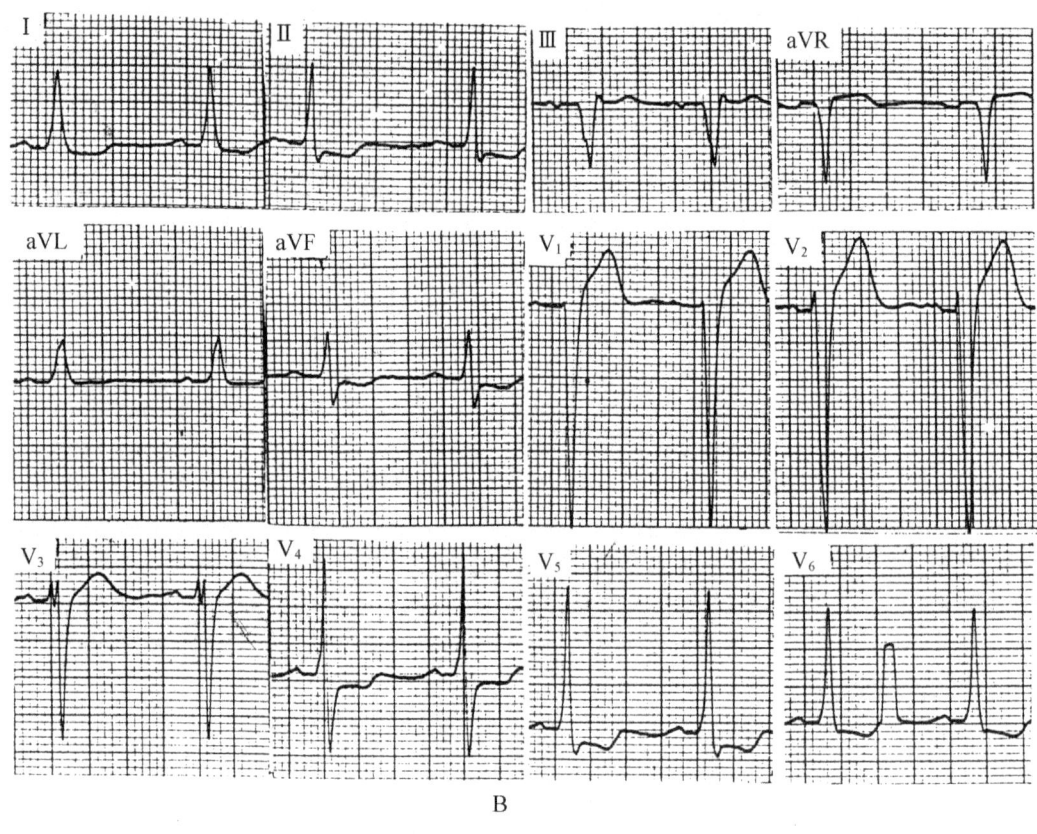

图 13-18 阵发性左、右束支阻滞

13-19　交替性左、右束支阻滞

交替性左、右束支阻滞发生在同一份动态心电图上(图 13-19)。

【资料】　男性,68 岁。冠心病。

【心电图特征】　图 A:窦性心律,心率 99 次/min。P-R 间期 170 ms,QRS 时限 130 ms,呈完全性左束支阻滞图形。图 B:窦性 P 波频率 100 次/min。第 1 个 QRS 正常,第 2 个 QRS 伴左束支阻滞(右束支下传),随后 P 波受阻于双束支,QRS 漏搏。房室传导比例 3∶2。

图 C:房室传导比例 5∶4。第 1 个与第 2 个 P 波沿双束支下传心室,QRS 时限正常,第 3 个 P 波下传呈右束支阻滞,第 4 个 P 波下传呈左束支阻滞,第 5 个 P 波受阻于双束支,此种情况周期性出现。

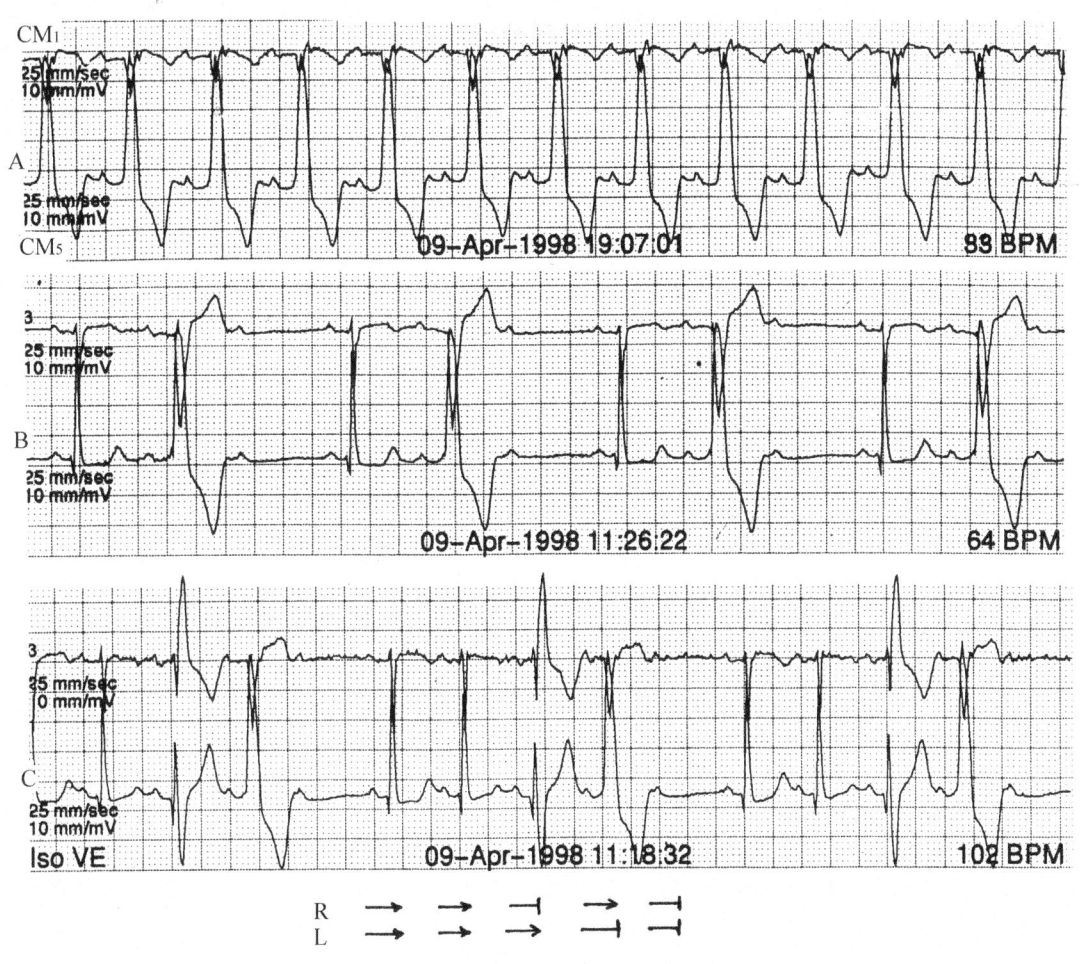

图 13-19 交替性左、右束支阻滞

13-20 右束支阻滞加左前分支阻滞

【定义】 右束支阻滞与左前分支阻滞同时并存。

【发生机制】 在额面,左前分支阻滞引起的最大 QRS 向量指向右上方,表现为电轴显著左偏。在横面,终末 QRS 向量运行缓慢,指向右前方,V_1 导联呈现右束支阻滞图形(图 13-20-1)。

【诊断】

1. 完全性右束支阻滞合并左前分支阻滞 ①QRS 时限≥120 ms。②胸导联呈现右束支阻滞图形:V_1 呈 rsR′型或 R 型。有前间壁和广泛前壁心肌梗死者呈 qR 型。QRS 终末部分宽钝。③肢体导联呈左前分支阻滞图形,QRS 电轴在 −45°~−90°(图 13-20-2)。

2. 不完全性右束支阻滞合并左前分支阻滞 ①QRS 时限≤0.11s。②胸导联呈右束支阻滞图形。③肢导联呈左前分支阻滞图形。

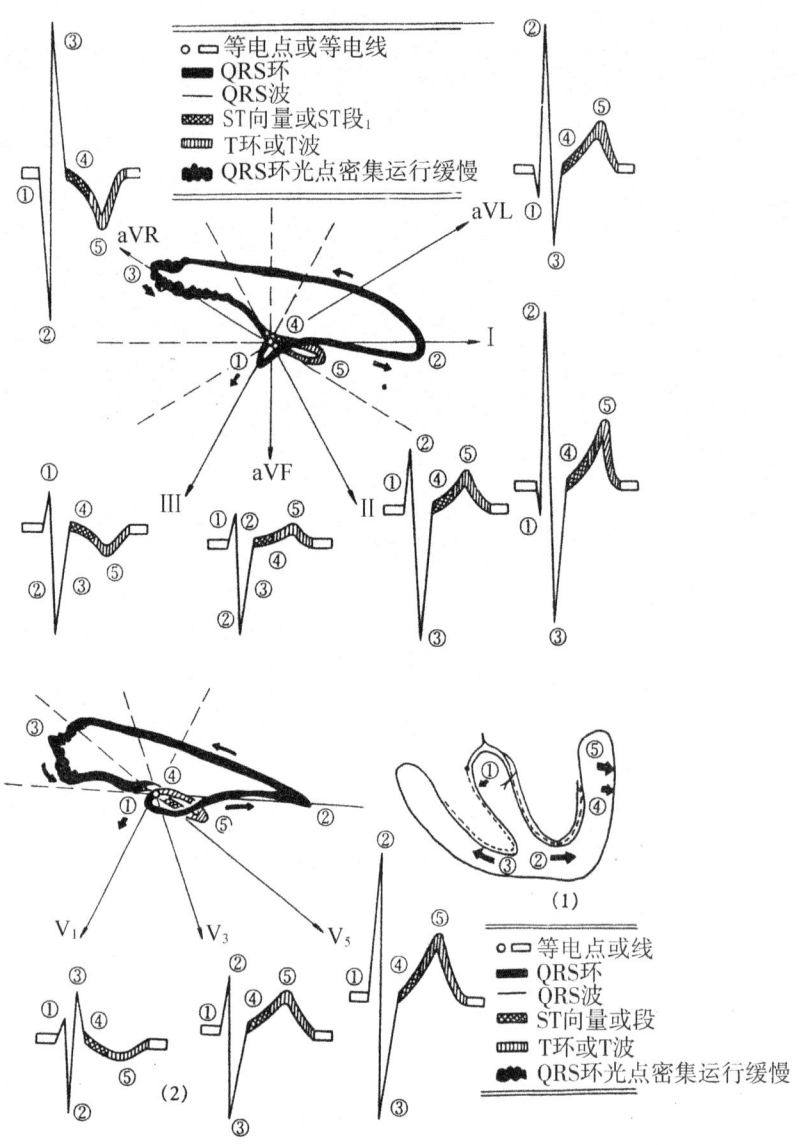

图 13-20-1　完全性右束支阻滞合并左后分支阻滞的
QRS-T 环及其投影所形成的 QRS-T 波群

【临床意义】　右束支阻滞合并左前分支阻滞是双支阻滞中最多见的一种类型。见于缺血性心脏病、高血压病、心肌病等。不伴有房室阻滞者，不一定给予特殊治疗。有房室传导阻滞者，是装起搏器的指征。

【资料】　男性，66 岁。冠心病、多支病变(图 13-20-2)。

【心电图特征】　①窦性心率 71 次/min。②P-R 间期 164 ms。③V_1、V_2 呈 rs R′型，V_5、V_6 导联 S 波宽钝。④Ⅱ、Ⅲ、aVF 呈 rS 型，aVL 呈 pRS$_Ⅲ$＞S$_Ⅱ$，QRS 电轴－69°。

【心电图诊断】　1. 窦性心律；2. 完全性右束支阻滞加左前分支阻滞。

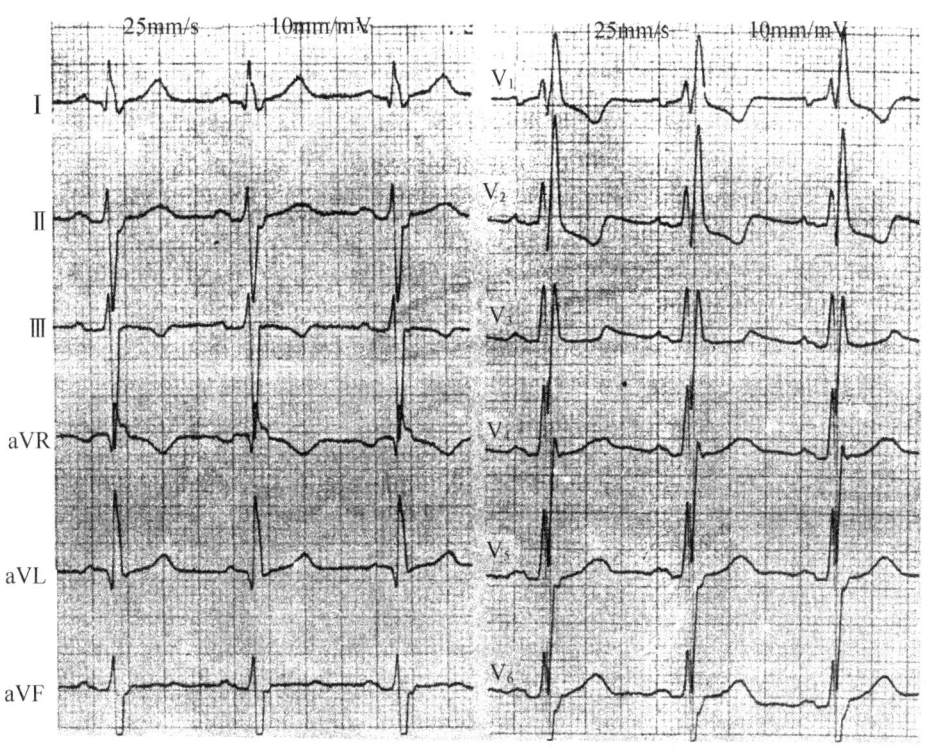

图 13-20-2 完全性右束支阻滞加左前分支阻滞

13-21 右束支阻滞加左后分支阻滞

【定义】 右束支阻滞与左后分支阻滞同时并存。

【发生机制】 右束支阻滞与左后分支阻滞以后,激动沿左前分支传导。在额面最大 QRS 向量指向右下方。在横面,QRS 终末向量运行缓慢并指向右前方,在右胸导联形成 rsR′型。

【诊断】 ①QRS 时限延长。②胸导联 V_1 呈 rsR′型或 R 型,V_5、V_6 的 S 波增宽。③Ⅰ、aVL 呈 rS 型,Ⅲ 呈 qR 型。QRS 电轴≥110°(图 13-21)。

【临床意义】 右束支阻滞合并左后分支阻滞很少见,但预后严重。有晕厥史者,应装起搏器。

【资料】 女性,64 岁。冠心病。

【心电图特征】 ①窦性心律,心率 63 次/min。②P-R 间期 180 ms。③QRS 时限 160 ms,胸导联呈右束支阻滞。④肢导呈左后分支阻滞,QRS 电轴 110°。

【心电图诊断】 1. 窦性心律;2. 完全性右束支阻滞加左后分支阻滞。

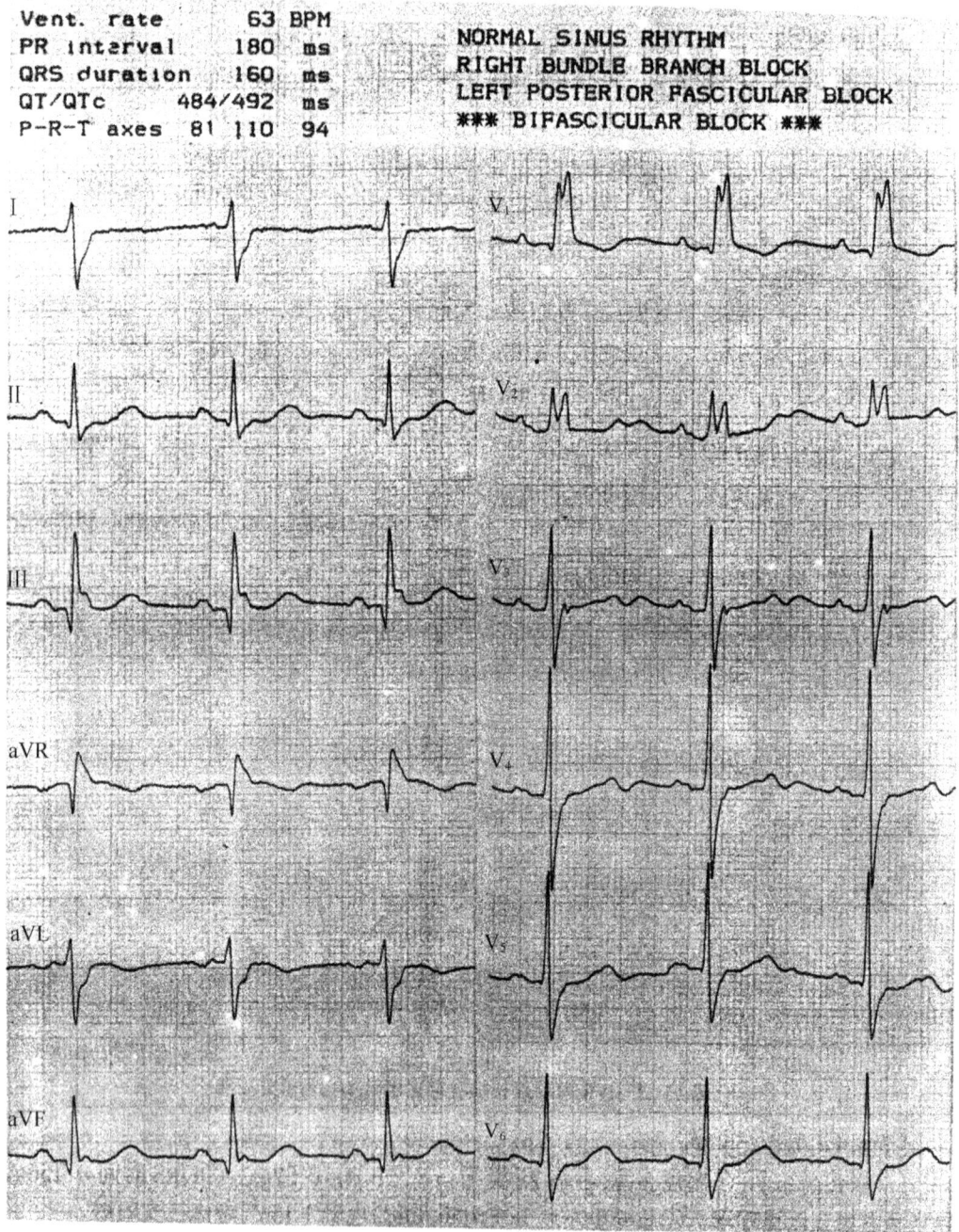

图 13-21 完全性右束支阻滞加左后分支阻滞

13-22　三支阻滞

【定义】 三支阻滞通常指右束支阻滞加左前分支阻滞加左后分支阻滞。

【发生机制】 ①三支阻滞中有一支传导缓慢，P波仍能下传心室，表现为P-R间期延长加右支阻滞加较重一侧的分支阻滞。②完全性三支阻滞，表现为完全性房室阻滞。逸搏心律的QRS宽大畸形，频率缓慢。

【诊断】 ①P-R间期延长加右束支阻滞加左前分支阻滞。②P-R间期延长加右束支阻滞加左后分支阻滞。③表现为完全性房室阻滞（图13-22）。

【临床意义】 三支传导阻滞预后严重。

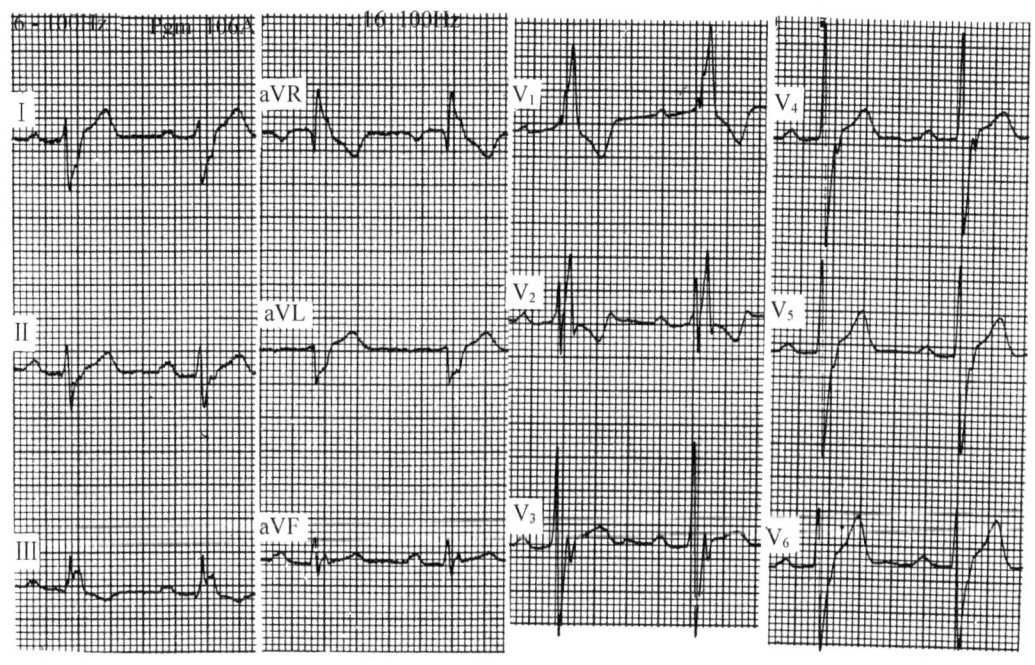

图13-22　P-R间期延长加右束支阻滞加左后分支阻滞

【资料】 男性，56岁。冠心病。

【心电图特征】 ①窦性心律，心率75次/min。②P-R间期224 ms。③QRS时限156 ms。胸导联呈右束支阻滞图形。④肢导呈左后分支阻滞，QRS电轴+156°，三支阻滞。

【心电图诊断】 1. 窦性心律；2. P-R间期延长加完全性右束支阻滞加左后分支阻滞。

13-23　非特异性心室内传导障碍

【定义】 QRS时限延长，但不能确定左、右束支阻滞。

【发生机制】 心室内传导阻滞的部位弥漫，心电图上QRS时限明显延长。

【诊断】 ①QRS 时限≥0.12 s。②QRS 波形不像左束支阻滞，也不是右束支阻滞（图 13-23）。

【临床意义】 见于陈旧性心肌梗死、扩张型心肌病、全心扩大等。

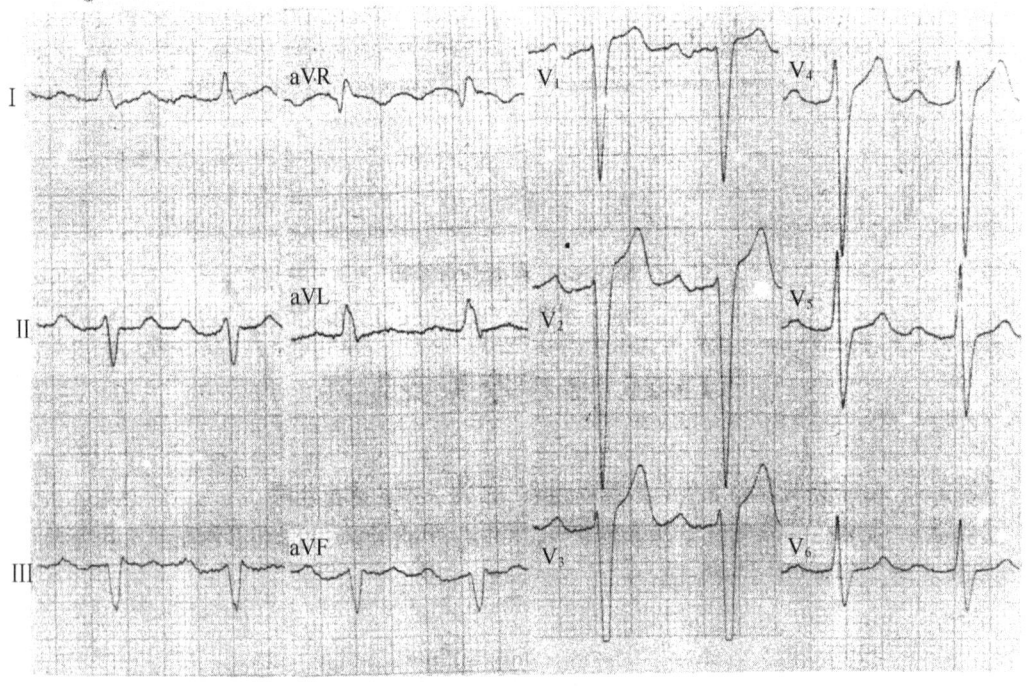

图 13-23　不定型室内阻滞

【资料】 男性，70 岁，冠心病。

【心电图特征】 窦性心律，心率 86 次/min。P 波时限 140 ms，不全性心房内阻滞。P-R 间期 227 ms，一度房室阻滞。QRS 电轴－61°，aVL 导联无 q 波，QRS 时限 132 ms，不是左前分支阻滞的特征，但也不像左束支阻滞图形，不定型室内阻滞。

【心电图诊断】 1.窦性心律；2.不全性心房内阻滞；3.一度房室阻滞；4.非特异性心室内传导障碍合并电轴显著左偏。

13-24　窦-室传导节律

【定义】 心房肌受抑制时，窦房结发放的激动沿结间束→房室结→希氏束下传心室，形成窦-室传导节律。

【发生机制】 血钾升高以后，心房肌最先受到抑制，此时窦房结仍能发放激动，结间束仍有传导性能。因心房肌不能激动，心电图上 P 波消失。心室内传导系统和心室肌也受到不同程度的抑制，QRS 时限增宽。

【诊断】 ①随着血钾逐渐增高，P 波逐渐减小，直至 P 波消失。②QRS 时限逐渐增宽，酷似室性节律。③心室率在 60 次/min 左右。④T 波高尖。

【临床意义】 见于高钾血症。应一方面透析,一方面治疗原发病(图 13-24)。

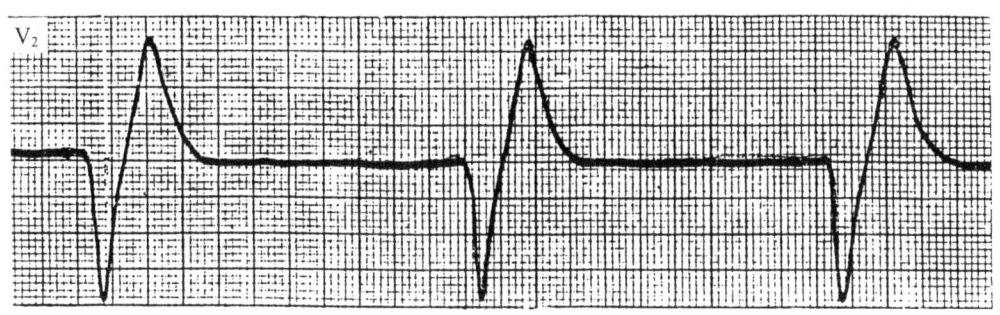

图 13-24 窦-室传导节律

13-25 3 相左束支阻滞

【定义】 心率加快以后发生的左束支阻滞,称为 3 相左束支阻滞。

【发生机制】 左束支动作电位 3 相复极不全,窦性心率加快以后,激动落入左束支动作电位 3 相而发生左束支阻滞(图 13-25-1)。

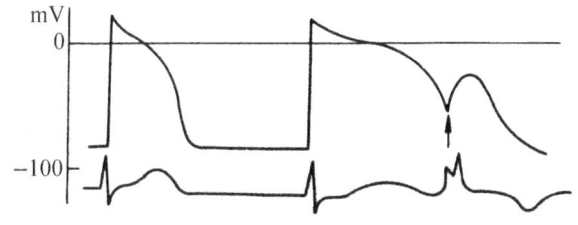

图 13-25-1 3 相阻滞示意图

【诊断】 ①心率加快以后即发生完全性或不完全性左束支阻滞。②心率减慢以后束支阻滞消失。

【临床意义】 3 相左束支阻滞是病理现象。见于冠心病、糖尿病、心肌病等。

【资料】 男性,53 岁。冠心病(图 13-25-2)。

【心电图特征】 图 A:窦性心率 88 次/min。QRS 时限 100 ms,CM₅ 呈 R 型,为不完全性左束支阻滞。图 B:窦性心率加快至 126 次/min,QRS 时限 120 m,呈完全性左束支阻滞图形。

【心电图诊断】 1.窦性心律;2. 3 相完全性左束支阻滞。

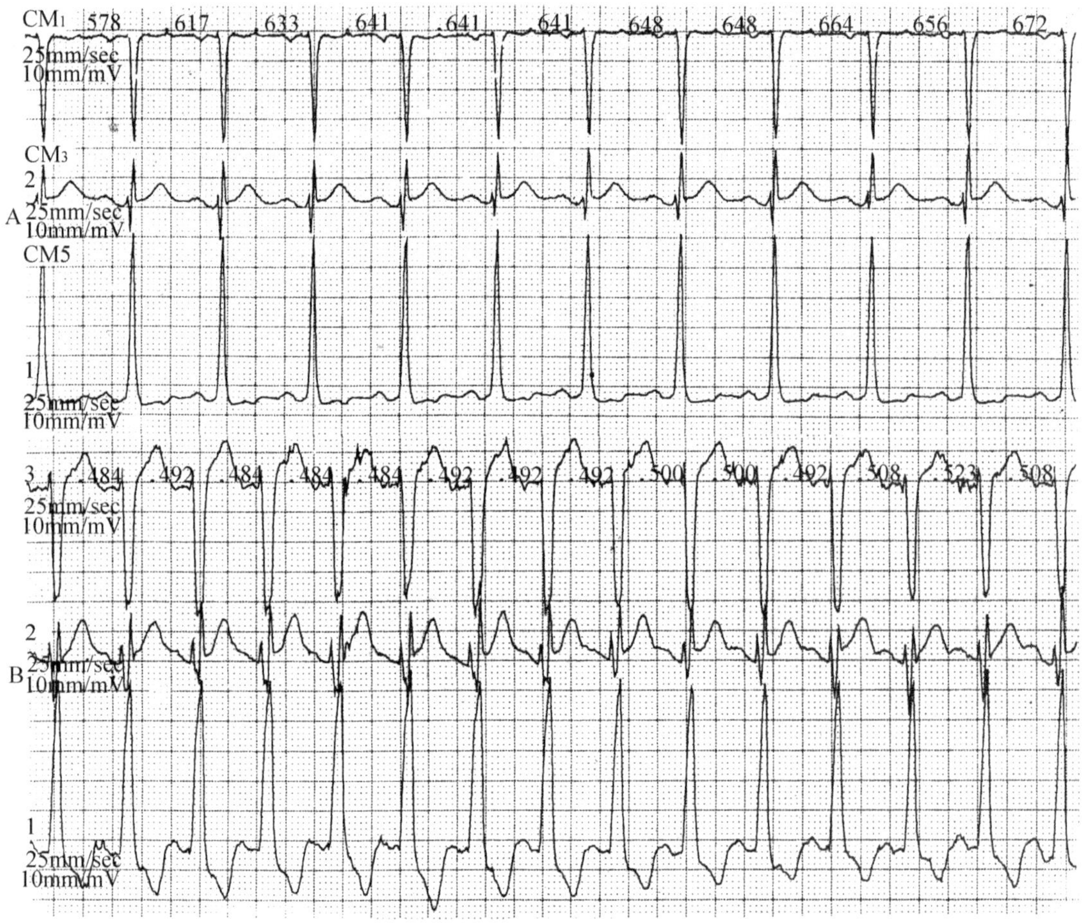

图 13-25-2 3 相左束支阻滞

13-26 4 相左束支阻滞

【定义】 心率减慢以后发生的左束支阻滞,称为 4 相左束支阻滞。

【发生机制】 心率减慢以后,左束支动作电位 4 相开始缓慢除极化,窦性激动到达左束支时,其膜电位负值明显减小,发生左束支阻滞(图 13-26-1)。

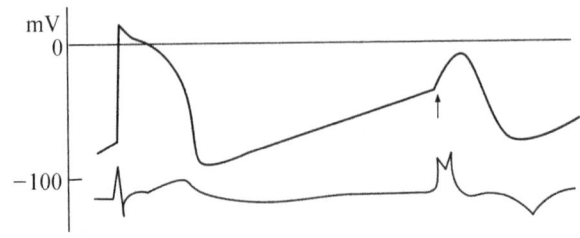

图 13-26-1 4 相左束支阻滞示意图

【诊断】 心率不快不慢时无束支阻滞,心率减慢以后即出现左束支阻滞(图 13-26-2)。

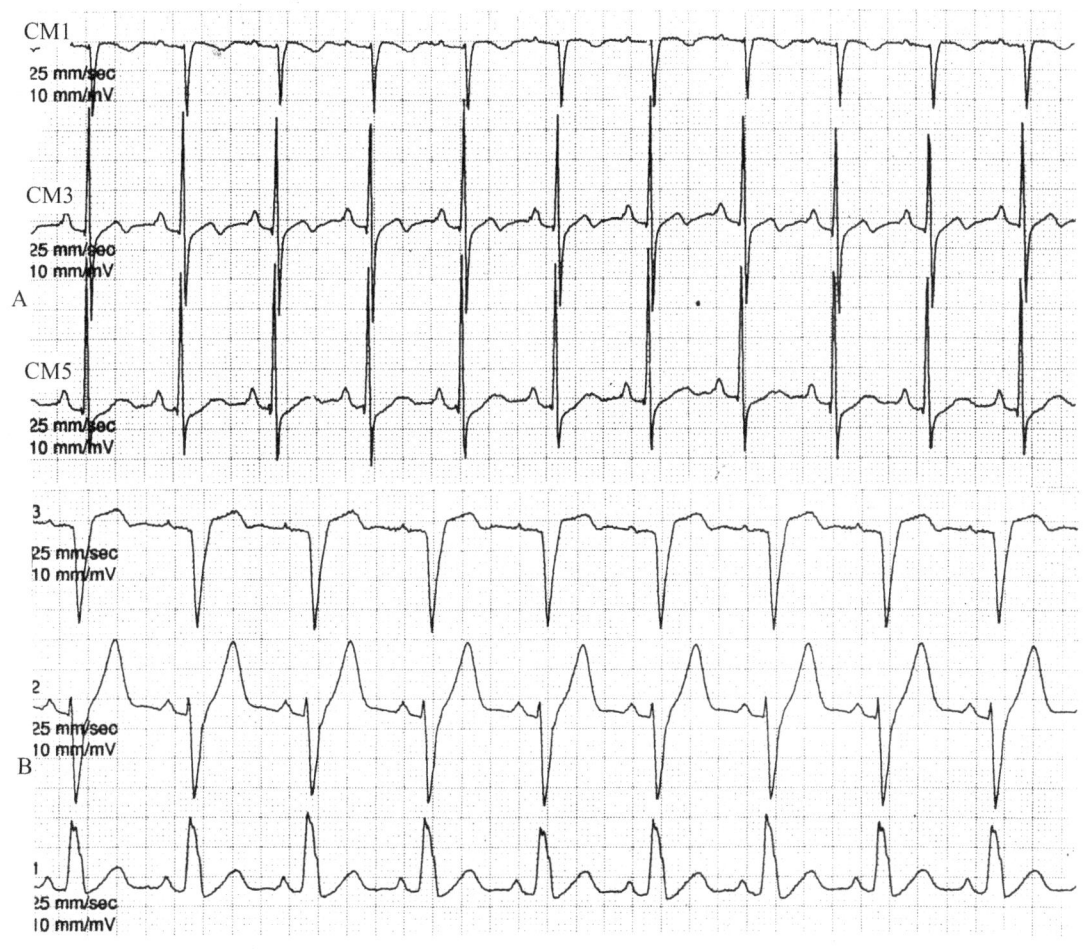

图 13-26-2　4 相完全性左束支阻滞

【资料】 男性,70 岁。冠心病(图 13-26-2)。

【心电图特征】 图 A:窦性心率 91 次/min,室内传导正常。CM_3 T 波正负双向,CM_5 T 波低平。图 B:窦性心率 74 次/min,QRS 时限 120 ms,呈现典型的左束支阻滞图形。

【心电图诊断】 1. 窦性心律;2. 4 相完全性左束支阻滞;3. T 波改变。

13-27　3 相与 4 相右束支阻滞

心率不快不慢时室内传导正常,心率加快时发生的右束支阻滞,称为 3 相右束支阻滞,是右束支动作电位 3 相复极不全的结果。心率减慢以后出现的右束支阻滞,称为 4 相右束支阻滞,是右束支自动除极化,引起其动作电位 4 相负值减小,激动受阻于动作电位 4 相(图 13-27)。

【资料】 男性,61 岁。扩张型心肌病。

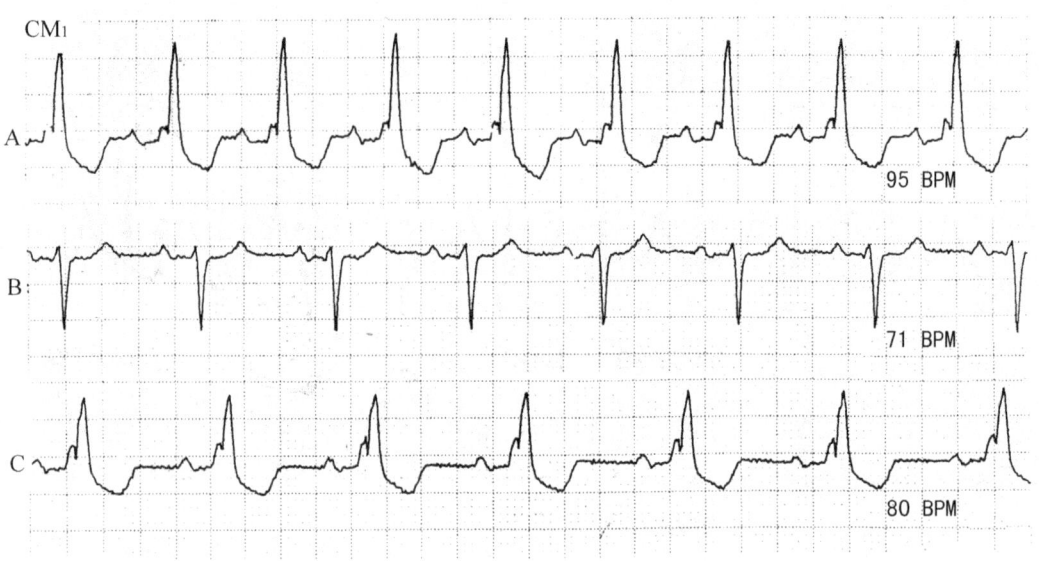

图 13-27　3 相与 4 相右束支阻滞

【心电图特征】　图 A：窦性心律，心率 95 次/min，QRS 时限 140 ms，呈完全性右束支阻滞图形。图 B：窦性心律，心率 80 次/min，右束支阻滞消失。图 C：窦性心律，心率 71 次/min，再次出现右束支阻滞。P 波时间 120 ms，左房肥大。

【心电图诊断】　1. 窦性心律；2. 左房肥大；3. 3 相完全性右束支阻滞与 4 相完全性右束支阻滞。

13-28　3 相左右束支阻滞

3 相左右束支阻滞属于罕见心律失常。指在同一份心电图上先后发生 3 相左束支阻滞和 3 相右束支阻滞（图 13-28）。

【资料】　男性，68 岁。冠心病。

【心电图特征】　图 A：窦性心率 99 次/min，发生完全性右束支阻滞。图 B：窦性心率 90 次/min，室内传导正常。图 C：窦性心率加快到 109 次/min，又发生了完全性左束支阻滞。

【心电图诊断】　1. 窦性心律；2. 3 相左加右束支阻滞。

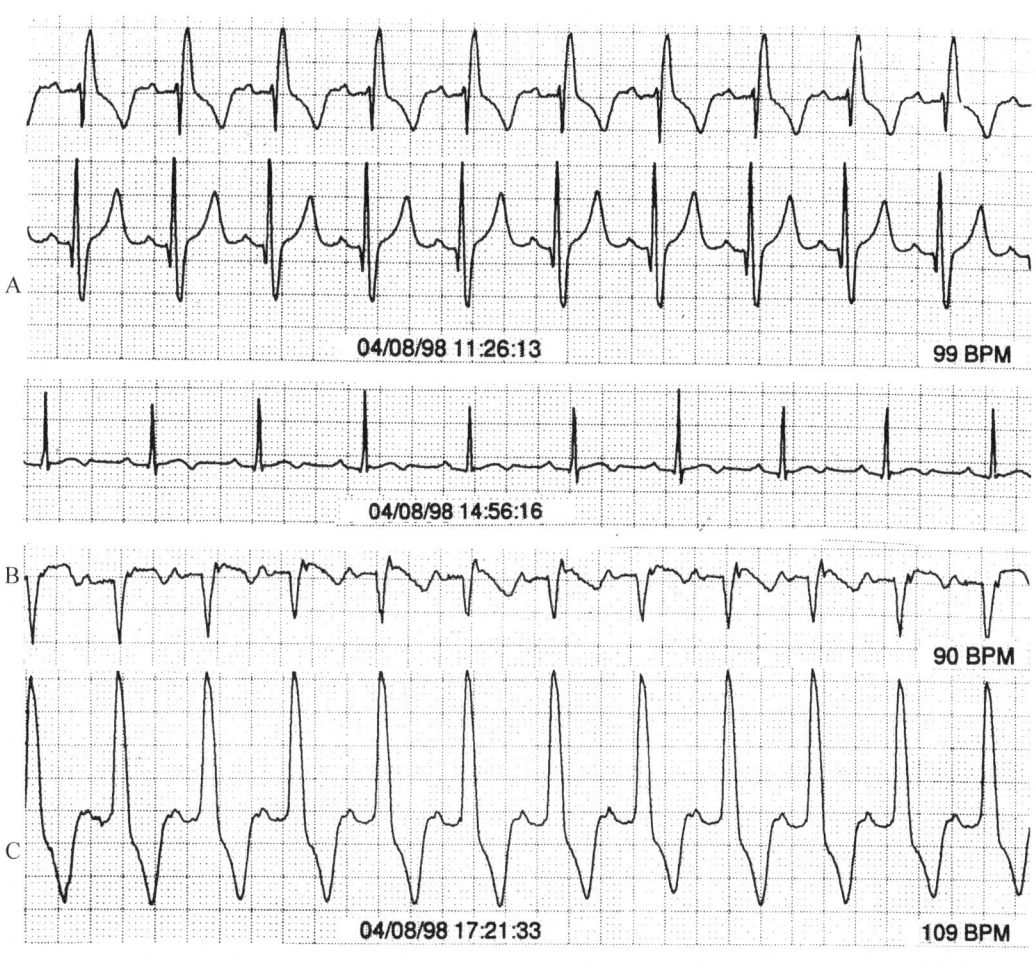

图 13-28 3 相左、右束支阻滞

13-29 交替性束支阻滞

【定义】 正常室内传导的 QRS 与左或右束支阻滞的 QRS 交替。

【发生机制】 束支的不应期延长大于 1 个心动周期,而又小于 2 个心动周期,结果是正常 QRS 与束支阻滞的图形交替。

【诊断】 R-R 匀齐,交替性出现束支阻滞。

【临床意义】 交替性束支阻滞见于冠心病、高血压病、心肌病、心导管检查过程中、心脏术后等。

【资料】 男性,68 岁。冠心病(图 13-29-1)。

【心电图特征】 ①窦性心率 109 次/min。②不完全性与完全性右束支阻滞交替出现。

【心电图诊断】 1. 窦性心动过速;2. 交替性不完全性与完全性右束支阻滞。

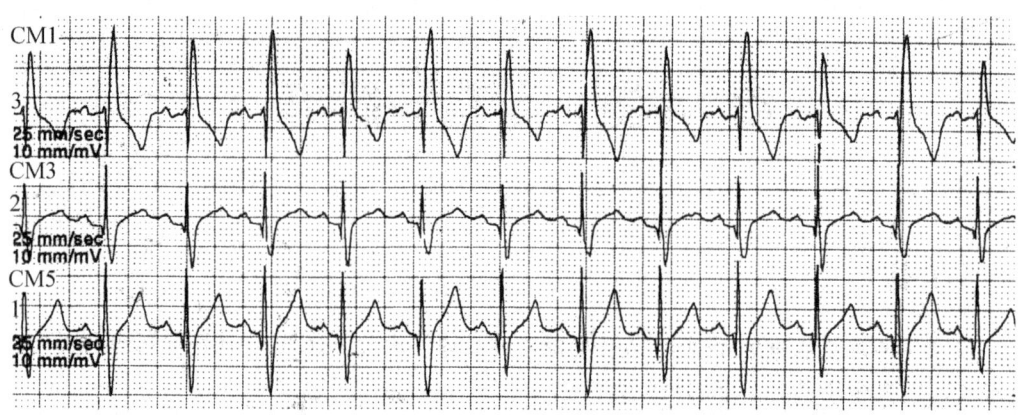

图 13-29-1　交替性不完全性与完全性右束支阻滞

【资料】　男性,70 岁,冠心病(图 13-29-2)。

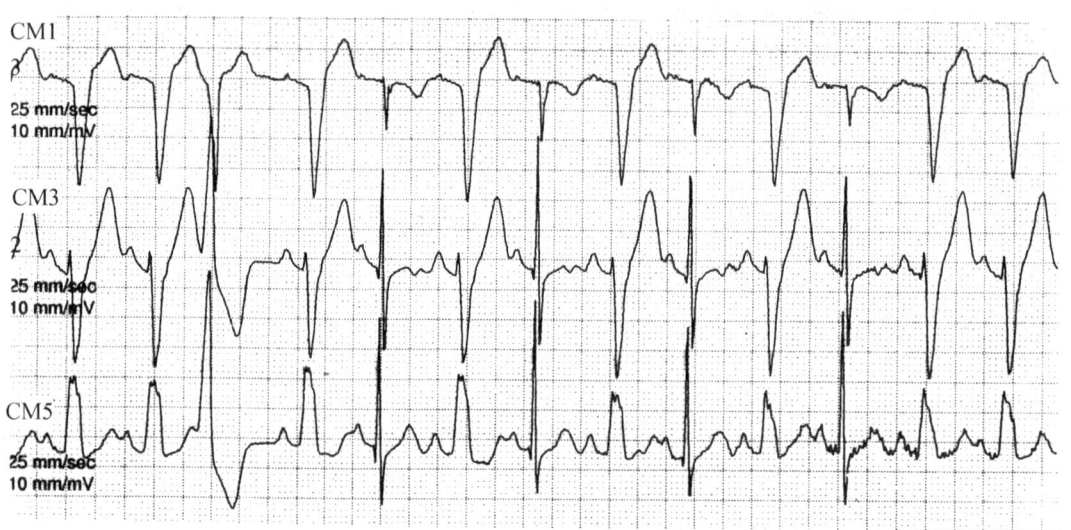

图 13-29-2　交替性左束支阻滞

【心电图特征】　①窦性心律,心率 112 次/min。②第 3 个 QRS 提早出现,是室性早搏。③P-R 间期固定,正常 QRS 波群与完全性左束支阻滞图形交替。

【心电图诊断】　1. 窦性心动过速;2. 交替性完全性左束支阻滞;3. 室性早搏。

第 14 章 干扰与脱节

一、干扰

干扰是一种常见的电生理现象,在传导障碍性心律失常中,它比病理性传导阻滞更多见。干扰可以发生于传导系统的任何部位。

根据干扰发生的时相不同,分为绝对干扰与相对干扰。激动落入前一心搏的绝对不应期,(相当于动作电位 2 相),发生的传导中断,称为绝对干扰。激动落入前一心搏的相对不应期(相当于动作电位 3 相),发生的传导延迟,称为相对干扰。

(一)窦房结内干扰

正常情况下,窦房结有规律性地产生并发放电激动,形成窦性心律。若有异位激动形成时,就可逆传窦房结,引起窦性节律重整,而表现为不完全代偿间歇(图 14-1)。这就是窦房结内干扰最常见的表现。

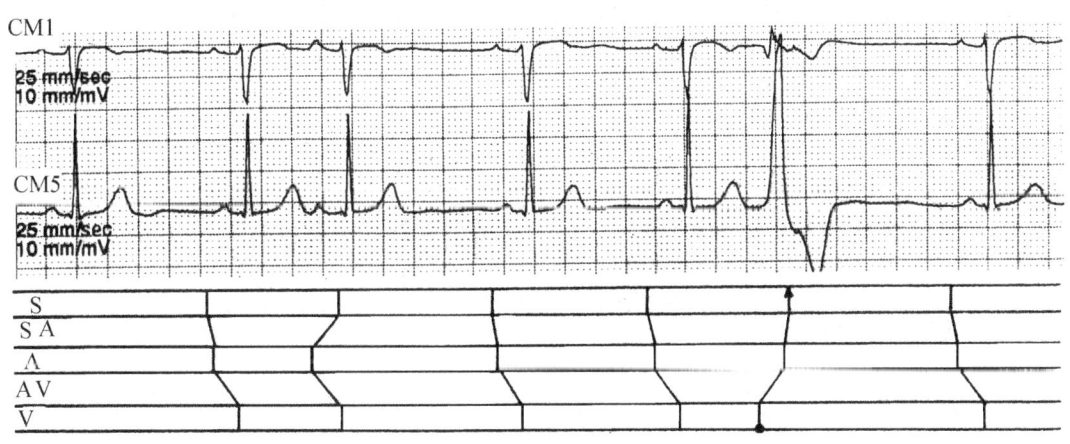

图 14-1 房性早搏、室性早搏引起窦房结内干扰

女性,66 岁。冠心病。房性早搏和室性早搏激动逆传窦房结,引起窦性节律重建。早搏联律间期加代偿间歇之和小于 2 倍窦律周期

(二)窦房交界区干扰

1. **窦房交界区绝对干扰** 窦性激动与异位激动在窦房结与心房肌交界区发生了绝对干扰,窦性激动未能进入心房,异位激动也未传入窦房结,互不干扰对方的节律。心电图诊断依据:①房性早搏伴完全代偿间歇。②逆行心房传导的交界性早搏或室性早搏伴完全代偿间歇。

2. 窦房交界区相对干扰 异位激动隐匿传导至窦房交界区,使下一次窦性激动传出时间延迟。表现为插入性早搏伴次等周期代偿间歇(联律间期加代偿间歇略大于一个基本窦律周期)。

(三)心房内干扰

1. 心房内绝对干扰——房性融合波 来自两个起搏点的激动同时或几乎同时到达心房,各自激动心房的一部分,形成房性融合波。

房性融合波诊断依据:①房性融合波的 P′波形态介于两种 P 波之间。②房性融合波又是两种激动同时出现的时间(图 14-2)。

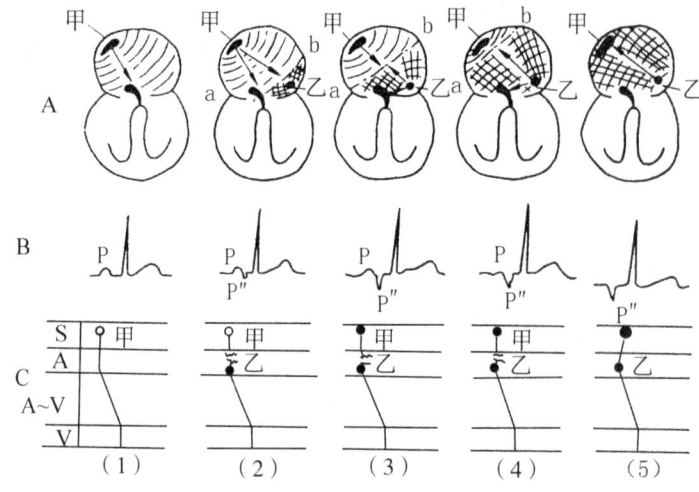

图 14-2 房性融合波产生原理示意图
A. 激动在心房内的传导情况 B. 不同形态房性融合波 C. 梯形图
(1)窦性 P 波 (2)房性融合波形态接近于窦 P (3)房性融合波的 P′波介
于窦 P 与房 P′之间 (4)房性融合波的 P′波接近于房 P (5)纯房性 P′波

2. 心房内相对干扰——房内差异传导 因心房肌不应期较短,心房内差异传导少见。诊断也存在不少困难。表现为同源性房性早搏,联律间期不固定,P′波形态不同。

(四)房室交界区干扰

1. 交界区绝对干扰 交界区绝对干扰指干扰性房室传导中断,典型的例子是房性早搏因干扰未下传心室(图 14-3)。

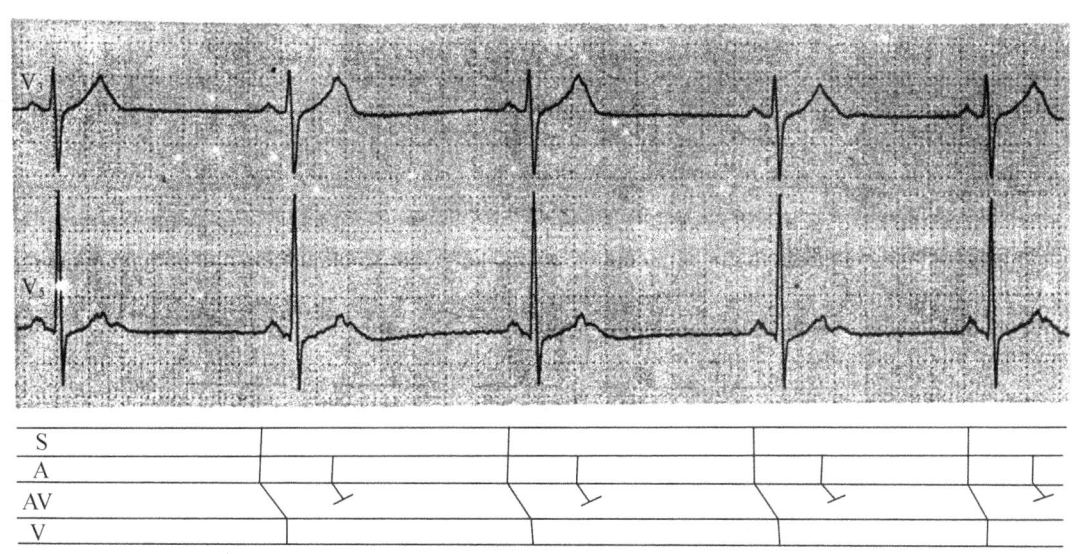

图 14-3　房性早搏因干扰未下传心室

男性,49 岁。扩张型心肌病。提早的 P′波出现于 T 波顶峰前,相当于房室结绝对不应期,而发生绝对干扰,未下传的房性早搏形成二联律

2. 交界区相对干扰　交界区相对干扰指干扰性 P-R 间期延长。见于:①房性早搏伴干扰 P′-R 间期延长(图 14-4)。②插入性交界性早搏或室性早搏引起其后的 P-R 间期延长。③心室夺获伴 P-R 间期延长。

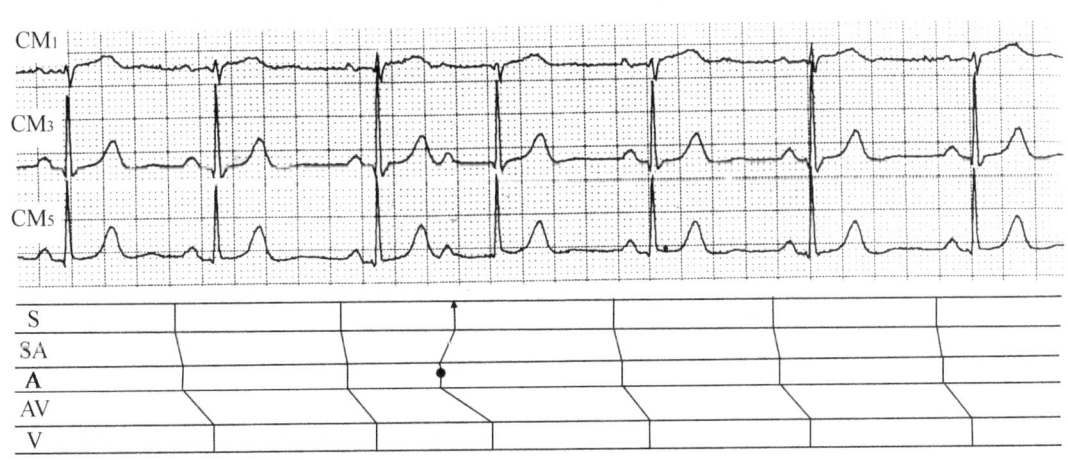

图 14-4　房性早搏伴干扰性 P-R 间期延长

女性,70 岁。冠心病。提早的 P′-QRS-T 为房性早搏伴干扰性 P′-R 间期延长达 0.50s

(五)心室内干扰

1. 心室内绝对干扰——室性融合波　室性融合波的诊断依据:①波形介于室性与室上性 QRS-T 之间。②又是两种 QRS 应出现的时间。③P-R 间期正常或略短(图 14-5、图 14-6)。

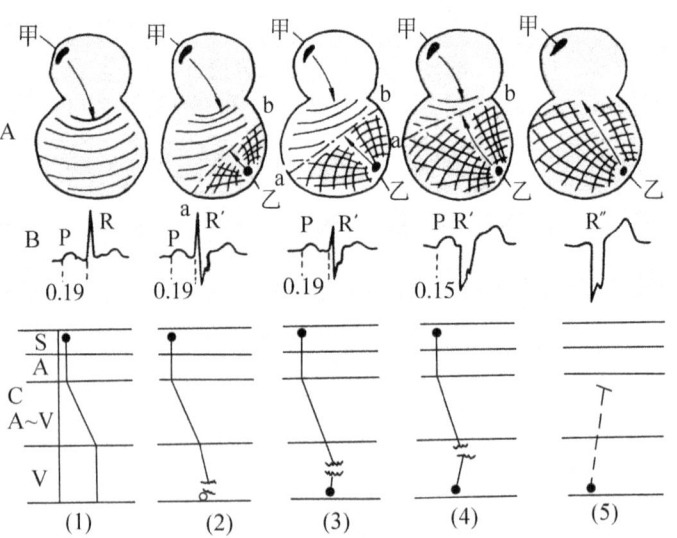

图 14-5 室性融合波的产生机制示意图
甲:窦房结 乙:室性起搏点
A. 激动在心室内的传导情况 B. 不同形态的室性融合波 C. 梯形图
(1)纯窦性 QRS;(2)~(4)不同波形的室性融合波;(5)纯室性 QRS-T 波群

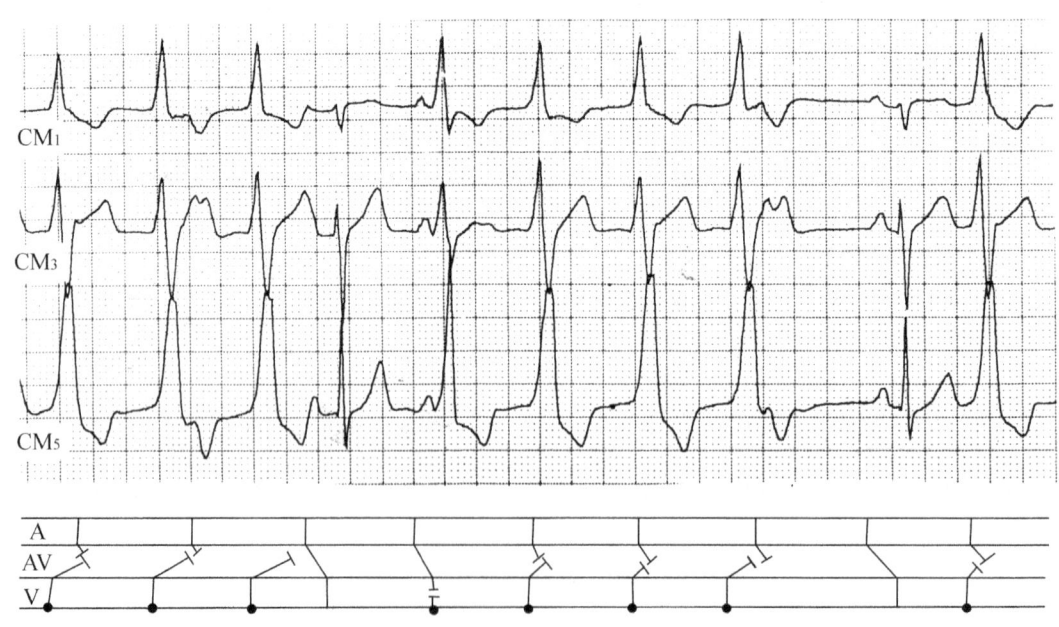

图 14-6 加速的室性逸搏心律

【资料】 男性,46 岁。心肌病(图 14-6)。

【心电图分析】 ①窦性 P 波顺序发生,大多数 P 波因干扰未下传心室。②宽 QRS 起源于心室,频率 98 次/min。③第 5 个 QRS-T 介于窦性与室性之间,为室性融合波。

【心电图诊断】 1. 窦性心律;2. 加速的室性逸搏心律;3. 不完全性干扰性房室脱节;4. 室性融合波。

2. 心室内相对干扰——室内差异传导 过早发生的室上性激动到达心室内,束支或分支处于不应期中,QRS多呈束支或分支阻滞图形。表现为房性早搏、房性心动过速、心房扑动、心房颤动、房性并行心律、交界性早搏、心室夺获的QRS-T宽大畸形(图14-7)。

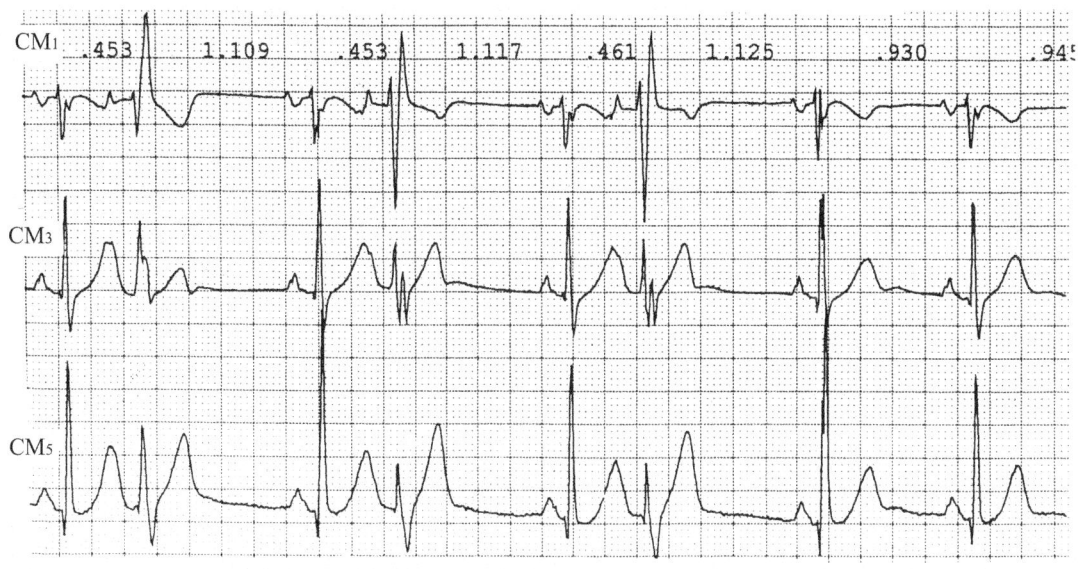

图14-7 房性早搏二联律伴时相性室内差异传导

窦性心律,提早的房性早搏下传QRS-T呈现不同程度的右束支阻滞型室内差异传导

二、脱节

脱节分为干扰性脱节、阻滞性脱节、干扰与阻滞并存的脱节。以房室脱节为例,说明脱节的表现形式:

1. 干扰性房室脱节 ①P与QRS无关系;②P与QRS的频率相同或相差较小;③观察每一个未下传的P波均落于R波的生理性绝对不应期内(图14-8)。

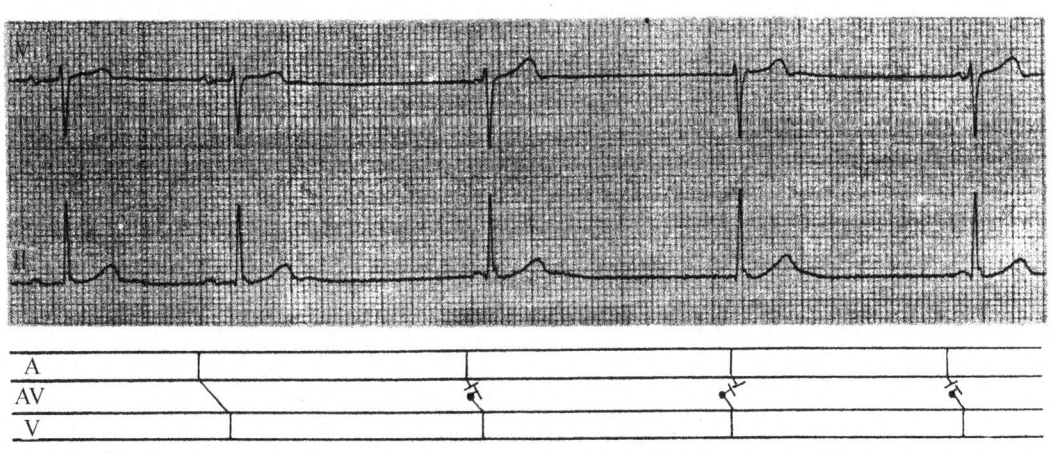

图14-8 干扰性房室脱节

男性,55岁。冠心病、病窦综合征。窦性心动过缓伴不齐。过缓的交界性逸搏心律,心率38次/min。梯形图显示不完全性干扰性房室脱节

无P波夺获心室者为完全性干扰性房室脱节。有P波夺获心室者为不完全性干扰性房室脱节。

2. 阻滞性房室脱节　见于高度以上房室传导阻滞：①心房波与心室波无关系。②心室率缓慢多＜50次/min。③未下传的P波均落入病理性延长的绝对不应期内（图14-9）。

3. 干扰与阻滞并存的房室脱节　①P与QRS无关系。②P波未下传的原因是有干扰也有阻滞。③心室率＞60次/min，多为加速的交界性或室性逸搏心律。

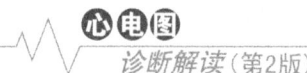

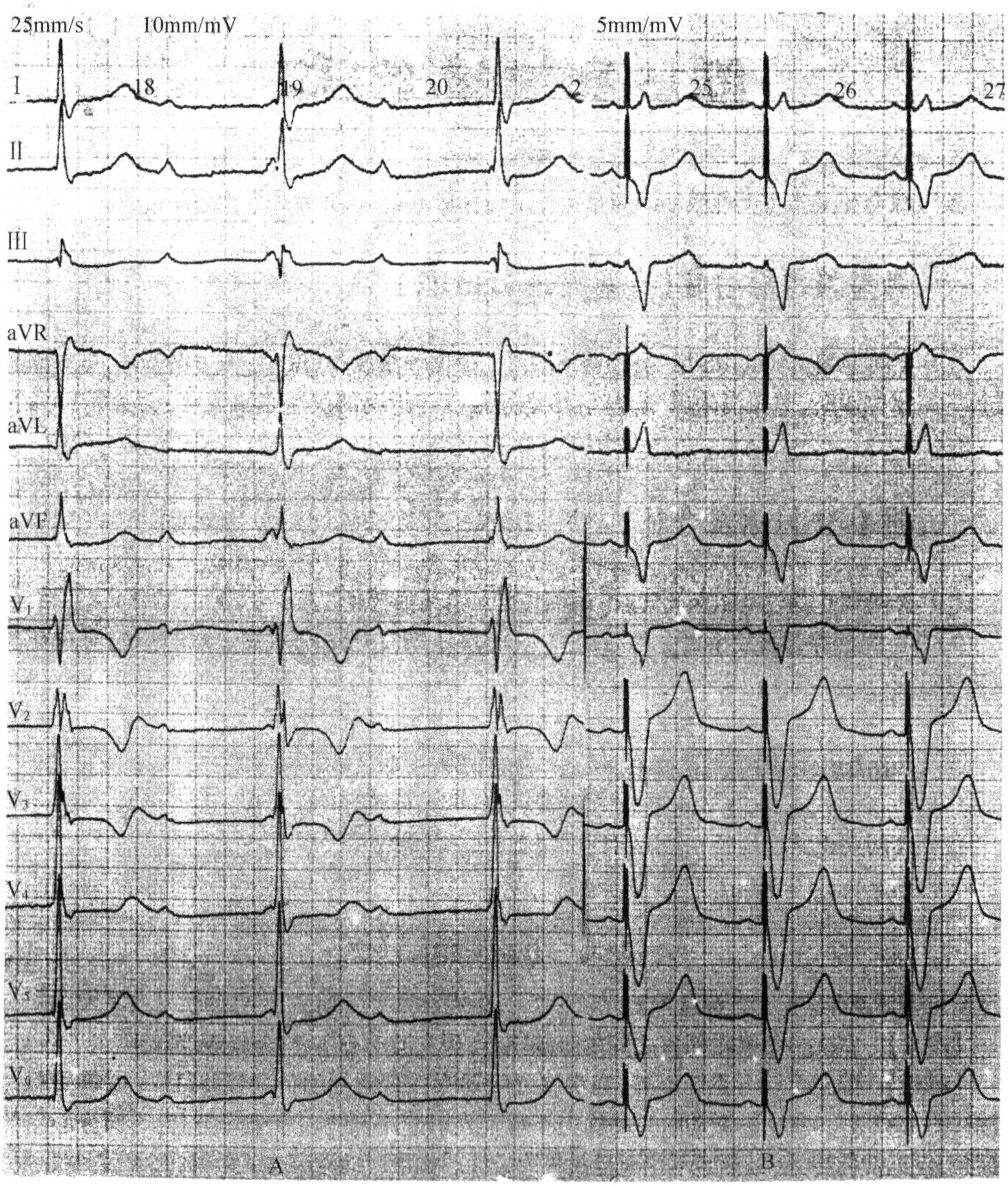

图14-9　阻滞性房室脱节

图A：窦性心律，心率85次/min。R-R匀齐，心室率40次/min。P与R无关系，为交界性逸搏心律伴右束支阻滞，完全性阻滞性房室脱节

图B：起搏1周，起搏方式是心房感知，心室起搏

第15章 预激综合征

预激综合征是指室上性激动沿旁路优先下传预激心室,常并发阵发性心动过速。

(一)典型预激综合征(房室旁路 kent 束)

①P-R 间期缩短;②QRS 增宽;③有预激波。根据预激波和 QRS 主波方向特征,可对预激进行 旁路定位诊断,射频消融阻断旁路,终止旁路参与折返的快速心律失常,成功率93%左右。

(二)短 P-R 间期

①P-R 间期 80～110 ms;②QRS 时限正常;③无预激波。

短 P-R 间期综合征发生室上性心动过速、心房扑动、心房颤动时,心室率更快,有猝死的危险性。

(三)Mahaim 预激综合征

①P-R 间期正常或延长;②QRS 时限增宽;③有预激波。

15-1 心室预激波

【定义】 室上性激动沿房室之间的旁路下传,预先激动心室,称为心室预激波。

【发生机制】 除正常传导系统以外,在房室之间还存在着附加的传导径路(Kent 束等),称为旁路(图 15-1-1)。室上性激动沿旁路优先下传预先引起一部分心室肌除极,另一部分心室的激动来自正常传导系统,产生不完全性预激综合征。如果激动沿旁路下传引起全部心室除极,产生完全性预激综合征。前者预激波较小,后者整个 QRS 都宽大畸形。

心室提早预激时,心室复极程序也发生了改变,引起继发性 ST-T 改变。以 R 波为主的导联 ST 段下降,T 波低平、双向或倒置(图 15-1-2)。

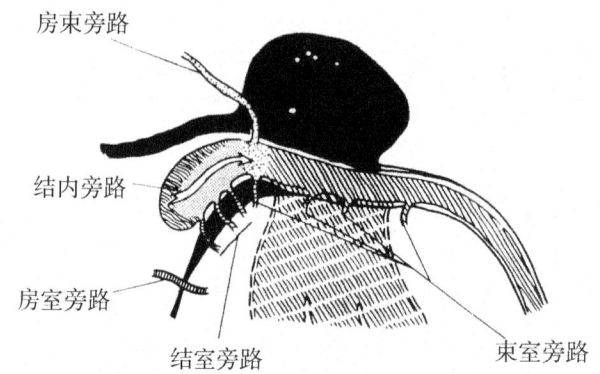

图 15-1-1 旁路的解剖学及其类型

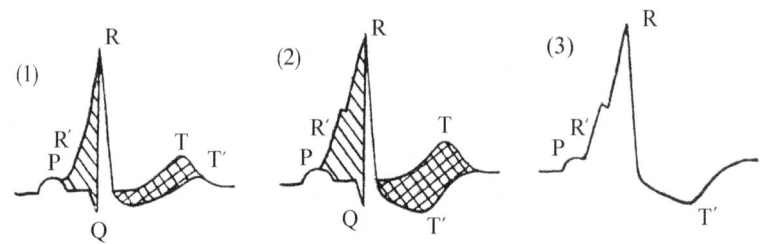

图 15-1-2 预激综合征的继发性 ST-T 改变

预激波的面积＝ST-T 异常的面积,但二者的方位恰好相反

(1)预激波较小时,ST-T 改变的程度较轻

(2)预激波较大时,ST-T 改变的程度较重

(3)预激波向上,引起的 ST 段下降,T 波倒置

【诊断】 ①P-R 间期缩短＜120 ms；②QRS 时限增宽；③QRS 起始部有预激波；④有继发性 ST-T 改变。

【临床意义】 预激综合征的发生率约为 1‰～1.5‰。其临床意义在于：① 易被误诊为心肌梗死；②旁路参与折返形成房室反复性心动过速；③有诱发心室颤动的倾向。

【资料】 男性,49 岁。预激综合征(图 15-1-3)。

【心电图特征】 ①窦性心动过缓,心率 51 次/min。②P-R 间期 100 ms,QRS 时限 110 ms,V_2～V_5 导联 QRS 起始部有较小的预激波。QRS 终末部分正常,为不完全性预激综合征。产生原理是窦性激动沿旁路下传只引起了一小部分心室肌除极,而大部分心室激动来自正常传导系统。

【心电图诊断】 1.窦性心动过缓；2.不完全性预激波。

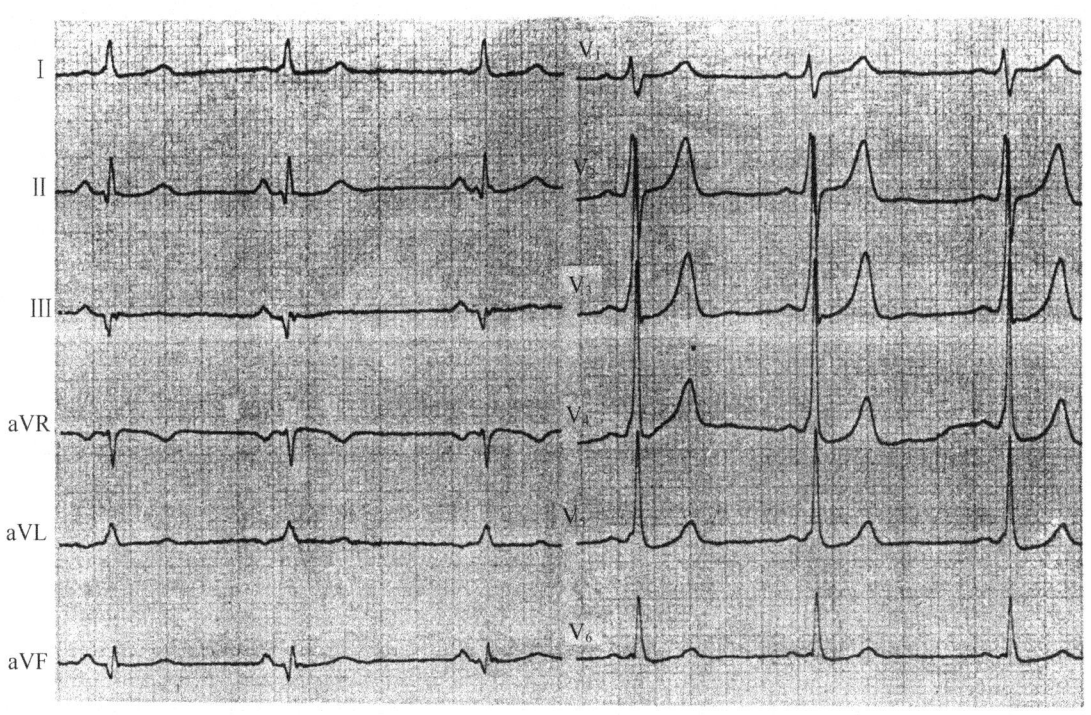

图 15-1-3　不完全性预激波

15-2　心室预激波,旁路在右侧

旁路在右侧,产生 B 型预激综合征。心电图表现为:①P-R 间期<0.12s;②QRS 时限≥0.11 s;③有预激波。Ⅰ、aVL、V_4~V_6 导联预激波向上。V_1 导联预激波向下,V_2~V_6 向上,旁路在右后;V_1、V_2 预激波向下,V_3~V_6 向上,旁路在右中;V_1~V_3 均向下,V_4~V_6 均向上,旁路在右前(图 15-2)。

【资料】　男性,9 岁。预激综合征。

【心电图特征】　①P-R 间期 60 ms;②QRS 时限 130 ms;③QRS 起始部有预激波。Ⅰ、aVL、V_3~V_6 导联预激波和 QRS 主波向上,V_1、V_2 预激波和 QRS 主波向下,旁路在右中部。

【心电图诊断】　1. 窦性心律;2. 心室预激波,旁路在右中。

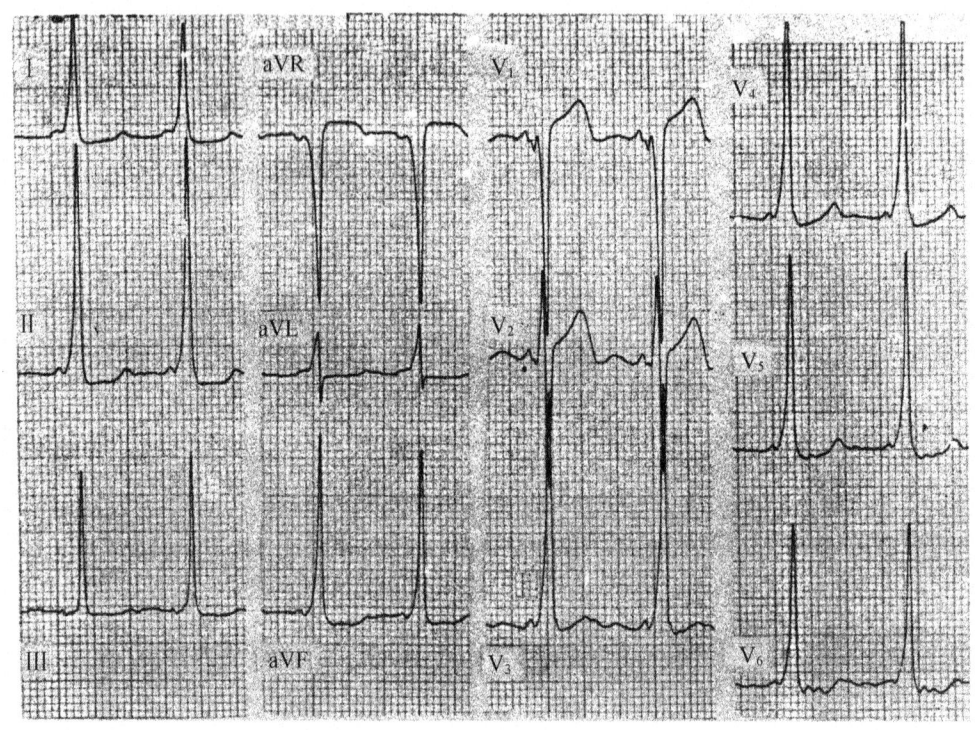

图 15-2　心室预激波,旁路在右中

15-3　心室预激波,旁路在左侧

旁路在左侧,产生 C 型预激综合征。心电图表现为:①P-R 间期缩短;②QRS 时限增宽;③有预激波。V_1、V_2 导联预激波和 QRS 主波向上,V_5 或 V_6 导联 QRS 主波向下。此型预激少见(图 15-3)。

【资料】　男性,47 岁。预激综合征。

【心电图特征】　①P-R 间期 90 ms;②QRS 时限 160 ms;③有预激波。V_1～V_4 导联预激波和 QRS 主波向上,Ⅰ、V_6 导联预激波和 QRS 主波向下,即 C 型预激综合征,旁路在左前。

【心电图诊断】　1. 窦性心律;2. 心室预激波,旁路在左侧。

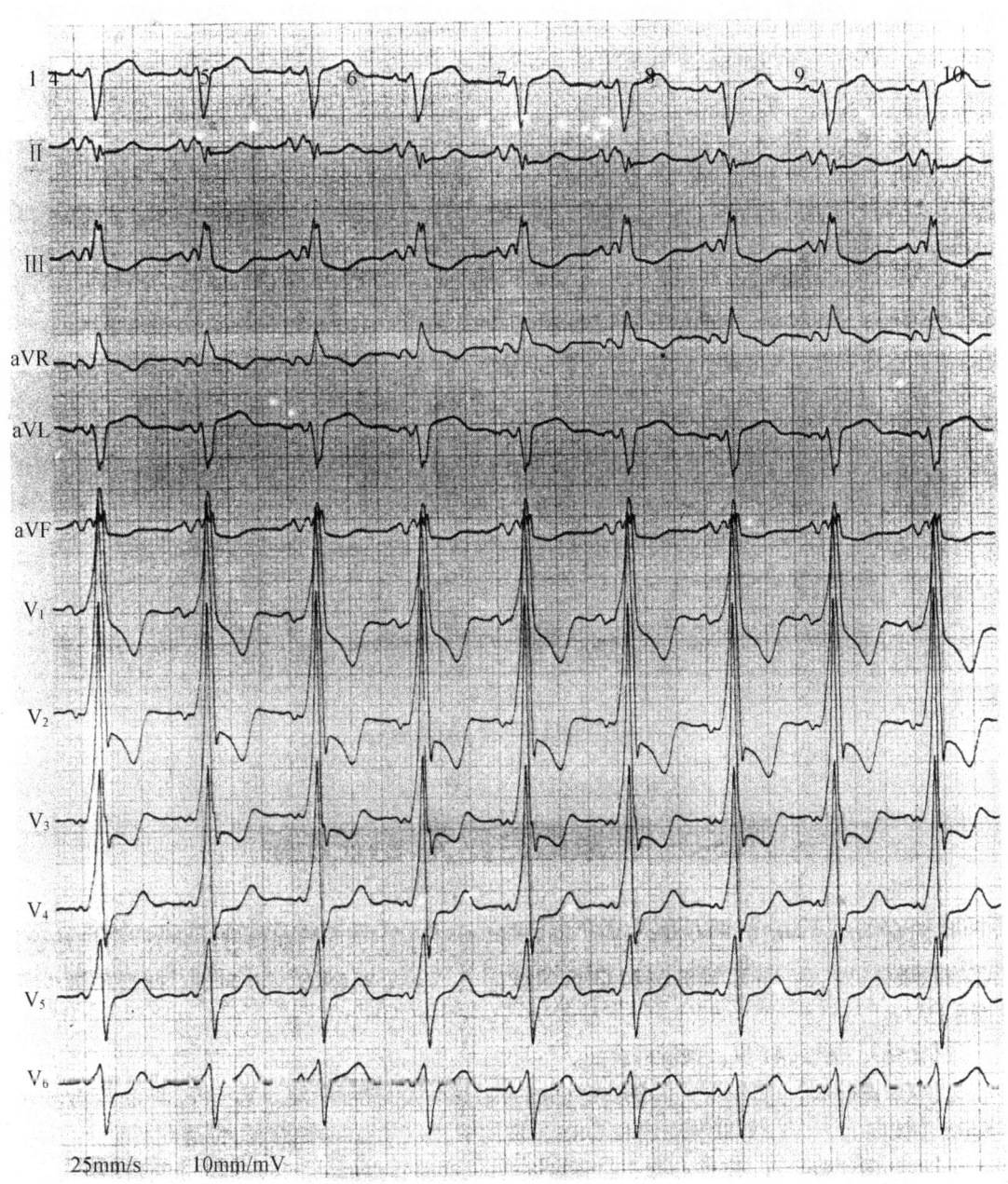

图 15-3 心室预激波,旁路在左侧

15-4 心室预激波,旁路在左后

旁路在左后,产生 A 型预激综合征。典型的预激综合征多为 A 型与 B 型,这两型各占一半。其他类型的预激综合征少见。

A 型预激综合征的心电图诊断依据：①P-R 间期缩短；②QRS 时限增宽；③有预激波。$V_1 \sim V_6$ 导联预激波和 QRS 主波均向上（图 15-4）。

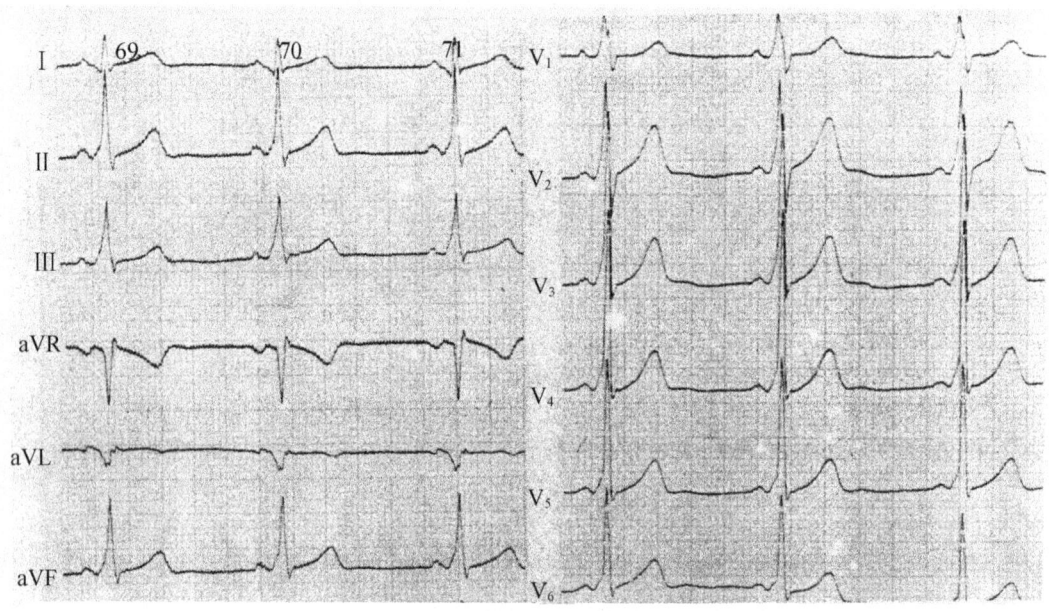

图 15-4　心室预激波，旁路在左后

【资料】　男性，41 岁。预激综合征。

【心电图特征】　窦性心率 58 次/min。P-R 间期 108 ms，QRS 时限 132 ms，$V_1 \sim V_6$ 导联预激波和 QRS 主波向上，旁路在左后，为 A 型预激波。

【心电图诊断】　1. 窦性心动过缓；2. 心室预激波，旁路在左后。

15-5　短 P-R 间期

【定义】　P 与 R 有关，P-R 间期短于 0.12 s 者，称为短 P-R 间期。

【发生机制】　对于短 P-R 间期的心电图有以下三种解释：①房室结内有快径路。②房室结发育较小。③James 束预激。James 束起自结间束，终止于希氏束，激动下传绕过了房室结，故 P-R 间期缩短。

【诊断】　①窦性 P 波。②P-R 间期<120 ms。③QRS 时限正常。④无预激波。

【临床意义】　单纯短 P-R 间期无重要意义。发生 AVRT 和心房扑动或心房颤动时，心室率可能会更快，甚至诱发心室颤动。

【资料】　女性，41 岁。查体时发现短 P-R 间期（图 15-5）。

【心电图特征】　①窦性心率 68 次/min。②P-R 间期 100 ms，QRS 时限 82 ms，QRS 起始部无预激波，是典型的短 P-R 间期心电图。

【心电图诊断】　1. 窦性心律；2. 短 P-R 间期。

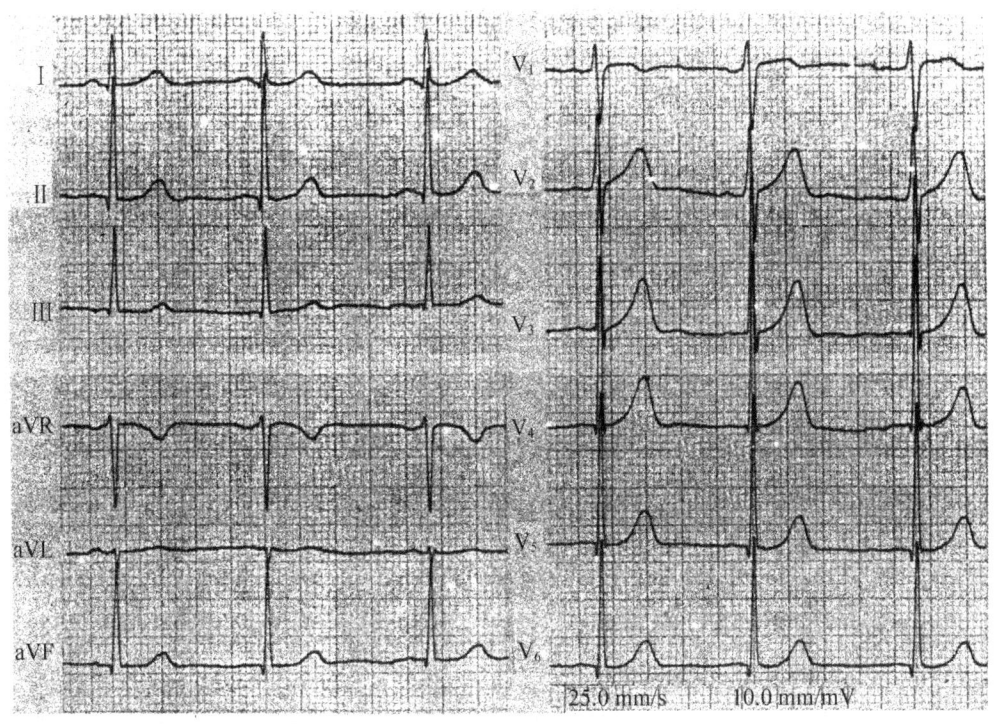

图 15-5　短 P-R 间期

15-6　交替性预激波

【定义】　正常 QRS 与预激波交替出现,称为交替性预激波。

【发生机制】　旁路发生间歇性前传阻滞是产生间歇性或交替性预激综合征的原因。

【诊断】　①窦性心律。②正常心搏与典型预激波交替出现(图 15-6)。

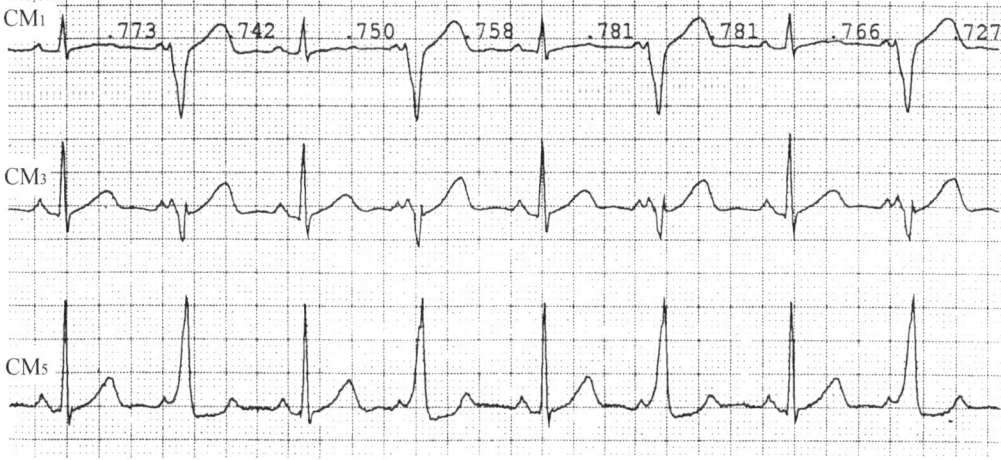

图 15-6　交替性预激波

【临床意义】 与交替性束支阻滞相鉴别,交替性束支阻滞时 P-R 间期正常或延长。而交替性预激的 P-R 间期缩短。

【资料】 女性,49 岁。预激综合征。

【心电图特征】 ①窦性心律,心率 79 次/min。②正常 P-R、QRS 和短 P-R,有预激波的 QRS 交替出现。

【心电图诊断】 1. 窦性心律;2. 交替性预激波。

15-7　Mahaim 预激综合征

【定义】 Mahaim 预激波是由起自右房游离壁的旁路引起的,旁路起自右房游离壁,跨过三尖瓣环与心室肌插入至右心室心尖部与右束支远端相连接。

Mahaim 束的心电图特征是 P-R 间期正常,QRS 起始部有预激波,QRS 增宽,伴有继发性 ST-T 改变。

【发生机制】

1. Mahaim 束位于右侧　到目前为止,发现的 Mahaim 束几乎均位于右房与右室之间,所以预激波和 Mahaim 束参与的心动过速均呈类似左束支阻滞图形。Mahaim 束偶见于左侧(图 15-7-1)。

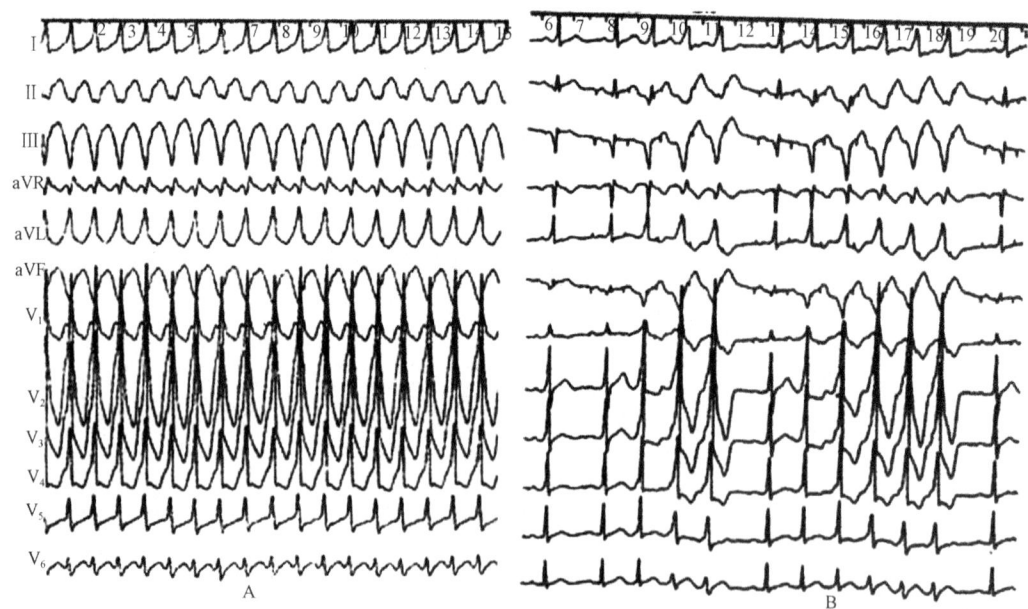

图 15-7-1　左侧 Mahaim 束

男性,30 岁,发作性心慌 3 年。图 A:心动过速发作时,宽 QRS 心动过速。电轴左偏,V_1~V_4 呈 R 型。图 B:电生理检查,P-R 间期正常,预激波由小到大,呈周期性变化。结合图 A 与图 B 诊断 Mahaim 束参与的逆向型房室折返性心动过速

2. Mahaim 束走行　旁路起自右心房游离壁,越过三尖瓣环沿右室游离壁下行,远端止于右室心尖部 1/3 处。可与右束支远端连接,也有的直接插入于心室。

3. Mahaim 束形态　形细长达 40 mm。

4. Mahaim 束组织学　近端有与房室结相似的细胞组成,包括过渡细胞、结细胞和 P 细胞。旁路近端类似房室结样结构的部位是产生递减传导的部位。旁路外包绕绝缘鞘,激动沿 Mahaim 束下传最先激动心室的部位是右室心肌部,因此,Mahaim 束多伴有电轴左偏。

5. Mahaim 束传导　只有前传功能,而无逆传能力或逆传速度更慢。心室刺激时一般经房室结逆传,只能形成逆传型 AVRT。

6. 递减传导,采用心房递增刺激时,A-V 间期逐渐延长伴心室预激的程度加重,出现左束支阻滞图形的 QRS 波群。H-V 间期不断缩短,H 波最后重叠于 QRS 之中。

7. Mahaim 束不应期　比房室结不应期短。

8. Mahaim 束电位　在三尖瓣环可记录到 Mahaim 束电位,频率高,时间短。

【诊断】　Mahaim 束参与的心动过速和预激波心电图表现如下:

(1)心电图出现类似左束支阻滞图形的预激综合征,心率快时预激波增大,心率慢时预激波减小或消失。即频率依赖性、间歇性预激综合征,与左束支阻滞不同在于病人多较年轻、无器质性心脏病、有心动过速。

(2)胸壁导联 QRS 波形从负到正的变化在 V_4 导联以后出现,$V_2 \sim V_4$ 导联 r 波大于 40 ms,$V_5 \sim V_6$ 导联 q 波减小或消失。

(3)发生心房颤动以后,预激波大小差别非常显著。

(4)QRS 电轴在 $0 \sim 75°$。

(5)发生折返性心动过速时,QRS 波群宽大畸形,类似左束支阻滞图形。电轴显著左偏,有时类似右室心尖部起搏的 QRS-T 波形。$V_1 \sim V_4$ 导联 QRS 主波都向下。Ⅰ导联仍呈 R 型(图 15-7-2、图 15-7-3)。

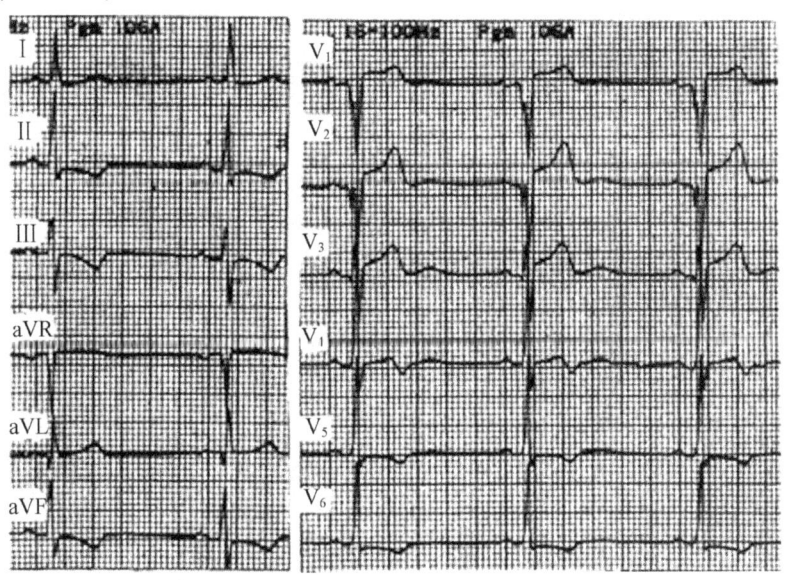

图 15-7-2　右侧 Mahaim 束预激波

女性,54 岁,预激综合征。窦性心率 50 次/min,P-R 间期 0.15 s,QRS 时限增宽至 0.11 s,$V_1 \sim V_3$ 导联 QRS 起始部有明显的负向预激波,$V_4 \sim V_6$ 导联为正向,预激向量垂直于肢体导联而不明显,提示旁路位于右前间隔区。TⅡ、Ⅲ、aVF、$V_5 \sim V_6$ 倒置,TⅠ、aVL、$V_1 \sim V_3$ 直立,TV_4 双向

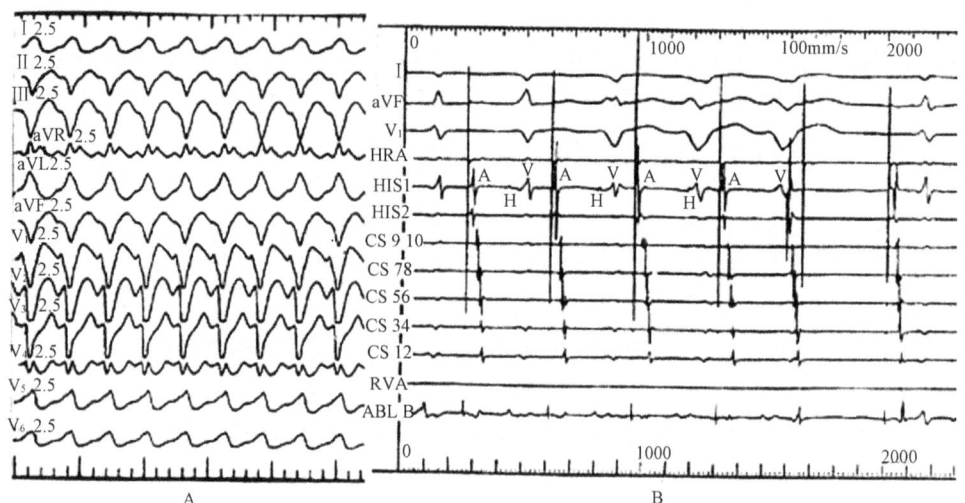

图 15-7-3　Mahaim 束参与的心动过速

A：为心动过速时体表 12 导联心电图；B：显示 Mahaim 纤维前向递减传导，右房 S1S1 300 ms 起搏时，心室预激由不充分逐渐充分，AH 逐渐延长，HV 逐渐缩短，但 AV 呈延长趋势，最后 H 波消失在 V 波内。图中倒数第一个心房起搏因其前的房早（未下传）而未夺获心房，如此晚的房性早搏未下传也表明为非普通前传房室旁路

【临床意义】　Mahaim 预激波和 Mahaim 预激综合征很少见，应注意与前间壁心肌梗死和左束支阻滞相鉴别。

15-8　前传型房室折返性心动过速

【定义】　房室传导系统前传，旁路逆传折返产生的心动过速，称为前传型房室折返性心动过速（AVRT）。此型 AVRT 约占 AVRT 总数的 80%。约 60% 的预激伴发有 AVRT。

【发生机制】　心动过速的折返方式是心房→房室结→希氏束→束支→心室→旁路→心房。AVRT 常由早搏诱发。

【诊断】　①心动过速的 QRS 时限窄，伴束支阻滞时宽大畸形。②心率 160~250 次/min。③心动过速常由房性早搏或室性早搏诱发。④P⁻波位于 R 之后，R-P⁻间期≥80 ms。⑤如发生 P⁻或 QRS 漏搏，心动过速立即终止。

【临床意义】　反复发作的 AVRT 用射频导管消融术打断旁路，终止 AVRT 的发作。

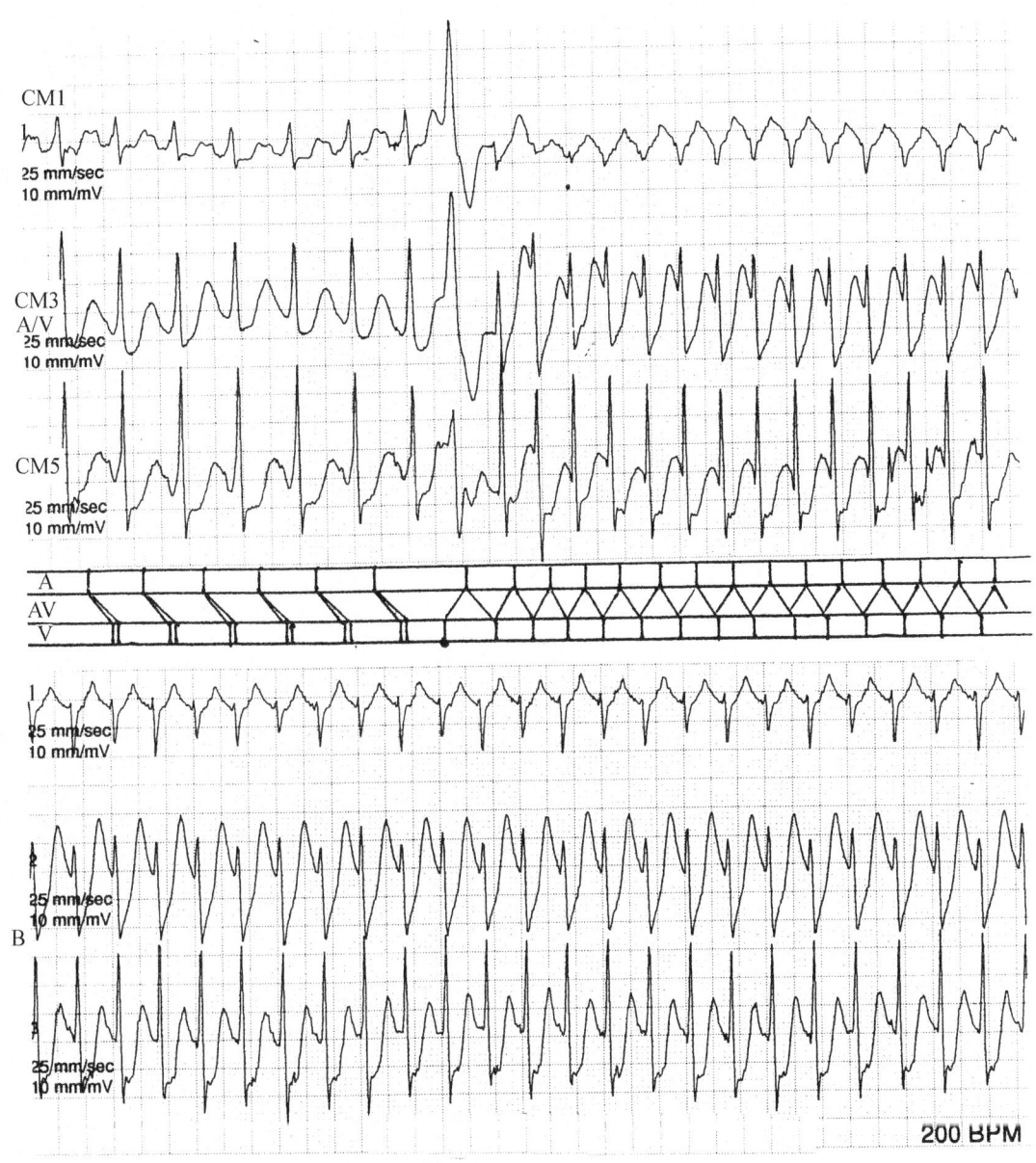

图 15-8 前传型 AVRT

【资料】 男性,47 岁。预激综合征,风心病、二尖瓣狭窄(图 15-8)。

【心电图特征】 取自动态心电图。图 A 与图 B 为一阵非连续记录的阵发性心动过速。图 A 记录于上楼时,窦性频率 143 次/min。P-R 间期约为 100 ms,QRS 时限 120 ms,QRS 起始部有预激波。提早出现的 QRS 波群宽大畸形,考虑是室性早搏。继室性早搏以后出现窄 QRS 心动过速,心率 200 次/min。梯形图显示这是一阵由室性早搏引发的前传型房室折返性心动过速。室性早搏的激动沿旁路逆传心房,又经房室结下传心室,形成快速的前传型房室折返性心动过速。

【心电图诊断】 1. 窦性心动过速;2. 预激综合征;3. 室性早搏引发前传型房室折返性心动过速。

15-9　逆传型房室折返性心动过速

【定义】　房室传导系统逆传,旁路前传引起的心动过速,称为逆传型房室折返性心动过速(AVRT)。

【发生机制】　心动过速的折返方式是心房→旁路→心室→束支→希氏束→房室结→心房。

【诊断】　①心动过速的 QRS 波群宽大畸形,酷似室性心动过速。②QRS 时限多≥0.14 s。③频率150~250 次/min。④如能看到 P^- 波,P^- 位于 R 之前,P^--R<120 ms。⑤呈1∶1房室传导,如出现心房或心室漏搏,心动过速立即终止。

【临床意义】　不易于与室性心动过速相鉴别。常需要行电生理检查,才能明确诊断。

【资料】　男性,28 岁。预激综合征,反复发作阵发性室上性心动过速(图 15-9)。

【心电图特征】　①宽 QRS 心动过速的频率 182 次/min。②QRS 时限 160 ms。③ R-R 匀齐。辨认不清 P 波,根据临床上有反复发作心动过速的特点,心电图上有预激波,考虑逆传型房室折返性心动过速。

【心电图诊断】　逆传型房室折返性心动过速。

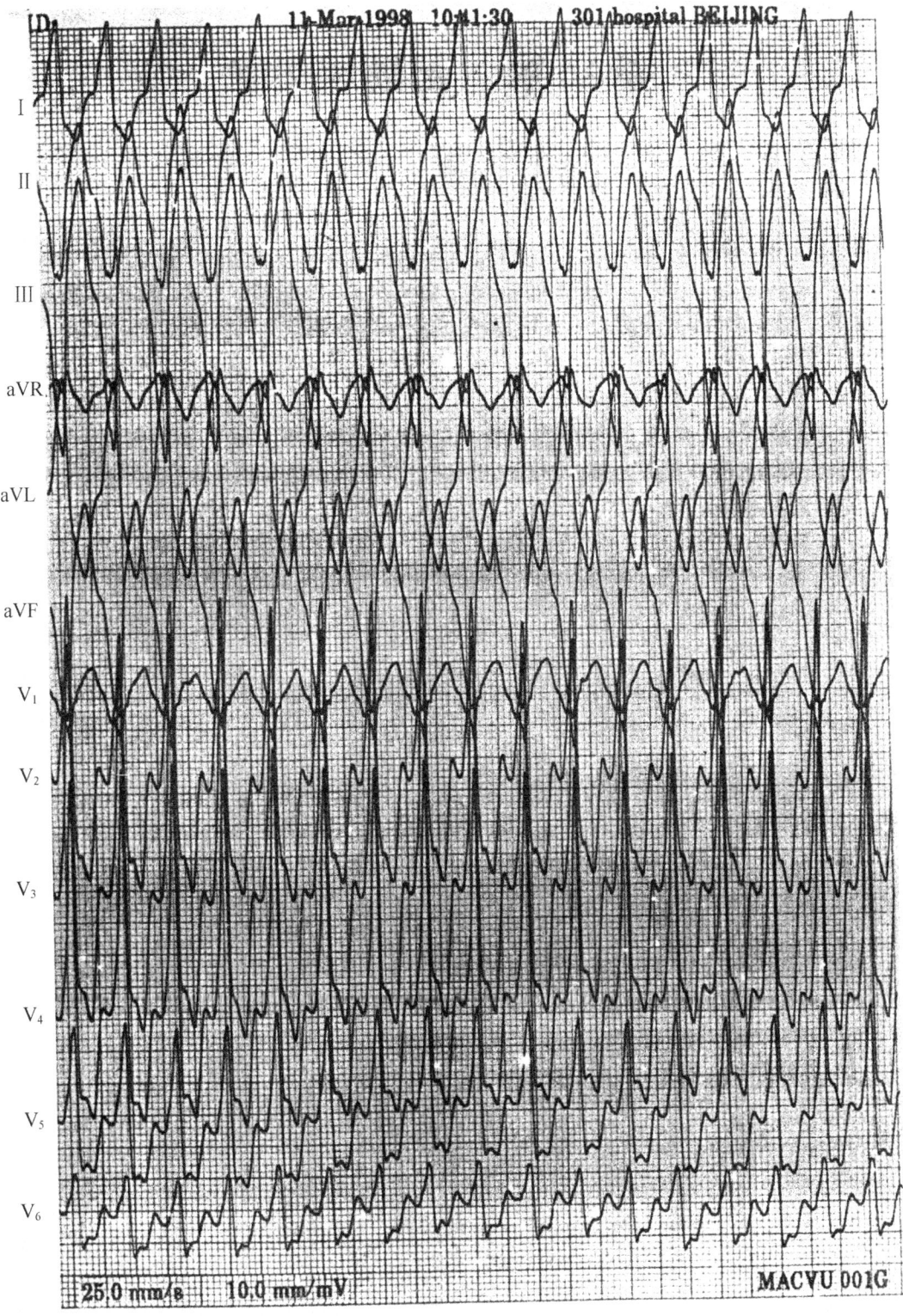

图 15-9 逆传型房室折返性心动过速

第16章 起搏心电图

近年来我国心脏病患者起搏器置入术猛增,挽救了数以万计的缓慢型心律失常患者的生命。一个生命危重的缓慢型心律失常患者,置入起搏器以后就可以转危为安,并能从事日常生活和工作。不能不说是医学奇迹。然而严重的缓慢型心律失常及传导阻滞的类型多种多样,不同类型的心律失常就要选择不同类型的心脏起搏器。到目前为止,起搏器已发展到十多种类型,具有数十种起搏功能。如果不告诉起搏器类型和起搏感知的各种电参数,就不可能正确认识起搏心电图。凡是置入起搏器的患者,必须经常复查心电图,目的是了解起搏及感知功能是否正常,有无起搏器引起的心律失常。

医师要对患者负责,手术医师必须让患者了解起搏器的性能,在心电图检查申请单上写明起搏器置入日期、起搏器型号、工作方式以及必要的电参数,起搏电极所处的位置等,对分析起搏心电图具有重要价值。

分析起搏心电图时:①首先识别起搏脉冲信号。②观察起搏与感知是否正常,是否与该起搏器的性能完全相同。③找到起搏障碍或感知障碍的可能原因。④确定起搏器引起的心律失常。

16-1 心房起搏心电图

起搏器的种类越来越多,新型起搏器具有多种工作方式供选择。在分析一份起搏心电图时,应了解起搏器的类型、工作方式和各种心电参数。

心房起搏时,起搏脉冲后面紧随一个 P'-QRS-T 波群。右房上部起搏,Ⅱ、Ⅲ、aVF 导联 P' 波直立(图16-1)。

【资料】 女性,65岁。冠心病、病窦综合征、窦性停搏、AAI起搏1个月。

【心电图特征】 每一个起搏脉冲后面都带起一个 P'-QRS-T 波。$P'_{Ⅰ、Ⅱ、Ⅲ、aVL、aVF、V_2 \sim V_6}$ 直立,P'_{aVR} 倒置,起搏电极在右房上部,起搏频率60次/min,与设定的起搏频率一致。P'-R 间期 160 ms。QRS 时限 80 ms,Q-T 间期 400 ms。ST-T 正常。

【心电图诊断】 右房上部起搏心律。

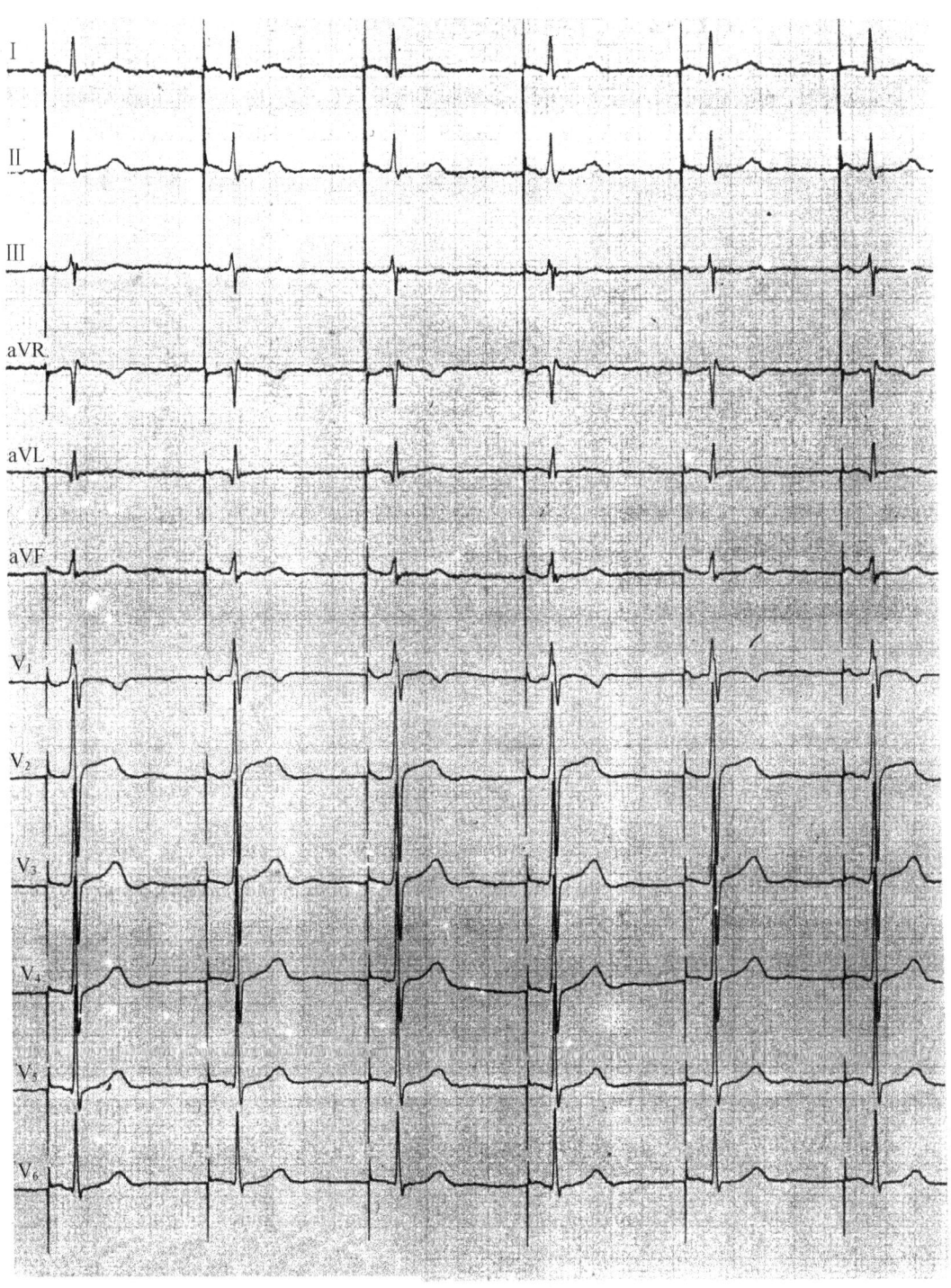

图 16-1 右房上部起搏心律

16-2 右室心尖部起搏心电图

心室起搏时,一般将电极插入右室心尖部,心室除极向量自右向左,由下而上,I、aVL 导联起搏的 QRS 主波均向上,II、III、aVF、$V_1 \sim V_4$ 或 $V_1 \sim V_6$ QRS 主波向下,QRS 时限 $\geqslant 0.12$ s(图 16-2)。

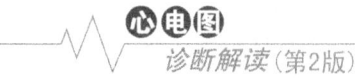

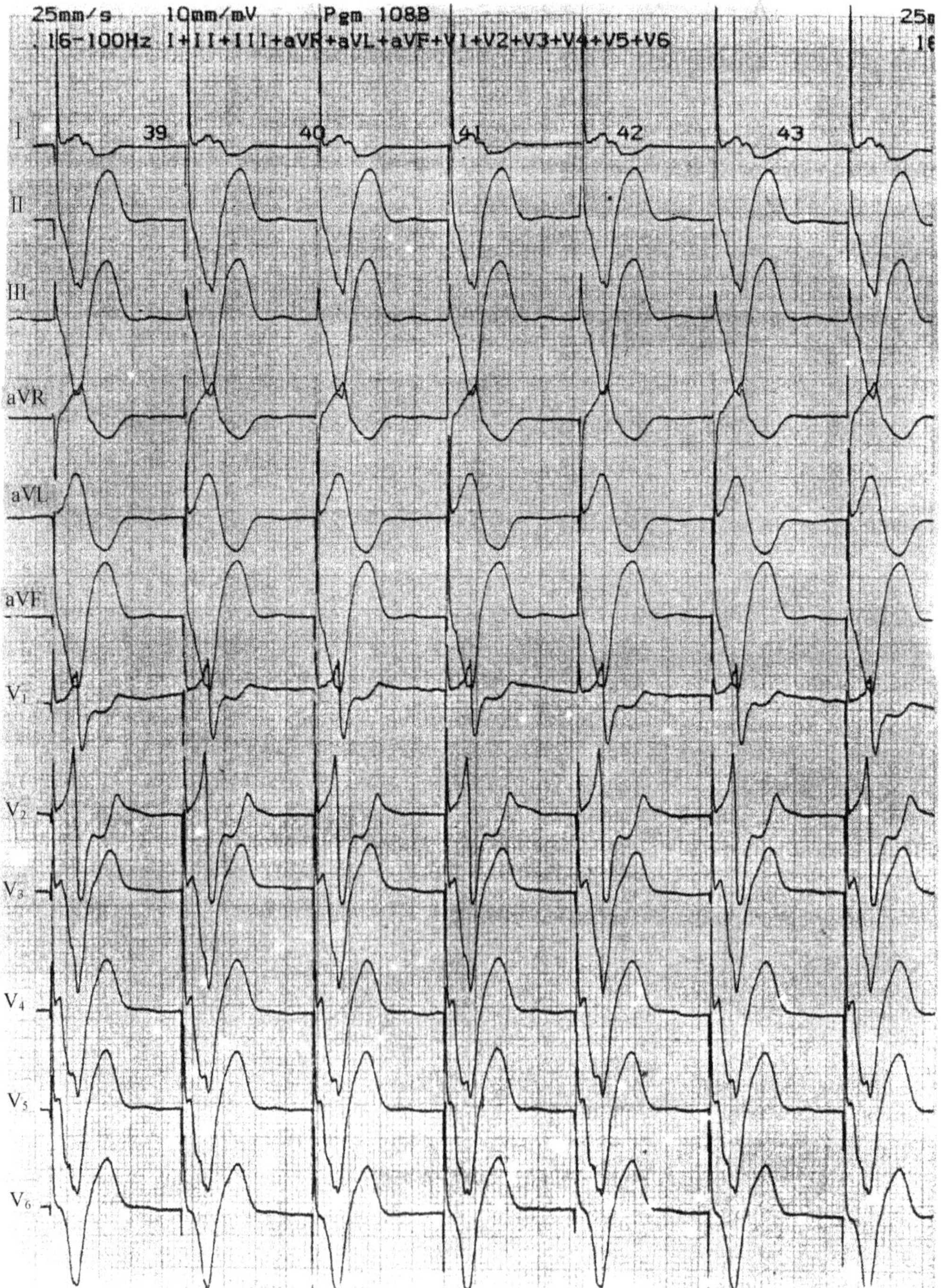

图 16-2　右室心尖部起搏心电图

【资料】 男性,64岁。扩张型心肌病。

【心电图特征】 ①未见P波,考虑心房停搏。②每个起搏脉冲信号后面都跟有一个宽大畸形的QRS-T波群,QRS时限180 ms,起搏频率72次/min,Ⅰ、aVR、aVL呈R型,Ⅱ、Ⅲ、aVF、$V_1 \sim V_6$ QRS主波向下,为VVI起搏心电图,起搏电极位于右室心尖部。

【心电图诊断】 1.心房停搏;2.特宽型右室心尖部起搏心电图。

16-3 心房感知心室起搏心电图

窦房结起搏传导功能正常,而有房室传导阻滞时,可选择能感知自身P波后,心室起搏功能的起搏器,如VDD、DDD等。这种起搏器感知自身窦性P波,跟踪窦性频率起搏心室(图16-3)

【资料】 男性,56岁。冠心病、高度房室传导阻滞。起搏器置入3天。

【心电图特征】 窦性P波规律出现160ms后起搏器向心室发放刺激,引起心室起搏,心室起搏频率与窦性频率相等,P-R固定为160 ms。

【心电图诊断】 1.窦性心律;2.心房感知心室起搏心电图。

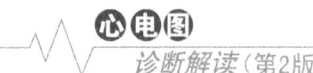

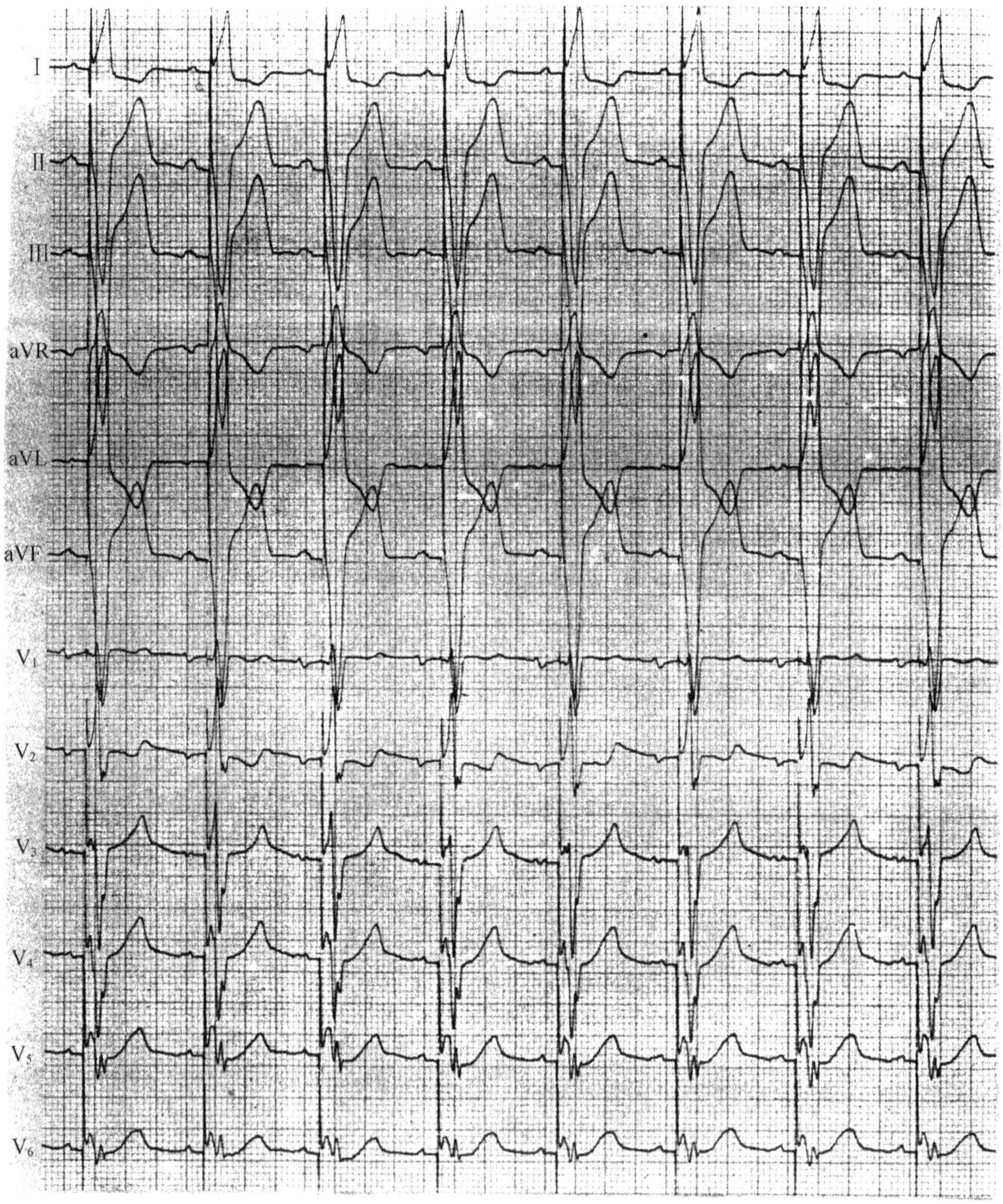

图 16-3 跟踪窦性 P 波后行心室起搏

16-4 心室起搏心律伴逆行心房传导

部分装上心室起搏器的患者会发生室房传导。即起搏脉冲信号后面紧随一个宽大畸形的 QRS→逆行 P^- 波。$P^-_{Ⅱ、Ⅲ、aVF}$ 倒置。发生机制是起搏激动心室以后,激动经房室结逆传心房,产生 P^- 波,这样会造成心房与心室同步收缩,心房内血液挤向腔静脉系统,是产生起搏器综合征的重要原因之一。时间久了还会导致心房肥大,发生房性心动过速、心房扑动或心房颤动(图16-4)。

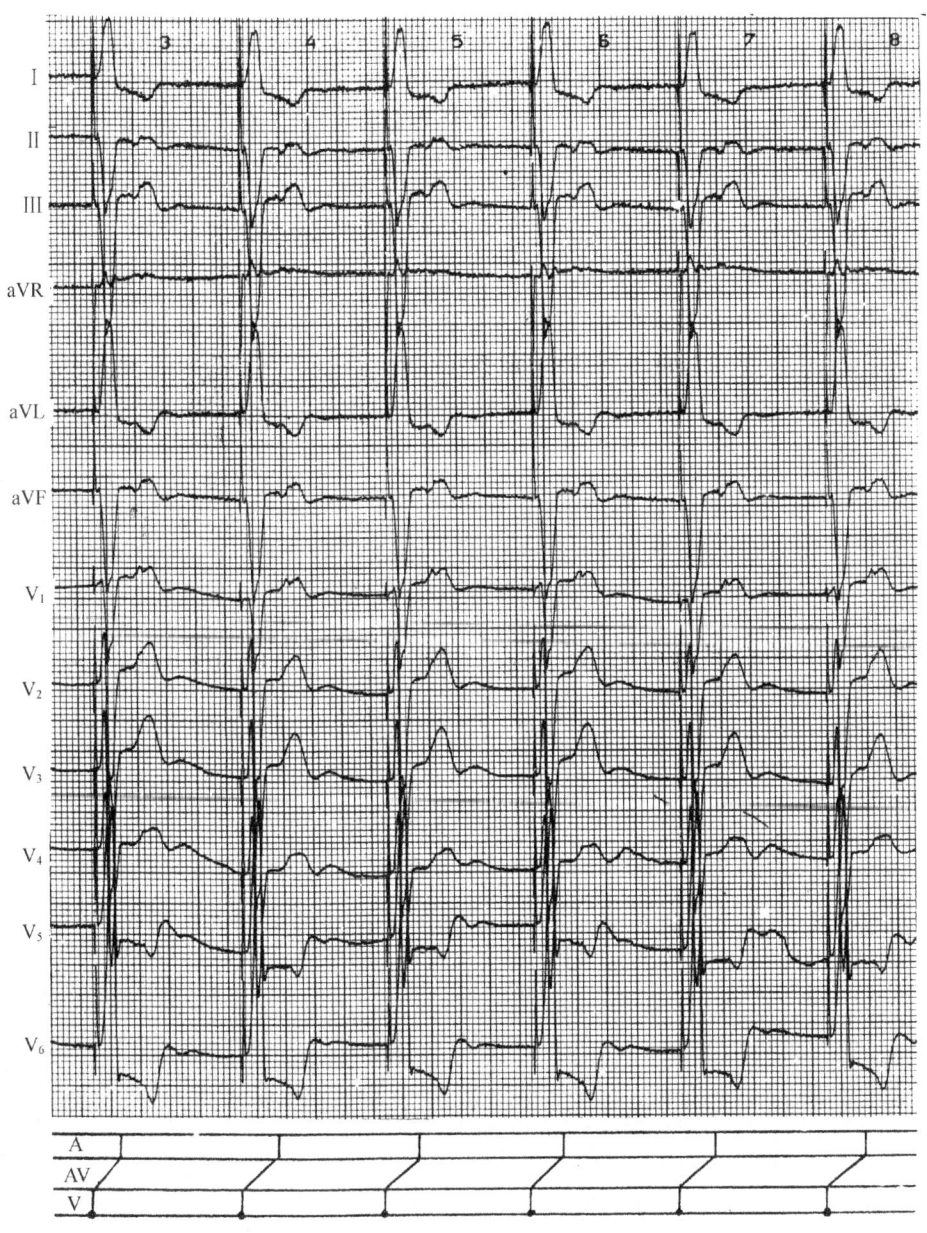

图 16-4 心室起搏心律伴室房传导

【资料】 男性,76岁。冠心病。起搏器置入术后3年,起搏器综合征。

【心电图特征】 起搏脉冲后面带起一个宽大畸形的QRS波群→逆行P⁻波,为室房传导,R-P⁻间期0.24s。右室心尖部起搏的QRS波形呈另一种特征:Ⅰ、aVL、V₅、V₆主波向上,Ⅱ、Ⅲ、aVF、V₁~V₃主波向下。有继发性ST-T改变。

【心电图诊断】 心室起搏心律伴室房传导。

16-5 房-室顺序起搏心电图

心房与心室各装有一个起搏电极,起搏器先发放刺激引发心房除极,再经过特定的时间(一般为0.16 s)以后,起搏器又向心室发放起搏刺激引发心室除极。心电图特征是P′与QRS之前均起搏脉冲信号。因起搏电极置于右房上部,起搏的P′波方向与窦性P波一致,P′波后面的QRS为心室起搏,故宽大畸形。有时起搏脉冲会落入自身的QRS波起始处,形成真性或假性室性融合波(图16-5)。

【资料】 女性,71岁。冠心病。DDD起搏6年。

【心电图特征】 第1个起搏脉冲后面跟随一个P′波,第2个起搏脉冲后面跟随一个宽大畸形的QRS波,P′-R间期160 ms,房-室顺序起搏。心率76次/min。

【心电图诊断】 房-室顺序起搏心律。

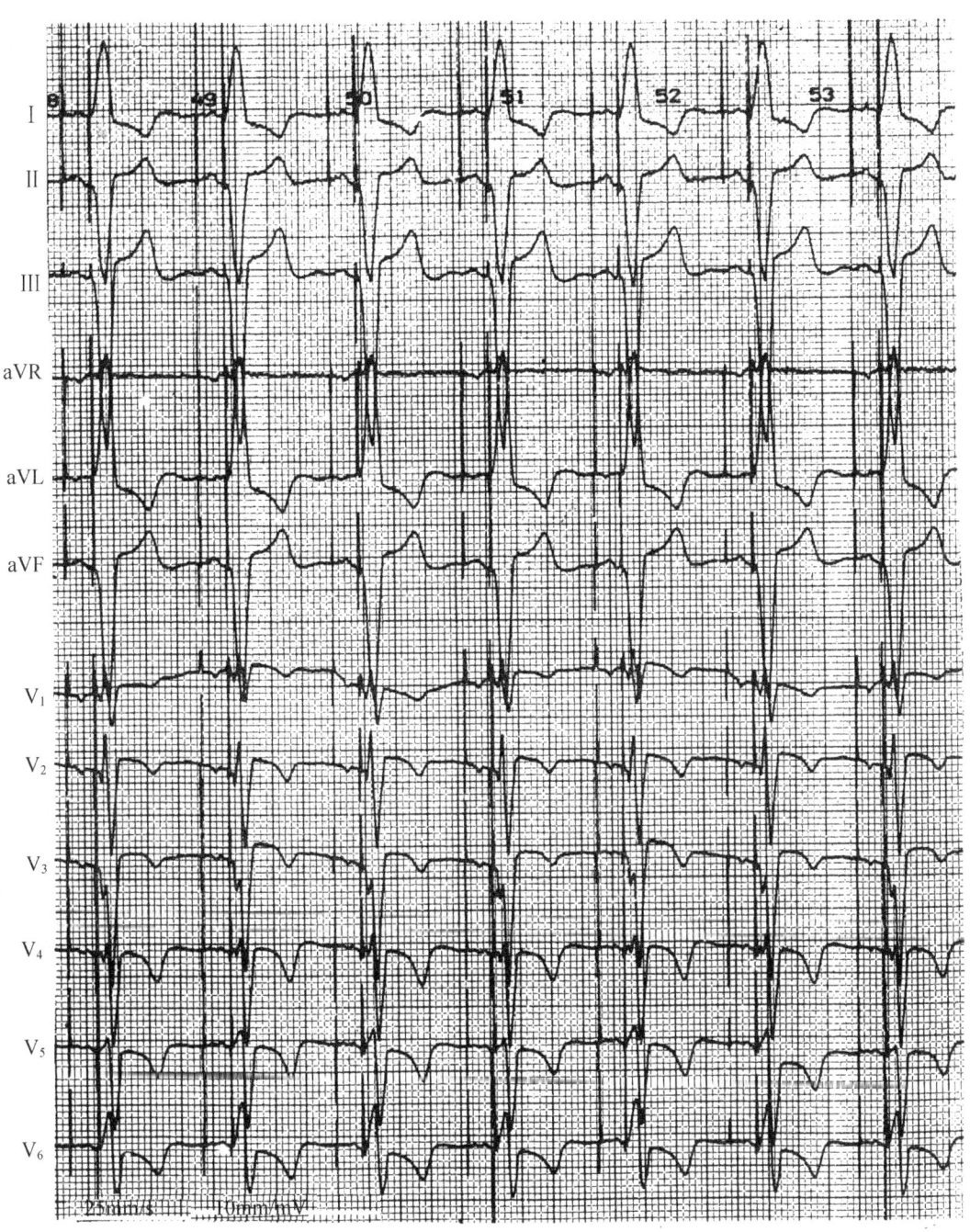

图 16-5 房-室顺序起搏心电图

16-6 起搏器致反复搏动

房室结双径路患者置入起搏器以后,起搏器向心室发放刺激,引起心室起搏。激动沿房室结一条径路逆传心房,再沿房室结另一径路前传心室,形成心室起搏致反复搏动。

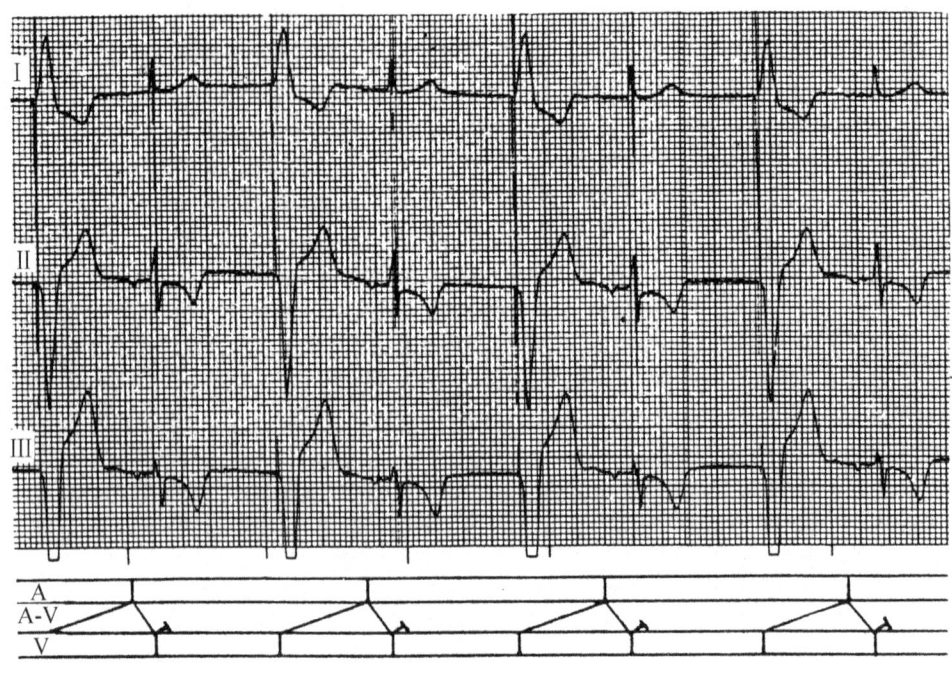

图 16-6 心室起搏诱发反复搏动二联律

【资料】 患者男性,69 岁。临床诊断:冠心病、病窦综合征(图 16-6)。

【心电图特征】 未见窦性 P 波,考虑窦性停搏。心室起搏致反复心搏二联律。其机制是起搏器脉冲发生器发放刺激引起心室除极,产生宽大畸形的室性 QRS-T 波群。此激动循房室结慢径路逆行传入心房,R-P⁻ 间期 0.63 s,激动在房室结内又沿着快径路折返下传心室,P⁻-R 间期 0.20s。激动折返受阻于慢径路。如此重复出现。因折返时间较长,以致脉冲信号落入反复心搏的 QRS 之中,形成室性重叠波。

【心电图诊断】 1. 窦性停搏;2. 心室起搏致完全性反复心搏二联律伴假性融合波;3. ST-T 改变。

16-7 心室起搏伴发慢-快型房室结内折返性心动过速

房室结双径路患者行心室起搏时,起搏器发放的刺激引起心室除极,激动沿快径路逆传,出现逆行 P⁻ 波,如有窦性激动夺获心室,则沿慢径路前传,快径路逆行心房,形成房室结内慢—快型折返性心动过速。

【资料】 男性,65 岁。病窦综合征、房室结双径路、心室起搏心律(图 16-7)。

【心电图特征】 图 A 与图 B 为连续记录。图 A 第 1 个宽大畸形的 QRS 波群为心室起搏心搏,伴室房传导。第 2 个心室起搏的 QRS 起始于窦性 P 波上。第 3 个心室起搏脉冲信号落入自身的 QRS 起始部,形成假性室性融合波。第 2 个窦性激动沿房室结慢径路下传心室,经快径路逆传心房,以后又沿着慢径路前传心室。激动在房室结内沿慢径路前传,快径路逆传,形成房室结内折返性心动过速，心率120次/min。

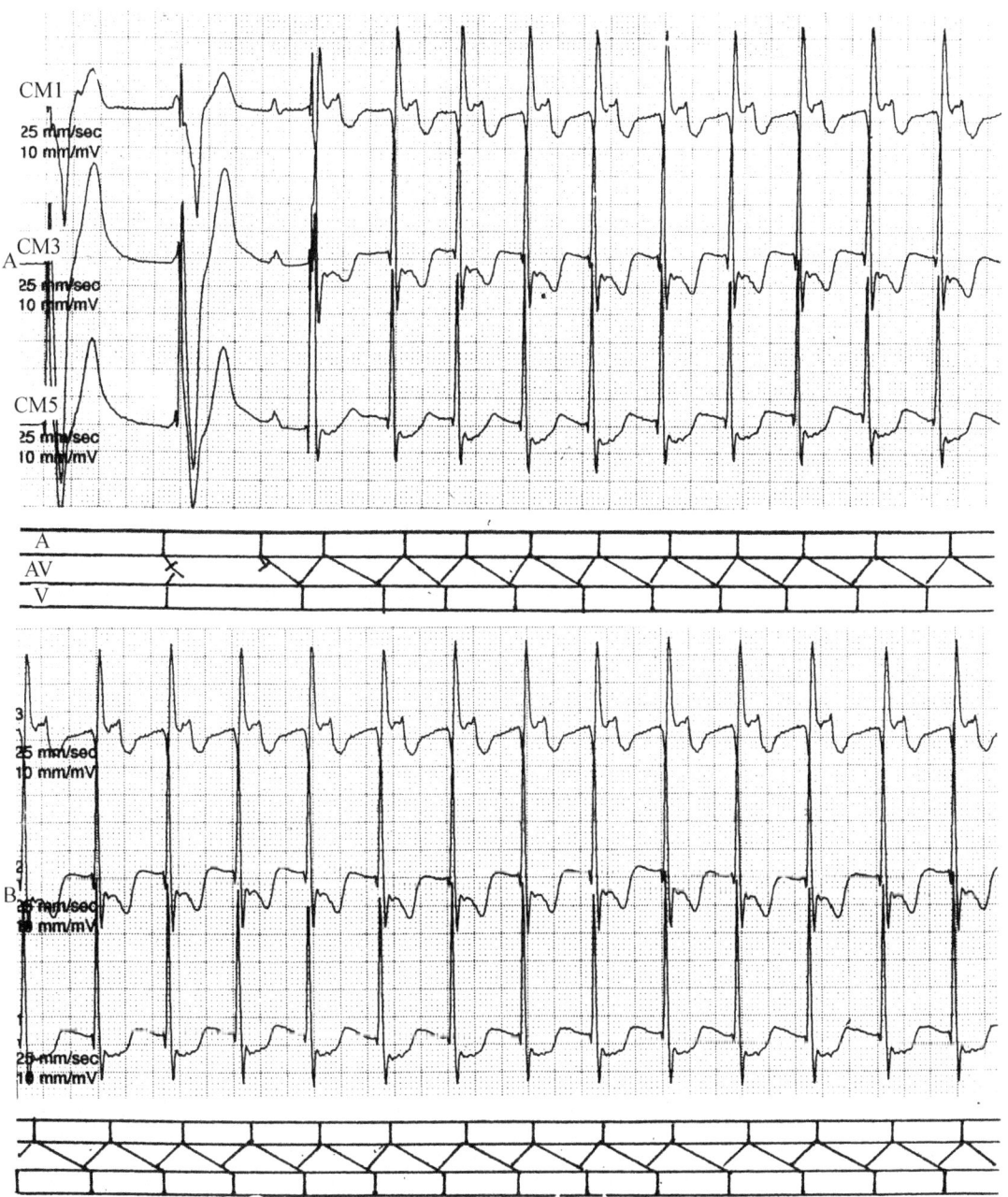

图 16-7　心室起搏伴发慢-快型房室结内折返性心动过速

【DCG 诊断】　1. 窦性心律；2. 心室起搏心律伴室房传导；3. 慢-快型房室结折返性心动过速；4. ST-T 改变。

第 17 章 其他心电图现象

本章内容包括并行心律、隐匿传导、意外传导、房室结双径路、反复搏动等。

17-1 交界性并行心律

交界性并行心律的发生机制与室性并行心律相似。诊断依据：①交界性早搏的联律间期不固定。②交界性 R-R 周期相等，传出阻滞时成倍数关系。

少见的情况下可出现双重交界性并行心律(图 17-1)。

偶见窦性 P 波,逆行 P⁻ 波位于交界性 QRS 之后。

$J'_{2,5,8,11}$ 具有下列特点：①联律间期不等。②代偿间歇完全。③它们之间的时距为 1.14～1.16 s 的 2 倍。考虑为交-交并行心律，即双重交界性并行心律。振幅高大的交界性 QRS 波群与窦性 QRS 波群不同，是伴有室内差异传导的缘故(改自程树棨)。

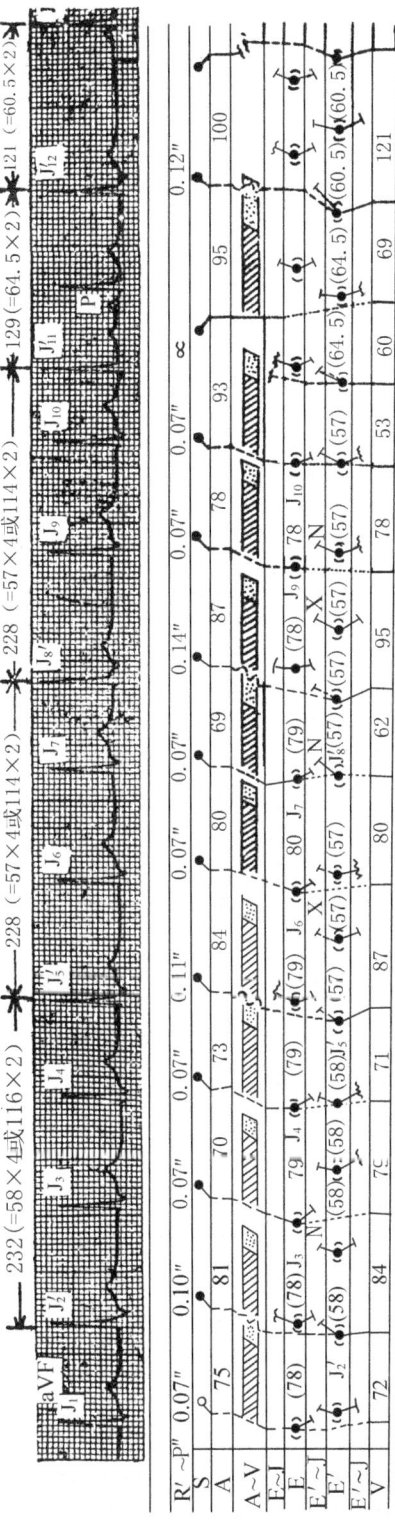

图17-1 双重交界性并行心律

17-2 室性并行心律

【定义】 受保护的室性起搏点引起的室性节律与主导节律并存。

【发生机制】 室性起搏点周围存在着双向性阻滞圈。基本心律(窦性节律)的激动不能进入阻滞圈内打乱室性起搏点的自律性。室性起搏点以自身的节律和速率发放激动,与主导节律并存。室性起搏有时出现传出阻滞或干扰而暂时消失 1 次。室性起搏点周围存在的传入阻滞的性质是 3 相阻滞与 4 相阻滞(图 17-2-1)。

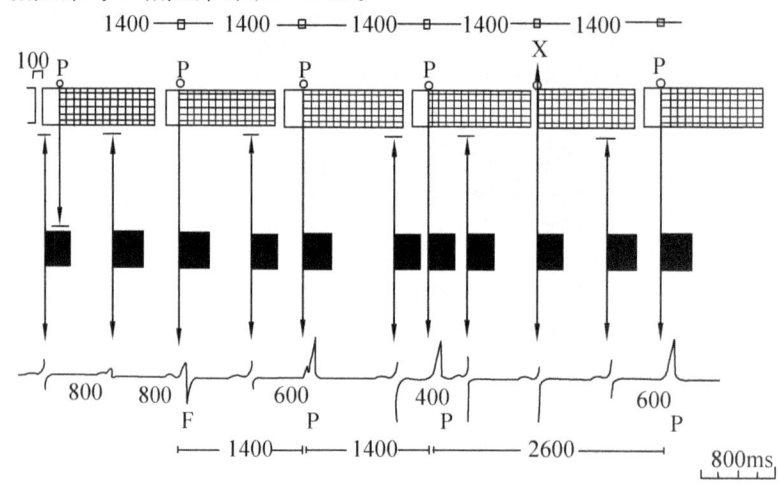

图 17-2-1 室性并行心律发生机制

方格条代表 3 相阻滞范围,黑点条块代表 4 相阻滞范围,黑色条块代表并行节奏点的周围心室肌的正常不应期,P 代表并行节奏点激动释放。当窦性激动恰好通过 3 相和 4 相阻滞之间狭窄的正常传导窗口(X),侵入并重建异位起搏点,从而使并行节奏点的周期发生变化

【诊断】 ①室性并行心律以室性早搏形式出现,联律间期不固定。②它们之间的距离相等或有一个最大公约数。③经常出现室性融合波。

【临床意义】 室性并行心律不同于一般的室性早搏,约 85% 的室性并行心律有器质性心脏病证据。心电图记录时间较短者,有可能把室性并行心律误诊为一般的室性早搏。

【资料】 男性,71 岁。冠心病(图 17-2-2)。

【心电图特征】 窦性心律,心率 79 次/min。以室性早搏形式出现的室性 QRS 波群有以下特征:①它们的联律间期不固定。②它的自身节律的周期 0.76 s,室性频率 79 次/min。属于加速的室性并行心律。③第 3 个 QRS 波群是室性融合波。

【心电图诊断】 1. 窦性心律;2. 加速的室性并行心律;3. 室性融合波。

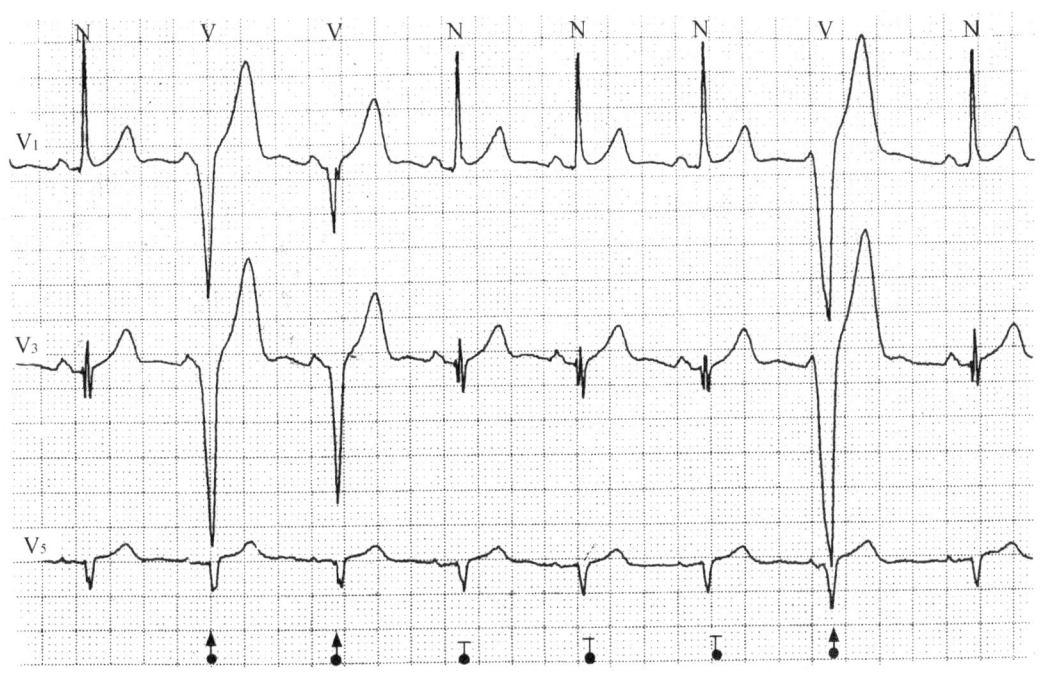

图 17-2-2 室性并行心律

17-3 加速的室性并行心律

【定义】 被保护的室性起搏点自律强度轻度增高引起的室性节律,称为加速的室性并行心律。

【发生机制】 室性起搏点周围存在着传入性阻滞,而成为被保护的起搏点。室性起搏点自律性轻度升高,连续发放一系列激动,形成加速的室性并行心律。如有窦性激动夺获心室,并不能引起室性并行心律的起搏点节律重整。

【诊断】 ①一系列宽大畸形的 QRS 波群为室性;②心室率 40~100 次/min;③窦性(或室上性)心搏夺获心室,不能改变室性 QRS 波群的周期;④与主导节律并存时,常出现心室夺获或室性融合波。

【临床意义】 加速的室性并行心律见于冠心病、高血压病、心肌病、先心病等。

【资料】 男性,36 岁。高血压病、糖尿病(图 17-3)。

【心电图特征】 窦性 P 波频率 60 次/min。宽大畸形的 QRS 波群起自左室后壁,其频率 75 次/min。其间有窦性激动夺获心室,并没有改变室性节律的起搏周期。属于加速的室性并行心律。第 6 个 QRS 波群形态介于窦性 QRS 与室性 QRS 波群之间,是室性融合波。

【心电图诊断】 1. 窦性心律;2. 加速的室性并行心律;3. 室性融合波;4. 不完全性干扰性房室脱节。

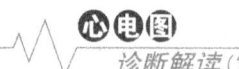

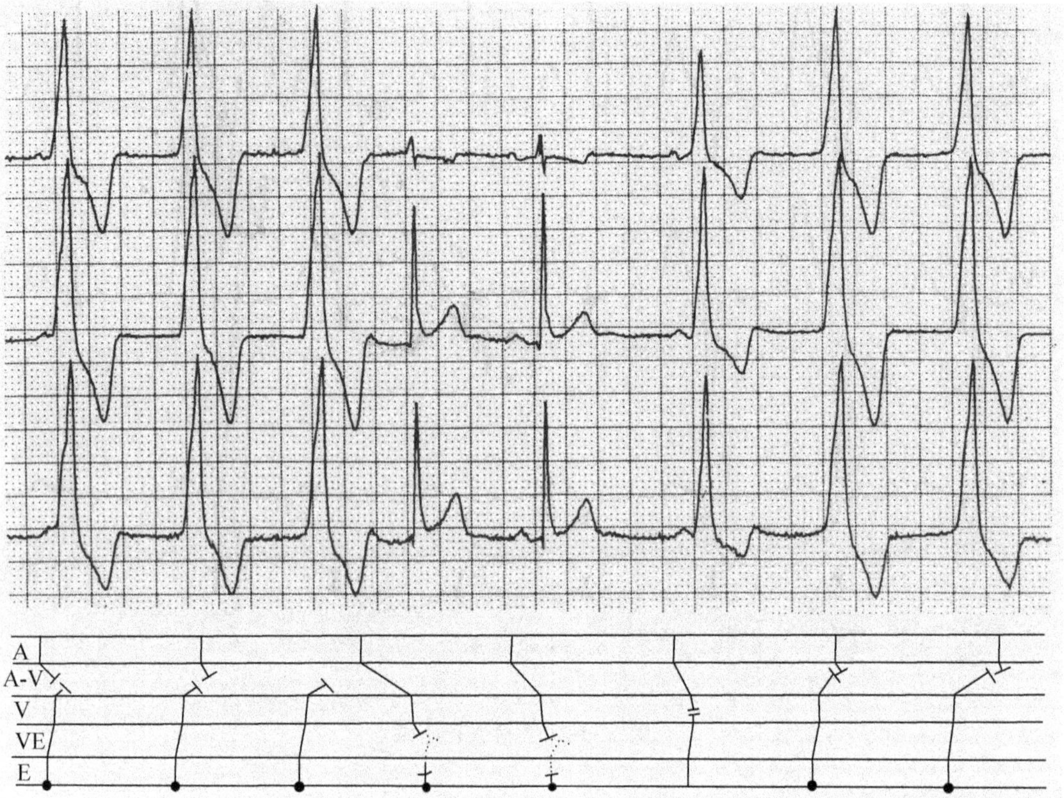

图 17-3 加速的室性并行心律

17-4 隐匿传导

激动到达传导系统的某个区域,使之产生新的局部电位及新的不应期,但不能在体表心电图上表现出来(电生理检查可以直接显示出隐匿传导),只能根据其对下一次激动的传导和形成带来影响,称为隐匿传导。

隐匿传导多发生于房室交界区,引起隐匿传导的心律失常有:

1. 影响下一次激动的传导

(1)早搏引起的隐匿性传导

1)成对房性早搏未下传,第 1 个房性早搏隐匿传导至交界区,使下一次 P′波未下传(图17-4-1)。

2)成对房性早搏,第 1 个 P′波未下传心室,第 2 个 P′波干扰性 P′-R 间期延长。

3)隐匿性交界性早搏引起假性二度房室阻滞(图 17-4-2)。

4)插入性早搏引起干扰性 P-R 间期延长,是隐匿传导造成的。

(2)心动过速引起的隐匿传导　房性心动过速伴隐匿传导使房室传导比例发生变化,例如由 2∶1 变为 3∶1 不等。

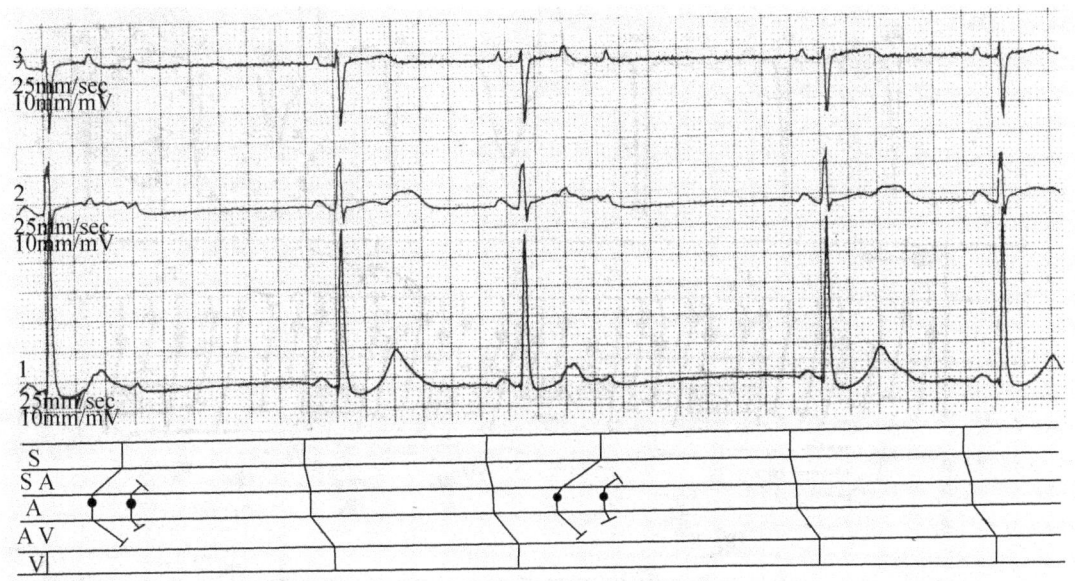

图 17-4-1　未下传的成对房性早搏

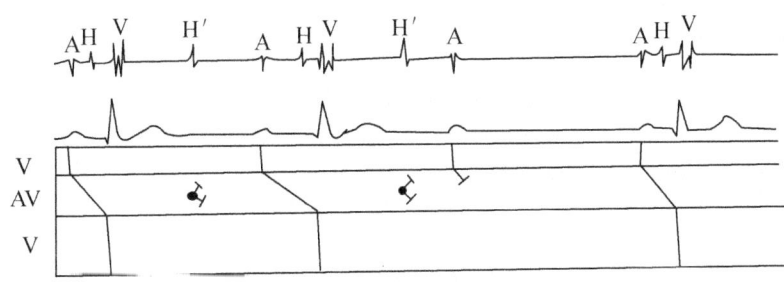

图 17-4-2　希氏束电图证明隐匿性交界性早搏引起二度房室阻滞

自上而下依次为希氏束电图、心电图和梯形图。交界性早搏呈二联律,第一个交界性早搏使 P-R 间期和 A-H 间期延长,第二个交界性早搏使窦性冲动未能下传,类似于文氏周期中的漏搏

(3)心房扑动与心房颤动引起的隐匿传导　几乎每一例心房扑动与心房颤动都伴有不同程度的隐匿传导,造成心房扑动伴不同的房室传导比例及不固定的 F-R 间期。心房颤动时 R-R 绝对不规则,与隐匿房室传导有关(图 17-4-3)。

2.影响下一次激动的形成

例如交界性心律伴室性早搏,早搏激动逆传至交界区,使下一次交界性激动延迟出现。

束支内的隐匿传导可以引起 QRS 变形。

旁路内的隐匿传导可使预激波形时隐时现。

总之隐匿传导很常见,常使心律失常复杂化。

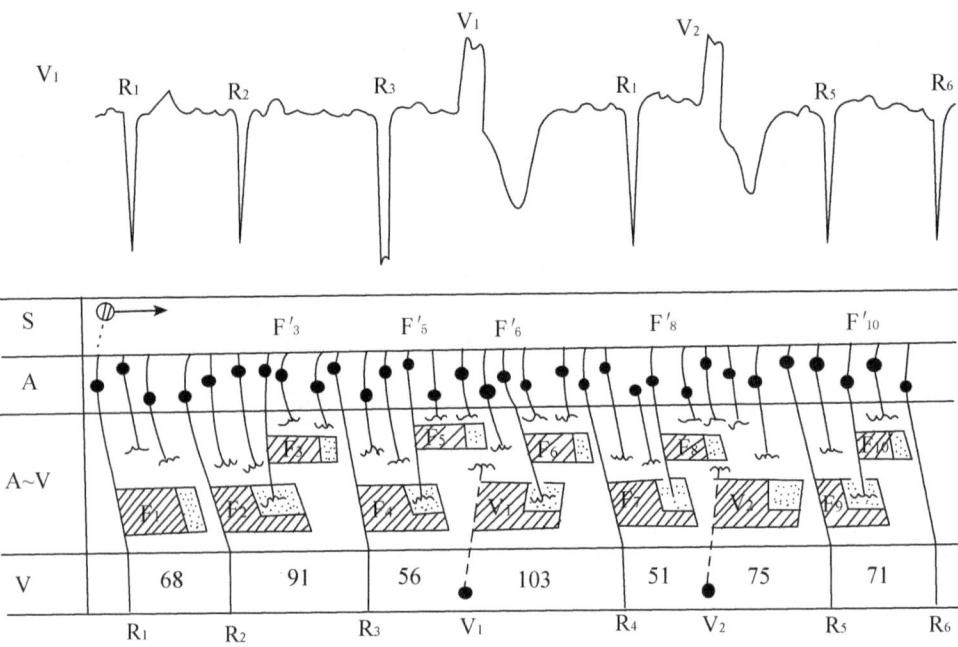

图 17-4-3　心房颤动伴交界区隐匿传导

心房颤动中两种隐匿传导：1. 房性激动的隐匿传导（F'_3、F'_5、F'_6、F'_8、F'_{10}）致 R-R 时间稍长（长短不一现象较明显）。2. 室性激动（室早 V_1、V_2）的逆行隐匿性传导致 R-R 时间延长,甚至达 1.03s（即类代偿间歇）。如果没有房性激动的隐匿性传导因素,则心室率应基本规则,因下传的房性激动在交界区产生的不应期应大致相等,而后几个接踵而来的房性激动中,只有刚过了绝对不应期的那一次激动得以下传至心室,因此 R-R 时间由于相对干扰,虽可稍有长短不一,但差别不会很大,本例 R_1-R_2 为 0.68s,而 R_2-R_3 为 0.91s,差别较大

17-5　韦登斯基现象

高度房室阻滞时,从阻滞区下端发出的逸搏,可引起其后的 P 波下传心室,称为房室阻滞时的韦登斯基现象,也是心脏其他组织所共有的特性（图 17-5-1）。

高度房室传导阻滞,室性逸搏后有数个窦性 P 波连续下传心室,起到了有益的保护作用。韦登斯基现象包括以下内容：

（1）韦登斯基效应　是指某一阻滞区域受到一次强刺激作用后,使其应激阈值降低,对同侧接踵而来的原来不起反应的阈下刺激,此时能够通过该阻滞区域的一种现象。

（2）韦登斯基易化作用　是指某一阻滞区域受到一次强刺激作用后,使其应激阈值降低,对于来自另一侧原先不起反应的阈下刺激,此时能通过该阻滞区域的一种现象（图 17-5-2）。

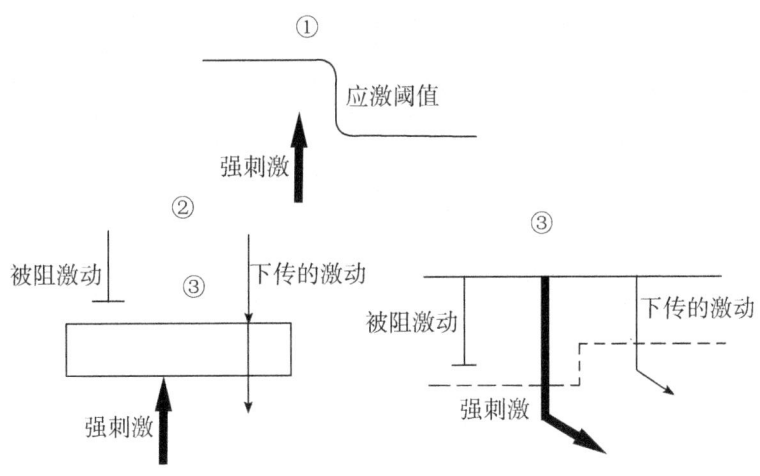

图 17-5-1 韦登斯基现象

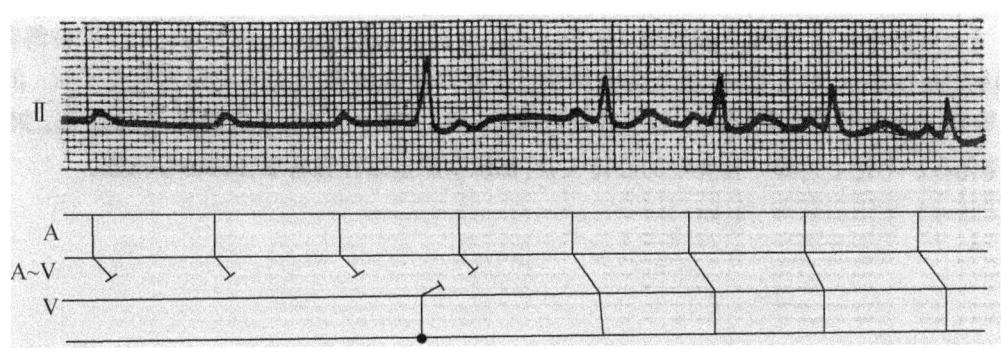

17-5-2 韦登斯基现象示意图

①强刺激可使阻滞区域的应激阈值降低
②韦登斯基易化作用:强刺激可使对侧原来不能通过该阻滞区域的激动此时能通过
③韦登斯基效应:强刺激可使原来同侧被阻滞的激动通过该阻滞区域

17-6 房室结双径路传导现象

【定义】 房室结双径路传导现象,一般指房室结快、慢径路传导

【发生机制】 房室结存在着功能上的或解剖学上的快径路和慢径路。快径路传导速度快,而不应期较长;慢径路传导速度慢,而不应期较短。快、慢径路可交替性逆传或前传,也可先后前传心室或逆传心房。

【诊断】

1. 前向性双径路传导 窦性激动沿快径路下传心室,P-R 间期正常。沿慢径路下传心室,P-R 间期延长(图 17-6-1)。

【资料】 患者女性,51 岁。临床诊断:冠心病。

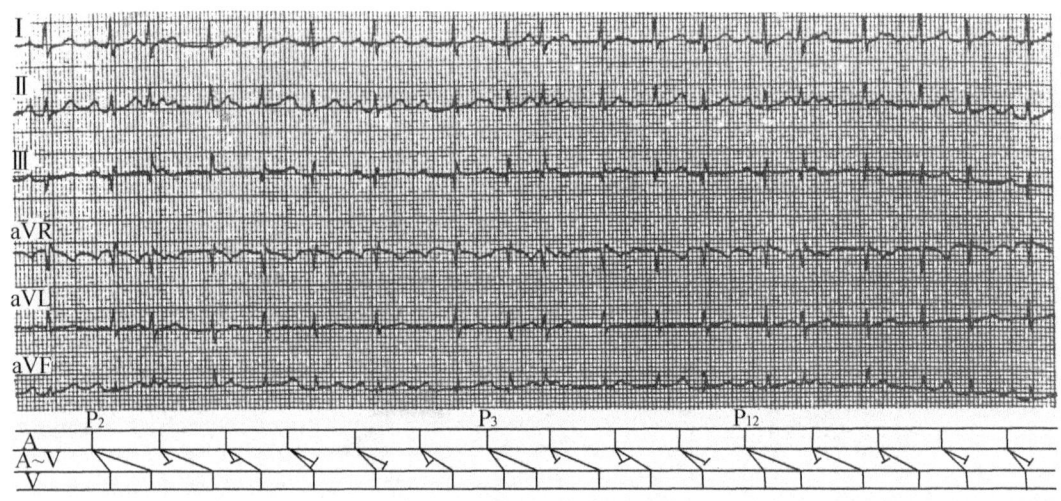

图 17-6-1　房室结双径路传导

【心电图特征】　窦性 P 波频率 100 次/min。P-R 间期及 R-R 间期不同有以下两种解释：①如梯形图所示：部分窦性 P 波经房室结快、慢径路间歇性传至心室，P-R 间期长短不等。P_2、P_8 与 P_{12} 激动沿快慢径路同时下传引起成对窦性 QRS 波群。② 交界性早搏诱发房室结快慢径路传导。不论上述哪一种类型的心律失常，都说明房室结存在着双径路传导现象。

【心电图诊断】　1. 窦性心律；2. 房室结双径路传导现象。

2. 逆向性双径路传导　交替性或室性激动沿房室结快、慢径路同时或交替性逆行传导心房，产生两种 R-P⁻ 间期（图 17-6-2）。

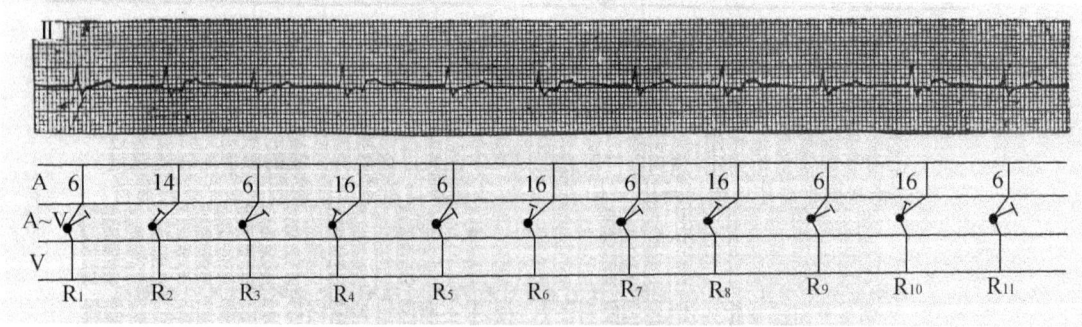

图 17-6-2　房室结逆向性双径路传导

【资料】　患者女性，19 岁。临床诊断：先心病、法洛氏四联症。

【心电图特征】　Ⅱ 导联未见窦性 P 波，一系列波形、时间正常的 QRS 波群之前无 P 波，R-R 间隔差别 0.18s，平均心室率 71 次/min。逆行 P⁻ 出现于 QRS 之后。R-P⁻ 间期大致有两种：短 R-P⁻ 间期 60 ms；长 R-P⁻ 间期 140~160 ms，R-P⁻ 间期长短交替，但逆 P⁻ 波形相同。考虑交界性激动沿房室结快、慢径路逆向传导心房。

【心电图诊断】　1. 加速的交界性逸搏心律伴不齐；2. 房室结内逆向性双径路。

【临床意义】　房室结双径路的检出率约为 20% 左右。双径路同时下传，可能被误认为早搏。双径路构成折返环，参与形成房室结内折返性心动过速。

17-7　心电机械分离

心电机械分离指心电图上有 P-QRS-T 波群,而无心脏的机械性舒缩运动。为临终时的心电图表现形式之一。心电机械分离的心电图持续时间不长,很快会继之以全心停搏(图 17-7)。

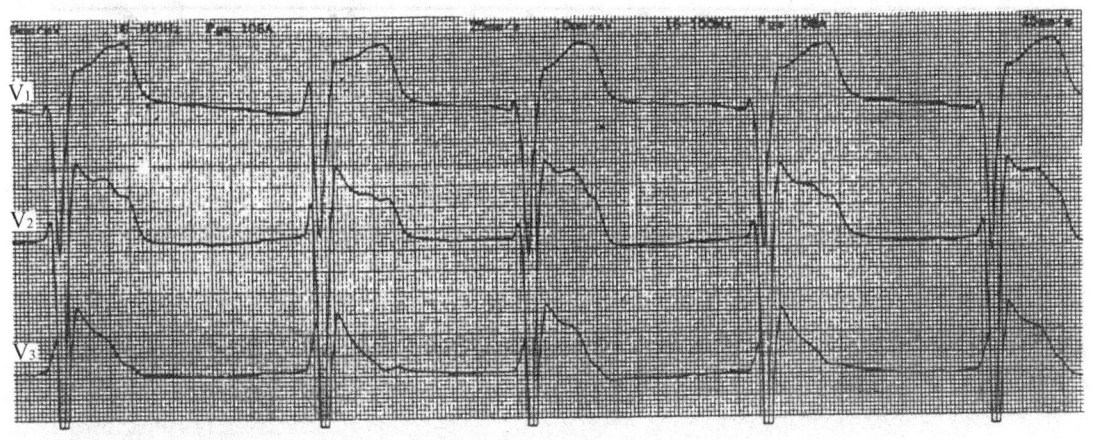

图 17-7　心电机械分离

【资料】　患者女性,48 岁。临床诊断:高血压病、脑出血、心脏骤停。

【心电图特征】　心房波消失,提示心房停搏。QRS 时限达 360 ms,Q-T 间期 960 ms,心室率约为 26 次/min。

【心电图诊断】　心电机械分离——室性逸搏心律伴不齐。

17-8　反复搏动

【定义】　激动在房室结内折返引起的心搏,称为反复搏动。

【发生机制】　房室结内双径路构成了激动折返环路,适时的激动进入折返环内,引起反复搏动。

根据引起反复搏动的心搏起源部位不同,可将反复搏动分为窦性、房性、交界性和室性四种类型。折返部位都在房室结(图 17-8-1)。

【诊断】

(1)窦性反复搏动　心搏排列组合是窦性 P-QRS-逆行 P⁻波,P⁻波可以下传心室,也可因干扰或阻滞未下传心室,但不影响窦性反复搏动的诊断(图 17-8-2)。

(2)房性反复搏动　心搏排列组合是房性 P'-QRS-逆行 P⁻波(图 17-8-3)。

(3)交界性反复搏动　交界性反复搏动有两种类型:①心搏排列组合是 P⁻-QRS-P⁻。②心搏排列组合是交界性 R-P⁻-R。

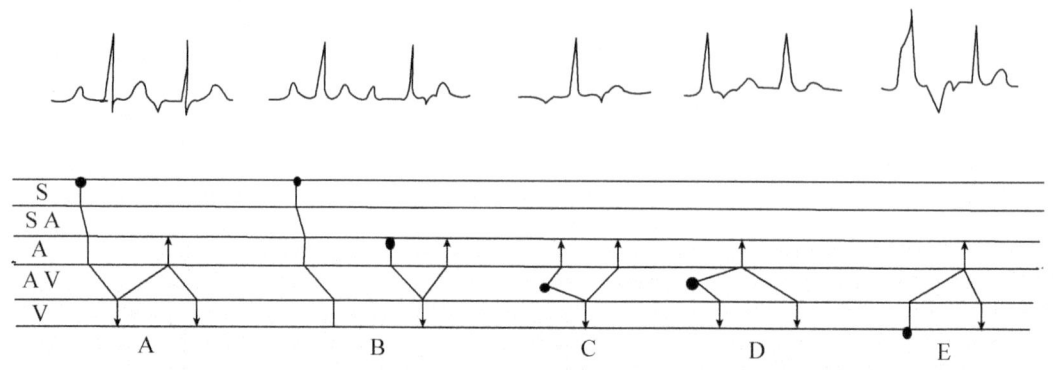

17-8-1　各种类型的反复搏动

A. 窦性反复搏动　B. 房性反复搏动　C. 与 D. 交界性反复搏动　E. 室性反复搏动

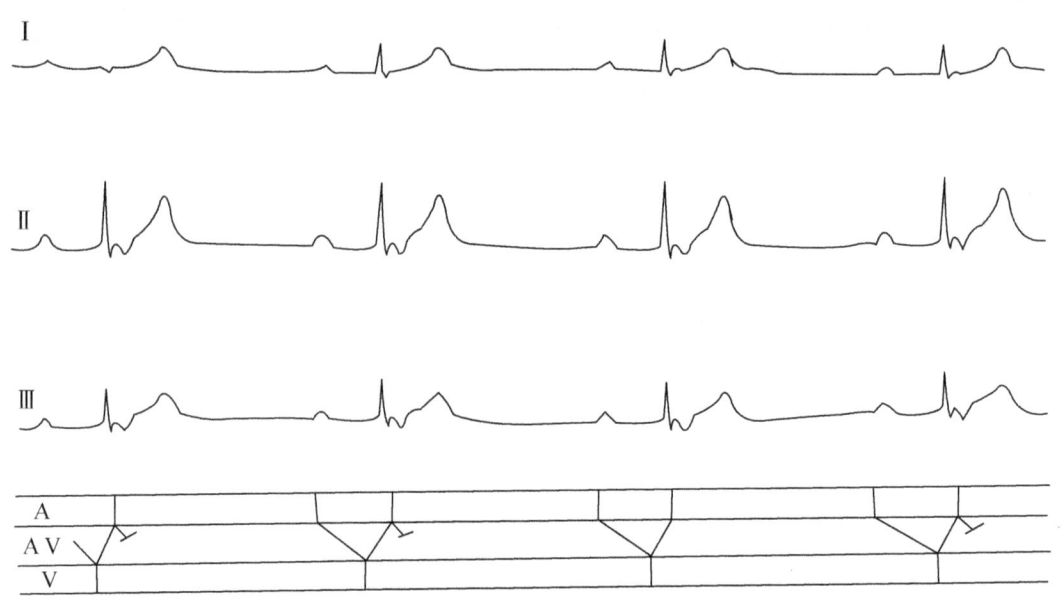

17-8-2　窦性反复搏动二联律

激动沿房室结慢径路前传,快径路逆传,窦性反复搏动的 P-R＞R-P⁻ 间期

（4）室性反复搏动　心搏排列组合是室性 QRS-P⁻室上性 QRS。引起室性反复搏动的心搏可以是室性早搏、心室起搏的 QRS(图 17-8-4)。

【临床意义】　反复搏动的诊断,表明房室结存在着双径路。连续快速折返,形成房室结内折返性心动过速。

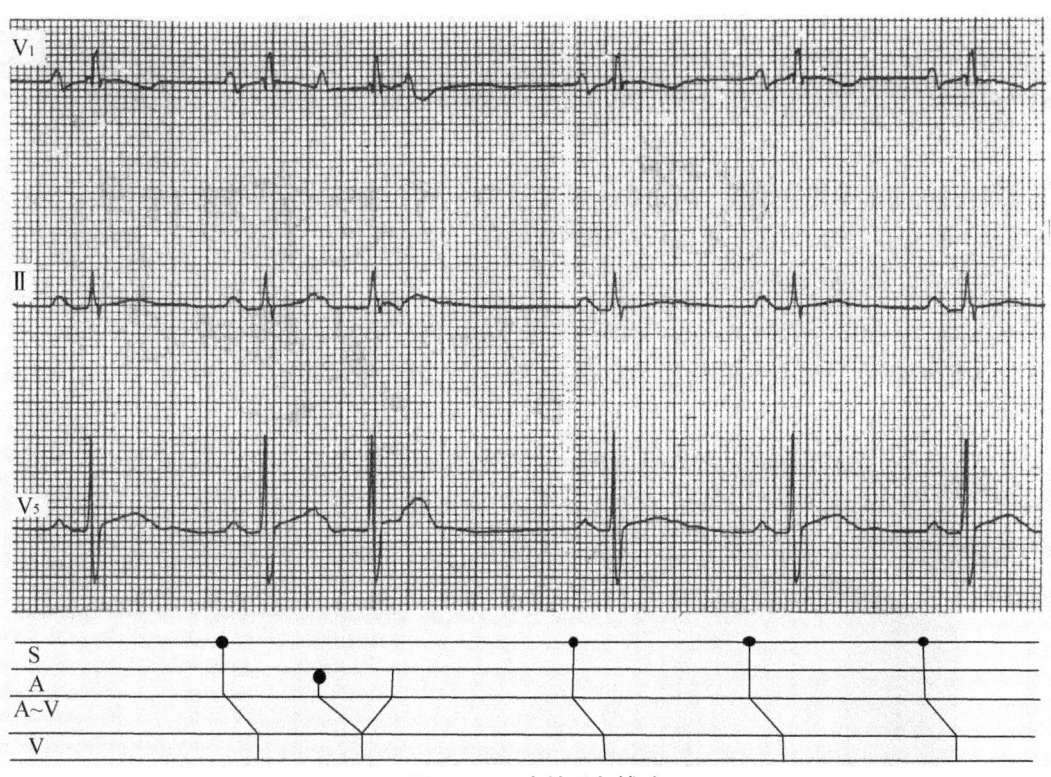

图 17-8-3　房性反复搏动

第 3 个 P′波提早出现是房性早搏。P′波激动沿房室结慢径路前传心室,经快径路逆传心房。P′-R>R-P⁻ 间期

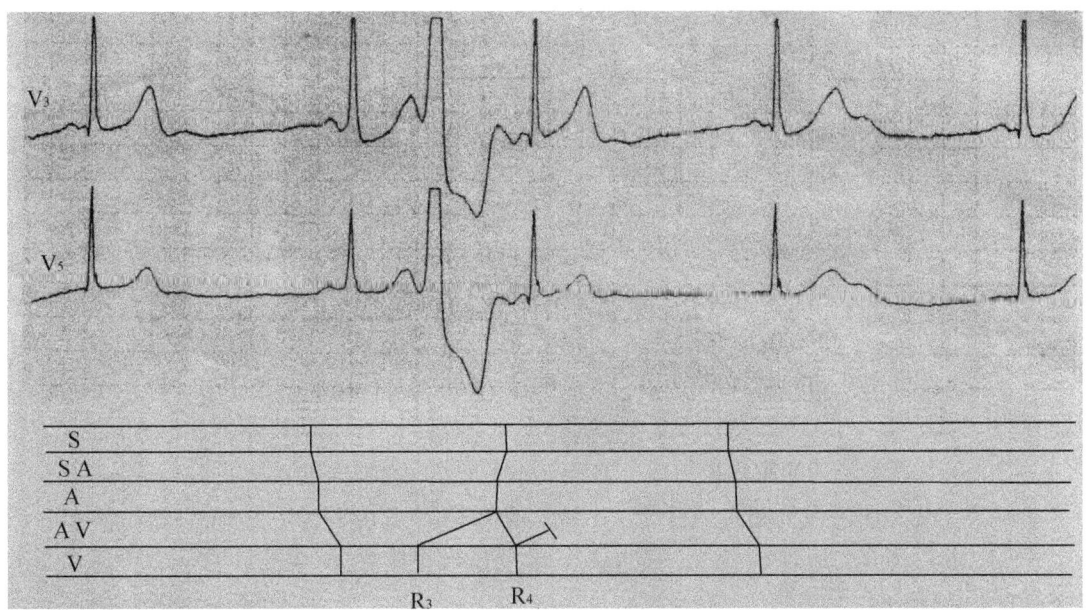

图 17-8-4　室性反复搏动

窦性心动过缓。R_3 是室性早搏,经房室结慢径路逆传心房后,又循快径路前传心室。室性反复搏动的 R-P⁻>P⁻-R 间期

17-9 超常期传导

【定义】 超常期传导是指心肌组织受抑制情况下,出现的传导意外改善现象。

【发生机制】 超常期传导可以发生于心脏传导系统的任何部位,常见的是交界区超常期传导,其次是心室内超常期传导。

心电图上房室传导的超常期历时短暂,可仅 10 ms 左右,也可长达 100 ms。房室传导的超常期大致集中于 3 个时间,称为第 1、第 2 和第 3 超常期。第 1 超常期(或绝对不应期中的超常期或 2 相超常期),大约相当于 ST 段与 T 波前肢初段这一段时间,相当于动作的 2 相,即房室交界区的绝对不应期。第 2 超常期(或称相对不应期中的超常期,或 3 相超常期),大约相当于 T 波末尾与 U 波之间,在动作电位的 3 相终末,在相对不应期与非不应期之间。第 3 超常期大约在 T 波末端之后的 280 ms 附近处,在动作电位的 4 相或舒张中期,称非不应期超常期或 4 相超常期(图 17-9-1)。

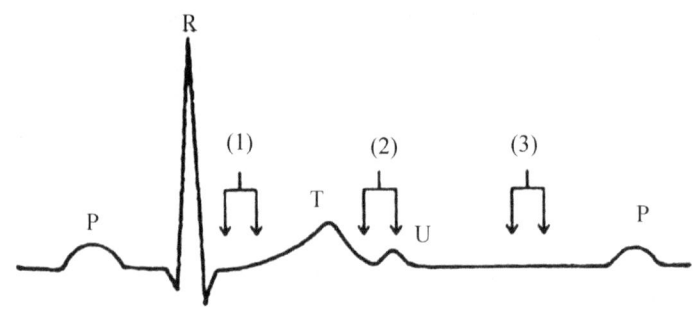

图 17-9-1　房室传导的超常期

(1)第 1 超常期:即 2 相超常期,或绝对不应期中的超常期

(2)第 2 超常期:即 3 相超常期,或相对不应期中的超常期

(3)第 3 超常期:即 4 相超常期,或非不应期中的超常期,约在 T 波末 280 ms 附近

【心电图表现】

1. 交界区超常期传导

(1)高度房室阻滞时的超常期传导　高度或几乎完全性房室阻滞,早期较短一段时间内出现的室上性激动能下传夺获心室,而更早或更迟发生的室上性激动均被阻滞于交界区。

(2)文氏型房室阻滞的超常期传导　本该被阻滞的室上性激动因超常期传导得以下传。

(3)2∶1 房室阻滞时的超常期传导　出现矛盾的 R-P 与 P-R 关系,即在长的 R-P 之后,P-R 延长,在短的 R-P 之后,P-R 缩短。这恰与正常的传导规律相反,也被认为是一种超常期传导现象。

(4)一度房室阻滞伴超常期传导　预期延长的 P-R 间期意外地缩短。

(5)房性早搏后的 P-R 间期反常变化 联律间期短的,P'-R 间期反而变短;相反,联律间期长的,P'-R 间期亦长。

2.束支内的超常期传导

(1)窦性心律伴束支阻滞,室上性早搏的 QRS 波形反而被正常化,可能与该束支内的超常期传导有关(图 17-9-2、图 17-9-3)。

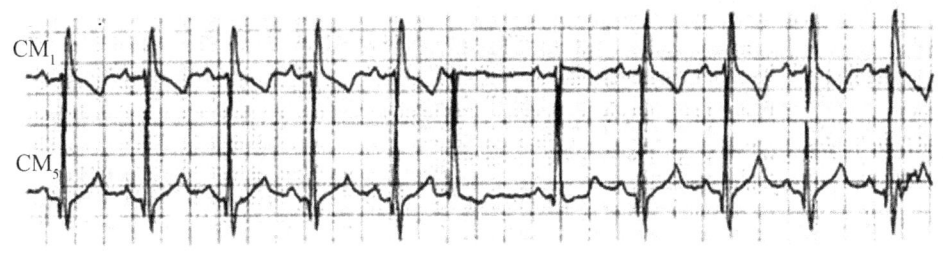

图 17-9-2 右束支超常期传导

男性,65 岁。冠心病,右束支阻滞。房性早搏的 QRS 时限正常,提示右束支超常期传导

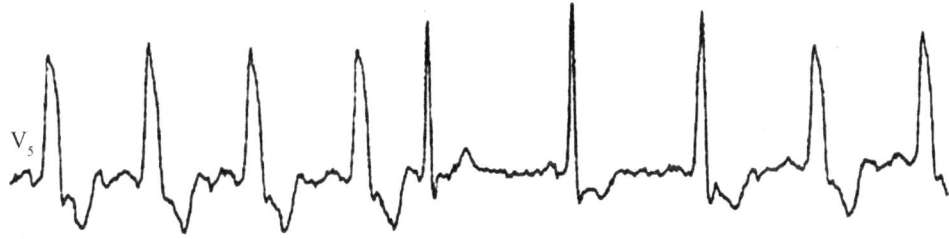

图 17-9-3 左束支超常期传导

男性,69 岁。临床诊断:冠心病。房性早搏之前的窦性 P-P 间期基本匀齐,QRS 宽大畸形,为波形一致的完全性左束支阻滞图形。房性早搏后的 QRS 变窄。早搏之后 P-P 间期突然变长,以后 P-P 间期又逐次缩短。早搏后左束支阻滞的程度暂时减轻

(2)束支阻滞时,插入性室性早搏后的窦性 QRS 波群形态正常化,这也是超常期传导的表现。

(3)心房颤动合并束支阻滞,R-R 间期变短时,QRS 波群反而正常。

【临床意义】

真正的超常期传导少见,它的出现表示传导组织有病变。超常传导与隐匿传导有密切关系,了解超常传导,有助于对某些心律失常的解释。

17-10 裂隙现象

【定义】 裂隙现象是指心动周期某一时相内(称为裂隙带)出现的房性激动下传,而较早或较晚发生的房性激动却不能下传心室的一种电生理现象。裂隙现象可以发生在前向或逆向房室传导过程中,也可发生于束支内或房室旁路传导过程中。

【电生理与心电图特征】

1. 前向传导的裂隙现象

(1) R-P 间期与 P-R 间期始终呈反比关系,即 R-P 短,其 P-R 长;R-P′长,其 P-R 短。在体表心电图上,房性早搏出现在收缩早期,又均能在较长的 P′-R 间期后继以下传心室,无法判断是超常传导或裂隙现象。此时如病人无真正的房室传导阻滞存在,以裂隙现象可能性大。

(2) 房室前向传导的裂隙现象,应用希氏束电图记录可明确近端延迟区及远端传导阻滞区的部位,判别不同类型裂隙现象的特征。房室前向传导的裂隙现象大致分 6 型(表 17-10)。以Ⅰ型、Ⅱ型最常见,体表心电图中早搏下传的 QRS 形态正常者大部分为Ⅰ型,有室内差异传导者大部分为Ⅱ型。准确地判断裂隙现象类型需运用心腔内心电图与程序调搏检测(图 17-10-1、图 17-10-2)。

表 17-10 经典裂隙分类

	类型	远端传导阻滞区	近端传导阻滞区
房室传导	1	希浦系统	房室结
	2	希浦系统远端	希浦系统近端
	3	希浦系统	希氏束
	4	希浦系统或房室结	心房
	5	房室结远端	房室结近端
	6	希浦系统	无(超常现象)

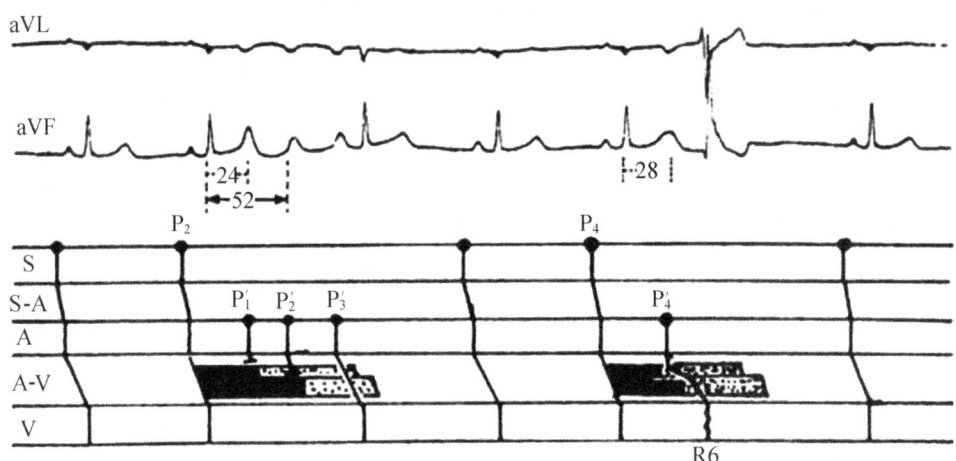

图 17-10-1　房性早搏伴房室传导的裂隙现象

短阵房性心动过速中,第1、第2个P'波未下传心室,第3个P'波下传心室,房性早搏的联律间期280 ms,比房性心动过速的第1个P'波联律间期长,比第2个房性P'波时距短,意外下传夺获心室

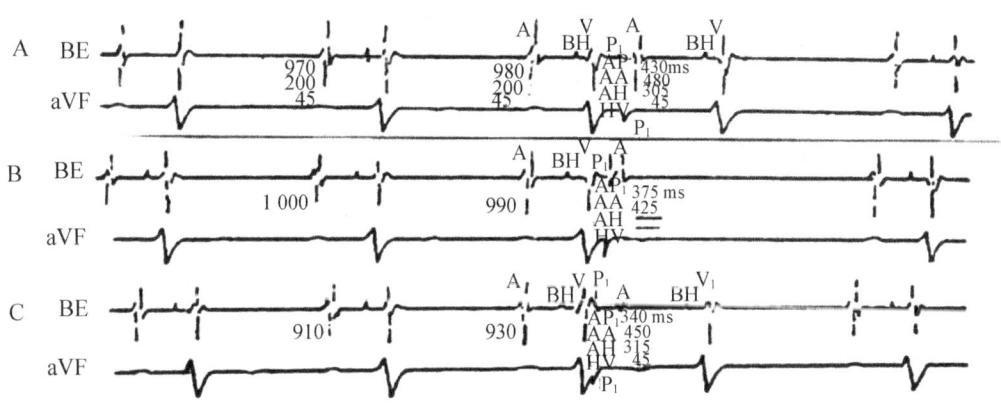

图 17-10-2　心房内裂隙现象

A:配对时间(AP_1)为 430 ms,A-A 时间 480 ms 房早刺激(P_1)未发生传导中断,而能下传至心室

B:稍短的配对时间(AP_1)为 370 ms,A-A 时间为 420 ms 的人工房早刺激在 BH 波(房室束电波)之前发生传导中断

C:更短的配对时间(AP_1 为 340 ms)的房早刺激发生意外传导至心室;这是因为明显的房内传导延缓(P_1A 时间延长)使 A-A 时间 450 ms,反比图 B 中更长,导致房室结传导功能的恢复

2.束支传导裂隙现象　多发生在房室结双径路基础上,束支或分支有效不应期大于房室快径路有效不应期是最重要的发生条件,电生理检查:

(1)程控调搏 S_1-S_2 负扫时,随 S_1S_2 间期的缩短,QRS 图形呈正常→束支传导阻滞→正常的系列变化。

(2)体表心电图上随房性早搏联律间期逐渐提前,QRS 图形呈正常→束支传导阻滞→正常的系列变化。

【发生机制】

1. 房室传导的裂隙现象

(1)分层传导阻滞学说　裂隙现象的发生是由于传导径路中出现 2 个传导屏障区,距激动较近的区域不应期短,但其相对不应期较长,易于发生传导延迟,称为近端延迟。而距激动较远的区域,不应期较长,尤其绝对不应期时程更长,易于发生传导阻滞,称为远端传导阻滞区。较晚发生的激动,因脱离了近端不应期及远端不应期,激动得以传导通过。当激动稍提前时,落在近端的相对不应期,以稍慢的速度到达远端,落在后者的有效不应期内而被传导阻滞。激动再提前,落在近端相对不应期的更早期,以较慢的速度通过近端传导延迟区,到达远端区时,该区已脱离了有效不应期,所以激动又得以传导通过(图 17-10-3)。

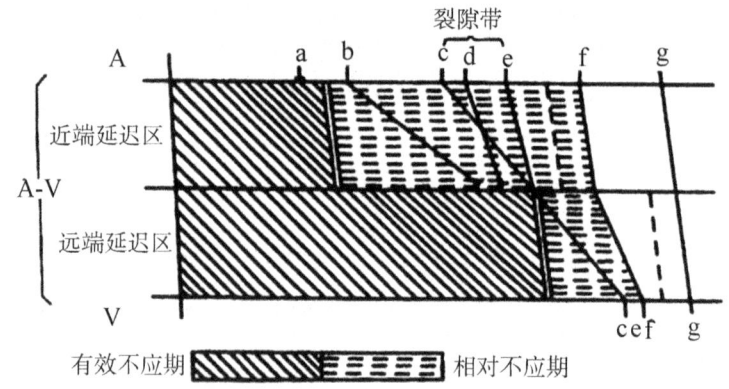

图 17-10-3　裂隙现象

(2)房室结内双径路传导学说　该学说只能解释传导延迟和传导阻滞区均发生在房室结内的裂隙现象。

2. 束支裂隙现象　束支内裂隙现象的发生机制是由于两束支的不应期(主要是相对不应期)不等,造成双束支不同速度传导所致。

3. 房室旁路的裂隙现象　旁路裂隙形成的机制:旁路的有效不应期比心房有效不应期长时,适时的房性早搏激动则可受阻在旁路。当房性早搏进一步提前时,心房肌进入相对不应期,表现为传导延缓,当延缓达到一定程度,激动到达旁路时,其已脱离了不应期,结果使已经传导阻滞的旁路恢复了传导功能而下传激动,即发生旁路裂隙现象。

【临床意义】　裂隙现象见于器质性心脏病,也可见于正常人。改变基础心率或药物影响心肌组织不应期能使裂隙现象消失。裂隙现象如并发房室结多径路传导,而后者易形成折返性心动过速。